国际疾病分类实操技巧案例集

主　编　宋　萍

副主编　秦娅玲　肖　莉

编　者　（以姓氏笔画为序）

田素明　汤婷婷　佘　颖

陈佳旭　曾　姝　谢冰珏

人民卫生出版社

·北京·

图书在版编目（CIP）数据

国际疾病分类实操技巧案例集 / 宋萍主编 . —北京：
人民卫生出版社，2022.5（2023.4重印）
ISBN 978-7-117-32990-3

Ⅰ.①国… Ⅱ.①宋… Ⅲ.①疾病—分类—案例—汇
编—世界 Ⅳ.①R366

中国版本图书馆 CIP 数据核字（2022）第 051849 号

人卫智网	www.ipmph.com	医学教育、学术、考试、健康， 购书智慧智能综合服务平台
人卫官网	www.pmph.com	人卫官方资讯发布平台

国际疾病分类实操技巧案例集
Guoji Jibingfenlei Shicao Jiqiao Anliji

主　　编：宋　萍
出版发行：人民卫生出版社（中继线 010-59780011）
地　　址：北京市朝阳区潘家园南里 19 号
邮　　编：100021
E - mail：pmph @ pmph.com
购书热线：010-59787592　010-59787584　010-65264830
印　　刷：北京虎彩文化传播有限公司
经　　销：新华书店
开　　本：787 × 1092　1/16　　**印张：**37
字　　数：900 千字
版　　次：2022 年 5 月第 1 版
印　　次：2023 年 4 月第 3 次印刷
标准书号：ISBN 978-7-117-32990-3
定　　价：128.00 元

打击盗版举报电话：010-59787491　E-mail：WQ @ pmph.com
质量问题联系电话：010-59787234　E-mail：zhiliang @ pmph.com
数字融合服务电话：4001118166　E-mail：zengzhi @ pmph.com

前　言

国际疾病分类（International Classification of Disease，ICD）是疾病诊断相关分组的核心分组要素，分类质量将直接影响医疗资源的合理分配。因此，国际疾病分类受到了社会各界的广泛关注。

《国际疾病分类实操技巧案例集》由重庆医科大学附属儿童医院编码研究团队在总结20余年编码实践经验、10年教学经验、6年专项编码研究经验的基础上，耗时近3年整理编撰而成。旨在通过对典型案例的深入解析，搭建编码相关临床知识与ICD-10、ICD-9-CM-3分类知识的桥梁，引导编码员形成良好的编码思路和编码习惯。优秀的编码员应在充分掌握分类原则的基础上，熟悉疾病的病因、常见类型、并发症，以及手术常见术式、切除范围等，避免出现脱离临床实际的编码问题。

本书共22章，以疾病案例及手术案例实际操作为出发点，以分类规则为基础，以编码问题及手术步骤为导向，结合大量编码相关临床知识进行常见及疑难编码深度解析，旨在加深编码员对临床知识及分类规则的理解，强化其编码能力。本书可作为病案编码人员、病案统计人员、医保管理人员、医疗质控人员等的参考书，也可作为卫生信息管理、病案信息管理、卫生事业管理、医学信息、卫生统计、医疗保险等专业学生学习《国际疾病分类》和《病案信息学》的辅助用书。

本书所涉及的案例，是由相关专业的临床医师配合研究团队根据实践经验编撰而成。特此感谢重庆医科大学相关附属医院的李谧、刘星、郑超、梁琦、肖军、王瑞珏、吴宣萱、刘国斌、彭亮、冯英、唐香、李咏梅、胡培娅、阙蜜、黄龙祥、何发明、吴志勤、王嘉佳等医师在编撰过程中提供的临床理论支持。本书还得到了马武琼、李准、唐路、吴翰珺、吴启帆、王壮成等老师的大力支持。特别感谢中日友好医院李庆红医生在产科临床及编码方面给予的指导与帮助。在此一并致谢！

作为国内第一本从案例和临床角度撰写的疾病及手术编码实操书籍，难免有不足和疏漏之处，欢迎发送邮件至邮箱 renweifuer@pmph.com，或扫描封底二维码，关注"人卫儿科学"，对我们的工作予以批评指正，以期再版修订时进一步完善，更好地为大家服务。

宋　萍

2022年4月

目　录

绪论 ·· 1

第一章　某些传染病和寄生虫病 ·· 8

　　第一节　概述 ·· 8

　　第二节　疾病案例分析 ··· 9

第二章　肿瘤 ·· 30

　　第一节　概述 ··· 30

　　第二节　疾病案例分析 ·· 33

　　第三节　手术案例分析 ·· 62

第三章　血液及造血器官疾病和涉及免疫机制的某些疾患 ·· 73

　　第一节　概述 ··· 73

　　第二节　疾病案例分析 ·· 74

　　第三节　手术案例分析 ·· 90

第四章　内分泌、营养和代谢性疾病 ··· 97

　　第一节　概述 ··· 97

　　第二节　疾病案例分析 ·· 98

　　第三节　手术案例分析 ··· 110

第五章　精神和行为障碍 ··· 116

　　第一节　概述 ·· 116

　　第二节　重点分类知识点 ·· 117

　　第三节　疾病案例分析 ··· 120

第六章　神经系统疾病 ··· 125

　　第一节　概述 ··· 125

　　第二节　疾病案例分析 ··· 126

　　第三节　手术案例分析 ··· 139

第七章　眼和附器疾病 ··· 155

　　第一节　概述 ··· 155

　　第二节　疾病案例分析 ··· 156

　　第三节　手术案例分析 ··· 172

第八章　耳和乳突疾病 ··· 180

　　第一节　概述 ··· 180

　　第二节　疾病案例分析 ··· 181

　　第三节　手术案例分析 ··· 187

第九章　循环系统疾病 ··· 196

　　第一节　概述 ··· 196

　　第二节　疾病案例分析 ··· 197

　　第三节　手术案例分析 ··· 221

第十章　呼吸系统疾病 ··· 238

　　第一节　概述 ··· 238

　　第二节　疾病案例分析 ··· 239

　　第三节　手术案例分析 ··· 255

第十一章　消化系统疾病 ··· 268

　　第一节　概述 ··· 268

　　第二节　疾病案例分析 ··· 269

　　第三节　手术案例分析 ··· 285

第十二章　皮肤和皮下组织疾患 ··· 306

　　第一节　概述 ··· 306

第二节　疾病案例分析 ⋯⋯⋯⋯⋯⋯⋯⋯⋯⋯⋯⋯⋯⋯⋯⋯⋯ 307

第三节　手术案例分析 ⋯⋯⋯⋯⋯⋯⋯⋯⋯⋯⋯⋯⋯⋯⋯⋯⋯ 317

第十三章　肌肉骨骼系统和结缔组织疾病 ⋯⋯⋯⋯⋯⋯⋯⋯⋯⋯⋯⋯ 328

第一节　概述 ⋯⋯⋯⋯⋯⋯⋯⋯⋯⋯⋯⋯⋯⋯⋯⋯⋯⋯⋯⋯ 328

第二节　疾病案例分析 ⋯⋯⋯⋯⋯⋯⋯⋯⋯⋯⋯⋯⋯⋯⋯⋯⋯ 330

第三节　手术案例分析 ⋯⋯⋯⋯⋯⋯⋯⋯⋯⋯⋯⋯⋯⋯⋯⋯⋯ 345

第十四章　泌尿生殖系统疾病 ⋯⋯⋯⋯⋯⋯⋯⋯⋯⋯⋯⋯⋯⋯⋯⋯⋯ 358

第一节　概述 ⋯⋯⋯⋯⋯⋯⋯⋯⋯⋯⋯⋯⋯⋯⋯⋯⋯⋯⋯⋯ 358

第二节　疾病案例分析 ⋯⋯⋯⋯⋯⋯⋯⋯⋯⋯⋯⋯⋯⋯⋯⋯⋯ 359

第三节　手术案例分析 ⋯⋯⋯⋯⋯⋯⋯⋯⋯⋯⋯⋯⋯⋯⋯⋯⋯ 372

第十五章　妊娠、分娩和产褥期 ⋯⋯⋯⋯⋯⋯⋯⋯⋯⋯⋯⋯⋯⋯⋯⋯ 393

第一节　概述 ⋯⋯⋯⋯⋯⋯⋯⋯⋯⋯⋯⋯⋯⋯⋯⋯⋯⋯⋯⋯ 393

第二节　疾病案例分析 ⋯⋯⋯⋯⋯⋯⋯⋯⋯⋯⋯⋯⋯⋯⋯⋯⋯ 394

第三节　手术案例分析 ⋯⋯⋯⋯⋯⋯⋯⋯⋯⋯⋯⋯⋯⋯⋯⋯⋯ 425

第十六章　起源于围生期的某些情况 ⋯⋯⋯⋯⋯⋯⋯⋯⋯⋯⋯⋯⋯⋯ 436

第一节　概述 ⋯⋯⋯⋯⋯⋯⋯⋯⋯⋯⋯⋯⋯⋯⋯⋯⋯⋯⋯⋯ 436

第二节　疾病案例分析 ⋯⋯⋯⋯⋯⋯⋯⋯⋯⋯⋯⋯⋯⋯⋯⋯⋯ 437

第十七章　先天性畸形、变形和染色体异常 ⋯⋯⋯⋯⋯⋯⋯⋯⋯⋯⋯⋯ 461

第一节　概述 ⋯⋯⋯⋯⋯⋯⋯⋯⋯⋯⋯⋯⋯⋯⋯⋯⋯⋯⋯⋯ 461

第二节　疾病案例分析 ⋯⋯⋯⋯⋯⋯⋯⋯⋯⋯⋯⋯⋯⋯⋯⋯⋯ 462

第三节　手术案例分析 ⋯⋯⋯⋯⋯⋯⋯⋯⋯⋯⋯⋯⋯⋯⋯⋯⋯ 480

第十八章　症状、体征和临床与实验室异常所见,不可归类在他处者 ⋯⋯ 491

第一节　概述 ⋯⋯⋯⋯⋯⋯⋯⋯⋯⋯⋯⋯⋯⋯⋯⋯⋯⋯⋯⋯ 491

第二节　疾病案例分析 ⋯⋯⋯⋯⋯⋯⋯⋯⋯⋯⋯⋯⋯⋯⋯⋯⋯ 492

第十九章　损伤、中毒和外因的某些其他后果 ⋯⋯⋯⋯⋯⋯⋯⋯⋯⋯⋯ 498

第一节　概述 ⋯⋯⋯⋯⋯⋯⋯⋯⋯⋯⋯⋯⋯⋯⋯⋯⋯⋯⋯⋯ 498

第二节　疾病案例分析 ································· 499

第三节　手术案例分析 ································· 517

第二十章　疾病和死亡的外因 ··································· 532

第一节　概述 ··· 532

第二节　疾病案例分析 ································· 532

第二十一章　影响健康状态和与保健机构接触的因素 ··· 543

第一节　概述 ··· 543

第二节　疾病案例分析 ································· 543

第二十二章　主要诊断的选择 ··································· 565

第一节　概述 ··· 565

第二节　主要诊断选择案例分析 ··················· 566

参考文献 ·· 580

绪　论

国际疾病分类(International Classification of Diseases,ICD)是世界卫生组织(World Health Organization,WHO)要求各成员国在卫生统计中共同采用的对疾病、损伤和中毒进行编码的标准分类方法,是目前国际上通用的疾病分类方法。ICD 是将一个疾病或一组疾病转换成字母和数字形式的代码,用以实现数据存储、检索、分析和应用的目标。ICD 已有百余年发展史,目前广泛使用的是国际疾病分类第十次修订本第二版《疾病和有关健康问题的国际统计分类》(The International Statistical Classification of Diseases and Related Health Problems 10th Revision),继续沿用原有 ICD 的简称,简称 ICD-10。

手术操作分类是对患者直接实施的诊断性及治疗性操作,包括传统意义的外科手术、内科非手术性诊断和治疗性操作、实验室检查及少量对标本的诊断性操作的分类。1971年,世界卫生组织组织编写了国际医疗操作分类(International Classification of Procedures in Medicine,ICPM)。美国在 ICPM 第五章的基础上进行细分,形成了 ICD-9-CM-3,并得到了世界卫生组织的承认。目前,我国使用的最新版本是 2011 版。

一、ICD-10 概述

(一) ICD-10 结构

ICD-10 由三卷组成:第一卷为类目表;第二卷为指导手册;第三卷为字母顺序索引。

1. **第一卷类目表**　类目表主要包括三位数类目表、内容类目表和四位数亚目、肿瘤的形态学三部分。内容类目表和四位数亚目共分 22 章。

第一章　某些传染病和寄生虫病(A00-B99)

第二章　肿瘤(C00-D48)

第三章　血液及造血器官疾病和涉及免疫机制的某些疾患(D50-D89)

第四章　内分泌、营养和代谢性疾病(E00-E90)

第五章　精神和行为障碍(F00-F99)

第六章　神经系统疾病(G00-G99)

第七章　眼和附器疾病(H00-H59)

第八章　耳和乳突疾病(H60-H95)

第九章　循环系统疾病(I00-I99)

第十章　呼吸系统疾病(J00-J99)

第十一章　消化系统疾病(K00-K93)

第十二章　皮肤和皮下组织疾病(L00-L99)

第十三章　肌肉骨骼系统和结缔组织疾病(M00-M99)

第十四章　泌尿生殖系统疾病(N00-N99)

第十五章　妊娠、分娩和产褥期(O00-O99)

第十六章　起源于围生期的某些情况(P00-P96)

第十七章　先天性畸形、变形和染色体异常(Q00-Q99)

第十八章　症状、体征和临床与实验室异常所见,不可归类在他处者(R00-R99)

第十九章　损伤、中毒和外因的某些其他后果(S00-T98)

第二十章　疾病和死亡的外因(V01-Y98)

第二十一章　影响健康状态和与保健机构接触的因素(Z00-Z99)

第二十二章　用于特殊目的的编码(U00-U99)

章节中有 11 章属于解剖系统章,其余为特殊组合章,后者主要包括:

(1)强烈优先分类章:当存在可分类于其他章的疾病而又处于妊娠、分娩和产褥期或新生儿期或疾病是起源于围生期时,应优先考虑分类于以下两章。

● 第十五章　妊娠、分娩和产褥期(O00-O99)

本章是按特定的生理时期分类,孕产妇不管同时伴随有任何其他疾病,只要是向产科求医,一般都分类到本章,必要时其他章编码作为附加编码。例:妊娠合并乙型肝炎 O26.6。

● 第十六章　起源于围生期的某些情况(P00-P96)

患者存在可以分类到其他章节的疾病,应以本章编码为主。例:昏迷新生儿期　P91.5。

(2)一般优先分类章:这些章在分类时,通常优于其他章。

● 第一章　某些传染病和寄生虫病(A00-B99)

● 第二章　肿瘤(C00-D48)

● 第五章　精神和行为障碍(F00-F99)

● 第十七章　先天性畸形、变形和染色体异常(Q00-Q99)

● 第十九章　损伤、中毒和外因的某些其他后果(S00-T98)

(3)最后分类章:当有明确疾病病因或有其他疾病情况时,此两章只能作为附加编码。

● 第十八章　症状、体征和临床与实验室异常所见,不可归类在他处者(R00-R99)

● 第二十一章　影响健康状态和与保健机构接触的因素(Z00-Z99)

(4)附加编码章:本章虽列为主体分类章,但只能作为附加编码,强制与第十九章一起使用,也可作为其他章节的附加编码。

● 第二十章　疾病和死亡的外因(V01-Y98)

2. 第二卷指导手册　主要内容包括前言、ICD-10 的说明、如何使用 ICD-10、疾病和死亡编码规则和指导、统计报告、ICD 的发展史。

3. 第三卷字母顺序索引

(1)内容和结构

● 第一部分:疾病和损伤性质的字母顺序索引。它是疾病、综合征、病理情况、损伤、体征、症状、异常问题及与保健机构接触的其他理由,即医师要记录的信息类型。它包括所有可分类到 A00-T98 和 Z00-Z99 的术语,但不包括药物和其他化学物质引起的中毒或其他有害效应(这些内容在第三部分)。

● 第二部分：损伤的外部原因索引。它的术语不是医学诊断，而是对暴力发生情况的描述（例如：加害、碰撞、爆炸等）。它包括所有可分类到 V01-Y98 的术语，但不包括药物和化学物质引起的中毒（这些内容在第三部分）。

● 第三部分：药物和化学制剂表索引是药物和其他化学物质引起中毒或其他有害效应的索引。表中的每种物质都给出了第十九章用于中毒的编码（T36-T65）以及第二十章用于意外中毒和暴露于有毒物质（X40-X49）、故意自害（X60-X69）和意外或意图不确定的中毒（Y10-Y19）的外部原因编码。对药物、药剂和生物制品，还给出了在治疗中使用这些物质引起的有害效应的编码（Y40-Y59）。

(2)索引的排列方法

三个索引排列方法一致，总原则为按汉语拼音英文字母的顺序排列。在主导词下的排列有不按汉语拼音英文字母顺序排列的例外情况，如：

● **数字**　顺序:1,2,3……；Ⅰ,Ⅱ,Ⅲ……；一、二、三……,按大小排列。

● **希腊字母**:按 α、β、γ……,按顺序排列。

● **符号顺序**:短线 "-"、逗号 ","、隔音号 "'"、半圆括号 "("。

● **表明程度或顺序**:轻、中、重;低、中、高;早期、晚期;急性、亚急性、慢性等。

(3)主导词与修饰词

主导词是指第三卷索引中的黑体字词,在一个主导词下可包括若干个修饰词。修饰词是指排列在主导词下面的有前导 "—" 的文字描述,修饰词按 "—" 的由少到多,分为次级和更细次级修饰词,每一级修饰词都是对上一级修饰词的补充。

(二) 专用术语

1. **类目**　指三位数编码。如:S72 股骨骨折。

2. **亚目**　指四位数编码。如:S72.0 股骨颈骨折。

3. **细目**　指五位数编码。如:S72.01 开放性股骨颈骨折。

4. **残余类目(剩余类目)**　指标题中的 "其他" 和 "未特指" 字样的类目或亚目。分类于未特指的这一类编码理论上不能准确表达疾病的特异性和真实性,分类比较笼统。

5. **双重分类**　指星号和剑号编码。剑号表明疾病病因,星号表明疾病临床表现。这种双重分类只有在诊断用语中既包含病因也包含临床表现,而且后者自身又有其重要临床意义时才适用。如:结核性心包炎,A18.8† I32.0*。其中 A18.8† 表示疾病由结核分枝杆菌所致;I32.0* 表明疾病的临床表现为心包炎。剑号编码作为统计编码。ICD-10 全书共有 83 个星号类目,星号类目不能单独使用,必须和剑号编码一起使用。

6. **主要编码和附加编码**　主要编码是指对主要疾病的编码(统计编码),通常是患者住院的原因。附加编码又称次要编码,是指除主要编码以外的其他任何编码。包括损伤中毒的外部原因编码和肿瘤形态学编码等。

7. **合并编码**　是指两个及以上诊断或一个诊断伴有相关的临床表现用一个编码表示。例如:急性坏疽性阑尾炎、阑尾穿孔、局限性腹膜炎,应合并编码至 K35.0 急性阑尾炎穿孔伴局限性腹膜炎。

8. **多数编码**　是指用一个以上的编码来说明一个复杂的诊断报告的所有成分,如:复合损伤,需要逐一进行编码。

（三）符号

1. 方括号［ ］　方括号中的内容为同义词、代用词、注释短语或指示短语。如：同义词：卒中［中风］；指示短语：C47.8［见本章开头的注释5］；注释短语：O01 葡萄胎［水泡状胎块］。

2. 圆括号( )　圆括号中的词为辅助性修饰词，不管它是否出现，都不影响其编码。如：高血压心脏病不伴有(充血性)心力衰竭 I11.0，即当诊断高血压心脏病不伴有心力衰竭，无论是否提及充血性，均分类于 I11.0，但是当诊断的修饰词与圆括号中的内容相反时，就不能分类于该编码。例：尿道憩室(后天性)N36.1，提示尿道憩室或后天性尿道憩室均编码 N36.1，而先天性尿道憩室与括号内修饰词后天性内容相反，不能编码于此。先天性尿道憩室需查主导词：憩室—尿道——先天性，编码为 Q64.7 膀胱和尿道的其他先天性畸形。

3. 大括号｛　只出现在第一卷中，表明括号左右两边术语的关系，一般都是一条与多条术语之间的关系，目的是减少重复。

4. 点破折号.-　同时用于类目表和字母顺序索引，是指示编码人员存在一个第四位数并且应在适当的类目中寻找。如：G03 由于其他和未特指原因引起的脑膜炎，不包括：脑膜脑炎(G04.-)。

（四）缩略语

1. NOS(not otherwise specified)　其他方面未特指，表示分类轴心方面中的某一种情况没有具体说明，分别表示病因未特指、部位未特指、临床表现未特指、肿瘤的形态学未特指等。如：E28.3 早发绝经 NOS，即病因未特指的早发绝经。

2. NEC(not elsewhere classified)　不可归类在其他处者，即如果疾病情况能在其他地方分类，不应采用本编码。如：畸形 - 肠(大)(小)(先天)NEC Q43.9，核对第一卷：肠未特指的先天畸形。

NOS、NEC 均提示资料不完整，需要在病案中进一步查找信息，尽可能使疾病情况编码更特异，如确实没有才采用此编码。

（五）编码查找方法

第一步确定主导词，第二步在第三卷索引中查找编码，第三步在第一卷中核对编码。编码查找注意事项：

1. 确定主导词原则

(1)疾病的主导词主要是疾病诊断中的临床表现，常位于诊断术语的尾部。如：胆囊扩张(主导词"扩张")、子宫直肠瘘(主导词"瘘")。

(2)疾病的病因常可以作为主导词。如：结核性脑膜脑炎(主导词"结核")、梅毒性心肌炎(主导词"梅毒")、风湿性心脏病(主导词"风湿")。

以病因作主导词往往不够准确，多数情况下临床表现作为主导词更方便，"病毒"和"细菌"不能作为主导词。

(3)以人名或地名命名的疾病(包括综合征)，可以直接按译文发音查找。如：克山病、阿尔卑斯山病、里特病。

(4)不含有人名和地名的"综合征"类疾病,以"综合征"作为主导词查找。如:成人呼吸窘迫综合征、胫前综合征、胸出口综合征。

(5)寄生虫病以"侵染"为主导词。

(6)以"病"结尾的诊断。首先要按全名称查(除去明显的修饰词)。如:角化病、甲状旁腺病、滑膜病、结肠病、心肌病。若查不到,可以以"病"作为主导词。

(7)解剖部位一般不能做主导词,但是也有例外。如:鸡胸、马蹄形肾、内翻髋、游走性睾丸。

(8)第十五章　妊娠、分娩和产褥期主要是对其并发症的分类,主导词可以分别以妊娠、分娩和产褥期为主。

(9)第十六章　起源于围生期的某些情况疾病的主要主导词为"起源于围生期"。

(10)损伤:如果指出了类型,如脱位、骨折,就以类型为主导词,如果指出的是砍伤、穿刺伤等开放性的损伤,要以"伤口"为主导词,没有指出任何类型以"损伤"为主导词。

2. "见"和"另见"

(1)"见":在主导词之后出现"见"有两种情况。第一种是"见"后跟着"情况",如果下面没有任何修饰词,则表示主导词确定错误,必须另行选择。如:表皮的 - 见情况,指示这个主导词选择不对,要根据诊断提示的疾病情况重新确定主导词。第二种是"见"后跟着一个主导词,表示要按所提供的主导词查找。如:晚期效应 - 见后遗症。

(2)"另见":在主导词之后出现"另见"有两种情况。第一种是"另见"后跟着"情况",这时主导词下通常都有修饰词,在确定所有的修饰词都不适用的情况下,表明主导词选择不合适,需另行选择。如:毒性(中毒)- 另见情况 T65.9,下面有修饰词 - 蚕豆、- 甲状腺、- 休克综合征、- 由于药物或非医药物质。第二种是"另见"后跟着一个主导词,这时主导词下也有修饰词,首先需要确定主导词是否适用。如果不适用,表明主导词选择不合适,则按所提供的主导词查找。如:心脏(另见病,心脏),下面有修饰词 - 瓣膜、- 起搏器等。若无合适修饰词,则需查病 - 心脏。

索引中肿瘤形态学后面跟着"见"或"另见"通常是肿瘤部位编码的指引,如:癌肉瘤(M8980/3)- 见肿瘤,恶性。

3. 应仔细阅读主导词后面括号内的任何术语,以及"-"后面的修饰词,直到诊断中的所有信息都被考虑到了为止。

4. 核对编码时注意查看:包括、不包括及注释性的短语。一般认为,没有不包括的指示,通常表示编码是正确的。

● 编码　查找举例:

孕 28 周,尿道炎

主导词:尿道炎(前)(后)N34.2

核对第一卷:N30-N39 小节下注释:不包括妊娠、分娩和产褥期(O23.-,O75.3,O86.2)

重新选择主导词:妊娠

　　　　　—并发

　　　　　——感染

　　　　　———尿道 O23.2

核对第一卷:O23.2 妊娠期尿道感染

二、ICD-9-CM-3 概述

(一) ICD-9-CM-3 结构

1. **类目表**　大约 90% 为手术,10% 为检查和治疗性操作。
2. **汉语拼音字母顺序索引**　索引是对类目表的重要补充,索引中包含有相当一部分手术和操作没有被列入类目表,只有查找索引才能得到其在类目表中的位置。

(二) 索引的术语解释

1. **主导词**　也称主题词,是各类手术操作最重要的表达词语,用黑体字表示。主导词通常由操作类型担任,如切开、切除、插入、穿刺、修补、吻合、探查、缝合、冲洗、注射等。
2. **修饰词**　是指排列在主导词下面的有前导 "—" 的文字描述,修饰词按 "—" 的由少到多,分为次级和更细次级修饰词,每一级修饰词都是对上一级修饰词的补充。

(三) 索引的排列

1. **按主导词汉语拼音字母英文顺序排列**
- 首字拼音相同时,比较第二个字,以此类推。
- 同音,则按四声的先后排列。
- 同音同调,按汉字笔画多少排列。
- 笔画相同,则随意排列。

2. **主导词下按修饰词的汉语拼音字母英文顺序排列**
- 一级修饰词比较。
- 一级下属的次级修饰词及更细次级修饰词只能在一级修饰词范围内进行同级比较。

3. **索引编排的其他特点**　以人名命名的手术名称有交叉索引,其编码放在英文条目下,中文无编码。且英文名称会放到索引顺序的最前面。

(四) 专用术语

1. **类目、亚目、细目**
- 类目:两位数编码,如:07　　其他内分泌腺手术。
- 亚目:三位数编码,如:07.0　肾上腺区的探查手术。
- 细目:四位数编码,如:07.00 肾上腺区的探查手术 NOS。

2. **另编码**　类目表中 "另编码任何同时进行的操作" 或 "另编…手术" 是指某一手术同时做了其他手术,则其他手术也要另编一个手术码。另编又称也要编码,它是一个重要的指示词,提示在该编码下会出现伴随手术或操作。同时伴随的手术不能相互包括和省略,必须进行编码,并给出了编码的范围或具体编码。核对类目表时应注意此注释,提示不要将此编码遗漏。

3. **省略编码**　在类目表和索引中有时会遇到省略编码的指示,是指当某一手术只是手术中的一个先行步骤时,不必编码。

（五）符号

1. 方括号[ ]　同义词、替换词或解释短语。如:55.23 闭合性[经皮][针吸]肾活组织检查。

2. 圆括号( )　在疾病或操作的描述中,圆括号内的内容出现或不出现都不影响编码的指定。如:切除术(部分)—膀胱(部分)(节段的)(经膀胱的)(楔形)57.6。

（六）缩略语

1. NOS(not otherwise specified)　其他方面未特指,此未特指等同于"未详细说明",必须结合分类轴心来分析具体未特指的成分,一般 NOS 是指所在位置分类轴心的内容不明确。比如:解剖部位、手术入路等。如:切除术—椎间盘 NOS 80.50,核对类目表 80.50 为椎间盘切除术或破坏术,未特指的,即椎间盘手术的方式未特指。

2. NEC(not elsewhere classified)　不可分类在他处者,带有此类编码的类目、亚目或细目通常是一个笼统的分类,仅用于当编码员缺乏必要信息而不能将术语编码至更为详细的类目时使用。如:切除术—胰——部分的 NEC 52.59 其他部分胰腺切除术,即在不明确胰腺切除范围时使用。

NEC 和 NOS 一般提示资料不完整,需要进一步在病案中查找。

（七）编码查找方法

第一步确定主导词,第二步通过索引查找编码,第三步在类目表中核对编码。编码查找注意事项:

1. 确定主导词原则

(1)选择手术方式或操作方法,通常位于操作术语的尾部。如:食管胃吻合术(主导词"吻合术")。

(2)某些器官的切开术、切除术、造影术、成形术、缝合术等常常可以按全名称直接查找。如:胃切除术。

(3)以人名命名的手术可以直接查人名,也可以查手术的方式,部分还可以直接以手术为主导词查找。如:Davis 手术。

2. 索引中查找编码的方法,参见索引的排列

(1)按索引页眉找到相应的主导词。

(2)查找一级、次级或更细次级的修饰词。

3. 核对编码时应注意章、类目或亚目中的"注释""包括"和"不包括"等解释,它有可能提示手术操作编码需要改变。

● 编码查找举例:

腹腔镜下附带阑尾切除术

主导词:阑尾切除术(伴引流)

　　　　—附带的

　　　　— —腹腔镜 47.11

核对类目表:47.11 腹腔镜下附带阑尾切除术

（宋　萍　肖　莉）

第一章

某些传染病和寄生虫病

第一节 概　述

本章为一般优先分类章,主要分类轴心是疾病病因,编码分类于 A00-B99。本章强调的不是疾病的发生部位,而是疾病的病因,即引起各疾病的病原体。在编码本章疾病时,应重点查看病原学检查结果。本章没有星号编码,但伴随着剑号编码列有分类于其他章的星号编码。

本章包括下列各节:

A00-A09　　肠道传染病

A15-A19　　结核病

A20-A28　　某些动物传染的细菌性疾病

A30-A49　　其他细菌性疾病

A50-A64　　主要为性传播模式的感染

A65-A69　　其他螺旋体病

A70-A74　　其他由衣原体引起的疾病

A75-A79　　立克次体病

A80-A89　　中枢神经系统的病毒性感染

A90-A99　　节肢动物媒介的病毒性发热和病毒性出血热

B00-B09　　特征为皮肤和黏膜损害的病毒性感染

B15-B19　　病毒性肝炎

B20-B24　　人类免疫缺陷病毒［HIV］病

B25-B34　　其他病毒性疾病

B35-B49　　真菌病

B50-B64　　原虫性疾病

B65-B83　　蠕虫病

B85-B89　　虱病、螨病和其他病虫侵染

B90-B94　　传染病和寄生虫病的后遗症

B95-B97　　细菌、病毒和其他传染性病原体

B99　　　　其他传染病

不包括：

传染病的病原携带者或可疑病原携带者(Z22.-)

某些局部感染 - 见身体系统的有关章节

并发于妊娠、分娩和产褥期的传染病和寄生虫病[除外产科破伤风和人类免疫缺陷病毒[HIV]病](O98.-)

特发于围生期的传染病和寄生虫病[除外新生儿期破伤风、先天性梅毒、围生期淋球菌感染和围生期人类免疫陷病毒[HIV]病](P35-P39)

流感和其他急性上呼吸道感染(J00-J22)

需要时,使用附加编码(U80.-~U89.-)标明对抗生素产生耐药性的某一菌株。

第二节　疾病案例分析

案例一

【基本信息】

性别:女	年龄:5 天	住院天数:22 天
新生儿出生体重:3 300g		
新生儿入院体重:2 780g		
入院科室:新生儿科		出院科室:新生儿科

【诊断信息】

诊断类别	诊断名称	疾病编码
出院主要诊断	先天性梅毒	A50.900
出院其他诊断	新生儿病理性黄疸	P59.801
	神经梅毒	A52.300

【编码问题】 先天性梅毒 A50.900、神经梅毒 A52.300

一、知识点回顾

(一)编码相关临床知识点

梅毒(syphilis)是由梅毒螺旋体引起的一种慢性传染病,主要通过性接触传播。早期主要侵犯皮肤黏膜,晚期可侵犯血管、中枢神经系统及全身各器官,是一种复杂的全身性疾病。梅毒根据传播途径不同分为胎传(先天性)梅毒与获得性(后天)梅毒,又可根据病程的发展分为早期、晚期梅毒(图 1-1)。先天性梅毒是由垂直传播导致:①在孕期梅毒螺旋体通过胎盘及脐静脉由母体传染给胎儿；②在分娩过程中新生儿通过产道时皮肤擦伤处可发生梅毒螺旋体的接触性感染。后天性梅毒主要由性接触、医源性等传播途径导致。可通过查看入院记录中既往史、家族史或冶游史等判断传播途径。

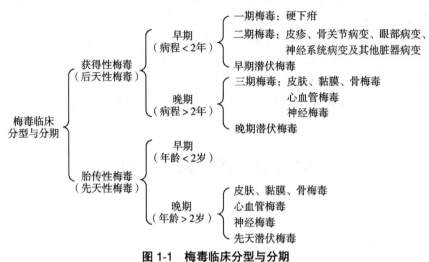

图 1-1　梅毒临床分型与分期

(二) ICD-10 分类知识点

梅毒 ICD 分类与临床分类基本相似。其主要分类轴心：分类轴心一，先天性和后天性；分类轴心二，早期和晚期；分类轴心三，是否有症状。主要分类结构：

A50　先天性梅毒

　　A50.0　有症状的早期先天性梅毒

　　　　　特指为早期或出生后两年内显现的任何先天性梅毒情况。

　　A50.1　潜伏性早期先天性梅毒

　　　　　出生后两年内无临床表现而伴有阳性血清学反应、阴性脑脊液检验的先天性梅毒。

　　A50.2　未特指的早期先天性梅毒

　　　　　出生后两年内的先天性梅毒 NOS。

　　A50.3　晚期先天性梅毒性眼病

　　A50.4　晚期先天性神经梅毒［青少年神经梅毒］

　　A50.5　有症状的其他晚期先天性梅毒

　　A50.6　潜伏性晚期先天性梅毒

　　A50.7　未特指的晚期先天性梅毒

　　A50.9　未特指的先天性梅毒

A51　早期梅毒

　　A51.0　初期生殖器梅毒

　　A51.1　初期肛门梅毒

　　A51.2　其他部位的初期梅毒

A51.3 皮肤和黏膜二期梅毒

A51.4 其他二期梅毒

A51.5 潜伏性早期梅毒

A51.9 未特指的早期梅毒

A52 晚期梅毒

A52.0† 心血管梅毒

A52.1 有症状性神经梅毒

A52.2 无症状性神经梅毒

A52.3 未特指的神经梅毒

A52.7 其他有症状性晚期梅毒

A52.8 潜伏性晚期梅毒

A52.9 未特指的晚期梅毒

A53 其他和未特指的梅毒

A53.0 未特指的早期或晚期的潜伏性梅毒

A53.9 未特指的梅毒

梅毒临床分型与分期对应的 ICD-10 编码,见表 1-1。

表 1-1 梅毒临床分型分期与 ICD 编码一览表

分型	早期	晚期	病程未知
胎传性梅毒	A50.0-A50.2	A50.3-A50.7	A50.9
获得性梅毒	A51	A52	A53

二、编码问题解析

第一卷示 A50.9 为未特指的先天性梅毒,A52.3 为未特指的晚期获得性神经梅毒,前者表明梅毒为先天性,后者表明梅毒为获得性。本案例两编码同时出现,表达的梅毒分型相悖。故需查看病历,明确本案例患者梅毒分型。

入院记录(部分)

家族及生活环境史:母:年龄 35 岁,职业:×××,孕前患有梅毒,未规范治疗;无肝炎、无结核史,无饮酒、吸烟、吸毒史,无流产史。父:年龄 37 岁,职业:×××,无肝炎、无结核史,有吸烟、饮酒史,无吸毒史。无家族遗传及代谢性疾病,非近亲婚配。家居城市,卫生条件好。

首先,本案例患者为出生仅 5 天的新生儿,入院记录示患者母亲孕前患有梅毒,且未规范治疗,故考虑该患者的梅毒是由母亲垂直传播导致,属于先天性梅毒。按照梅毒的临床分型与分期应归类于早期先天性梅毒,ICD 编码范围应为 A50.0-A50.2。A50.0-A50.2 亚目下均有明确说明"特指为出生后两年内的先天性梅毒",故分类至 A50.9 未特指的先天性梅毒不正确。其次,其他诊断有神经梅毒,表示该患者先天性梅毒侵犯了中枢神经系统,并发了神经系统症状,属于有症状的早期先天性梅毒,应分类于 A50.0。因此原编码于 A52.3 未特指的晚期获得性神经梅毒不正确。

查看第三卷,本案例先天性梅毒与神经梅毒应合并编码至 A50.0 有症状的早期先天性梅毒。

编码查找过程:

主导词:梅毒(性)(后天性)

　　—先天性

　　——早期或出生后少于两年 NEC

　　———有症状的 A50.0

核对第一卷:A50.0 有症状的早期先天性梅毒

神经梅毒是梅毒的重要临床表现,本案例神经梅毒可在 A50.0 下添加扩展码体现。

【案例最终编码】

诊断类别	诊断名称	原编码	修正编码	ICD 名称
出院主要诊断	先天性梅毒	A50.900	A50.0	有症状的早期先天性梅毒
出院其他诊断	新生儿病理性黄疸	P59.801	P59.8	其他特指原因所致的新生儿黄疸
	神经梅毒	A52.300		

案例二

【基本信息】

性别:男	年龄:65 岁	住院天数:14 天
入院科室:呼吸内科		出院科室:呼吸内科

【诊断信息】

诊断类别	诊断名称	疾病编码
出院主要诊断	双肺继发性肺结核	A16.200x015
出院其他诊断	支气管扩张	J47.x01
	左主支气管狭窄	Q32.300
	肺炎	J18.900
	药物性肝损害	K71.901

【编码问题】双肺继发性肺结核 A16.200x015、支气管扩张 J47.x01、左主支气管狭窄 Q32.300、肺炎 J18.900

一、知识点回顾

(一) 编码相关临床知识点

结核病(tuberculosis)是由结核分枝杆菌引起的慢性感染性疾病,可累及全身多个脏器,以肺结核(pulmonary tuberculosis)最为常见,占各个器官结核病总数的80%~90%,是最主要的结核病类型。

我国实施的结核病分类标准(WS196-2017)将结核病分为以下6类:

- 原发型肺结核
- 血行播散型肺结核
- 继发型肺结核:浸润性肺结核、空洞性肺结核、结核球、干酪性肺炎、纤维空洞性肺结核
- 结核性胸膜炎
- 其他肺外结核:骨关节结核、肾结核、肠结核等
- 菌阴肺结核

临床诊断结核病一般是通过细菌学或组织学证实,在临床上结核分枝杆菌的检查方法主要有以下几种:

- 细菌学方法:痰、肺或支气管灌洗液、胸水、胃液等涂片或培养。
- 组织学方法:病理学检查等。
- 分子生物学方法:聚合酶链反应(PCR)技术、核酸探针检测等。
- 免疫学检查:结核菌素试验、结核分枝杆菌抗体检测、γ-干扰素释放试验等。

(二) ICD-10分类知识点

1. 结核病分类结构

A15 呼吸道结核,经细菌学和组织学证实

A15.0 肺结核,经显微镜下痰检查证实,伴有或不伴有痰培养

结核性:

支气管扩张 ⎫
肺纤维化 ⎬ 经显微镜下痰检
肺炎 ⎬ 查证实伴有或不
气胸 ⎭ 伴有痰培养

A15.1 肺结核,仅经痰培养所证实

A15.2 肺结核,经组织学所证实

A15.3 肺结核,经未特指的方法所证实

A15.4 胸腔内淋巴结结核,经细菌学和组织学所证实

A15.5 喉、气管和支气管结核,经细菌学和组织学所证实

A15.6 结核性胸膜炎,经细菌学和组织学所证实

A15.7 原发性呼吸道结核,经细菌学和组织学所证实

      A15.8 其他呼吸道结核,经细菌学和组织学所证实

      A15.9 未特指的呼吸道结核,经细菌学和组织学所证实

A16 呼吸道结核,未经细菌学或组织学所证实

      A16.0 肺结核,细菌学和组织学检查为阴性

      A16.1 肺结核,未做细菌学和组织学检查

      A16.2 肺结核,未提及细菌学或组织学的证实

      A16.3 胸腔内淋巴结结核,未提及细菌学或组织学的证实

      A16.4 喉、气管和支气管结核,未提及细菌学或组织学的证实

      A16.5 结核性胸膜炎,未提及细菌学或组织学的证实

      A16.7 原发性呼吸道结核,未提及细菌学或组织学的证实

      A16.8 其他呼吸道结核,未提及细菌学或组织学的证实

      A16.9 未特指的呼吸道结核,未提及细菌学或组织学的证实

A17† 神经系统的结核

      A17.0† 结核性脑膜炎(G01*)

      A17.1† 脑膜结核瘤(G07*)

      A17.8† 神经系统的其他结核

      A17.9† 未特指的神经系统结核(G99.8*)

A18 其他器官的结核

      A18.0† 骨和关节的结核

      A18.1 泌尿生殖系统的结核

      A18.2 结核性周围淋巴结病

      A18.3 肠、腹膜和肠系膜淋巴结的结核

      A18.4 皮肤和皮下组织结核

      A18.5 眼结核

      A18.6 耳结核

      A18.7† 肾上腺结核(E35.1*)

      A18.8 其他特指器官的结核

A19 粟粒性结核

      A19.0 单个特指部位的急性粟粒性结核

      A19.1 多个部位的急性粟粒性结核

      A19.2 未特指的急性粟粒性结核

      A19.8 其他粟粒性结核

      A19.9 未特指的粟粒性结核

2. 呼吸道结核(A15-A16)主要分类   轴心是实验室对结核分枝杆菌检查的证实情况,呼吸道外结核(A17-A18)分类轴心是结核发生部位(表1-2)。

3. 结核病临床分类对应的 ICD-10 编码

- 原发型肺结核、继发型肺结核、结核性胸膜炎、菌阴肺结核:A15-A16
- 血行播散型肺结核:A19
- 其他肺外结核:A17-A18

表 1-2　结核病 ICD-10 编码一览表

结核发生部位	ICD-10 编码		
	经细菌学或组织学证实	未经细菌学或组织学证实	无论有无细菌学或组织学证实
肺	A15.0-A15.3	A16.0-A16.2	-
胸腔内淋巴结	A15.4	A16.3	
除肺外的其他呼吸道	A15.5-A15.9	A16.4-A16.9	-
神经系统	-	-	A17
其他器官	-	-	A18
粟粒性结核	-	-	A19

4. 呼吸道结核(A15-A16)结核分枝杆菌的检查方法对应的 ICD-10 编码

- 细菌学方法、组织学方法：检出结核分枝杆菌(A15)、未检出结核分枝杆菌(A16.0)
- 仅用分子生物学、免疫学等方法：检出 A15.3、未检出 A16.1-A16.9

二、编码问题解析

编码问题 1：双肺继发性肺结核 A16.200x015

肺结核的编码范围是 A15.0-A15.3/A16.0-A16.2,确定亚目需查看结核病原学检查。

痰涂片报告

姓名：×××	性别：男	年龄：65 岁	条码号：×××
就诊类型：×××	病员号：×××	病区：呼吸内科	床位号：01
送检目的：涂片(结核菌)	标本种类：痰	菌落计数：×××	临床诊断：肺结核

痰涂片找到抗酸杆菌 +

报告时间：×××	执行部门：×××	检查者：×××	审核者：×××

病历记录示：结核分枝杆菌的检查方法是痰涂片，结果为痰涂片找到抗酸杆菌 +,因此不应编码至 A16.2(肺结核,未提及细菌学或组织学的证实)。查看第三卷,本案例双肺继发性肺结核正确编码应为 A15.0(肺结核,经显微镜下痰检查证实,伴有或不伴有痰培养)。

编码查找过程：

主导词：结核,结核性

　　—肺

　　——确定的

　　———被显微镜下痰检查,伴有或不伴有痰培养 A15.0

核对第一卷：A15.0 肺结核,经显微镜下痰检查证实,伴有或不伴有痰培养

编码问题 2：支气管扩张 J47.x01、肺炎 J18.900

第一卷示 J47 为支气管扩张,不包括先天性支气管扩张(Q33.4)和结核性支气管扩张

（近期疾病）（A15-A16）；J18.9为未特指的肺炎。本案例患者有继发性肺结核疾病基础，且临床上肺结核常表现出多种肺部体征，因此需查看上述疾病的诊断依据，判断该疾病是否由肺结核引起。

查房记录（部分）

诊断及诊断依据：

1. 双肺继发性肺结核　患者以发热、咳喘、气促为主要表现，结合胸部CT提示双肺广泛病变，部分为空洞样改变，纵隔及肺门淋巴结肿大，结核干扰素试验阳性，纤维支气管镜灌洗液X-pert阳性，痰涂片找到抗酸杆菌，故诊断。

2. 支气管扩张　患者以发热、咳喘、气促为主要表现，有肺结核基础，结合胸部CT、纤维支气管镜提示右肺上叶、右肺中叶部分支气管扩张，故诊断。

3. 左主支气管狭窄　患者以发热、咳喘、气促为主要表现，结合胸部CT、纤维支气管镜均提示左主支气管狭窄，镜下可见肉芽组织、干酪样坏死组织阻塞支气管，故诊断。同时患者有肺结核基础，考虑是结核感染导致。

4. 肺炎　患者以发热、咳喘、气促为主要表现，有肺结核基础，结合胸部CT提示双肺片状阴影，故诊断。

5. 药物性肝损害　患者有抗结核治疗基础，入院时无肝功能损害，规律抗结核药服用后复查肝功，肝转氨酶升高，故诊断。

首先，患者疾病诊断依据示：支气管扩张、肺炎都是在肺结核基础上发生的，结合患者胸部CT、纤维支气管镜检查等临床资料，考虑继发性肺结核导致上述疾病。因此，该患者的支气管扩张考虑为结核性支气管扩张，肺炎考虑为结核性肺炎，都属于A15.0-A15.3与A16.0-A16.2亚目下的情况。其次，本案例继发性肺结核已经痰涂片证实。

查看第三卷，本案例继发性肺结核、结核性支气管扩张、结核性肺炎均应编码至A15.0（肺结核，经显微镜下痰检查证实，伴有或不伴有痰培养）。

编码查找过程：

主导词：结核，结核性

　　　　—肺炎型 - 见结核，肺

　　　　—支气管扩张 - 见结核，肺结核，结核性

　　　　—肺

　　　　——确定的

　　　　———被显微镜下痰检查，伴或不伴有痰培养 A15.0

核对第一卷：A15.0 肺结核，经显微镜下痰检查证实，伴有或不伴有痰培养

　　　　　　结核性：

　　　　　　支气管扩张 ⎫
　　　　　　肺纤维化　 ⎬ 经显微镜下痰检查证实伴有或不
　　　　　　肺炎　　　 ⎭ 伴有痰培养
　　　　　　气胸

A15.0下注释表明，结核性支气管扩张、结核性肺炎均应分类于此。

编码问题3：左主支气管狭窄 Q32.300

第一卷示 Q32.3 为先天性支气管狭窄。由于该患者为老年男性，且有肺结核基础，需考虑支气管狭窄是否应为继发性。从上述主治医师查房记录中的诊断依据显示，患者纤维支气管镜提示左主支气管狭窄，镜下可见肉芽组织、干酪样坏死组织阻塞支气管，且患者有肺结核基础，考虑是结核感染导致。故该患者左支气管狭窄不是先天性，是结核分枝杆菌感染支气管，导致支气管结核，进而产生结核性干酪样肉芽组织，从而导致支气管堵塞形成狭窄。因此本案例支气管狭窄本质上是支气管结核，查看第三卷，正确编码应为 A15.5（喉、气管和支气管结核，经细菌学和组织学所证实）。

编码查找过程：

主导词：结核，结核性

　—支气管

　——伴有细菌学和组织学证实 A15.5

核对第一卷：A15.5 喉、气管和支气管结核，经细菌学和组织学所证实

【案例最终编码】

诊断类别	诊断名称	原编码	修正编码	ICD 名称
出院主要诊断	双肺继发性肺结核	A16.200x015	A15.0	肺结核，经显微镜下痰检查证实，伴有或不伴有痰培养
出院其他诊断	支气管扩张	J47.x01	A15.0	结核性支气管扩张，经显微镜下痰检查证实，伴有或不伴有痰培养
	左主支气管狭窄	Q32.300	A15.5	喉、气管和支气管结核，经细菌学和组织学所证实
	肺炎	J18.900	A15.0	结核性肺炎，经显微镜下痰检查证实，伴有或不伴有痰培养
	药物性肝损害	K71.901	K71.9	未特指的中毒性肝病

编码注意事项：

对结核病进行编码时，可先根据结核发生部位确定类目：呼吸道结核归类到 A15-A16，非呼吸道结核归类到 A17-A18，粟粒性结核归类到 A19；呼吸道结核再根据结核分枝杆菌检测方法及被证实与否确定亚目，非呼吸道结核根据结核发生部位确定亚目。尤其需要注意的是呼吸道结核的常见肺部表现诊断，往往会被误分类到其他章节，应注意查看相关疾病的诊断依据，判断其是否由结核引起再进行编码。

案例三

【基本信息】

性别：男	年龄：32 岁		住院天数：68 天
入院科室：感染科		出院科室：感染科	

【诊断信息】

诊断类别	诊断名称	疾病编码
出院主要诊断	艾滋病	B24.x01
出院其他诊断	弓形虫脑炎	B58.201†G05.2*
	继发性肺结核	A16.200
	股骨头坏死	M87.802
	药物性肝炎	K71.601
	粒细胞减少	D70.x00

【编码问题】 艾滋病 B24.x01、弓形虫脑炎 B58.201†G05.2*、继发性肺结核 A16.200、股骨头坏死 M87.802、粒细胞减少 D70.x00

一、知识点回顾

(一) 编码相关临床知识点

艾滋病是获得性免疫缺陷综合征(acquired immunodeficiency syndrome,AIDS)的简称,是由人免疫缺陷病毒(human immunodeficiency virus,HIV)引起的慢性传染病。HIV 主要侵犯、破坏 $CD4^+T$ 淋巴细胞,导致机体免疫细胞功能受损乃至缺陷,最终并发各种严重机会性感染和肿瘤。

艾滋病导致的各种机会性感染及肿瘤包括:
- 呼吸系统:肺孢子菌肺炎、病毒性肺炎、真菌性肺炎等。
- 中枢神经系统:新隐球菌脑膜炎、结核性脑膜炎、弓形虫脑病、各种病毒性脑膜炎等。
- 消化系统:白念珠菌食管炎,沙门菌、痢疾杆菌、空肠弯曲菌及隐孢子虫性肠炎、感染性肛周炎,直肠炎等。
- 口腔:鹅口疮、舌毛状白斑、复发性口腔溃疡、牙龈炎等。
- 皮肤:带状疱疹、传染性软疣、尖锐湿疣、真菌性皮炎、甲癣等。
- 眼部:CMV 视网膜脉络膜炎、弓形虫性视网膜炎等。
- 肿瘤:恶性淋巴瘤、卡波西肉瘤等。

(二) ICD-10 分类知识点

1. 人类免疫缺陷病毒［HIV］病分类于 B20-B24,其分类轴心是并发症:

B20　人类免疫缺陷病毒［HIV］病造成的传染病和寄生虫病

　　B20.0　人类免疫缺陷病毒［HIV］病造成的分枝杆菌感染

　　B20.1　人类免疫缺陷病毒［HIV］病造成的其他细菌感染

　　B20.2　人类免疫缺陷病毒［HIV］病造成的巨细胞病毒病

　　B20.3　人类免疫缺陷病毒［HIV］病造成的其他病毒感染

　　B20.4　人类免疫缺陷病毒［HIV］病造成的念珠菌病

B20.5 人类免疫缺陷病毒［HIV］病造成的其他真菌病

B20.6 人类免疫缺陷病毒［HIV］病造成的卡氏肺囊虫肺炎［肺孢子虫病］

B20.7 人类免疫缺陷病毒［HIV］病造成的多发性感染

B20.8 人类免疫缺陷病毒［HIV］病造成的其他传染病和寄生虫病

B20.9 人类免疫缺陷病毒［HIV］病造成的未特指的传染病和寄生虫病

B21 人类免疫缺陷病毒［HIV］病造成的恶性肿瘤

B21.0 人类免疫缺陷病毒［HIV］病造成的卡波西肉瘤

B21.1 人类免疫缺陷病毒［HIV］病造成的伯基特淋巴瘤

B21.2 人类免疫缺陷病毒［HIV］病造成的其他类型的非霍奇金淋巴瘤

B21.3 人类免疫缺陷病毒［HIV］病造成的淋巴造血和有关组织的其他恶性肿瘤

B21.7 人类免疫缺陷病毒［HIV］病造成的多发性恶性肿瘤

B21.8 人类免疫缺陷病毒［HIV］病造成的其他恶性肿瘤

B21.9 人类免疫缺陷病毒［HIV］病造成的未特指的恶性肿瘤

B22 人类免疫缺陷病毒［HIV］病造成的其他特指的疾病

B22.0 人类免疫缺陷病毒［HIV］病造成的脑病

B22.1 人类免疫缺陷病毒［HIV］病造成的淋巴组织间质性肺炎

B22.2 人类免疫缺陷病毒［HIV］病造成的消瘦综合征

B22.7 人类免疫缺陷病毒［HIV］病造成的分类于他处的多种疾病

B23 人类免疫缺陷病毒［HIV］病造成的其他情况

B23.0 急性人类免疫缺陷病毒［HIV］感染综合征

B23.1 人类免疫缺陷病毒［HIV］病造成的(持续的)全身性淋巴结病

B23.2 人类免疫缺陷病毒［HIV］病造成的不可归类在他处的血液学和免疫学的异常

B23.8 人类免疫缺陷病毒［HIV］病造成的其他特指的情况

B24 未特指的人类免疫缺陷病毒［HIV］病

2. 艾滋病编码规则 当存在 B20-B22 中两个或两个以上类目的情况时：①类目相同，亚目不同，分类至该类目的 .7；②类目不同，分类至 B22.7；③ B20-B22 节内的编码作为附加编码以详细说明所列的逐一情况。

3. 当相关的情况清楚地表明先于 HIV 感染的疾病,不应作为 HIV 的并发症编码,按一般疾病编码。

二、编码问题解析

HIV 主要侵犯、破坏 CD4$^+$T 淋巴细胞,导致机体免疫细胞功能受损乃至缺陷,最终并发各种严重机会性感染和肿瘤。在 ICD-10 中,艾滋病的主要分类轴心是并发症,在编码前需确认其他诊断是否是 HIV 导致的并发症。

入院记录(部分)

主诉:抗 HIV 阳性 4 年余,头昏 4 天。

查房记录（部分）

诊断及诊断依据：

1. AIDS　患者青年男性，4年前于某医院确诊抗HIV阳性，目前予以ABC/3TC/EFV抗病毒治疗。

2. 弓形虫脑炎　患者有艾滋病基础，现有头痛、头昏症状，1个月前外院头颅MRI提示弓形虫感染、脑脊液弓形虫抗体阳性。

3. 继发性肺结核　患者有艾滋病基础，4个月前于外院确诊肺结核，目前抗结核治疗中

4. 股骨头坏死　患者有艾滋病基础，1年前于外院确诊该病，目前有双髋关节疼痛、行走困难等表现，故诊断。

5. 药物性肝炎　患者长期使用抗艾滋病病毒药物、抗结核药物，查肝功提示ALT 145U/L、AST 97U/L、GGT 310U/L，其余指标正常。

6. 粒细胞减少　患者有艾滋病基础，查血常规提示WBC $1.81×10^9$/L，中性粒细胞绝对值$0.59×10^9$/L，故诊断，考虑为艾滋病感染的继发性改变。

出院记录（部分）

主要治疗：入院后予以积极的抗HIV、抗弓形虫、抗结核、改善记忆力和计算力下降症状、升粒细胞等对症支持治疗。

上述病历资料示：该患者患艾滋病4年，并在此基础上相继确诊了股骨头坏死、继发性肺结核、弓形虫病及粒细胞减少，结合各疾病诊断依据，考虑股骨头坏死、继发性肺结核、弓形虫病是艾滋病导致的继发感染，粒细胞减少为艾滋病感染的继发性改变。按照编码规则，不应将HIV所引起的继发性肺结核等并发症与HIV病分别编码，应编码至B20-B24。

查看第三卷，弓形虫脑炎编码至B20.8人类免疫缺陷病毒[HIV]病造成的其他传染病和寄生虫病，继发性肺结核编码至B20.0人类免疫缺陷病毒[HIV]病造成的分枝杆菌感染，股骨头坏死编码至B23.8人类免疫缺陷病毒[HIV]病造成的其他特指的情况，粒细胞减少编码至B23.2人类免疫缺陷病毒[HIV]病造成的不可归类在他处的血液学和免疫学的异常。

编码查找过程：

主导词：人（类）

　　—免疫缺陷病毒[HIV]病（感染）

　　——导致

　　———弓形虫病B20.8

　　———结核病B20.0

　　———特指的情况NEC B23.8

　　———血液学异常NEC B23.2

核对第一卷：B20.0　人类免疫缺陷病毒[HIV]病造成的分枝杆菌感染

　　　　　　B20.8　人类免疫缺陷病毒[HIV]病造成的其他传染病和寄生虫病

　　　　　　B23.2　人类免疫缺陷病毒[HIV]病造成的不可归类在他处的血液学和免疫学的异常

　　　　　　B23.8　人类免疫缺陷病毒[HIV]病造成的其他特指的情况

根据艾滋病的合并编码规则,弓形虫脑炎与继发性肺结核应合并到 B20.7 人类免疫缺陷病毒[HIV]病造成的多发性感染。主要治疗示患者入院后予以积极的抗 HIV、抗弓形虫、抗结核等对症支持治疗,无法区分哪一种疾病的治疗更突出,故应选择 B20.7 作主要编码,B20.8 与 B20.0 可作附加编码详细说明。

【案例最终编码】

诊断类别	诊断名称	原编码	修正编码	ICD 名称
出院主要诊断	艾滋病	B24.x01	B20.7	人类免疫缺陷病毒[HIV]病造成的多发性感染
出院其他诊断	弓形虫脑炎	B58.201†G05.2*	B20.8	人类免疫缺陷病毒[HIV]病造成的其他传染病和寄生虫病
	继发性肺结核	A16.200	B20.0	人类免疫缺陷病毒[HIV]病造成的分枝杆菌感染
	股骨头坏死	M87.802	B23.8	人类免疫缺陷病毒[HIV]病造成的其他特指的情况
	药物性肝炎	K71.601	K71.6	中毒性肝病伴有肝炎,不可归类在他处者
	粒细胞减少	D70.x00	B23.2	人类免疫缺陷病毒[HIV]病造成的不可归类在他处的血液学和免疫学的异常

案例四

【双重分类知识点回顾】

双重分类是指星号和剑号系统,将"传统的"病因编码加上剑号(†),将按临床表现分类的编码加上星号(*),作为辅助编码。这种双重分类只有在诊断用语中既包含病因也包含临床表现,而且后者自身又有其重要临床意义时才适用。剑号表明疾病的原因,星号表明疾病的临床表现,剑号编码作为统计编码。本章没有星号编码的类目,但由于本章主要分类轴心是疾病病因,故存在伴随剑号编码列有分类于其他章的星号编码。

本章存在较多需要进行双重分类的情况,但临床在书写时往往将病因和临床表现书写为多个诊断,编码员在进行此类编码时,应注意将其进行合并编码。双重分类不仅存在于本章,也存在于其他章,如:2 型糖尿病性白内障 E11.3†H28.0*。

案例 4-1

【基本信息】

性别:女	年龄:10 岁	住院天数:3 天
入院科室:感染科		出院科室:感染科

【诊断信息】

诊断类别	诊断名称	疾病编码
出院主要诊断	流行性腮腺炎	B26.900
出院其他诊断	病毒性脑炎	A86.x00
	胰腺炎	K85.900

【编码问题】流行性腮腺炎 B26.900、病毒性脑炎 A86.x00、胰腺炎 K85.900

一、知识点回顾

(一) 编码相关临床知识点

流行性腮腺炎(mumps)是由腮腺炎病毒引起的急性呼吸道传染病。以腮腺非化脓性炎症、腮腺区肿痛为临床特征,主要发生在儿童和青少年。腮腺炎病毒除侵犯腮腺外,尚能侵犯神经系统及各种腺体组织,引起儿童脑膜炎、脑膜脑炎,青春期后可引起睾丸炎、卵巢炎和胰腺炎等。流行性腮腺炎常见并发症包括神经系统并发症、生殖系统并发症以及胰腺炎、肾炎等。

(二) ICD-10 分类知识点

流行性腮腺炎分类于 B26 类目,其分类轴心是并发症。

B26　流行性腮腺炎
　　B26.0† 流行性腮腺炎性睾丸炎(N51.1*)
　　B26.1† 流行性腮腺炎性脑膜炎(G02.0*)
　　B26.2† 流行性腮腺炎性脑炎(G05.1*)
　　B26.3† 流行性腮腺炎性胰腺炎(K87.1*)
　　B26.8　流行性腮腺炎伴有其他并发症
　　B26.9　流行性腮腺炎不伴有并发症

B26.0-B26.3 整个亚目都适用双重分类,星号编码为流行性腮腺炎并发于其他系统的疾病。当诊断中出现流行性腮腺炎的并发症时,不应将流行性腮腺炎与其并发症分别编码。

二、编码问题解析

第一卷示 B26.9 为流行性腮腺炎不伴有并发症,A86 为未特指的病毒性脑炎,K85.9 为未特指的急性胰腺炎。由于本案例患者有流行性腮腺炎基础,流行性腮腺炎又常引起神经系统、生殖系统以及胰腺炎、肾炎等并发症。故在进行本案例疾病编码前,需先查看各诊断的诊断依据,判断其是否为流行性腮腺炎引起的并发症。

查房记录(部分)

诊断及诊断依据：

1. 流行性腮腺炎　患者学龄期儿童，起病急，病程短，以双侧腮腺、颌下腺肿大伴疼痛为主要表现，其表面皮肤不红，腮腺导管口无明显红肿，挤压腮腺无脓液流出。且病程中出现头痛、头昏、呕吐等颅内压增高症状，表现出病原具有亲神经、亲腺体的特性，结合病前有腮腺炎患者接触史，故诊断。

2. 病毒性脑炎　患者在流行性腮腺炎基础上，出现头痛、头昏、呕吐，查体虽无神经系统阳性体征，但流行性腮腺炎病毒具有亲神经性，结合头颅 CT 结果轻度异常，故诊断。

3. 胰腺炎　患者在流行性腮腺炎基础上，出现腹痛，外院及入院后查血尿淀粉酶均升高，结合腹部 CT 结果，故诊断。

首先，查看诊断依据后发现，该患者的病毒性脑炎、胰腺炎都是在流行性腮腺炎基础上发生的，考虑均为流行性腮腺炎的并发症，按 ICD-10 分类规则，不应将流行性腮腺炎与其并发症分开编码，应编码至 B26 类目。其次，病历记录显示已出现多个并发症，流行性腮腺炎也不应编码 B26.9 流行性腮腺炎不伴有并发症。

查看第三卷，病毒性脑炎、胰腺炎应分别与流行性腮腺炎合并编码至 B26.2†G05.1* 流行性腮腺炎性脑炎、B26.3†K87.1* 流行性腮腺炎性胰腺炎。流行性腮腺炎不再单独编码。

编码查找过程：

主导词：流行性腮腺炎

　　　—脑炎 B26.2†G05.1*

　　　—胰腺炎 B26.3†K87.1*

核对第一卷：B26.2†G05.1* 流行性腮腺炎性脑炎

　　　　　　B26.3†K87.1* 流行性腮腺炎性胰腺炎

【案例最终编码】

诊断类别	诊断名称	原编码	修正编码	ICD 名称
出院主要诊断	流行性腮腺炎	B26.900	B26.2†G05.1*	流行性腮腺炎性脑炎
出院其他诊断	病毒性脑炎	A86.x00		
	胰腺炎	K85.900	B26.3†K87.1*	流行性腮腺炎性胰腺炎

案例 4-2

【基本信息】

性别:女	年龄:5 岁	住院天数:6 天
入院科室:感染科		出院科室:感染科

【诊断信息】

诊断类别	诊断名称	疾病编码
出院主要诊断	麻疹	B05.900
出院其他诊断	肺炎	J18.900
	急性喉炎	J04.000

【编码问题】 麻疹 B05.900、肺炎 J18.900、急性喉炎 J04.000

一、知识点回顾

(一) 编码相关临床知识点

麻疹(measles)是由麻疹病毒引起的急性呼吸道传染病,在我国法定的传染病中属于乙类传染病。主要临床表现为发热、咳嗽、流涕等上呼吸道卡他症状及眼结膜炎、口腔麻疹黏膜斑及皮肤斑丘疹。麻疹主要并发症有喉炎、肺炎、心肌炎、脑炎、亚急性硬化性全脑炎等。

(二) ICD-10 分类知识点

麻疹分类于 B05 类目,其分类轴心是并发症。

B05　麻疹

　　　不包括:亚急性硬化性全脑炎 A81.1

　　　B05.0†　麻疹并发脑炎(G05.1*)

　　　B05.1†　麻疹并发脑膜炎(G02.0*)

　　　B05.2†　麻疹并发肺炎(J17.1*)

　　　B05.3†　麻疹并发中耳炎(H67.1*)

　　　B05.4　麻疹伴有肠道并发症

　　　B05.8　麻疹伴有其他并发症

　　　B05.9　麻疹不伴有并发症

B05.0-B05.3 整个亚目都适用于双重分类,星号编码为麻疹并发于其他系统的疾病。当诊断中出现麻疹的并发症时,不应将麻疹与其并发症分别编码。需特别注意的是,由 B05 类目下的不包括表明,麻疹引起的亚急性硬化性全脑炎不应分类于 B05,应编码至 A81.1。

二、编码问题解析

第一卷示 B05.9 为麻疹不伴有并发症,J18.9 为未特指的肺炎,J04.0 为急性喉炎。由于本案例患者有麻疹基础,麻疹又常引起喉炎、肺炎、心肌炎、脑炎等并发症。故在进行本案例疾病编码前,需先查看各诊断的诊断依据,判断其是否为麻疹引起的并发症。

查房记录(部分)

诊断及诊断依据:

1. 麻疹　患者起病急,病程短,有发热、上呼吸道感染及眼结膜炎,发病后2天出现红色斑丘疹,皮疹起于面、颈部,后蔓延至躯干、四肢,皮疹出现后病情加重,且患者无麻疹疫苗接种史,故诊断。

2. 肺炎　患者有麻疹基础,有咳嗽,呼吸音粗,结合胸片提示双肺肺纹理增粗,右下肺有片状阴影,故诊断。

3. 急性喉炎　患者起病急,在麻疹基础上有咳嗽,声音有嘶哑,故诊断。

查看诊断依据后发现,该患者肺炎、急性喉炎都是在麻疹基础上发生的,考虑均为麻疹的并发症。按ICD-10分类规则,不应将麻疹与其并发症分开编码,应编码至B05类目。同时,病历记录显示已出现多个并发症,麻疹也不应编码B05.9麻疹不伴有并发症。

查看第三卷,肺炎、急性喉炎应分别与麻疹合并编码至B05.2†J17.1*麻疹并发肺炎,B05.8麻疹并发其他并发症。麻疹不再单独编码。

编码查找过程:

主导词:麻疹

　　　—伴有

　　　——并发症NEC B05.8

　　　——肺炎 B05.2†J17.1*

核对第一卷:B05.2†J17.1* 麻疹并发肺炎

　　　　　　B05.8 麻疹并发其他并发症

【案例最终编码】

诊断类别	诊断名称	原编码	修正编码	ICD名称
出院主要诊断	麻疹	B05.900	B05.2†J17.1*	麻疹并发肺炎
出院其他诊断	肺炎	J18.900		
	急性喉炎	J04.000	B05.8	麻疹并发其他并发症

案例4-3

【基本信息】

性别:女	年龄:35岁	住院天数:10天
入院科室:皮肤科		出院科室:皮肤科

【诊断信息】

诊断类别	诊断名称	疾病编码
出院主要诊断	带状疱疹	B02.900
出院其他诊断	病毒性脑炎	A86.x00
	左眼结膜炎	H10.900

【编码问题】带状疱疹B02.900、病毒性脑炎A86.x00、左眼结膜炎H10.900

一、知识点回顾

（一）编码相关临床知识点

带状疱疹（herpes zoster）是潜伏于感觉神经节的水痘 - 带状疱疹病毒再激活后发生的皮肤感染，以沿身体一侧周围神经出现呈带状分布的、成簇出现的疱疹为特征，多见于成人。带状疱疹可发生于任何感觉神经分布区，但以脊髓胸段常见，皮疹部位常见于胸部，约占 50%，其次为腰部和面部。带状疱疹皮疹多为一侧性，很少超过躯体中线，罕有多神经或双侧受累发生。

水痘 - 带状疱疹病毒侵犯三叉神经眼支，发生眼带状疱疹，病后常发展成角膜炎与虹膜睫状体炎，若发生角膜溃疡可致失明。病毒侵犯脑神经，可出现面瘫、听力丧失、眩晕、咽喉麻痹等。50 岁以上带状疱疹患者易发生疱疹后神经痛，可持续数月。免疫功能缺陷者或恶性肿瘤患者还可发生播散性带状疱疹，表现为除皮肤损害外，伴有高热和毒血症，甚至发生带状疱疹肺炎和脑膜炎，病死率高。

（二）ICD-10 分类知识点

带状疱疹分类于 B02，其亚目分类轴心为并发症。

B02　带状疱疹
　　B02.0†　带状疱疹脑炎（G05.1*）
　　B02.1†　带状疱疹脑膜炎（G02.0*）
　　B02.2†　带状疱疹累及其他神经系统
　　B02.3　带状疱疹眼病
　　B02.7　播散性带状疱疹
　　B02.8　带状疱疹伴有其他并发症
　　B02.9　带状疱疹不伴有并发症

B02.0-B02.2 整个亚目适用于双重分类，星号编码为带状疱疹并发于其他系统的疾病。当诊断中出现水痘 - 带状疱疹病毒引起的疾病时，不应将其与带状疱疹分别编码。

二、编码问题解析

第一卷示 B02.9 为带状疱疹不伴有并发症、A86 为未特指的病毒性脑炎、H10.9 为未特指的结膜炎。由于本案例患者有带状疱疹基础，水痘 - 带状疱疹病毒常侵犯多种神经引起角膜炎、虹膜睫状体炎、面瘫等疾病。故在编码本案例前，需先查看各诊断的诊断依据，判断其是否为水痘 - 带状疱疹病毒感染引起的并发症。

查房记录（部分）

诊断及诊断依据：

1. 带状疱疹　患者以单侧面部疱疹为主要表现，不越过中线，簇状分布，起病急，病程短，查体：左眼睑红斑肿胀，左额部、颞部可见指甲盖至钱币大小片状分布，其上有

簇集分布的针尖至粟粒大小水疱,部分皮疹少许渗出。故诊断。

2. 病毒性脑炎 患者有水痘-带状疱疹病毒感染,病程中头痛、呕吐,院外脑电图提示轻度异常,脑脊液检查提示水痘-带状疱疹病毒 IgM 抗体检查阳性,故诊断。

3. 左眼结膜炎 患者带状疱疹诊断明确,累及左眼睑皮肤,左眼睑结膜充血++,分泌物少许,球结膜混合充血,结合眼科会诊意见,故诊断,眼科随访。

查看诊断依据后发现,结合患者的皮疹表现、脑脊液检查结果等,考虑该患者病毒性脑炎、左眼结膜炎都是由水痘-带状疱疹病毒感染引起。按 ICD-10 分类规则,不应将水痘-带状疱疹病毒引起的疾病与带状疱疹分别编码,应编码至 B02 类目。同时,病历记录显示已出现多个并发症,带状疱疹也不应编码 B02.9 带状疱疹不伴有并发症。

查看第三卷,病毒性脑炎、左眼结膜炎应分别与带状疱疹合并编码至 B02.0†G05.1* 带状疱疹脑炎、B02.3†H13.1* 带状疱疹性结膜炎。带状疱疹不再单独编码。

编码查找过程:

主导词:带状疱疹-见疱疹(性),带状疱疹

疱疹(性)

—带状

——脑炎 B02.0†G05.1*

—结膜炎 B02.3†H13.1*

核对第一卷:B02.0†G05.1* 带状疱疹脑炎

B02.3†H13.1* 带状疱疹性结膜炎

【案例最终编码】

诊断类别	诊断名称	原编码	修正编码	ICD 名称
出院主要诊断	带状疱疹	B02.900	B02.0†G05.1*	带状疱疹脑炎
出院其他诊断	病毒性脑炎	A86.x00		
	左眼结膜炎	H10.900	B02.3†H13.1*	带状疱疹性结膜炎

案例五

【基本信息】

性别:男	年龄:10 岁	住院天数:7 天
入院科室:呼吸内科		出院科室:呼吸内科

【诊断信息】

诊断类别	诊断名称	疾病编码
出院主要诊断	急性咽炎	J02.900
出院其他诊断	急性结膜炎	H10.300
	轻度贫血	D64.901

【编码问题】急性咽炎 J02.900

一、ICD-10 分类知识点

B95-B97 细菌、病毒和其他传染性病原体,分类轴心是病原体,其他传染性病原体是指除细菌、病毒外的特指的微生物。

B95　链球菌和葡萄球菌作为分类于其他章疾病的原因

B96　其他细菌性病原体作为分类于其他章疾病的原因

B97　病毒性病原体作为分类于其他章疾病的原因

B95-B97 编码规则为:

- B95-B97 不能作为主要编码;
- 当需要表明分类于他处疾病中的传染性病原体时,B95-B97 可作为补充或附加编码使用;
- 若这些病原体引起未特指部位的感染应分类于第一章的其他地方,如:仅诊断链球菌感染,应分类于 A49.1。

二、编码问题解析

急性咽炎分类于 J02,其分类轴心是病原体,即是按病因分类。而临床上针对各种病原体引起的急性咽炎常下笼统的咽炎诊断,故在编码急性咽炎时,需查看诊断依据及病原学检查报告。本案例急性咽炎编码 J02.9,归类到未特指的急性咽炎,未指出具体病原体,故需查看病历,看是否可以明确急性咽炎的病因。

日常病程(部分)

辅助检查:

咽拭子呼吸道病原体 DNA 检查:腺病毒 PCR:4.21×10^5(copies/ml),提示腺病毒感染。

咽拭子细菌培养/鉴定/药敏:流感嗜血杆菌(半定量:+++),对阿莫西林克拉维酸钾、氨苄西林舒巴坦、头孢呋辛、头孢克肟敏感,对头孢克洛、氨苄西林耐药,对阿奇霉素不敏感,提示流感嗜血杆菌感染。

处理:患者目前诊断急性咽炎,咽拭子呼吸道病原体 DNA 检查提示腺病毒感染,与患者家属沟通,加用奥司他韦抗病毒治疗;患者咽拭子培养提示流感嗜血杆菌感染,目前头孢他啶等治疗后临床表现好转,提示治疗有效,暂不更换抗生素。根据眼科会诊意见,予以林可霉素滴眼。

查看病历后发现,患者病原学检查提示流感嗜血杆菌、腺病毒感染,但临床上无法明确是其中哪一种病原体导致急性咽炎的发生,根据处理描述,患者急性咽炎考虑为联合感染。故原编码 J02.9 错误,应修正为 J02.8 其他特指病原体引起的急性咽炎,同时该亚目下注明可附加 B95-B97 标明传染性病原体。本案例可增加编码 B96.3 流感嗜血杆菌作为分类于其他章疾病的病因,B97.0 腺病毒作为分类于其他章疾病的病因来说明引急性咽炎的病因。

编码查找过程：

主导词：流感嗜血杆菌，作为分类于他处疾病的病因 B96.3

腺病毒，作为分类于他处疾病的病因 B97.0

核对第一卷：B96.3 流感嗜血杆菌作为分类于其他章疾病的病因

B97.0 腺病毒作为分类于其他章疾病的病因

【案例最终编码】

诊断类别	诊断名称	原编码	修正编码	ICD 名称
出院主要诊断	急性咽炎	J02.900	J02.8	其他特指病原体引起的急性咽炎
出院其他诊断	急性结膜炎	H10.300	H10.3	未特指的急性结膜炎
	轻度贫血	D64.901	D64.9	未特指的贫血
			B96.3	流感嗜血杆菌作为分类于他处疾病的病因
			B97.0	腺病毒作为分类于他处疾病的病因

（谢冰珏）

第二章

肿　瘤

第一节　概　述

一、ICD-10 分类概述

本章为一般优先分类章,编码分类于 C00-D48。本章为双编码章,肿瘤编码由部位编码和形态学编码构成,形态学编码由组织学编码与动态编码构成。肿瘤部位编码的分类轴心是肿瘤性质(动态)与解剖部位,肿瘤分类的动态编码与部位编码有固定的对应关系(表 2-1)。因此,在编码本章疾病时,应重视肿瘤发生部位、肿瘤性质以及相关实验室检查结果(如病理学检查、影像学检查等)。

本章包括下列各节:

C00-C97　恶性肿瘤

　　　　　C00-C75　特指部位述及或假定为原发性的恶性肿瘤,除外淋巴、造血和有关组织

　　　　　C76-C80　不明确、继发和部位未特指的恶性肿瘤

　　　　　C81-C96　淋巴、造血和有关组织的述及或假定为原发性的恶性肿瘤

　　　　　C97　　　独立(原发)多个部位的恶性肿瘤

D00-D09　原位肿瘤

D10-D36　良性肿瘤

D37-D48　动态未定或动态未知的肿瘤

表 2-1　肿瘤动态编码与部位编码对照表

肿瘤动态编码	肿瘤部位编码
/0 良性	D10-D36
/1 是否良性或恶性未肯定	D37-D48
/2 原位癌	D00-D09
/3 恶性,原发部位	C00-C76、C81-C97
/6 恶性,转移部位	C77-C79

二、相关临床知识概述

肿瘤(tumor,neoplasm)是指机体在各种致病因子作用下,引起细胞遗传物质改变导致基因表达异常、细胞异常增殖而形成的新生物。肿瘤细胞失去正常调控功能,具有自主或相对自主生长能力,当致病因子消失后仍能继续生长。

根据肿瘤的生物学特性及其对机体危害的轻重,多数肿瘤可以划分为良性和恶性两大类(表 2-2)。恶性肿瘤可通过局部浸润和远处转移(通过淋巴道、血道或体腔)将癌细胞扩散至其他器官和组织,从而导致相应部位或组织的继发肿瘤。继发肿瘤保持与原发肿瘤相同的组织形态学。

表 2-2 良性肿瘤与恶性肿瘤的区别

项目	良性肿瘤	恶性肿瘤
分化程度	分化较好,异型性小	不同程度分化障碍,甚至未分化,异型性大
核分裂象	无或少,不见病理核分裂象	多,可见病理核分裂象
生长速度	缓慢	较快
生长方式	膨胀性或外生性生长	浸润性或外生性生长
继发改变	少见	常见,如出血、坏死、溃疡形成等
转移	不转移	可转移
复发	不复发或很少复发	易复发
对机体的影响	较小,主要为局部压迫或阻塞	较大,破坏原发部位和转移部位的组织;坏死、出血,合并感染;恶病质

还有一些肿瘤并不能截然划分为良性、恶性,而需要根据其形态学特点评估其复发转移的风险度,如交界性肿瘤。交界性肿瘤是指组织形态和生物学行为介于良恶性之间的肿瘤。

原位癌通常用于上皮的病变,是指异型增生的细胞在形态学和生物学特性上与癌细胞相似,常累及上皮的全层,但没有突破基底膜向下浸润。

1. 常见肿瘤的分类(表 2-3)

表 2-3 常见肿瘤的分类 / 举例

来源	良性肿瘤	恶性肿瘤
上皮组织		
鳞状细胞	鳞状细胞乳头状瘤	鳞状细胞癌
基底细胞		基底细胞癌
腺上皮细胞	腺瘤	腺癌
尿路上皮	尿路上皮乳头状瘤	尿路上皮癌

续表

来源	良性肿瘤	恶性肿瘤
间叶组织		
纤维组织	纤维瘤	纤维肉瘤
脂肪	脂肪瘤	脂肪肉瘤
平滑肌	平滑肌瘤	平滑肌肉瘤
横纹肌	横纹肌瘤	横纹肌肉瘤
血管	血管瘤	血管肉瘤
淋巴管	淋巴管瘤	淋巴管肉瘤
骨和软骨	软骨瘤,骨软骨瘤	骨肉瘤,软骨肉瘤
淋巴造血组织		
淋巴细胞		淋巴瘤
造血细胞		白血病
神经组织和脑脊膜		
胶质细胞		弥漫型星形细胞瘤、胶质母细胞瘤
神经细胞	神经节细胞瘤	神经母细胞瘤,髓母细胞瘤
脑脊膜	脑膜瘤,脊膜瘤	恶性脑膜瘤,恶性脊膜瘤
神经鞘细胞	神经鞘瘤	恶性外周神经鞘膜瘤
其他肿瘤		
黑色素细胞		恶性黑色素瘤
胎盘滋养叶细胞	葡萄胎	绒毛膜上皮癌
生殖细胞		精原细胞瘤
		无性细胞瘤
		胚胎性癌
性腺或胚胎剩件中的全能细胞	成熟畸胎瘤	不成熟畸胎瘤

2. 临床肿瘤分类与 ICD-10 肿瘤部位编码对照(表 2-4)

表 2-4　肿瘤临床分类与 ICD 分类一览表

肿瘤类别	肿瘤 ICD 编码	
良性肿瘤	D10-D36	良性肿瘤
交界性肿瘤	D37-D48	动态未定或动态未知的肿瘤
原位癌	D00-D09	原位肿瘤
恶性肿瘤	COO-C75	特指部位述及或假定为原发性的恶性肿瘤,除外淋巴、造血和有关组织
	C76-C80	不明确、继发和部位未特指的恶性肿瘤
	C81-C96	淋巴、造血和有关组织的述及或假定为原发性的恶性肿瘤
	C97	独立(原发)多个部位的恶性肿瘤

第二节 疾病案例分析

案例一

多个部位肿瘤ICD分类知识点回顾

1. 交搭跨越肿瘤ICD分类 肿瘤的交搭跨越是指一个肿瘤涉及两个或两个以上相邻的部位,并且肿瘤起源部位不能确定的肿瘤。

交搭跨越肿瘤编码规则:

- 类目相同的肿瘤,编码到该类目的.8中。如果索引另有特指,则按指示编码。
- 类目不同,系统相同,一般编码至该系统最后类目的.8中。分类如下:

C02.8　舌交搭跨越恶性肿瘤的损害(C01-C02.4)

C08.8　大涎腺交搭跨越恶性肿瘤的损害(C07-C08.1)

C14.8　唇、口腔和咽交搭跨越恶性肿瘤的损害(C00-C14.2)

C21.8　直肠、肛门和肛管交搭跨越恶性肿瘤的损害(C20-C21.2)

C24.8　胆道交搭跨越恶性肿瘤的损害(C22-C24.1)

C26.8　消化系统交搭跨越恶性肿瘤的损害(C15-C26.1)

C39.8　呼吸和胸腔内器官交搭跨越恶性肿瘤的损害(C30-C39.0)

C41.8　骨和关节软骨交搭跨越恶性肿瘤的损害(C40-C41.4)

C49.8　结缔组织和软组织交搭跨越恶性肿瘤的损害(C47-C49.6)

C57.8　女性生殖器官交搭跨越恶性肿瘤的损害(C51-C57.7,C58)

C63.8　男性生殖器官交搭跨越恶性肿瘤的损害(C60-C63.7)

C68.8　泌尿器官交搭跨越恶性肿瘤的损害(C64-C68.1)

C72.8　脑和中枢神经系统其他部位交搭跨越恶性肿瘤的损害(C70-C72.5)

分类时应注意:C08.8和C14.8同时可选时,应优先选C08.8,因其更特异。同样C24.8和C26.8同时可选时,应优选C24.8。

- 跨越系统,分类于C76.8其他和不明确部位交搭跨越恶性肿瘤的损害

2. 对于类目相同,解剖部位不邻近或对提及的邻近部位有任何疑问,起源部位不能确定的多个肿瘤,应编码至该器官的未特指部位,即该类目的亚目.9。

3. 属同一器官系统并具有相同的形态学,则编码到该器官系统的亚目.9。

4. 复合恶性肿瘤ICD分类 复合恶性肿瘤是指人体在多个部位发生了两个或两个以上独立的原发恶性肿瘤,其ICD编码为C97独立(原发)多个部位的恶性肿瘤。对多于一个原发肿瘤的情况应通过提及两个不同的解剖部位或两个性质不同的形态学类型、或通过暗示了一个特定部位加上第二个部位的形态学类型的混合情况来加以指明。

C97编码规则:

- C97作主要编码时,具体的肿瘤部位和形态学要作为附加编码。

- 当同时对多处原发肿瘤进行诊断或治疗时,C97 作为主要编码。
- 如果能明确治疗的是其中某一个肿瘤,则以该肿瘤为主要编码,C97 作为附加编码。

案例 1-1

【基本信息】

性别:女		年龄:13 岁		住院天数:25 天
入院科室:肿瘤科			出院科室:肿瘤科	

【诊断信息】

诊断类别	诊断名称	疾病编码
出院主要诊断	松果体区、后颅窝髓母细胞瘤	C75.300
出院其他诊断	颅内感染	G06.006
	梗阻性脑积水	G91.100
	上呼吸道感染	J06.900
病理诊断	髓母细胞瘤	M94700/3

【编码问题】松果体区、后颅窝髓母细胞瘤 C75.300

一、知识点回顾

(一)编码相关临床知识点

脑位于颅腔内,可分为端脑、间脑、小脑、脑干(中脑、脑桥、延髓)。脑的被膜自外向内依次为硬脑膜、脑蛛网膜和软脑膜。硬脑膜不仅包被在脑的表面,而且其内层折叠形成板状突起,称硬脑膜隔。小脑幕是硬脑膜隔的一种,其形似幕帐,伸入大脑与小脑之间,将颅腔不完全地分隔成上下两部。中脑经小脑幕裂孔通过。临床上常称的脑幕上幕下区即是通过小脑幕划分的,小脑幕以上的颅腔即幕上区,小脑幕以下的颅腔即幕下区。幕上区主要包括端脑等结构,幕下区主要包括小脑、脑干等结构。

(二)ICD-10 分类知识点

脑肿瘤主要分类结构:
C71 脑恶性肿瘤
    C71.0 大脑(除外脑叶和脑室)恶性肿瘤
        幕上的 NOS
    C71.1 额叶恶性肿瘤
    C71.2 颞叶恶性肿瘤
    C71.3 顶叶恶性肿瘤
    C71.4 枕叶恶性肿瘤
    C71.5 脑室恶性肿瘤

C71.6 小脑恶性肿瘤

C71.7 脑干恶性肿瘤

第四脑室

幕下的 NOS

C71.8 脑交搭跨越恶性肿瘤的损害

C71.9 未特指的脑恶性肿瘤

D33 脑和中枢神经系统其他部位的良性肿瘤

D33.0 脑幕上的良性肿瘤

D33.1 脑幕下的良性肿瘤

D33.2 脑未特指的良性肿瘤

D43 脑和中枢神经系统动态未定或动态未知的肿瘤

D43.0 脑幕上动态未定或动态未知的肿瘤

D43.1 脑幕下动态未定或动态未知的肿瘤

D43.2 脑未特指的动态未定或动态未知的肿瘤

脑恶性肿瘤 C71 的分类轴心是脑具体的解剖部位,脑良性肿瘤与脑动态未定或动态未知肿瘤的分类轴心是脑幕上幕下的区域划分。编码时需先查看病历资料,根据肿瘤不同的性质,明确肿瘤的具体发生部位,进而编码到更准确的亚目中。

二、编码问题解析

本案例病理结果为髓母细胞瘤,查看第三卷,形态学编码为 M9470/3 成神经管细胞瘤 NOS,属于恶性肿瘤。第一卷示 C75.3 为松果体恶性肿瘤,但诊断中描述的是松果体区和后颅窝两个部位的肿瘤,此编码没有完整表达诊断描述,需进一步查看病历资料,明确肿瘤发生部位。

手术记录(部分)

手术发现:

(1)取开骨瓣后见硬脑膜张力高,脑搏动不明显。

(2)左侧脑皮层稍膨隆,半球蛛网膜下腔未见出血,色泽正常。

(3)肿瘤跨幕上幕下,位于松果体区及后颅窝,约 7cm×5cm×5cm 大小,灰褐色、质地脆,血供丰富。

(4)术中直视下全切肿瘤。

手术记录示:肿瘤跨幕上幕下,位于松果体区及后颅窝,由此可见肿瘤只是位于这两区域,并没有提到肿瘤的起源部位是松果体,故编码 C75.3 松果体恶性肿瘤不正确。肿瘤的发生部位为跨脑幕上幕下区,查看第三卷,幕上区的恶性肿瘤应编码至 C71.0 大脑(除外脑叶和脑室)恶性肿瘤;幕下区的恶性肿瘤应编码至 C71.7 脑干恶性肿瘤。

编码查找过程:

主导词:成神经管细胞瘤[髓母细胞瘤](M9470/3)

核对第一卷形态学编码:M9470/3 成神经管细胞瘤 NOS

主导词:肿瘤,肿瘤性

  —幕上(脑)NEC （恶性,原发） C71.0

  —脑 NEC

  ——干 （恶性,原发） C71.7

核对第一卷部位编码:C71.0　　大脑(除外脑叶和脑室)恶性肿瘤

         幕上的 NOS

      C71.7　　脑干恶性肿瘤

         幕下的 NOS

  本案例肿瘤跨越脑幕上幕下区域,腔体的上、下部位属解剖部位邻近,且肿瘤起源部位未明确,属于典型的交搭跨越肿瘤。根据交搭跨越肿瘤编码规则:类目相同的肿瘤应编码至该类目的 .8 中,因此,本案例松果体区、后颅窝髓母细胞瘤应编码至:C71.8 脑交搭跨越恶性肿瘤的损害,M9470/3 成神经管细胞瘤 NOS。

【案例最终编码】

诊断类别	诊断名称	原编码	修正编码	ICD 名称
出院主要诊断	松果体区、后颅窝髓母细胞瘤	C75.300	C71.8 ;M9470/3	脑交搭跨越恶性肿瘤的损害；成神经管细胞瘤 NOS
出院其他诊断	颅内感染	G06.006	G06.0	颅内脓肿和肉芽肿
	梗阻性脑积水	G91.100	G91.1	梗阻性脑积水
	上呼吸道感染	J06.900	J06.9	未特指的急性上呼吸道感染
病理诊断	髓母细胞瘤	M94700/3	M9470/3	成神经管细胞瘤 NOS

案例 1-2

【基本信息】

性别:男		年龄:5 岁		住院天数:18 天
入院科室:肿瘤科				出院科室:肿瘤科

【诊断信息】

诊断类别	诊断名称	疾病编码
出院主要诊断	咽侧壁神经母细胞瘤	C14.003
出院其他诊断	肺炎	J18.900
	低钠血症	E87.102
	低钾血症	E87.600
病理诊断	(咽侧壁)出血坏死组织背景中见少量小圆形细胞灶性或散在分布,结合免疫组化,考虑神经母细胞瘤。	M95000/3

【编码问题】咽侧壁神经母细胞瘤 C14.003

一、知识点回顾

(一) 编码相关临床知识点

咽位于颈椎前方,为呼吸道和消化道上端的共同通道,上宽下窄、前后扁平略呈漏斗形。咽根据其位置,自上而下分为鼻咽、口咽和喉咽三个部分。

鼻咽属于上呼吸道的一部分,又称上咽。可分为六个壁,即前、后、顶,以及左右两侧和底壁。其中顶壁向后壁移行,形似穹窿,两壁之间无明显界限,常合称为顶后壁。主要结构有腺样体(又称咽扁桃体)、咽鼓管咽口、咽隐窝。

口咽是口腔向后方的延续,又称中咽。介于软腭游离缘与会厌上缘平面之间,习惯称咽部即指此区。主要结构有腭扁桃体。

喉咽又称下咽,主要结构有梨状窝。

(二) ICD-10 分类知识点

咽部肿瘤主要分类结构:

C09　扁桃体恶性肿瘤
 C09.0　扁桃体窝恶性肿瘤
 C09.1　(前)(后)扁桃体柱恶性肿瘤
 C09.8　扁桃体交搭跨越恶性肿瘤的损害
 C09.9　未特指的扁桃体恶性肿瘤
C10　口咽恶性肿瘤
 C10.0　会厌谷恶性肿瘤
 C10.1　会厌前面恶性肿瘤
 C10.2　口咽侧壁恶性肿瘤
 C10.3　口咽后壁恶性肿瘤
 C10.4　鳃裂恶性肿瘤
 C10.8　口咽交搭跨越恶性肿瘤的损害
 C10.9　未特指的口咽恶性肿瘤
C11　鼻咽恶性肿瘤
 C11.0　鼻咽上壁恶性肿瘤
 C11.1　鼻咽后壁恶性肿瘤
 C11.2　鼻咽侧壁恶性肿瘤
 C11.3　鼻咽前壁恶性肿瘤
 C11.8　鼻咽交搭跨越恶性肿瘤的损害
 C11.9　未特指的鼻咽恶性肿瘤
C12　梨状窦恶性肿瘤
C13　咽下部恶性肿瘤
 C13.0　环状软骨后部恶性肿瘤

C13.1　杓状会厌褶,咽下面的恶性肿瘤

C13.2　下咽后壁恶性肿瘤

C13.8　下咽交搭跨越恶性肿瘤的损害

C13.9　未特指的下咽恶性肿瘤

C14　唇、口腔和咽其他和部位不明的恶性肿瘤

C14.0　未特指的咽恶性肿瘤

C14.2　瓦尔代尔扁桃体环恶性肿瘤

C14.8　唇、口腔和咽交搭跨越恶性肿瘤的损害

D00　口腔、食管和胃原位癌

D00.0　唇、口腔和咽原位癌

D10　口和咽良性肿瘤

D10.4　扁桃体良性肿瘤

D10.5　其他部位的口咽良性肿瘤

D10.6　鼻咽良性肿瘤

D10.7　咽下部良性肿瘤

D10.9　未特指的咽良性肿瘤

D37　口腔和消化器官动态未定或动态未知的肿瘤

D37.0　唇、口腔和咽动态未定或动态未知的肿瘤

　　咽部恶性肿瘤编码分类于C09-C14,分类轴心是解剖部位。临床上常习惯下笼统的咽部肿瘤诊断,故编码时需先查看病历资料,根据肿瘤不同的性质,明确肿瘤的具体发生部位,进而编码到更准确的亚目中。

二、编码问题解析

　　本案例病理结果为神经母细胞瘤,查看第三卷,形态学编码为M9500/3成神经细胞瘤NOS,属于恶性肿瘤。第一卷示C14.0为未特指的咽恶性肿瘤,而咽部在解剖上分为鼻咽、口咽、喉咽三部分,当有更明确的肿瘤发生部位时,应分类到更特异的亚目中。C14.0未明确肿瘤发生部位,故需进一步查看病历资料,明确肿瘤发生部位。

手术记录(部分)

　　手术名称:咽侧壁包块切除术。

　　手术发现:左侧咽侧壁鼻咽口咽交界平面—实性包块,约2cm×2cm大小,表面光滑,与周围组织粘连紧密,紧贴左侧颈鞘。

　　手术经过:

　　1. 麻醉显效后,取体位:仰卧位,消毒:常规皮肤消毒,铺巾。

　　2. 开口器暴露手术区域。

　　3. 在内镜直视下电刀及钝性分离结合逐层分离暴露包块至左侧颈鞘旁。

　　4. 游离包块周围组织,完整取下包块。

　　5. 止血,止血纱填塞术腔,缝合咽部黏膜创面。

　　6. 术毕,标本送病理检查,患者安全返回病房。

手术记录示:左侧咽侧壁鼻咽口咽交界平面有一实性包块,即此肿瘤部位涉及鼻咽侧壁、口咽侧壁。在解剖上鼻咽与口咽毗邻,且此肿瘤起源部位未明确,属于典型的交搭跨越肿瘤,故编码 C14.0 不正确。查看第三卷,鼻咽侧壁的恶性肿瘤应编码至 C11.2 鼻咽侧壁恶性肿瘤;口咽侧壁的恶性肿瘤应编码至 C10.2 口咽侧壁恶性肿瘤。

编码查找过程:

主导词:成神经细胞瘤[神经母细胞瘤](M9500/3)

核对第一卷形态学编码:M9500/3 成神经细胞瘤 NOS

主导词:肿瘤,肿瘤性

　　—鼻咽

　　——壁

　　———外侧 (恶性,原发) C11.2

　　—口咽

　　——侧壁 (恶性,原发) C10.2

核对第一卷部位编码:C10.2 口咽侧壁恶性肿瘤

　　　　　　　　　　C11.2 鼻咽侧壁恶性肿瘤

根据交搭跨越肿瘤编码规则:类目不同,系统相同,一般编码至该系统最后类目的 .8 中。因此,本案例咽侧壁神经母细胞瘤应编码至:C14.8(唇、口腔和咽交搭跨越恶性肿瘤的损害),M9500/3 成神经细胞瘤 NOS。

【案例最终编码】

诊断类别	诊断名称	原编码	修正编码	ICD 名称
出院主要诊断	咽侧壁神经母细胞瘤	C14.003	C14.8;M9500/3	唇、口腔和咽交搭跨越恶性肿瘤的损害;成神经细胞瘤 NOS
出院其他诊断	肺炎	J18.900	J18.9	未特指的肺炎
	低钠血症	E87.102	E87.1	低渗透性和低钠血症
	低钾血症	E87.600	E87.6	低钾血症
病理诊断	(咽侧壁)出血坏死组织背景中见少量小圆形细胞灶性或散在分布,结合免疫组化,考虑神经母细胞瘤。	M95000/3	M9500/3	成神经细胞瘤 NOS

案例 1-3

【基本信息】

性别:女	年龄:58 岁	住院天数 27 天
入院科室:肝胆外科		出院科室:肝胆外科

【诊断信息】

诊断类别	诊断名称	疾病编码
出院主要诊断	胰腺癌	C25.800
出院其他诊断	慢性胃溃疡	K25.700
	低钠血症	E87.102
	低钾血症	E87.600
病理诊断	梭形细胞恶性肿瘤	M80040/3

【编码问题】 胰腺癌 C25.800

一、知识点回顾

(一) 编码相关临床知识点

胰是位于腹膜后的一个长条形器官,可分为头、颈、体、尾四部分,各部之间无明显解剖界限,头、颈部在腹中线右侧,体、尾部在腹中线左侧。胰是人体第二大的消化腺,由外分泌部和内分泌部组成,外分泌部(腺细胞)分泌胰液,内含多种消化酶,有分解和消化蛋白质、脂肪和糖类等作用;内分泌部即胰岛,主要分泌胰岛素。

胰腺癌(pancreatic cancer)发生于胰腺的头(60%)、体(15%)、尾部(5%)或累及整个胰腺。胰腺癌常见组织学类型有导管腺癌(占病例85%以上)、囊腺癌、黏液癌及实性癌,还有未分化癌或多形癌,少见类型有鳞状细胞癌或腺鳞癌。

(二) ICD-10 分类知识点

胰腺肿瘤主要分类结构:

C25　胰恶性肿瘤
  C25.0　胰头恶性肿瘤
  C25.1　胰体恶性肿瘤
  C25.2　胰尾恶性肿瘤
  C25.3　胰管恶性肿瘤
  C25.4　胰腺内分泌的恶性肿瘤
  C25.7　胰其他部位的恶性肿瘤
  C25.8　胰交搭跨越恶性肿瘤的损害
  C25.9　未特指的胰恶性肿瘤
D01　消化器官其他和未特指的原位癌
  D01.7　消化器官其他特指的原位癌
     胰
D13　消化系统其他和不明确部位的良性肿瘤
  D13.6　胰良性肿瘤

D13.7　胰腺内分泌的良性肿瘤

D37　口腔和消化器官动态未定或动态未知的肿瘤

D37.7　其他消化器官动态未定或动态未知的肿瘤

肛门：
- 管
- 括约肌

肛门 NOS

肠 NOS

食管

胰

胰腺恶性肿瘤 C25 的分类轴心是解剖部位，临床上对胰腺各部恶性肿瘤的诊断通常都是胰腺癌，因此编码时需先查看病历资料，明确胰腺恶性肿瘤的具体发生部位，进而编码到更准确的亚目中。

二、编码问题解析

本案例病理结果为梭形细胞恶性肿瘤，查看第三卷，形态学编码为 M8004/3（恶性肿瘤，梭形细胞型）。第一卷示 C25.8 为胰交搭跨越恶性肿瘤的损害，对应临床诊断为胰腺癌。诊断与编码表达不符。故需进一步查看病历资料，明确肿瘤发生部位。

手术记录（部分）

手术名称：胰腺肿瘤切除术＋脾切除术＋结肠修补术。

手术经过：

全麻成功后，患者取平卧位，常规消毒铺巾，取左上腹行肋下长约 20cm 斜切口。术中探查见：腹腔内无腹水，肝脏红润、质软，全肝未见肿瘤包块，胆囊、胃、大小肠、脾脏、网膜、盆腔脏器未见明显异常。打开胃结肠韧带、胃脾韧带，显露胰腺，见胰头部有一大小约 2cm×2cm 肿瘤，未见与周围组织粘连；胰尾部有一大小约 5.5cm×3.5cm 肿瘤，胰尾部与结肠粘连致密，分离时结肠浆膜层约 1cm 破损，予以 4-0 Proline 缝合修补。沿胰腺上下缘游离胰腺，切除胰头部肿瘤，再由胰腺下缘穿过胰腺背侧，使用腔镜关节头直线型切割吻合器于胰尾处离断。游离至脾脏上级，离断胃短血管；适当分离脾脏周围的韧带（脾结肠韧带、脾肾韧带、脾胃韧带）以建立脾后隧道，切除胰尾和脾脏。胰腺断端用 3-0 Proline 缝合 1 圈。手术出血不多，因为创面大，渗血明显，冲洗后可吸收止血纱布止血，压迫止血后渗血明显好转，在胰腺断面处置腹腔引流管 2 根，清点器械纱布无误后，医用膜防粘连，网膜中放置氟尿嘧啶植入剂抗肿瘤治疗，抗菌微乔线关腹，百克瑞敷料抗感染。切下标本送术中快速病理，结果：（胰头、胰尾）梭形细胞恶性肿瘤，切缘未见肿瘤累及，淋巴结、脾脏未见肿瘤转移。

手术记录示：胰头部有一大小约 2cm×2cm 肿瘤，未见与周围组织粘连；胰尾部有一大小约 5.5cm×3.5cm 肿瘤，胰尾部与结肠粘连致密。在手术过程中分别切除了胰头肿瘤与胰尾部，且病理结果为（胰头、胰尾）梭形细胞恶性肿瘤。故本案例胰腺癌发生部位为胰头和胰尾,均为梭形细胞恶性肿瘤,此两部位在解剖学上不邻近,应属于两个部位独立的肿瘤,编码C25.8 胰交搭跨越恶性肿瘤的损害不正确。查看第三卷,胰头的恶性肿瘤应编码至 C25.0 胰头恶性肿瘤,胰尾的恶性肿瘤应编码至 C25.2 胰尾恶性肿瘤。

编码查找过程:

主导词:瘤

　　—恶性

　　——梭形细胞(型)M8004/3

核对第一卷形态学编码:M8004/3 恶性肿瘤,梭形细胞型

主导词:肿瘤,肿瘤性

　　—胰腺

　　——头 C25.0

　　——尾部 C25.2

核对第一卷部位编码:C25.0 胰头恶性肿瘤

　　　　　　　　　　C25.2 胰尾恶性肿瘤

本案例胰腺肿瘤分别位于胰头和胰尾,两部位在胰腺解剖上不相邻,且肿瘤起源部位未明确,胰头、胰尾恶性肿瘤在 ICD 中都分类于 C25 类目中,根据多部位肿瘤编码规则:对于类目相同,解剖部位不邻近,起源部位不能确定的多个肿瘤,且具有相同的形态学,应编码至器官的未特指部位上,即该类目的亚目 .9。因此,本案例胰腺癌应编码至:C25.9 未特指的胰恶性肿瘤,M8004/3(恶性肿瘤,梭形细胞型)。

【案例最终编码】

诊断类别	诊断名称	原编码	修正编码	ICD 名称
出院主要诊断	胰腺癌	C25.800	C25.9；M8004/3	未特指的胰恶性肿瘤;恶性肿瘤,梭形细胞型
出院其他诊断	慢性胃溃疡	K25.700	K25.7	胃溃疡,慢性,不伴有出血或穿孔
	低钠血症	E87.102	E87.1	低渗透性和低钠血症
	低钾血症	E87.600	E87.6	低钾血症
病理诊断	梭形细胞恶性肿瘤	M80040/3	M8004/3	恶性肿瘤,梭形细胞型

案例 1-4

【基本信息】

性别:男	年龄:71 岁		住院天数:7 天
入院科室:消化内科		出院科室:消化内科	

【诊断信息】

诊断类别	诊断名称	疾病编码
出院主要诊断	胃癌	C16.900

续表

诊断类别	诊断名称	疾病编码
出院其他诊断	肺腺癌	C34.900
	上消化道出血	K92.208
	2型糖尿病	E11.900
	高血压2级	I10.x04
病理诊断	胃体平滑肌肉瘤	M88900/3

【编码问题】胃癌 C16.900、肺腺癌 C34.900、上消化道出血 K92.208

一、知识点回顾

(一)编码相关临床知识点

胃是消化管各部中最膨大的部分,上连食管,下续十二指肠。通常将胃分为贲门部、胃底、胃体和幽门部四部。

胃癌(gastric cancer)是指源于胃黏膜上皮细胞的恶性肿瘤,绝大多数是腺癌。胃癌占胃部恶性肿瘤的95%以上。胃癌分为早期胃癌与进展期胃癌,好发部位依次为胃窦、贲门、胃体。在组织病理学上,世界卫生组织(WHO)近年将胃癌分为腺癌(乳头状腺癌、管状腺癌、黏液腺癌、混合型腺癌、肝样腺癌)、腺鳞癌、髓样癌、印戒细胞癌和未分化癌等。胃癌可转移至食管、肝脏、肺、腹膜、肾、脑、卵巢等部位。

(二)ICD-10分类知识点

胃肿瘤主要分类结构:

C16　胃恶性肿瘤

　　C16.0　贲门恶性肿瘤

　　C16.1　胃底恶性肿瘤

　　C16.2　胃体恶性肿瘤

　　C16.3　幽门窦恶性肿瘤

　　C16.4　幽门恶性肿瘤

　　C16.5　未特指的胃小弯恶性肿瘤

　　C16.6　未特指的胃大弯恶性肿瘤

　　C16.8　胃交搭跨越恶性肿瘤的损害

　　C16.9　未特指的胃恶性肿瘤

D00　口腔、食管和胃原位癌

　　D00.2　胃原位癌

D13　消化系统其他和不明确部位的良性肿瘤

　　D13.1　胃良性肿瘤

D37　口腔和消化器官动态未定或动态未知的肿瘤

　　D37.1　胃动态未定或动态未知的肿瘤

胃恶性肿瘤 C16 的分类轴心是解剖部位,临床上对胃各部恶性肿瘤的诊断通常都是胃癌,编码时需先查看病历资料,明确胃恶性肿瘤的具体发生部位,进而编码到更准确的亚目中。

二、编码问题解析

编码问题 1:胃癌 C16.900、肺腺癌 C34.900

当多个肿瘤诊断同时出现,需考虑多个肿瘤之间的关系:①多个独立原发;②原发与继发;③部位邻近,起源不确定的交搭跨越肿瘤;④部位不邻近的同一类目,起源不确定的未特指的恶性肿瘤;⑤部位不邻近,属同一器官并具有相同的形态学,起源不确定的未特指的恶性肿瘤。本案例出现了胃癌、肺腺癌两个肿瘤诊断,需进一步查看病历资料,明确胃癌与肺腺癌的从属关系。

电子胃镜报告(部分)		
姓名:×××　　　　　性别:男　　　　　年龄:71 岁		
内镜编号:×××　　　　内镜型号:×××　　　　住院号:×××		
内镜所见: 　　食管黏膜光滑,齿状线清晰。 　　贲门口光滑,贲门开闭良好。 　　胃底黏膜光滑,黏液湖少量胆汁样咖啡样物。 　　胃体黏膜充血肿胀,下部可见较多大小不等、形态不规则隆起病变,其中前壁病变最大与周边边界不清(切取 1cm×1cm×1cm 病变组织送检)并中央血痂、血痂中央可见血管残端,未见活动性出血;活检处经 8% 去甲肾上腺素止血。胃体变形、僵硬,蠕动欠佳。 　　胃角黏膜稍充血。 　　胃窦黏膜水肿,显粗糙;胃窦无变形,蠕动良好。 　　幽门呈圆形,开闭良好,未见胆汁反流。 　　十二指肠球部黏膜水肿、粗颗粒样黏膜隆起改变;降部至空肠输入段未见明显异常。 内镜诊断: 　　胃体部包块:肿瘤可能性大;其他? (请结合病理及临床)		

病理诊断报告单(部分)			
姓名:×××　　性别:男　　年龄:71　　科室:内镜中心			
住院号:×××　　床号:×××　　送检医生:×××　　送检日期:×××			
部位:胃体 临床诊断:上消化道出血:胃溃疡? 胃癌? 　　标本检查:灰褐色组织一个 1cm×1cm×1cm 　　镜下描述:组织肌层可见大量短梭形肿瘤细胞呈交错排列,找到雪茄样瘤细胞核。可见较多怪异的大细胞。免疫组化:Vim(+)SMA 部分(+)Des(−)Act(−)CK(−)EMA(−)。 　　病理诊断:胃体平滑肌肉瘤。			

主任医师查房记录(部分)

诊断及诊断依据：

1. **胃癌** 患者,老年男性,呕血、便血、上腹痛 7 天,有长期饮酒史,昨日行胃镜检查并取组织活检,病理结果示胃体平滑肌肉瘤,故诊断。

2. **肺腺癌** 患者 3 个月前于外院确诊肺腺癌,故诊断。

3. **上消化道出血** 患者有呕血、便血史,胃镜检查提示胃体前壁病变中央有血痂、血痂中央可见血管残端,故诊断。

4. **2 型糖尿病** 患者 3 年前于外院确诊 2 型糖尿病,入院时血糖 10.1mmol/L 故诊断。

5. **高血压 2 级** 患者 3 年前于外院确诊高血压,入院时血压 165/90mmHg,故诊断。

第一卷示 C16.9 为未特指的胃恶性肿瘤,其含义是指肿瘤部位不确定,但胃镜检查结合病理报告提示患者胃癌为胃体平滑肌肉瘤,即肿瘤发生部位为胃体,故编码 C16.9 不正确。查看第三卷,本案例胃癌应编码至:C16.2 胃体恶性肿瘤,M8890/3 平滑肌肉瘤 NOS。

编码查找过程:

主导词:平滑肌肉瘤(M8890/3)-另见肿瘤,结缔组织,恶性

核对第一卷形态学编码:M8890/3 平滑肌肉瘤 NOS

主导词:肿瘤,肿瘤性

    —结缔组织 NEC

"结缔组织"下的二级修饰词没有肿瘤部位"胃体",根据特指组织肿瘤部位编码查找规则(具体知识点见案例五),直接按部位查找。

主导词:肿瘤,肿瘤性

    —胃

    ——体 (恶性,原发) C16.2

核对第一卷部位编码:C16.2 胃体恶性肿瘤

查房记录示:患者 3 月前于外院确诊肺腺癌,本次入院后确诊胃癌,肺腺癌的组织形态学是腺癌,而胃癌的组织形态学是平滑肌肉瘤,两者组织形态学类型不同。因此胃癌与肺腺癌属于两个独立的原发肿瘤,应增加编码:C97 独立(原发)多个部位的恶性肿瘤,M8000/3 (肿瘤,恶性)。本案例未有更多病历资料指出肺腺癌的具体发生部位,故肺腺癌编码至:C34.9 未特指的支气管或肺恶性肿瘤,M8140/3 腺癌 NOS。

编码查找过程:

主导词:腺癌(M8140/3)

    肿物

    —恶性(M8000/3)

核对第一卷形态学编码:M8140/3 腺癌 NOS

                M8000/3 肿瘤,恶性

主导词:肿瘤,肿瘤性

    —多发性,恶性(独立的原发部位)C97

    —肺(恶性,原发)C34.9

核对第一卷部位编码:C97 独立(原发)多个部位的恶性肿瘤
C34.9 未特指的支气管或肺恶性肿瘤

出院记录(部分)

主要治疗:入院后行胃镜及镜下活组织检查,予以心电监护、吸氧、输血、奥美拉唑护胃、巴曲亭止血、降压、控制血糖等治疗。

出院时情况:患者无呕血、便血,腹痛稍好转,精神欠佳,大小便正常。目前查体:体温 36.5℃,呼吸 30 次 /min,心率 98 次 /min,神志清,精神反应欠佳,皮肤欠红润。双侧呼吸音稍粗,律齐,未闻及杂音,腹软,上腹部有压痛。主治医师与患者家属沟通诊断、治疗及预后,家属表示了解病情并拒绝手术及化疗,要求出院。

出院记录示:患者住院期间行胃镜及镜下活组织检查,予以心电监护、吸氧、输血、护胃、止血、降压、控制血糖等治疗。确诊胃癌后因家属拒绝手术及化疗,未对胃癌进行针对性治疗;同时本次住院也未针对肺腺癌进行治疗。根据 C97 编码规则,本案例主要编码:C97独立(原发)多个部位的恶性肿瘤,M8000/3(肿瘤,恶性)。附加编码:C16.9 胃体恶性肿瘤,M8890/3 平滑肌肉瘤 NOS;C34.9 未特指的支气管或肺恶性肿瘤,M8140 腺癌 NOS。

编码问题 2:上消化道出血 K92.208

恶性肿瘤分化不成熟,生长迅速,浸润并破坏器官的结构和功能,还可发生转移。恶性肿瘤对机体的影响严重,除可引起局部压迫和阻塞外,还易并发溃疡、出血、穿孔等。本案例同时出现恶性肿瘤与出血诊断,需考虑出血是否由肿瘤引起。从上述病历资料分析,胃镜报告提示:胃体黏膜充血肿胀,下部可见较多大小不等、形态不规则隆起病变,其中前壁病变最大与周边边界不清并中央血痂、血痂中央可见血管残端,由此可见患者上消化道出血是由于胃肿瘤血管破裂导致,即出血的原因是胃癌。因此,本案例患者上消化道出血实际是胃癌伴出血。查看第三卷,上消化道出血编码应为 K92.2。

编码查找过程:

主导词:出血

—胃 K92.2

核对第一卷:K92.2 未特指的胃肠道出血

K92.8 消化系统其他特指的疾病

第一卷示 K92.2 为未特指的胃肠道出血,此编码是指胃肠道出血的病因不明确,上述分析已明确上消化道出血原因为胃肿瘤血管破裂导致。故此编码不正确,核对第一卷编码修正为 K92.8 消化系统其他特指的疾病。故本案例上消化道出血应编码至 K92.8 消化系统其他特指的疾病。

【案例最终编码】

诊断类别	诊断名称	原编码	修正编码	ICD 名称
出院主要诊断	胃癌	C16.9	C97;M8000/3	独立(原发)多个部位的恶性肿瘤;肿瘤,恶性
出院其他诊断			C16.2;M8890/3	胃体恶性肿瘤;平滑肌肉瘤 NOS
	肺腺癌	C34.9	C34.9;M8140/3	未特指的支气管或肺恶性肿瘤;腺癌 NOS

续表

诊断类别	诊断名称	原编码	修正编码	ICD 名称
出院其他诊断	上消化道出血	K92.208	K92.8	消化系统其他特指的疾病
	2 型糖尿病	E11.900	E11.9	非胰岛素依赖型糖尿病不伴有并发症
	高血压二级	I10.x04	I10	特发性(原发性)高血压
病理诊断	胃体平滑肌肉瘤	M88900/3	M8890/3	平滑肌肉瘤 NOS

案例 1-5

【基本信息】

性别:男	年龄:57 岁	住院天数:16 天
入院科室:肿瘤科		出院科室:肿瘤科

【诊断信息】

诊断类别	诊断名称	疾病编码
出院主要诊断	肺癌	D38.101
出院其他诊断	转移性骨肿瘤	D48.001
	2 型糖尿病	E11.900
	睡眠障碍	G47.900
病理诊断	(右肺上叶)鳞状上皮细胞癌	M80700/3

【编码问题】肺癌 D38.101、转移性骨肿瘤 D48.001

一、知识点回顾

(一)编码相关临床知识点

肺位于胸腔内,膈的上方、纵隔的两侧。肺借叶间裂分叶,左肺经斜裂分为上、下两叶,右肺经斜裂和水平裂分为上、中、下三叶。

肺癌(lung cancer)或称原发性支气管癌(primary bronchogenic carcinoma)、原发性支气管肺癌(primary bronchogenic lung cancer),世界卫生组织(WHO)定义为起源于呼吸上皮细胞(支气管、细支气管和肺泡)的恶性肿瘤,是最常见的肺部原发恶性肿瘤。肺癌可转移至中枢神经系统、骨骼、腹部器官(肝脏、胰腺、胃肠道、肾上腺)、淋巴结等部位。

肺癌临床分类:

● 按解剖学部位分类:

中央型肺癌:发生在段及以上支气管的肺癌,以鳞状上皮细胞癌和小细胞肺癌较多见。

周围型肺癌:发生在段支气管以下的肺癌,以腺癌较多见。

- 按组织病理学分类：

  非小细胞肺癌：鳞状上皮细胞癌（简称鳞癌）、腺癌、大细胞癌、其他（腺鳞癌、肉瘤样
  癌、淋巴上皮瘤样癌等）

  小细胞肺癌

肺癌的扩散途径：

- 直接蔓延：中央型肺癌常直接侵犯纵隔、心包及周围血管，或沿支气管向同侧甚至对侧肺组织蔓延。周围型肺癌可直接侵犯胸膜并入侵胸壁。

- 转移：肺癌淋巴道转移常发生较早，且扩散速度较快。血道转移常见于脑、肾上腺、骨等器官和组织，也可转移至肝、肾、甲状腺和皮肤等处。

（二）ICD-10 分类知识点

1. 肺肿瘤主要分类结构

C34　支气管和肺恶性肿瘤

　　C34.0　主支气管恶性肿瘤

　　C34.1　上叶，支气管或肺的恶性肿瘤

　　C34.2　中叶，支气管或肺的恶性肿瘤

　　C34.3　下叶，支气管或肺的恶性肿瘤

　　C34.8　支气管和肺交搭跨越恶性肿瘤的损害

　　C34.9　未特指的支气管或肺恶性肿瘤

D02　中耳和呼吸系统原位癌

　　D02.2　支气管和肺原位癌

D14 中耳和呼吸系统良性肿瘤

　　D14.3　支气管和肺良性肿瘤

D38　中耳、呼吸和胸腔内器官动态未定或动态未知的肿瘤

　　D38.1　气管、支气管和肺动态未定或动态未知的肿瘤

　　肺恶性肿瘤 C34 的分类轴心是解剖部位，临床上对肺各部位的恶性肿瘤的诊断通常都是肺癌，编码时需先查看病历资料，明确肺恶性肿瘤的具体发生部位，进而编码到更准确的亚目中。

2. 继发恶性肿瘤分类结构

C77　淋巴结继发性和未特指的恶性肿瘤

　　C77.0　头、面和颈部淋巴结继发性和未特指的恶性肿瘤

　　C77.1　胸腔内淋巴结继发性和未特指的恶性肿瘤

　　C77.2　腹腔内淋巴结继发性和未特指的恶性肿瘤

　　C77.3　腋下和上肢淋巴结继发性和未特指的恶性肿瘤

　　C77.4　腹股沟和下肢淋巴结继发性和未特指的恶性肿瘤

　　C77.5　盆腔内淋巴结继发性和未特指的恶性肿瘤

　　C77.8　多个部位淋巴结继发性和未特指的恶性肿瘤

　　C77.9　未特指的淋巴结恶性肿瘤

C78 呼吸和消化器官的继发性恶性肿瘤

　　C78.0　肺部继发性恶性肿瘤

C78.1　纵隔继发性恶性肿瘤

C78.2　胸膜继发性恶性肿瘤

C78.3　其他和未特指的呼吸器官继发性恶性肿瘤

C78.4　小肠继发性恶性肿瘤

C78.5　大肠和直肠继发性恶性肿瘤

C78.6　腹膜后和腹膜继发性恶性肿瘤

C78.7　肝部继发性恶性肿瘤

C78.8　其他和未特指的消化器官继发性恶性肿瘤

C79　其他部位的继发性恶性肿瘤

C79.0　肾和肾盂继发性恶性肿瘤

C79.1　未特指的膀胱和其他及泌尿器官继发性恶性肿瘤

C79.2　皮肤继发性恶性肿瘤

C79.3　脑和脑膜继发性恶性肿瘤

C79.4　其他和未特指部位的神经系统继发性恶性肿瘤

C79.5　骨和骨髓继发性恶性肿瘤

C79.6　卵巢继发性恶性肿瘤

C79.7　肾上腺继发性恶性肿瘤

C79.8　其他特指部位的继发性恶性肿瘤

继发恶性肿瘤编码分类于 C77-C79,分类轴心为解剖部位。由于继发肿瘤保持与原发肿瘤相同的组织形态学,故两者组织学编码相同,但动态编码不同,原发恶性肿瘤动态编码为 /3,继发恶性肿瘤动态编码为 /6,编码时需注意。

3. 恶性肿瘤常见转移部位(表 2-5)

表 2-5　常见转移部位一览表

常见转移部位:	肺	肝	骨	脑	膈	心脏
	纵隔	脑膜	腹膜	胸膜	腹膜后腔	淋巴结

脊髓不明确的部位(可分类于 C76 其他和不明确部位的恶性肿瘤的部位)

- 肺部既是转移性恶性肿瘤又是原发性恶性肿瘤的常见部位。只要肺部和这张表以外的任何部位同时出现,就应考虑为一个常见的转移部位。然而当支气管或支气管原性的癌瘤被提及时,这个肿瘤应该考虑为原发的。如果肺部仅仅和"一览表"上的其他部位同时提及的话,则考虑肺为原发部位。

- 未特指为原发的淋巴结恶性肿瘤应假定为继发。

二、编码问题解析

CT 检查报告单(部分)			
姓名:×××	性别:男	年龄:57 岁	影像号:×××
住院号:×××	床号:×××	ID 号:×××	科室:肿瘤科

续表

CT 检查报告单(部分)
检查方法：上、下腹 + 盆腔 CT 平扫；上、下腹 + 盆腔 CT 增强。 影像表现： 　　肝脏大小、形态未见确切异常，增强未见异常强化灶，肝内血管、肝内外胆管未见扩张。胆管不大，未见异常密度影。胰腺、脾脏、双肾形态、大小、密度未见异常，增强未见异常强化密度影。腹盆腔内肠壁未见确切增厚。膀胱壁光滑，未见异常密度影。腹腔内未见明显肿大淋巴结。腹盆腔未见积液征象。 　　扫及胸 8 椎、腰 4~5 椎骨质稀疏，局部见虫蚀状破坏；组成骨盆多骨及双侧股骨上段密度不均匀；骨质见虫蚀状破坏，骨皮质边缘毛糙，髂骨似见放射骨针状。
诊断意见： 1. 肝、胆、脾、胰、肾未见确切异常。 2. 部分胸腰椎、骨盆及双股骨上段广泛骨质破坏，考虑肿瘤转移，请结合临床。

本案例首页肺癌病理结果为(右肺上叶)鳞状上皮细胞癌,查看第三卷,形态学编码为 M8070/3 鳞状细胞癌 NOS,属于恶性肿瘤。肺癌易发生转移,常转移至脑、肾上腺、骨等器官。本案例其他诊断中出现了转移性骨肿瘤,查看病历资料,CT 检查报告示:部分胸腰椎、骨盆及双股骨上段广泛骨质破坏,考虑肿瘤转移,故明确肺癌已发生了骨转移。由于继发肿瘤保持与原发肿瘤相同的组织形态学,故本案例转移性骨肿瘤的形态学也是鳞状上皮细胞癌,查看第三卷,形态学编码应编码至 M8070/6(鳞状细胞癌,转移性,NOS)。

肺癌、转移性骨肿瘤原编码分别为 D38.1 和 D48.0,第一卷示 D38.1 为气管、支气管和肺动态未定或动态未知的肿瘤,D48.0 为骨和关节软骨动态未定或动态未知的肿瘤,两者编码的是动态未定的肿瘤,与诊断及上述分析的肿瘤动态不符,故两编码不正确。患者病理结果为(右肺上叶)鳞状上皮细胞癌,即肺癌发生部位为右肺上叶,查看第三卷,本案例肺癌应编码:C34.1(上叶、支气管或肺的恶性肿瘤),M8070/3 鳞状细胞癌 NOS;转移性骨肿瘤应编码:C79.5 骨和骨髓继发恶性肿瘤,M8070/6(鳞状细胞癌,转移性,NOS)。

编码查找过程：

主导词：癌

　　　—鳞状(细胞)(M8070/3)

　　　— —转移性(M8070/6)

　　核对第一卷形态学编码：M8070/3 鳞状细胞癌 NOS

　　　　　　　　　　　M8070/6 鳞状细胞癌,转移性,NOS

主导词：肿瘤,肿瘤性

　　　—肺

　　　— —上叶(恶性,原发)C34.1

　　　—骨(骨膜)(恶性,继发)C79.5

　　核对第一卷部位编码：C34.1 上叶,支气管或肺的恶性肿瘤

　　　　　　　　　　　　C79.5 骨和骨髓继发恶性肿瘤

【案例最终编码】

诊断类别	诊断名称	原编码	修正编码	ICD 名称
出院主要诊断	肺癌	D38.101	C34.1 ；M8070/3	上叶,支气管或肺的恶性肿瘤;鳞状细胞癌 NOS
出院其他诊断	转移性骨肿瘤	D48.001	C79.5 ；M8070/6	骨和骨髓继发恶性肿瘤;鳞状细胞癌,转移性,NOS
	2 型糖尿病	E11.900	E11.9	非胰岛素依赖型糖尿病不伴有并发症
	睡眠障碍	G47.900	G47.9	未特指的睡眠障碍
病理诊断	(右肺上叶)鳞状上皮细胞癌	M80700/3	M8070/3	鳞状细胞癌 NOS

案例二

【基本信息】

性别:女	年龄:3 岁	住院天数:15 天
入院科室:血液科		出院科室:血液科

【诊断信息】

诊断类别	诊断名称	疾病编码
出院主要诊断	神经母细胞瘤	C76.200
出院其他诊断	败血症	A41.900
	化疗后骨髓抑制	D61.101
	上呼吸道感染	J06.900x003
	缺铁性贫血	D50.9
病理诊断	(骨髓)神经源性恶性肿瘤,结合临床,符合神经母细胞瘤骨髓侵犯	M95000/3

【编码问题】神经母细胞瘤 C76.200

一、ICD-10 分类知识点

原发部位未知肿瘤的编码规则:当肿瘤原发部位未知,则编码到涉及形态学类型的未特指部位的类目。如:

● M8810/3 纤维肉瘤,是恶性间叶组织肿瘤,发生在皮下结缔组织。当纤维肉瘤的原发部位未知时,查看第三卷,编码至 C49.9 未特指的结缔组织和软组织恶性肿瘤。

编码查找过程:

主导词:纤维肉瘤 - 另见肿瘤,结缔组织,恶性

纤维肉瘤下面没有未特指的部位,按指引,另见肿瘤,结缔组织,恶性

主导词:肿瘤,肿瘤性
　　　　—结缔组织 NEC(恶性,原发)C49.9
核对第一卷部位编码:C49.9 未特指的结缔组织和软组织恶性肿瘤

● M8720/3 恶性黑色素瘤,多见于皮肤和黏膜,偶见于内脏。当恶性黑色素瘤的原发部位未知时,查看第三卷,编码至 C43.9 未特指的皮肤恶性黑色素瘤。

编码查找过程:
主导词:黑色素瘤(恶性)(M8720/3)C43.9
　　　　黑色素瘤(恶性)下面没有未特指的部位,按指引,编码 C43.9
核对第一卷部位编码:C43.9 未特指的皮肤恶性黑色素瘤

● M9470/3 成神经管细胞瘤,即髓母细胞瘤,是神经系统中最常见的胚胎性肿瘤,多见于小脑蚓部。当髓母细胞瘤的原发部位未知时,查看第三卷,编码至 C71.6 小脑恶性肿瘤。

编码查找过程:
主导词:成神经管细胞瘤[髓母细胞瘤](M9470/3)
　　　　—未特指部位 C71.6
核对第一卷部位编码:C71.6 小脑恶性肿瘤

● M8140/3 腺癌,是腺上皮的恶性肿瘤,可发生在胃肠道、肺、乳腺等器官的腺上皮。当腺癌的原发部位未知时,查看第三卷,编码至 C80 部位未特指的恶性肿瘤。

编码查找过程:
主导词:腺癌(M8720/3)- 另见肿瘤,恶性
　　　　腺癌下面没有未特指的部位,按指引,另见肿瘤,恶性
主导词:肿瘤,肿瘤性(恶性,原发)C80
核对第一卷部位编码:C80 部位未特指的恶性肿瘤

二、编码问题解析

神经母细胞瘤起源于肾上腺和脊柱旁交感神经链,多发于肾上腺。神经母细胞瘤在 ICD 分类中仅代表病理诊断(形态学),且 ICD 分类中明确对于肿瘤类疾病的编码需由部位编码和形态学编码构成。本案例神经母细胞瘤的诊断只表达了肿瘤形态学,没有表达出肿瘤部位。第一卷示原编码 C76.2 为腹部恶性肿瘤,需进一步查看病历,明确肿瘤部位。

CT 检查报告单(部分)			
姓名:×× ×	性别:女	年龄:3 岁	影像号:×× ×
住院号:×× ×	床号:×× ×	ID 号:×× ×	科室:血液科
检查方法:CT 胸部平扫 + 增强上腹部平扫 + 增强下腹部平扫 + 增强盆腔平扫。 影像诊断: 1. 双侧额顶部颅板下改变,伴邻近颅骨骨膜反应,结合病史考虑白血病浸润可能。 2. 右上肺少许条索影,考虑为陈旧性病变可能;上段胸椎右前方局限性软组织密度影,建议随访。 3. 肝脏稍大,余腹部及盆腔未见明显异常。 4. 扫描侧层面髂骨、坐骨、耻骨、胸腰骶椎及附件广泛骨质破坏,均考虑为白血病浸润可能,请结合临床。			

本案例患者因"间断发热 3 月余,伴反复骨痛 3 个月,面色苍白 1 个月"入院,入院查体除髂骨、坐骨、耻骨压痛外,余未见明显异常;CT 检查报告示骨质破坏,考虑白血病浸润可能,除肺部少许陈旧性病变、肝脏稍大外,腹部盆腔脏器均无异常。由此可见,本案例患者全身无明显占位、包块或实体肿瘤,由于 CT 结果考虑血液系统的恶性肿瘤,故需进一步查看相关病历资料。

病理诊断报告单(部分)			
姓名:×××	性别:女	年龄:3 岁	接收日期:×××
住院号:×××	ID 号:×××	申请医生:×××	申请科室:血液科
标本名称:骨髓		临床诊断:白血病待查	
病理诊断: (骨髓)神经源性恶性肿瘤,结合临床,符合神经母细胞瘤骨髓侵犯。			

骨髓细胞检查报告(部分)			
姓名:×××	性别:女	年龄:3 岁	骨髓片号:×××
住院号:×××	床号:×××	科室:血液科	取材部位:骨髓
印诊: 神经母细胞瘤骨髓转移			

患者病理报告与骨髓细胞检查报告均提示神经母细胞瘤骨髓转移,并非白血病。继续查看病历资料,神经母细胞瘤的原发部位不明确,并非发生于腹部,编码至 C76.2 不正确。本案例诊断的神经母细胞瘤属于骨髓继发性神经母细胞瘤,查看第三卷,应编码至:C79.5 骨和骨髓继发性恶性肿瘤,M9500/6 转移性成神经细胞瘤。本案例神经母细胞瘤原发部位不明确,根据原发部位未知肿瘤的编码规则,查看第三卷,增加编码:C74.9 未特指的肾上腺恶性肿瘤,M9500/3 成神经细胞瘤 NOS。

编码查找过程:

主导词:成神经细胞瘤[神经母细胞瘤](M9500/3)
       —未特指部位 C74.9
核对第一卷形态学编码:M9500/3 成神经细胞瘤 NOS
                转移性成神经细胞瘤,用动态编码 /6 代替 /3,编码 M9500/6
主导词:肿瘤,肿瘤性
       —骨(骨膜)
       — —髓 NEC(恶性,继发)C79.5
核对第一卷部位编码:C74.9 未特指的肾上腺恶性肿瘤
               C79.5 骨和骨髓继发性恶性肿瘤

【案例最终编码】

诊断类别	诊断名称	原编码	修正编码	ICD 名称
出院主要诊断	神经母细胞瘤	C76.200	C79.5; M9500/6	骨和骨髓继发性恶性肿瘤;转移性成神经细胞瘤

续表

诊断类别	诊断名称	原编码	修正编码	ICD 名称
出院其他诊断			C74.9；M9500/3	未特指的肾上腺恶性肿瘤；成神经细胞瘤 NOS
	败血症	A41.900	A41.9	未特指的败血症
	化疗后骨髓抑制	D61.101	D61.1	药物性再生障碍性贫血
	上呼吸道感染	J06.900x003	J06.900	未特指的急性上呼吸道感染
	缺铁性贫血	D50.900	D50.9	未特指的缺铁性贫血
病理诊断	(骨髓)神经源性恶性肿瘤,结合临床,符合神经母细胞瘤骨髓侵犯	M95000/3	M9500/6	转移性成神经细胞瘤

案例三

【基本信息】

性别:女	年龄:36 岁	住院天数:23 天
入院科室:内分泌乳腺外科		出院科室:内分泌乳腺外科

【诊断信息】

诊断类别	诊断名称	疾病编码
出院主要诊断	恶性肿瘤术后放射治疗	Z51.002
出院其他诊断	乳腺癌	C50.900
病理结果	浸润性小叶癌	M85200/3

【编码问题】乳腺癌 C50.900、主要诊断选择错误

一、知识点回顾

(一)编码相关临床知识点

乳房位于胸大肌浅面,约在第 2~6 肋骨水平的浅筋膜浅、深层之间。外上方形成乳腺腺尾部伸向腋窝。乳腺有 15~20 个腺叶,每一腺叶分成很多腺小叶,腺小叶有小乳管和腺泡组成。每一腺叶有其单独的导管(乳管),腺叶和乳管均以乳头为中心呈放射状排列。以乳头为中心作一垂直线和水平线,可将乳房分为外上、外下、内上、内下四个象限。

乳腺癌(breast cancer)是来自乳腺终末导管小叶单位的上皮性恶性肿瘤,是女性最常见的恶性肿瘤之一。乳腺癌可局部扩散侵及 Cooper 韧带和皮肤,可侵入淋巴结,可通过血运远处转移至骨、肺、肝等。

乳腺癌的病理类型:

- 非浸润性癌:包括导管内癌(癌细胞未突破导管壁基底膜)、小叶原位癌(癌细胞未突

破末梢乳管或腺泡基底膜)及乳头湿疹样乳腺癌(伴发浸润性癌者,不在此列)。此型属早期,预后较好。

- 浸润性特殊癌:包括乳头状癌、髓样癌(伴大量淋巴细胞浸润)、小管癌(高分化腺癌)、腺样囊性癌、黏液腺癌、大汗腺样癌、鳞状细胞癌等。
- 浸润性非特殊癌:包括浸润性小叶癌、浸润性导管癌、硬癌、髓样癌(无大量淋巴细胞浸润)、单纯癌、腺癌等。此型是乳腺癌中最常见的类型,约占80%。

(二) ICD-10 分类知识点

乳腺肿瘤主要分类结构:

C50　乳房恶性肿瘤
  C50.0　乳头和乳晕恶性肿瘤
  C50.1　乳房中央部恶性肿瘤
  C50.2　乳房上内象限恶性肿瘤
  C50.3　乳房下内象限恶性肿瘤
  C50.4　乳房上外象限恶性肿瘤
  C50.5　乳房下外象限恶性肿瘤
  C50.6　乳房腋尾部恶性肿瘤
  C50.8　乳房交搭跨越恶性肿瘤的损害
  C50.9　未特指的乳房恶性肿瘤
D05　乳房原位癌
  D05.0　乳房小叶原位癌
  D05.1　乳房导管原位癌
  D05.7　乳房其他部位的原位癌
  D05.9　乳房未特指的原位癌
D24　乳房良性肿瘤
D48　其他和未特指部位的动态未定或动态未知的肿瘤
  D48.6　乳房动态未定或动态未知的肿瘤

C50 与 D05 亚目的分类轴心都是解剖部位,但两者又有差别:C50 的分类轴心是乳房的具体分区,而 D05 的分类轴心是乳腺腺叶的组织构成。编码乳房肿瘤时需明确肿瘤发生部位与病理类型。

(三) 肿瘤类疾病主要诊断选择原则

2016版《住院病案首页数据填写质量规范》中第十三条示肿瘤类疾病按以下原则选择主要诊断:

- 本次住院针对肿瘤进行手术治疗或进行确诊的,选择肿瘤为主要诊断;
- 本次住院针对继发肿瘤进行手术治疗或进行确诊的,即使原发肿瘤依然存在,选择继发肿瘤为主要诊断;
- 本次住院仅对恶性肿瘤进行放疗或化疗时,选择恶性肿瘤放疗或化疗为主要诊断;

- 本次住院针对肿瘤并发症或肿瘤以外的疾病进行治疗的,选择并发症或该疾病为主要诊断。

二、编码问题解析

编码问题 1:乳腺癌 C50.900

本案例病理结果为浸润性小叶癌,查看第三卷,形态学编码为 M8520/3 小叶性癌 NOS,属于恶性肿瘤。第一卷示 C50.9 为未特指的乳房恶性肿瘤,即乳房恶性肿瘤部位未明确,需查看病历,明确肿瘤部位。

> **手术记录(部分)**
>
> 术中所见:肿块位于左乳房外上象限,大小约 6cm×6cm,化疗后未明显缩小,质硬,边界不清,动度差,无侵及皮肤及胸大肌。中位组见肿大淋巴结,大小约 0.5cm×0.8cm。高位组未见肿大淋巴结。

手术记录示患者乳腺肿瘤位于左侧乳房外上象限,查看第三卷,本案例患者乳腺癌应编码至:C50.4 乳房上外象限恶性肿瘤,M8520/3 小叶性癌 NOS。

编码查找过程:

主导词:癌

　　　　—浸润性

　　　　— —小叶性 M8520/3

核对第一卷形态学编码:M8520/3 小叶性癌 NOS

主导词:肿瘤,肿瘤性

　　　　—乳房(结缔组织)(腺组织)(软组织)

　　　　— —上外象限(恶性,原发)C50.4

核对第一卷部位编码:C50.4 乳房上外象限恶性肿瘤

编码问题 2:主要诊断选择错误

> **出院记录(部分)**
>
> 主要治疗:入院后行"左乳腺癌改良根治术(皮下乳腺切除)+背阔肌皮瓣转移覆盖术",术后第 3 天行放射治疗。

本案例原主要诊断为恶性肿瘤术后放射治疗,编码于 Z51.0。查看出院记录,患者本次住院针对乳腺癌进行了手术治疗,术后才进行的放射治疗且其并非本次住院的主要治疗措施,根据肿瘤类疾病主要诊断选择原则:本次住院针对肿瘤进行手术治疗或进行确诊的,选择肿瘤为主要诊断,故本案例主要诊断选择不正确。主要诊断应为乳腺癌,编码至:C50.4 乳房上外象限恶性肿瘤,M8520/3 小叶性癌 NOS。手术治疗后同时进行的放射治疗可以不编疾病编码,将放疗在手术操作编码中体现。

【案例最终编码】

诊断类别	诊断名称	原编码	修正编码	ICD 名称
出院主要诊断	恶性肿瘤术后放射治疗	Z51.002	C50.4 ; M8520/3	乳房上外象限恶性肿瘤; 小叶性癌 NOS
出院其他诊断	乳腺癌	C50.900		
病理诊断	浸润性小叶癌	M85200/3	M8520/3	小叶性癌

案例四

【基本信息】

性别: 男	年龄:55 岁	住院天数:5 天
入院科室:血液科		出院科室:血液科

【诊断信息】

诊断类别	诊断名称	疾病编码
出院主要诊断	急性白血病	C95.000
出院其他诊断	中枢神经系统白血病	C79.401
	睾丸白血病	C62.900
	肺炎链球菌肺炎	J13.000

【编码问题】急性白血病 C95.000、中枢神经系统白血病 C79.401、睾丸白血病 C62.900、主要诊断选择错误

一、知识点回顾

(一) 编码相关临床知识点

白血病(leukemia)是一类造血干细胞的恶性克隆性疾病,因白血病细胞自我更新增强、增殖失控、分化障碍、凋亡受阻,而停滞在细胞发育的不同阶段。在骨髓和其他造血组织中,白血病细胞大量增生累积,使正常造血受抑制并浸润其他器官组织。

根据白血病细胞的分化成熟程度和自然病程,将白血病分为急性白血病(acute leukemia, AL)和慢性白血病(chronic leukemia, CL)两大类。根据主要受累的细胞系列可将 AL 分为急性淋巴细胞白血病(acute lymphocytic leukemia, ALL)和急性髓系白血病(acute myelogenous leukemia, AML), CL 则分为慢性髓系白血病(chronic myelogenous leukemia, CML)、慢性淋巴细胞白血病(chronic lymphocytic leukemia, CLL)及少见类型的白血病,如毛细胞白血病、幼淋巴细胞白血病等。白血病细胞可浸润淋巴结、肝脾、骨骼、眼、口腔和皮肤、中枢神经系统、睾丸等组织器官。

对 AL,目前临床上并行使用法美英(FAB)分型和世界卫生组织(WHO)分型。FAB 分

型是基于对患者骨髓涂片细胞形态学和组织化学染色的观察与计数,是最基本的诊断学依据。WHO分型是整合了白血病细胞形态学、免疫学、细胞遗传学和分子生物学特征的新分型系统,可以为患者治疗方案的选择及预后判断提供帮助。ICD-10分类AL时,主要使用FAB分型。

AML FAB分型:
- M0:急性髓细胞白血病微分化型
- M1:急性粒细胞白血病未分化型
- M2:急性粒细胞白血病部分分化型
- M3:急性早幼粒细胞白血病
- M4:急性粒 - 单核细胞白血病
- M5:急性单核细胞白血病
- M6:红白血病
- M7:急性巨核细胞白血病

ALL FAB分型:
- L_1:原始和幼淋巴细胞以小细胞(直径≤12μm)为主。
- L_2:原始和幼淋巴细胞以大细胞(直径>12μm)为主。
- L_3(Burkitt型):原始和幼淋巴细胞以大细胞为主,大小较一致,细胞内有明显空泡,胞质嗜碱性,染色深。

(二) ICD-10分类知识点

1. 白血病分类结构

C91　淋巴样白血病
　　C91.0　急性淋巴细胞白血病
　　C91.1　慢性淋巴细胞白血病
　　C91.2　亚急性淋巴细胞白血病
　　C91.3　幼淋巴细胞白血病
　　C91.4　多毛细胞白血病
　　C91.5　成人 T- 细胞白血病
　　C91.7　其他淋巴样白血病
　　C91.9　未特指的淋巴样白血病

C92　髓样白血病
　　C92.0　急性髓样白血病
　　C92.1　慢性髓样白血病
　　C92.2　亚急性髓样白血病
　　C92.3　髓样肉瘤
　　C92.4　急性早幼粒细胞白血病
　　C92.5　急性粒 - 单核细胞白血病
　　C92.7　其他髓样白血病
　　C92.9　未特指的髓样白血病

　　C93　单核细胞白血病

　　　　C93.0　急性单核细胞白血病

　　　　C93.1　慢性单核细胞白血病

　　　　C93.2　亚急性单核细胞白血病

　　　　C93.7　其他单核细胞白血病

　　　　C93.9　未特指的单核细胞白血病

　　C94　特指细胞类型的其他白血病

　　　　C94.0　急性红细胞增多症和红白血病

　　　　C94.1　慢性红细胞增多症

　　　　C94.2　急性原巨核细胞白血病

　　　　C94.3　肥大细胞白血病

　　　　C94.4　急性全骨髓增殖症

　　　　C94.5　急性骨髓纤维化

　　　　C94.7　其他特指的白血病

　　C95　未特指细胞类型的白血病

　　　　C95.0　未特指细胞类型的急性白血病

　　　　C95.1　未特指细胞类型的慢性白血病

　　　　C95.2　未特指细胞类型的亚急性白血病

　　　　C95.7　未特指细胞类型的其他白血病

　　　　C95.9　未特指的白血病

　　白血病编码分类于 C91-C95,分类轴心是组织形态学。编码白血病需重视骨髓细胞学报告和病理报告结果。对于白血病,无论病历资料中怎样描述肿瘤部位,编码范围只能是 C91-C95。

　　2. AL FAB 分型对应的 ICD 编码(表 2-6)。

表 2-6　AL FAB 分型与 ICD 编码对照表

AL FAB 分型		编码	形态学编码
AML	M0	C92.0　急性髓样白血病	M9861/3　急性髓样白血病
	M1	C92.0　急性髓样白血病	M9861/3　急性髓样白血病
	M2	C92.0　急性髓样白血病	M9861/3　急性髓样白血病
	M3	C92.4　急性早幼粒细胞白血病	M9866/3　急性早幼粒细胞白血病
	M4	C92.5　急性粒-单核细胞白血病	M9867/3　急性粒-单核细胞白血病
	M5	C93.0　急性单核细胞白血病	M9891/3　急性单核细胞白血病
	M6	C94.0　急性红细胞增多症和红白血病	M9840/3　红白血病
	M7	C94.2　急性原巨核细胞白血病	M9910/3　急性原巨核细胞白血病
ALL	L$_1$	C91.0　急性淋巴细胞白血病	M9821/3　急性淋巴母细胞白血病 NOS
	L$_2$	C91.0　急性淋巴细胞白血病	M9821/3　急性淋巴母细胞白血病 NOS
	L$_3$	C91.0　急性淋巴细胞白血病	M9821/3　急性淋巴母细胞白血病 NOS

二、编码问题解析

编码问题 1：急性白血病 C95.000、中枢神经系统白血病 C79.401、睾丸白血病 C62.900

第一卷示 C95.0 为未特指细胞类型的急性白血病，由于临床上白血病的基本诊断依据是骨髓细胞学检查或病理学检查，且白血病的 ICD 分类轴心也是组织形态学，故需进一步查看病历资料，明确白血病的细胞类型。

主治医师查房记录（部分）

诊断及诊断依据：

1. 急性白血病　患者确诊急性白血病 1 个月。病初以贫血、骨关节疼痛为主要表现，血液分析均提示白细胞明显增高，血小板及血红蛋白降低，可见异常细胞。结合既往骨髓细胞学检查及病理学检查提示急性普通 B 淋巴细胞白血病 L_1 型，故诊断。

2. 中枢神经系统白血病　患者既往脑脊液常规：细胞总数 $12×10^6/L$。有核细胞 $12×10^6/L$；脑脊液涂片：可见少许淋巴细胞及幼淋细胞，故诊断。

3. 睾丸白血病　患者既往睾丸活检发现白血病细胞浸润，故诊断。

4. 肺炎链球菌肺炎　患者因反复发热、咳嗽 3 天入院，胸部 CT 提示右上肺炎，痰培养：肺炎链球菌，考虑肺炎链球菌感染，故诊断。

上述病历资料示患者确诊急性白血病 1 个月，既往骨髓细胞学检查及病理学检查提示急性普通 B 淋巴细胞白血病 L_1 型，故本案例急性白血病的细胞类型是急性淋巴细胞白血病，编码 C95.0 不正确。查看第三卷，本案例急性白血病应编码至：C91.0 急性淋巴细胞白血病，M9821/3 急性淋巴母细胞白血病 NOS。

编码查找过程：

主导词：白血病

　　—淋巴细胞性

　　——急性（M9821/3）C91.0

核对第一卷：C91.0 急性淋巴细胞白血病

　　　　　　M9821/3 急性淋巴母细胞白血病 NOS

第一卷示 C79.4 为其他和未特指部位的神经系统继发性恶性肿瘤，C62.9 为未特指的睾丸恶性肿瘤，而本案例诊断分别是中枢神经系统白血病、睾丸白血病。中枢神经系统、睾丸是白血病最常见的髓外浸润部位，白血病细胞浸润中枢神经系统、睾丸而引起相应的中枢神经系统白血病和睾丸白血病。白血病是无法区分部位的恶性肿瘤，不存在肿瘤转移，故不能将其他部位的白血病髓外浸润编码到相应部位的恶性肿瘤。因此中枢神经系统白血病并不是继发于神经系统的恶性肿瘤，睾丸白血病也不是原发于睾丸的恶性肿瘤，原编码 C79.4、C62.9 不正确。本案例可省略中枢神经系统白血病、睾丸白血病编码，如因管理、科研或统计需要，可在各类型白血病亚目编码下扩展。

编码问题 2：主要诊断选择错误

出院记录(部分)

主要治疗:予以哌拉西林他唑巴坦钠(8.6-8.9)抗感染,8.9出现反复发热,改用头孢吡肟(8.10-8.13)抗感染,雾化、止咳等对症处理后,患者于8.12开始未再发热,咳嗽明显好转。

患者住院10天,上述病历资料示患者反复发热、咳嗽,结合胸部CT考虑肺炎,暂停化疗,即本次住院并未针对白血病治疗,主要是针对肺炎进行了抗感染治疗,根据肿瘤类疾病的主要诊断选择原则,本案例主要诊断选择错误,应调整为肺炎链球菌肺炎。

【案例最终编码】

诊断类别	诊断名称	原编码	修正编码	ICD名称
出院主要诊断	急性白血病	C95.000	J13.0	链球菌肺炎
出院其他诊断	中枢神经系统白血病	C79.401	C91.0;M9821/3	急性淋巴细胞白血病;急性淋巴母细胞白血病NOS
	睾丸白血病	C62.900		
	肺炎链球菌肺炎	J13.000		

案例五

【基本信息】

性别:男	年龄:57岁	住院天数:6天
入院科室:肿瘤科		出院科室:肿瘤科

【诊断信息】

诊断类别	诊断名称	疾病编码
出院主要诊断	面部血管肉瘤	C76.001
出院其他诊断	中耳炎	H66.900
病理诊断	(面部)血管肉瘤	M91200/3

【编码问题】面部血管肉瘤 C76.001

一、ICD-10分类知识点

特指组织肿瘤部位编码查找规则:第三卷肿瘤表中特指组织包括结缔组织、皮肤、骨、神经等。在查找肿瘤形态学编码时,出现"见/另见肿瘤,结缔组织/皮肤/骨/神经"的情况:

- 应在肿瘤表中先查"结缔组织/皮肤/骨/神经",再查部位。
- 若特指组织下面没有该肿瘤部位时,方可直接按部位查找。

二、编码问题解析

本案例病理结果为(面部)血管肉瘤,查看第三卷,形态学编码为 M9120/3。此形态学编码后出现了"另见肿瘤,结缔组织,恶性",表明此肿瘤部位为特指组织,在肿瘤表中需先查"结缔组织"再查部位。查看肿瘤表,部位编码为 C49.0。故本案例面部血管肉瘤应编码至:C49.0(头、面和颈部结缔组织和软组织恶性肿瘤),M9120/3 血管肉瘤。

本案例面部血管肉瘤给出的编码 C76.0 为头、面和颈部恶性肿瘤,此肿瘤部位编码是通过直接按部位查找得出,忽略了特指组织肿瘤部位编码的查找规则,故此编码不正确。

编码查找过程:

主导词:血管肉瘤(M9120/3)- 另见肿瘤,结缔组织,恶性
　　　　—肝 C22.3

核对第一卷形态学编码:M9120/3 血管肉瘤

血管肉瘤(M9120/3)- 另见肿瘤,结缔组织,恶性,下面修饰词仅有"肝",没有修饰词"面",按规则应按另见指引,应先查结缔组织,再查面部。

主导词:肿瘤,肿瘤性
　　　　—结缔组织 NEC
　　　　——面(恶性,原发)C49.0

核对第一卷部位编码:C49.0 头、面和颈部结缔组织和软组织恶性肿瘤

【案例最终编码】

诊断类别	诊断名称	原编码	修正编码	ICD 名称
出院主要诊断	面部血管肉瘤	C76.001	C49.0;M9120/3	头、面和颈部结缔组织和软组织恶性肿瘤;血管肉瘤
出院其他诊断	中耳炎	H66.900	H66.9	未特指的中耳炎
病理诊断	(面部)血管肉瘤	M91200/3	M9120/3	血管肉瘤

第三节 手术案例分析

案例一

【基本信息】

性别:男	年龄:84 岁	住院天数:13 天
入院科室:泌尿外科		出院科室:泌尿外科

【诊断信息】

诊断类别	诊断名称	疾病编码
出院主要诊断	膀胱高级别尿路上皮癌	C67.9
出院其他诊断	前列腺增生	N40
	原发性高血压3级	I10
	双肾囊肿	N28.1
病理结果	高级别尿路上皮癌	M8120/3

【手术操作信息】

手术类别	手术操作名称
手术	腹腔镜下全膀胱切除术
手术	回肠输出道右下腹壁造口

一、知识点回顾

(一) 编码相关临床知识点

膀胱全切除术后需做尿路重建,尿路重建的方式主要有两种,分别是尿路转流术和膀胱重建术。尿路转流术是指将尿路直接或间接开口于腹壁或结肠,改变尿液从尿道口正常排出的手术,主要见于膀胱肿瘤的手术治疗中。膀胱重建术是指取一段正常的回肠或结肠,做成储尿囊形成一个新膀胱,再将新膀胱与尿道残端吻合,此种术式保持了正常尿道排尿生理。

(二) ICD-9-CM-3 分类知识点

1. 膀胱切除术分类于 57.4-57.7,分类轴心是切除范围。

57.4　经尿道膀胱组织切除术或破坏术

57.5　膀胱组织其他切除术或破坏术

57.6　部分膀胱切除术

57.7　全部膀胱切除术

膀胱全切除术一定要编码同时进行的尿路转流术或者膀胱重建术。如采用的是分离肠段形成膀胱重建,还需编码肠段分离术。

2. 肠段分离术是对正常肠段的切除,目的是用于代替其他空腔器官,分类于 45.5 肠段分离术,包括:

45.50　肠段分离术 NOS

45.51　小肠段分离术

45.52　大肠段分离术

3. 尿路转流术与膀胱重建术

（1）尿路转流术分类于 56.51-56.79

- 56.51 建造皮肤的输尿管 - 回肠造口术

是指利用一段回肠当做尿路通道，即构建回肠膀胱，其一端接输尿管，另一端在皮肤上做造口，尿液由此排出，患者需长期携带尿袋，此种方式是最常见的尿路转流术。

编码查找过程：

主导词：转流术，尿路的

　　　　—泌尿系

　　　　——输尿管回肠造口术　56.51

- 56.61 其他皮肤输尿管吻合口的建造

是指输尿管直接在皮肤上做造口，外接尿袋，此术式不需要建造替代膀胱。

编码查找过程：

主导词：转流术，尿路的

　　　　—泌尿系

　　　　——输尿管至

　　　　———皮肤 56.61

- 56.71 尿路转流术至肠

　　　　输尿管肠吻合术

　　　　尿路内转流术 NOS

是指膀胱全切除后，输尿管直接吻合到乙状结肠上，尿液从肛门排出。术后患者能自动控制大小便，无须使用尿袋，腹壁没有瘘口；但由于尿粪合流并发症较多。

编码查找过程：

主导词：转流术，尿路的

　　　　—泌尿系

　　　　——输尿管至

　　　　———肠 56.71

根据尿液是否从生理腔道排出，尿路转流术又可分为内转流和外转流，外转流：尿液从腹壁瘘口排出，分类于 56.51、56.61；内转流：尿液从生理腔道排出，分类于 56.71。

（2）膀胱重建术分类于 57.87

57.87 膀胱重建术

编码查找过程：

主导词：重建术（整形的）

　　　　—膀胱 57.87

二、手术编码实操

手术记录（部分）

手术名称：腹腔镜下全膀胱切除术＋回肠输出道右下腹壁造口。

手术经过：

麻醉满意后,取头低仰卧位,骶尾部垫高,于脐处做一 1cm 切口,气腹针穿刺进入腹腔,充 CO_2 气压达 12mmHg,置入 10mm Trocar 及腹腔镜,另于左下腹及右下腹取两穿刺点并在各点置入 5、10mm Trocar,维持气腹压力 15mmHg。分别置入相应腔道操作器械。探查腹腔,肠管推向头侧暴露盆腔,清扫两侧髂淋巴结及其周围组织。于膀胱后壁切开腹膜,沿双侧输精管及精囊平面游离膀胱、膀胱后侧韧带,输尿管游离并切断。切开膀胱侧韧带后达膀胱颈及尿道,游离膀胱前壁,切断两侧盆筋膜和耻骨后筋膜韧带,于盆底游离并切断尿道,至此膀胱完全游离。下腹做一正中切口约 5cm,取出膀胱标本,离回盲部约 20cm 处取回肠约 15cm 长,以切割吻合器行肠吻合恢复肠道连续性,回肠管近端封闭,将左侧输尿管经腹膜后引入右侧,双输尿管与回肠导管吻合,并分别内置输尿管双 J 管一根,回肠膀胱右下腹壁造口,输出道行腹膜外化,关闭输出道与侧腹壁的间隙,并完全闭合腹膜切口。仔细检查创面有少量渗血,纱布压迫止血,检查创面无活动性出血,经切口放置负压引流管两根。清点敷料器械无误后缝合切口,黏合伤口,回肠皮肤造瘘口留置引流管一根并接集尿袋。术毕。

(一) 手术主要操作步骤

步骤 1：置入腹腔镜,探查腹腔,清扫两侧髂淋巴结及其周围组织。

步骤 2：游离并切断膀胱周围的筋膜、韧带、尿道、输尿管,完全游离膀胱后切除膀胱。

步骤 3：经下腹正中切口取出膀胱,切取 15cm 回肠,将回肠两断端行端端吻合。

步骤 4：将切取的回肠管近端封闭,双侧输尿管与其吻合;远端行回肠腹壁造口,留置引流管并接集尿袋。

步骤 5：双侧输尿管内置入双 J 管。

(二) 手术编码步骤

手术 1：腹腔镜下髂淋巴结根治性切除术(步骤 1)

编码查找过程：

主导词：切除术

　　　—淋巴,淋巴的

　　　　——结(单纯)NEC

　　　　　———髂的

　　　　　　————根治性 40.53

核对类目表：40.53 髂淋巴结根治性切除术

本案例腹腔镜下髂淋巴结根治性切除术应编码至 40.53 髂淋巴结根治性切除术。

手术 2：腹腔镜下膀胱全切除术(步骤 2)

编码查找过程：

主导词：切除术(部分)

　　　—膀胱(部分)(节段的)(经膀胱的)(楔形)

————完全或全部的 57.79

核对类目表：57.79 其他全部膀胱切除术

本案例腹腔镜下膀胱全切除术应编码至 57.79 其他全部膀胱切除术。

手术 3：回肠部分切除术（小肠段分离术）、回肠端端吻合术（步骤 3）

本案例行小肠段分离术。手术步骤 3 中回肠部分切除是切取了部分正常回肠肠段用于代替膀胱，此种肠部分切除术在 ICD 手术分类中实际上就是肠段分离术，查看手术卷，本案例回肠部分切除术应编码至 45.51 小肠段分离术。45.9 肠吻合术亚目下的不包括示：肠端对端吻合术省略编码，故本案例回肠端端吻合术省略编码。

编码查找过程：

主导词：分离术

　　　　—肠段或带蒂皮瓣

　　　　——小的 45.51

核对类目表：45.51 小肠段分离术

手术 4：皮肤的输尿管 - 回肠造口术（尿路转流术）（步骤 4）

本案例手术步骤 4 是将双侧输尿管与切取的回肠段近端吻合，其远端行回肠腹壁造口，留置引流管并接集尿袋。结合上述尿路重建的分析，此手术即是尿路外转流术 56.51。故本案例皮肤的输尿管 - 回肠造口术应编码至 56.51 建造皮肤的输尿管 - 回肠造口术。编码查找步骤见本案例前述分类知识点。

手术 5：双侧输尿管双 J 管插入术（步骤 5）

编码查找过程：

主导词：插入

　　　　—输尿管支架（经尿道）59.8

核对类目表：59.8 输尿管导管插入术

本案例双侧输尿管双 J 管插入术应编码至 59.8 输尿管导管插入术。

【案例最终编码】

手术类别	手术操作名称	ICD 编码	ICD 编码名称
手术	腹腔镜下全膀胱切除术	57.79	其他全部膀胱切除术
手术	回肠输出道右下腹壁造口	56.51	建造皮肤的输尿管 - 回肠造口术
		40.53	髂淋巴结根治性切除术
		45.51	小肠段分离术
		59.8	输尿管导管插入术

案例二

【基本信息】

性别:女	年龄:41 岁	住院天数:8 天
入院科室:妇科		出院科室:妇科

【诊断信息】

诊断类别	诊断名称	疾病编码
出院主要诊断	右侧卵巢良性肿瘤	D27.x00
出院其他诊断	右侧输卵管系膜囊肿	N83.809
	银屑病	L40.900
病理结果	成熟畸胎瘤	M90800/0

【手术操作信息】

手术类别	手术操作名称
手术	右侧卵巢输卵管切除术

一、ICD-9-CM-3 分类知识点

卵巢切除术分类于 65.2-65.6,分类轴心是切除范围。

65.2　卵巢病损或卵巢组织的局部切除术或破坏术

65.3　单侧卵巢切除术

65.4　单侧输卵管 - 卵巢切除术

65.5　双侧卵巢切除术

65.6　双侧输卵管 - 卵巢切除术

二、手术编码实操

手术记录(部分)

手术名称:腹腔镜下右侧卵巢输卵管切除术。

手术经过:

1. 麻醉诱导成功后,患者取平卧位,常规消毒、铺巾,导尿。

2. 纵行切开脐孔处皮肤长 10mm,此处气腹针穿刺,建立 CO_2 气腹,气腹维持压力 10mmHg。置入腹腔镜,分别切开左下腹 10mm、左侧腹 5mm、右下腹 5mm,在腹腔镜监控下,分别用 10mm、5mm、5mm 穿刺器穿刺进入腹腔,顺利,置入操作器械。

3. 腹腔镜探查见:子宫前位,正常大小,右侧卵巢肿瘤呈囊性增大约 6cm×5cm× 5cm 大小,右侧输卵管系膜内见一系膜囊肿,约 3cm 大小,表面光滑。左侧卵巢约

4cm×3cm×2cm 大小，外观未见明显异常，与左侧输卵管粘连。

4. 分离肠粘连，打开右侧卵巢骨盆漏斗韧带周围腹膜，辨清输尿管走行，生物夹钳夹右卵巢骨盆漏斗韧带，分离右侧附件与周围组织，分离过程中右侧输卵管系膜囊肿破裂，内为淡黄色清亮液体流出，双极电凝离断右卵巢骨盆漏斗韧带，完整切除右侧附件。将右附件装入标本袋后自左下腹穿刺孔拉出标本袋，将之送术中冰冻。术中冰冻结果回示：(右附件)考虑成熟畸胎瘤。松解左侧粘连卵巢和输卵管。

5. 反复多次冲洗盆腹腔，常规退镜关腹，可吸收缝线缝合皮肤。术毕。

（一）手术主要操作步骤

步骤 1：腹腔镜探查，分离肠粘连

步骤 2：分离右侧附件与周围组织，分离过程中右侧输卵管系膜囊肿破裂，双极电凝右卵巢骨盆漏斗韧带，完整切除右侧卵巢和输卵管。

步骤 3：松解左侧粘连卵巢和输卵管。

（二）手术编码步骤

手术 1：腹腔镜下肠粘连松解术（步骤 1）
编码查找过程：
主导词：松解术（解除）
　　　—粘连
　　　——肠
　　　———腹腔镜的 54.51
核对类目表：54.51 腹腔镜下腹膜粘连松解术
本案例腹腔镜下肠粘连松解术应编码至 54.51 腹腔镜下腹膜粘连松解术。

手术 2：腹腔镜下右侧卵巢和输卵管切除术（步骤 2）
编码查找过程：
主导词：输卵管切除术（双侧）（全部）（经阴道）
　　　—单侧（全部）
　　　——伴
　　　———卵巢切除术
　　　————腹腔镜 65.41
核对类目表：65.41 腹腔镜下单侧输卵管 - 卵巢切除术
本案例腹腔镜下右侧卵巢和输卵管切除术应编码至 65.41 腹腔镜下单侧输卵管 - 卵巢切除术。

手术 3：腹腔镜下左侧卵巢输卵管粘连松解术（步骤 3）
编码查找过程：
主导词：松解术
　　　—粘连

————输卵管卵巢

—————腹腔镜的 65.81

核对类目表：65.81 腹腔镜下卵巢和输卵管粘连松解术

本案例腹腔镜下左侧卵巢输卵管粘连松解术应编码至 65.81 腹腔镜下卵巢和输卵管粘连松解术。

【案例最终编码】

手术类别	手术操作名称	ICD 编码	ICD 名称
手术	右侧卵巢输卵管切除术	65.41	腹腔镜下单侧输卵管 - 卵巢切除术
		54.51	腹腔镜下腹膜粘连松解术
		65.81	腹腔镜下卵巢和输卵管粘连松解术

案例三

【基本信息】

性别：男	年龄：49 岁	住院天数：21 天
入院科室：胃肠外科		出院科室：胃肠外科

【诊断信息】

诊断类别	诊断名称	疾病编码
出院主要诊断	直肠中分化腺癌	C20.x00
出院其他诊断	双肾囊肿	N28.101
	前列腺增生	N40.x00
病理结果	中分化腺癌	M81400/3

【手术操作信息】

手术类别	手术操作名称
手术	腹腔镜下直肠癌根治术
手术	结肠造口

一、知识点回顾

(一) 编码相关临床知识点

直肠癌根治性切除术是指整块切除癌肿和足够的切缘、区域淋巴结和伴行血管以及完整的直肠系膜。主要手术方式包括 Miles 手术、Dixon 手术及其衍生术式和 Hartmann 手术。腹腔镜下的直肠癌根治术具有创伤小、恢复快的优点。

1. **腹会阴切除术（Miles 手术）** Miles 于 1908 年提出的直肠癌根治术，同时经腹部、会阴两个入路进行整块肿瘤切除和淋巴结清扫。会阴部需切除肛提肌、坐骨肛门窝内脂肪、肛管及肛门周围 3~5cm 的皮肤、皮下组织及全部肛管括约肌，于左下腹行永久性乙状结肠单腔造口。

2. **低位前切除术（Dixon 手术）** Dixon 在 1948 年提出的直肠癌保肛切除手术，切除肿瘤后一期吻合、恢复肠管连续性，是目前应用最多的直肠癌根治术。根治原则要求肿瘤远端距切缘至少 2cm；低位直肠癌至少 1cm。只要肛门外括约肌和肛提肌未受累，保证环周切缘阴性的前提下，均可行结肠 - 直肠低位吻合术（Dixon 手术）或结肠 - 肛管超低位吻合［如 Parks 手术或括约肌间切除术（intersphincteric resection, ISR）］，其长期生存率和无复发生存率不劣于腹会阴切除术。

3. **经腹直肠癌切除、近端造口、远端封闭手术（Hartmann 手术）** Hartmann 早在 1879 年提出的直肠癌术式，切除肿瘤后近端结肠造口，远端残腔封闭。由于避免了肛门部操作，手术时间缩短，适用于一般情况很差，不能耐受 Miles 手术或急性梗阻不宜行 Dixon 手术的患者。

（二）ICD-9-CM-3 分类知识点

1. 腹会阴切除术（Miles 手术）分类于 48.5 腹会阴直肠切除术，分类轴心是手术入路。
48.5　腹会阴直肠切除术
　　　包括：同时伴结肠造口术
　　　48.50　腹会阴直肠切除术
　　　48.51　腹腔镜下腹会阴直肠切除术
　　　48.52　开放性腹会阴直肠切除术
　　　48.59　其他腹会阴直肠切除术
编码查找过程：
主导词：切除术（部分）
　　　　　—直肠（部分的）NEC
　　　　　——腹会阴的，NOS　48.50
　　　　　———腹腔镜的　48.51
　　　　　———开放性　48.52
　　　　　———其他　48.59

2. 低位前切除术（Dixon 手术）分类于 48.63 其他直肠前切除术。
编码查找过程：
主导词：切除术（部分）
　　　　　—直肠（部分的）NEC
　　　　　——前的　48.63

3. 经腹直肠癌切除、近端造口、远端封闭手术（Hartmann 手术）分类于 48.62 直肠前切除术同时伴结肠造口术。

编码查找过程：

主导词：切除术（部分）

　　—直肠（部分的）NEC

　　——前的

　　———伴肠造口术（同时的）　48.62

二、手术编码实操

手术记录（部分）

手术名称：腹腔镜下直肠癌根治术＋结肠造口。

手术经过：

1. 患者改良膀胱截石位，常规消毒、导尿、铺巾。先于脐上切取小切口，插入气腹针，建立 CO_2 气腹，设定气腹压 10mmHg。以一次性 Trocar 穿刺腹腔，拔出内芯，插入腹腔镜，检查腹腔表面未见异常。腹腔镜明视下再在右侧中腹部、右下腹部、左中腹部及左下腹各做 1 个套管针穿刺，供腹腔镜操作。腹腔镜下探查见：盆腔少量淡黄的清亮积液，腹膜未见种植转移结节；肝、脾、胰、胃、小肠及肠系膜未见肿大淋巴结，肿瘤位于腹膜返折下方。

2. 显露术区，于乙状结肠系膜右侧根部锐性切开，找到疏松无血管间隙，沿该间隙锐性分离至肠系膜下动脉根部，于根部钳夹后切断血管。向左打开乙状结肠系膜显露肠系膜下静脉，分离静脉后钳夹并切断。注意保护输尿管及生殖血管、髂血管。再将乙状结肠牵拉至右侧，离断乙状结肠与左下腹壁腹膜的粘连，打开左结肠旁沟并进入 Toldt 间隙，沿该间隙锐性分离，使左右贯穿；注意保护左侧输尿管及髂血管。继续沿 Toldt 间隙向上游离降结肠，向下至骶前间隙，按 TME 原则锐性分离骶前间隙至直肠后方低位。再经直肠后方向前锐性分离直肠两侧及前方，打开腹膜返折，将直肠连同系膜完整分离至低位，注意保护精囊腺及前列腺。至此，整个乙状结肠及部分降结肠、直肠中上段已完全游离，腹腔镜下分离操作已能满足手术要求。于肿瘤上方约 15cm 处以瑞奇切割闭合器＋金钉离断肠壁。至此，腹腔下分离结束，暂停气腹。

3. 于左侧麦氏点附近，作直径约 2cm 圆形切口，切开皮下组织，切开腹外斜肌腱膜，钝性分离腹内斜肌和腹横肌，经腹膜外隧道将乙状结肠近侧断端拉出，间断缝合固定肠管于腹 - 腹外斜肌腱膜 - 皮肤，行永久性乙状结肠造口。

4. 会阴组手术：消毒肛门，荷包缝合关闭肛门口，以双侧坐骨结节、会阴正中线、尾骨尖为界，作一梭形切口，分离皮下及肌肉各层，沿坐骨结节及臀大肌内侧缘分离，显露肛提肌，结扎肛门动脉，切断肛门尾骨韧带、髂骨尾骨肌，与腹内分离层面汇合后，经会阴切口移出标本，将肛门、直肠和部分乙状结肠切除，创面彻底止血。留置螺旋引流管 1 根于盆腔经切口近旁引出，抗菌液冲洗伤口，逐层缝合关闭会阴切口。

5. 重建气腹，温灭菌水 1 000ml 冲洗创面及腹腔，吸引器吸尽。仔细检查腹内活动性出血后，清点器械纱布无误后，盆底放置防黏膜。关闭 Trocar 切口，无菌敷料覆盖保护。术毕。

（一）手术主要操作步骤

步骤 1：置入腹腔镜。

步骤 2：分离肠系膜、血管等组织，游离乙状结肠、部分降结肠及直肠中上段。

步骤 3：于肿瘤上方约 15cm 处以瑞奇切割闭合器 + 金钉离断肠壁。

步骤 4：于左侧麦氏点附近作直径约 2cm 圆形切口，将乙状结肠近侧断端拉出，间断缝合固定肠管于腹 - 腹外斜肌腱膜 - 皮肤，行永久性乙状结肠造口。

步骤 5：消毒肛门，荷包缝合关闭肛门口，以双侧坐骨结节、会阴正中线、尾骨尖为界，作一梭形切口，经会阴切口移出标本，将肛门、直肠和部分乙状结肠切除，经切口于盆腔留置引流管，逐层缝合关闭会阴切口。

（二）手术编码步骤

手术：腹腔镜下腹会阴切除术（Miles 手术）（步骤 1~5）

本案例直肠癌根治术是在腹腔镜下经腹部和会阴两个入路进行直肠肿瘤切除，切除范围包括直肠、部分乙状结肠、肛管及肛门，并在左下腹行永久性乙状结肠单腔造口。结合上述直肠癌根治术的分析，本案例手术实际上行的是 Miles 手术。故本案例腹腔镜下直肠癌根治术应编码至 48.51 腹腔镜下腹会阴直肠切除术。编码查找步骤见本案例前述分类知识点。

48.5 亚目下包括：同时伴结肠造口术、腹内直肠联合切除术、直肠全部切除术。因此，本案例不需再单独编码结肠造口术。

【案例最终编码】

手术类别	手术操作名称	ICD 编码	ICD 名称
手术	腹腔镜下直肠癌根治术	48.51	腹腔镜下腹会阴直肠切除术
手术	结肠造口		

（宋　萍　谢冰珏）

第三章

血液及造血器官疾病和涉及免疫
机制的某些疾患

第一节 概 述

本章主要分类各种贫血、凝血机制和免疫机制障碍性疾病,编码分类于 D50-D89。

本章包括下列各节:

D50-D53 营养性贫血

D55-D59 溶血性贫血

D60-D64 再生障碍性及其他贫血

D65-D69 凝血缺陷、紫癜和其他出血性情况

D70-D77 血液和造血器官的其他疾病

D80-D89 涉及免疫机制的某些疾患

不包括:

自身免疫性疾病(系统性)NOS(M35.9)

起源于围生期的某些情况(P00-P96)

妊娠、分娩和产褥期的并发症(O00-O99)

先天性畸形、变形和染色体异常(Q00-Q99)

内分泌、营养和代谢疾病(E00-E90)

人类免疫缺陷病毒[HIV]病(B20-B24)

损伤、中毒和外因的某些其他后果(S00-T98)

肿瘤(C00-D48)

症状、体征和临床与实验室异常所见,不可归类在他处者(R00-R99)

本章提供的星号类目:

D63* 分类于他处的慢性疾病引起的贫血

D77* 分类于他处的疾病引起的血液和造血器官的其他疾患

第二节　疾病案例分析

案例一

一、知识点回顾

（一）编码相关临床知识点

1. **溶血性贫血的定义及分类**　溶血性贫血（hemolytic anemia）是由于红细胞破坏速率增加，超过骨髓造血的代偿能力而发生的贫血。造成溶血的原因大致分为红细胞本身的内在缺陷（几乎全部为遗传性疾病引起的溶血）和红细胞外部因素异常（获得性溶血）（表 3-1）。

表 3-1　溶血性贫血的病因和发病机制分类

遗传性	获得性
红细胞膜缺陷	**免疫性**
遗传性球形红细胞增多症	自身抗体性溶血性贫血（AIHA）
遗传性椭圆形红细胞增多症	温抗体型 AIHA
普通型椭圆形红细胞增多症	特发性 AIHA
双重杂合子椭圆形红细胞增多症	继发性或症状性 AIHA
热异形红细胞增多症	药物诱发性 AIHA
球形椭圆形红细胞增多症	冷抗体型 AIHA
东南亚卵形红细胞增多症	冷凝集素综合征
遗传性口形红细胞性疾病	阵发性冷性血红蛋白尿
遗传性棘形红细胞性疾病	血型不合输血
红细胞酶缺陷	新生儿溶血病
磷酸己糖旁路和谷胱甘肽代谢酶异常疾病	**微血管病性溶血性贫血**
葡萄糖 -6- 磷酸脱氢酶缺乏症	溶血尿毒综合征
谷胱甘肽还原酶缺乏症	血栓性血小板减少性紫癜
谷胱甘肽过氧化物酶缺乏症	弥散性血管内凝血
谷胱甘肽合成酶缺乏症	恶性肿瘤诱发性
葡萄糖酵解途径酶异常疾病	化学治疗诱发性
丙酮酸激酶缺乏症	恶性高血压

续表

遗传性	获得性
其他葡萄糖酵解酶缺乏症	**物理或机械因素**
红细胞核苷酸代谢酶异常疾病	烧伤
嘧啶 5- 核酸酶缺乏症	人工心脏瓣膜
腺苷脱氨酶增多症	**生物或感染因素**
腺苷酸激酶缺乏症	**化学因素**（包括药物、生物毒素）
珠蛋白结构异常和合成障碍	**获得性膜缺陷**
异常血红蛋白病	阵发性睡眠性血红蛋白尿
珠蛋白生成障碍性贫血	**脾功能亢进**

2. 红细胞葡萄糖 -6- 磷酸脱氢酶缺乏症（G6PD 缺乏症）　G6PD 缺乏症是一种常见的以溶血为主要表现的遗传性疾病,其发病机制是由于参与红细胞磷酸戊糖旁路代谢的G6PD 活性降低和 / 或酶性质改变导致,是最常见的磷酸己糖旁路途径代谢缺陷所致的遗传性溶血性贫血。*G6PD* 基因位于 X 染色体上,呈 X 连锁不完全显性遗传,男性多于女性。G6PD 缺乏症导致溶血性贫血的发病过程如下:*G6PD* 基因突变→ G6PD 活性降低或缺乏→还原型谷胱甘肽下降→红细胞不能抗氧化损伤而遭受破坏→溶血→贫血。

G6PD 缺乏症患者在疾病稳定期无贫血表现,只在某些诱因作用下才发生急性溶血,患者的溶血程度轻重不一。根据溶血诱因有 4 种表现类型:①急性溶血性贫血,常见诱因包括氧化性质的药物、某些类型感染和代谢紊乱状态等。②蚕豆病,以儿童居多,国内多发于广东、云南、四川等地,其发病率分别是 8.7%、7.3%、4.6%。发病具有明显的季节性,集中于蚕豆收获季节(3~5 月份)。患者有进食新鲜蚕豆史,可在摄入后数小时至数天突然发病,病程呈急性血管内溶血表现。③先天性非球形细胞性溶血性贫血,这类溶血常无明显诱因,氧化性物质和病毒感染可加重溶血。④新生儿高胆红素血症,主要由于新生儿期红细胞破坏加速而肝脏处理胆红素能力不足导致溶血、贫血及黄疸。

（二）ICD-10 分类知识点

溶血性贫血分类于 D55-D59,D55-D58 分类遗传性溶血性贫血,D59 分类后天性溶血性贫血。溶血性贫血主要分类结构:

D55　酶代谢紊乱性

　　D55.0　葡萄糖 6- 磷酸脱氢酶［G6PD］缺乏性贫血

　　　　　蚕豆病

　　　　　葡萄糖 6- 磷酸脱氢酶缺乏性贫血

　　D55.1　其他谷胱甘肽代谢紊乱性贫血

　　D55.2　糖酵解酶代谢紊乱性贫血

　　D55.3　核苷酸代谢紊乱性贫血

　　D55.8　其他酶代谢紊乱性贫血

　　D55.9　未特指的酶代谢紊乱性贫血

D56　地中海贫血

D56.0　α 型地中海贫血

D56.1　β 型地中海贫血

D56.2　δ-β 型地中海贫血

D56.3　地中海贫血特性

D56.4　遗传性胎儿血红蛋白持续增多症［HPFH］

D56.8　其他地中海贫血

D56.9　未特指的地中海贫血

D57　镰状细胞疾患

D57.0　镰状细胞性贫血伴有危象

D57.1　镰状细胞性贫血不伴有危象

D57.2　双杂合镰状细胞形成疾患

D57.3　镰状细胞特性

D57.8　其他镰状细胞疾患

D58　其他遗传性溶血性贫血

D58.0　遗传性球形红细胞增多症

D58.1　遗传性椭圆形红细胞增多症

D58.2　其他血红蛋白病

D58.8　其他特指的遗传性溶血性贫血

D58.9　未特指的遗传性溶血性贫血

D59　后天性溶血性贫血

D59.0　药物性自身免疫性溶血性贫血

D59.1　其他自身免疫性溶血性贫血

D59.2　药物性非自身免疫性溶血性贫血

D59.3　溶血 - 尿毒症综合征

D59.4　其他非自身免疫性溶血性贫血

D59.5　阵发性夜间血红蛋白尿［马尔基亚法瓦 - 米凯利］

D59.6　其他外因性溶血症引起的血红蛋白尿

D59.8　其他后天性溶血性贫血

D59.9　未特指的后天性溶血性贫血

分类于本章的某些疾病若是由于药物或外因所致,应以本章的编码为主,第二十章的编码可作为选择性使用的附加编码。

案例 1-1

【基本信息】

性别:女	年龄:42 岁		住院天数:6 天
入院科室:血液内科		出院科室:血液内科	

【诊断信息】

诊断类别	诊断名称	疾病编码
出院主要诊断	急性溶血性贫血	D59.901
出院其他诊断	急性化脓性扁桃体炎	J03.901

【编码问题】急性溶血性贫血 D59.901

本案例原编码 D59.9 为未特指的后天性溶血性贫血,查看第三卷贫血—溶血性——急性 D59.9,即未特指病因的急性溶血性贫血也分类于 D59.9。根据 ICD 分类知识点可知溶血性贫血的分类轴心为病因,此亚目是分类溶血性贫血疾病时最容易被错误分类的未指明病因的笼统编码。因此需查看病历明确病因,以便分类至更准确的编码。

查房记录(部分)

诊断及诊断依据:

1. 急性溶血性贫血　患者,女,42 岁,起病急,以贫血、黄疸、尿色加深为主要表现,查体面色苍黄,肝脾不大,辅助检查提示正细胞正色素性贫血,血红蛋白最低 54g/L,网织红细胞升高,总胆红素及未结合胆红素明显增高,血清直接抗人球蛋白实验阳性,抗 nRNP/Sm 抗体阳性,故诊断。患者病前 4 天有口服"头孢克肟"治疗,故诊断药物诱发自身免疫性溶血性贫血。

2. 急性化脓性扁桃体炎　患者,42 岁,起病急,有发热、咽痛表现,查体咽部有充血,扁桃体可见白色分泌物,双肺呼吸音粗,无啰音,予以头孢克肟治疗后好转,故诊断。

疾病分类编码常常与临床医生书写的诊断习惯存在一些差异,以下两种临床医生的书写习惯容易导致编码问题。一种是能明确病因或类型等的诊断书写时忽略病因或类型等部分,导致编码时容易分类至较为笼统的编码;另一种情况是先书写一个较为笼统的疾病,再将该疾病的病因、并发症用另一诊断表达,编码时容易导致应合并编码的疾病被分开编码,或更特异的疾病被放在其他诊断。本案例病历诊断依据显示,患者由于口服药物诱发了自身免疫性溶血性贫血,病因明确,属于上述的第一种情况。因此,本案例急性溶血性贫血正确编码应为 D59.0 药物性自身免疫性溶血性贫血。第一卷 D59.0 下明确注释:"需要时,使用附加外因编码(第二十章)标明药物"。故选择性附加编码 Y40.1 头孢菌素和其他 β 内酰胺类抗生素的有害效应,标明诱发溶血的具体药物。

编码查找过程:

主导词:贫血

    —溶血性

    ——继发性

    ———自身免疫性

    ————药物性 D59.0

核对第一卷:D59.0 药物性自身免疫性溶血性贫血

主导词:头孢克肟(抗生素)

    —在治疗中使用的有害效应 Y40.1

核对第一卷:Y40.1 头孢菌素和其他 β 内酰胺类抗生素的有害效应

【案例最终编码】

诊断类别	诊断名称	原编码	修正编码	ICD 名称
出院主要诊断	急性溶血性贫血	D59.901	D59.0	药物性自身免疫性溶血性贫血
出院其他诊断	急性化脓性扁桃体炎	J03.901	J03.9	急性化脓性扁桃体炎
损伤中毒外因诊断			Y40.1	头孢菌素和其他 β 内酰胺类抗生素的有害效应

案例 1-2

【基本信息】

性别:男	年龄:3 岁 3 月	住院天数:7 天
入院科室:血液内科		出院科室:血液内科

【诊断信息】

诊断类别	诊断名称	疾病编码
出院主要诊断	急性溶血性贫血	D59.901
出院其他诊断	G6PD 缺乏症	E74.002
	急性上呼吸道感染	J06.900

【编码问题】急性溶血性贫血 D59.901、G6PD 缺乏症 E74.002

本案例急性溶血性贫血也被分类于未特指的后天性溶血性贫血 D59.9,其他诊断 G6PD 缺乏症是遗传性溶血性贫血的常见病因。因此需查看病历明确本案例溶血是否是由于 G6PD 缺乏引起。

查房记录(部分)

诊断及诊断依据:

1. 急性溶血性贫血 患者,男,春季发病,起病急,进食"新鲜蚕豆"后出现发热、黄疸、尿色加深表现,肝功能提示胆红素明显升高,直接胆红素升高为主,故诊断。

2. G6PD 缺乏症 患者,男,四川籍,有急性溶血表现,*G6PD* 基因检测到 G1376T 杂合突变,故诊断。

3. 急性上呼吸道感染 患者,起病急,有流涕、喷嚏表现,查体咽部有充血,双肺呼吸音粗,无啰音,故诊断。

从查房记录可以看出,本例患者溶血性贫血的遗传背景是 *G6PD* 基因突变,导致该基因编码的葡萄糖 -6- 磷酸脱氢酶活性降低或缺乏,红细胞不能抵抗氧化损伤,在进食"蚕豆"的诱因下发生红细胞大量破坏引发的遗传性溶血性贫血,不应编码至 D59.9 未特指的后天性溶血性贫血,应合并编码至 D55.0 葡萄糖 -6- 磷酸脱氢酶[G6PD]缺乏性贫血。

本案例中出现的急性溶血性贫血由于存在 G6PD 缺乏症的遗传背景,在进食"新鲜蚕豆"后出现急性溶血表现,病因明确,因此需要进行合并编码。ICD-10 分类中的合并编码是指:ICD 提供了某些类目,它们以一个编码表现两种情况或一种情况与一种相关的继发过程。即在 ICD 分类规则中明确了当两个疾病诊断或者一个疾病诊断伴随有相关的临床表现时,如果可以使用一个合并编码来反映疾病的整体情况,就不应分开编码。本案例即属于一个疾病诊断(G6PD 缺乏症)伴随有相关的临床表现(急性溶血性贫血)的情况,且有一个编码可以同时表达,因此,应进行合并编码。根据第三卷指引,G6PD 缺乏症和急性溶血性贫血应合并编码为 D55.0 葡萄糖 -6- 磷酸脱氢酶[G6PD]缺乏性贫血(蚕豆病)。

编码查找过程:

主导词:贫血

　　—缺乏

　　——酶

　　———葡萄糖 -6- 磷酸脱氢酶 D55.0

核对第一卷:D55.0 葡萄糖 -6- 磷酸脱氢酶[G6PD]缺乏性贫血

　　　　　蚕豆病

【案例最终编码】

诊断类别	诊断名称	原编码	修正编码	ICD 名称
出院主要诊断	急性溶血性贫血	D59.901	D55.0	葡萄糖 6- 磷酸脱氢酶[G6PD]缺乏性贫血
出院其他诊断	G6PD 缺乏症	E74.002		
	急性上呼吸道感染	J06.900	J06.900	急性上呼吸道感染

案例二

【基本信息】

性别:男	年龄:9 个月	住院天数:24 天
入院科室:免疫科		出院科室:免疫科

【诊断信息】

诊断类别	诊断名称	疾病编码
出院主要诊断	原发性免疫缺陷病(PI3Kδ 过度活化综合征)	D84.900
出院其他诊断	深部真菌感染	B49.x00
	慢性肺炎	J18.900
	肺不张	J98.101

【编码问题】原发性免疫缺陷病(PI3Kδ 过度活化综合征)D84.900、深部真菌感染 B49.x00、慢性肺炎 J18.900、主要诊断选择错误

一、知识点回顾

(一) 编码相关临床知识点

1. 免疫缺陷病的定义及分类　免疫缺陷病 (immunodeficiency disease, IDD) 是因免疫系统先天发育障碍或后天损伤而致的一组综合征。患者可出现免疫细胞发育、分化、增生、调节和代谢异常,并导致因免疫功能障碍所出现的临床综合征。根据病因可将免疫缺陷病分为原发性免疫缺陷病 (primary immunodeficiency disease, PIDD) 和获得性免疫缺陷病 (acquired immunodeficiency disease, AIDD)。

PIDD 又称为先天性免疫缺陷病 (congenital immunodeficiency disease, CIDD),是由遗传因素或先天性免疫系统发育不全造成的免疫功能障碍所致。PIDD 种类有 110 余种,根据主要累及的免疫系统组分,分为原发性 B 细胞缺陷 (约占 50%)、原发性 T 细胞缺陷 (约占 18%)、联合免疫缺陷 (约占 20%)、吞噬细胞缺陷 (约占 10%) 和补体系统缺陷 (约占 2%)。

继发性免疫缺陷病由后天因素 (营养不良、感染、药物、肿瘤、放射线等) 所造成的免疫功能障碍。最常见的疾病为艾滋病,即获得性免疫缺陷综合征,是人类因为感染人类免疫缺陷病毒后导致免疫缺陷,并发一系列机会性感染及肿瘤,严重者可导致死亡的综合征。

2. 联合免疫缺陷　联合免疫缺陷 (combined immunodeficiency, CID) 是 PIDD 中较为常见而严重的类型,是由 T 和 B 细胞均出现发育障碍或缺乏细胞间相互作用所致的疾病,临床常发生反复难以控制的细菌、病毒和真菌感染,多见于新生儿和婴幼儿。CID 分为重症联合免疫缺陷 (severe combined Immunodeficiency, SCID) 和比 SCID 表型稍温和的普通 CID。SCID 患者免疫力极差,从新生儿时期开始易发生各种感染,表现为腹泻、发热、鹅口疮、皮肤化脓、生长发育迟缓等。

(二) ICD-10 分类知识点

1. 原发性免疫缺陷病的分类结构

D80　抗体缺陷为主的免疫缺陷

  D80.0　遗传性低丙球蛋白血症

  D80.1　非家族性低丙球蛋白血症

  D80.2　免疫球蛋白 A [IgA] 的选择性缺乏

  D80.3　免疫球蛋白 G [IgG] 亚类的选择性缺乏

  D80.4　免疫球蛋白 M [IgM] 的选择性缺乏

  D80.5　伴有免疫球蛋白 M [IgM] 增多的免疫缺陷

  D80.6　伴有接近正常的免疫球蛋白或伴有高免疫球蛋白血症的抗体缺陷

  D80.7　婴儿期短暂性低丙种球蛋白血症

  D80.8　抗体缺陷为主的其他免疫缺陷

  D80.9　抗体缺陷为主的未特指的其他免疫缺陷

D81　联合免疫缺陷

  D81.0　重症联合免疫缺陷 [SCID] 伴有网状组织发育不全

D81.1 重症联合免疫缺陷［SCID］伴有低数量的 T 和 B 细胞

D81.2 重症联合免疫缺陷［SCID］伴有低或正常数量的 B 细胞

D81.3 腺苷脱氨酶［ADA］缺乏

D81.4 奈泽洛夫综合征

D81.5 嘌呤核苷磷酸化酶［PNP］缺乏

D81.6 主要组织相容性复合体一级缺乏

D81.7 主要组织相容性复合体二级缺乏

D81.8 其他联合免疫缺陷

D81.9 未特指的联合免疫缺陷

D82 与其他严重缺陷有关的免疫缺陷

D82.1 威斯科特 - 奥尔德里奇综合征

D82.1 迪格奥尔格综合征

D82.2 免疫缺陷伴有短肢身材

D82.3 EB 病毒遗传缺陷反应后的免疫缺陷

D82.4 高免疫球蛋白 E［IgE］综合征

D82.8 与其他特指的严重缺陷有关的免疫缺陷

D82.9 与未特指的严重缺陷有关的免疫缺陷

D83 常见变异型免疫缺陷

D83.0 常见变异型免疫缺陷伴有显著的 B 细胞数量和功能异常

D83.1 常见变异型免疫缺陷伴有显著的免疫调节的 T 细胞疾患

D83.2 常见变异型免疫缺陷伴有对 B 或 T 细胞的自身抗体

D83.8 其他的常见变异型免疫缺陷

D83.9 未特指的常见变异型免疫缺陷

D84 其他免疫缺陷

D84.0 淋巴细胞功能抗原 -1［LFA-1］缺陷

D84.1 补体系统中的缺陷

D84.8 其他特指的免疫缺陷

D84.9 未特指的免疫缺陷

部分原发性免疫缺陷病对应的 ICD 编码如下表 3-2。

表 3-2 部分原发性免疫缺陷病名称及 ICD 编码一览表

缺陷类型	病名	常见免疫缺陷表现	ICD-10 编码
B 细胞缺陷病	X- 性连锁无丙种球蛋白血症	Btk 缺陷,无成熟 B 细胞	D80.0
	X- 性连锁高 IgM 综合征	CD40L 缺陷,无 IgM 类别转换	D80.5
	选择性 IgA 缺乏综合征	低或无 IgA	D80.2
T 细胞缺陷病	DiGeorge 综合征	胸腺发育不全,T、B 细胞发育障碍	D82.1

续表

缺陷类型	病名	常见免疫缺陷表现	ICD-10 编码
联合免疫缺陷	严重联合免疫缺陷(SCID)	无 TCR 和 Ig 基因重排、T、B 细胞代谢障碍、JAK-3 缺陷、MHC Ⅱ类基因、启动子缺陷等	D81.-
	X 连锁重度复合性免疫缺陷病 XSCID	无 T 细胞	D81.-
	Wiskott Aldrich 综合征	T 细胞和血小板受损	D82.0
吞噬细胞缺陷病	慢性肉芽肿	无杀菌性呼吸暴发	D71
	Chediak-Higashi 综合征	溶菌作用缺乏	E70.3
	白细胞黏附缺陷病	整合素 β2 缺陷,白细胞外渗	D72.0
补体缺陷病	补体固有成分缺陷	免疫复合物病和反复感染	D84.1
	阵发性夜间血红蛋白尿	Pig-α 基因缺陷	D59.5
	遗传性血管神经性水肿	C1-INH 缺乏	D84.1

2. 获得性免疫缺陷综合征的分类结构

B20　人类免疫缺陷病毒［HIV］病造成的传染病和寄生虫病

B21　人类免疫缺陷病毒［HIV］病造成的恶性肿瘤

B22　人类免疫缺陷病毒［HIV］病造成的其他特指的疾病

B23　人类免疫缺陷病毒［HIV］病造成的其他情况

B24　未特指的人类免疫缺陷病毒［HIV］病

二、编码问题解析

编码问题 1：原发性免疫缺陷病(PI3Kδ 过度活化综合征)D84.900

本案例原编码 D84.9 为未特指的免疫缺陷,但从首页诊断原发性免疫缺陷病后面括号内明确标明免疫缺陷类型为 PI3Kδ 过度活化综合征,这是临床书写诊断时的另一个习惯,更特异的情况往往被写入括号内,如果编码员对疾病本身理解不足,极易忽略括号内的各特异的情况而导致分类至笼统的编码。本案例需进一步查看病历明确。

查房记录(部分)

诊断及诊断依据：

1. 原发性免疫缺陷病　患者起病早,病初以反复呼吸道感染、中耳炎、淋巴结大、肝脾肿大为主要表现,基因检测提示 *PI3KCD* 基因杂合突变,故诊断。

2. PI3Kδ 过度活化综合征　患者病初以反复呼吸道感染、中耳炎、淋巴结大、肝脾肿大为主要表现,基因检测提示基因杂合突变,核苷酸变化:c:3061G>A,为错义突变,故诊断。

3. 深部真菌感染　患者有免疫缺陷病基础,此次有反复发热、咳嗽表现,门诊胸部 CT 提示肺左下病变明显,痰病原学检查提示白念珠菌感染,抗真菌感染治疗有效,故诊断。

4. 慢性肺炎 患者有免疫缺陷病基础,既往多次胸部检查提示肺部感染。此次门诊胸部 CT 提示肺左下病变明显,右肺下叶基底段亚阶段性实变伴不张,痰病原学检查提示白念珠菌感染,故诊断。

5. 肺不张 患者有肺炎基础,胸部 CT 提示右肺下叶基底段亚阶段性实变伴不张,故诊断。

本案例诊断 PI3Kδ 过度活化综合征,属于常染色体显性遗传的原发性免疫缺陷病,临床及免疫表型具有可变性,重者在儿童期即表现出致死性严重免疫缺陷。感染的病原菌包括细菌、病毒及真菌,淋巴细胞免疫分型包括 CD4$^+$T 细胞减少、记忆性 T 细胞增加,初始 B 细胞减少,过度 B 细胞增加等,因同时出现 T 和 B 细胞数量及功能异常,因此,根据临床知识点对联合免疫缺陷病定义,属于联合免疫缺陷病。因此,原编码 D84.9 未特指的免疫缺陷不正确,应该编码至更特异的免疫缺陷类型 D81.8 其他联合免疫缺陷。

编码查找过程:
主导词:免疫缺陷
　　　—联合
　　　——特指类型 D81.8
核对第一卷:D81.8 其他联合免疫缺陷
编码问题 2:深部真菌感染 B49.x00、慢性肺炎 J18.900、主要诊断选择错误
本案例其他诊断存在深部真菌感染、慢性肺炎,均分类于较笼统的编码,应查看病历分类至更为准确的编码。

入院记录(部分)

主诉:确诊"原发性免疫缺陷症"2 个月、咳嗽、发热 3 天。

现病史:患者病初以"反复呼吸道感染、中耳炎、肝脾肿大"为主要表现,既往在我院完善相关检查,免疫球蛋白 IgG、IgA、补体 C3 下降。基因检测提示 PI3KCD 基因杂合突变,核苷酸变化:c:3061G>A,为错义突变,提示原发性免疫缺陷病(PIK3CD),多次胸部影像学检查提示肺部感染。现等待配型及移植过程中,3 天前患者出现咳嗽,每次 2~3 声,干咳为主,偶有咳痰,晨起及活动后明显,无气促及呼吸困难,全身无瘀斑瘀点,无腹痛,门诊胸部 CT 提示肺左下病变明显,右肺下叶基底段亚阶段性实变伴不张收入院。

入院诊断:1.原发性免疫缺陷病;2.PI3Kδ 过度活化综合征;3.慢性肺炎;4.肺不张。

出院记录(部分)

诊疗经过:入院后予以完善肺部病原学检查,痰真菌检查提示白念珠菌感染。呼吸道七种病毒、肺炎支原体、腺病毒 PCR、血培养均未见异常。入院后予以伏立康唑抗感染治疗,患儿发热、咳嗽逐渐缓解,复查胸部 CT 双肺病变较入院时好转出院。

本例患儿有原发性免疫缺陷病基础,此次因发热、咳嗽,胸部 CT 提示肺部病变入院。从入院记录及诊疗经过可以看出,痰真菌检查提示白念珠菌感染。呼吸道七种病毒、肺炎支

原体、腺病毒 PCR、血培养均未见异常。由此可以认为深部真菌感染部位在肺部,病原菌明确为白念珠菌感染,故不应编码至 B49 未特指的真菌病;已明确有病原体的慢性肺炎也不应编码至 J18.9 未特指的肺炎,应采用双重分类,编码至 B37.1†J17.2* 念珠菌性肺炎。

编码查找过程:

主导词:肺炎

—念珠菌 B37.1†J17.2*

核对第一卷:B37.1 肺念珠菌病

本例患儿此次入院的理由是由于发热、咳嗽,主要针对肺部真菌感染进行伏立康唑抗真菌治疗,对于原发性免疫缺陷病,并未给予造血干细胞移植等针对免疫缺陷病的特殊处理,也并非为确诊的首次就诊。因此,本例患儿主要编码应选择 B37.1†J17.2* 念珠菌性肺炎,D81.8 原发性免疫缺陷病作为其他编码。

【案例最终编码】

诊断类别	诊断名称	原编码	修正编码	ICD 名称
出院主要诊断	原发性免疫缺陷病(PI3Kδ 过度活化综合征)	D84.900	B37.1† J17.2*	念珠菌性肺炎
出院其他诊断	深部真菌感染	B49.x00	D81.8	其他联合免疫缺陷
	慢性肺炎	J18.900		
	肺不张	J98.101	J98.1	肺不张

案例三

【基本信息】

性别:男	年龄:5 岁 5 月	住院天数:10 天
入院科室:血液内科		出院科室:血液内科

【诊断信息】

诊断类别	诊断名称	疾病编码
出院主要诊断	EB 病毒感染相关性噬血细胞淋巴组织细胞增生症	D76.100
出院其他诊断	肺炎	J18.900
	双侧胸腔积液(非结核性)	J94.804
	肝功能损害	R94.500
	凝血功能障碍	D68.900
	低蛋白血症	E77.801
	鹅口疮	B37.000

【编码问题】EB 病毒感染相关性噬血细胞淋巴组织细胞增生症 D76.100、肺炎 J18.900、肝功能损害 R94.500

一、知识点回顾

(一)编码相关临床知识点

噬血细胞性淋巴组织细胞增生症(hemophagocytic lymphohistiocytosis,HLH)又称噬血细胞综合征(hemophagocytic syndrome,HPS),是一种由遗传性或获得性免疫调节异常导致的过度炎症反应综合征。这种免疫调节异常主要表现为淋巴细胞和组织细胞过度活化以及炎性细胞因子过度生成,引起以发热、肝脾肿大、肝功能损害、全血细胞减少等为主要特征的一系列临床症状和体征。它不是一种单独的疾病而是一组临床表现。

HLH 由于触发因素不同,通常被分为原发性或遗传相关性噬血细胞淋巴组织细胞增生症(primary or hereditary hemophagocytic lymphohistiocytosis,pHLH or hHLH)和继发性或获得性噬血细胞淋巴组织细胞增生症(secondary or acquired hemophagocytic lymphohistiocytosis,sHLH or aHLH)。pHLH 具有明确的家族遗传和/或基因缺陷,通常于幼年发病,也可迟至青少年期或成人期发病,细胞毒功能缺陷是 pHLH 的本质。sHLH 则常常由感染、恶性肿瘤或风湿免疫性疾病等潜在疾病触发。儿童以感染和风湿性疾病触发多见,而成人则以恶性肿瘤,尤其是淋巴瘤为主要诱因。

(1)感染相关性 HLH:是 sHLH 最常见的形式,包括病毒、细菌、真菌以及原虫等感染。疱疹病毒感染,尤其是 EBV 感染是最主要的诱因,约占一半以上。

(2)肿瘤相关性 HLH:以淋巴瘤最常见,其他见于急性白血病、多发性骨髓瘤、骨髓增生异常综合征等。

(3)免疫相关性 HLH:部分自身免疫性疾病,尤其是系统性青年型类风湿关节炎,成人 Still 病和系统性红斑狼疮等会出现与 HLH 相似的临床表现,称为巨噬细胞活化综合征。

(4)合并 HLH 的其他疾病:获得性免疫缺陷、妊娠、药物、干细胞移植后、代谢性疾病等患者也存在发生 HLH 的风险。

(二)ICD-10 分类知识点

1. 噬血细胞性淋巴细胞与组织细胞增多症主要分类于 D76.1 和 D76.2。

D76　涉及淋巴网状组织和网状组织细胞系统的某些疾病

　　D76.0　朗格汉斯细胞的组织细胞增多症,不可归类在他处者

　　D76.1　噬红细胞性淋巴细胞与组织细胞增多症

　　　　　家族性噬红细胞性网状细胞增多

　　　　　除朗格汉斯细胞外的单核吞噬细胞的组织细胞增多症 NOS

　　D76.2　噬红细胞综合征,与感染有关的

　　　　　需要时,使用附加编码标明传染性病原体或疾病

　　D76.3　其他组织细胞增多综合征

2. 噬血细胞淋巴组织细胞增生症临床分型及对应编码(表3-3)

表3-3　噬血细胞淋巴组织细胞增生症的临床分型及对应编码一览表

疾病临床分类	ICD-10 编码
原发性或遗传相关性噬血细胞淋巴组织细胞增生症	
家族性噬血细胞淋巴组织细胞增生症(FHL)	D76.1
已知基因缺陷 FHL(穿孔素、Munc13.4 等)	D76.1
未知基因缺陷 FHL	
免疫缺陷综合征相关性 HLH	D76.1
Chediak Higashi 综合征(CHS)	E70.3
格里塞利综合征(Griseelli syndrome,GS)	E70.3
X 连锁淋巴增生综合征(X-linked lymphoproliferative syndrome,XLP)	D82.3
继发性或获得性噬血细胞淋巴组织细胞增生症	
外源性因素(病原体、毒素)所致感染相关性 HLH	D76.2
内源性因素组织损伤、代谢产物等相关性 HLH	D76.1
结缔组织性疾病如巨噬细胞活化综合征(MAS)	D76.1+ 相关结缔组织病编码
恶性肿瘤如恶性淋巴瘤、急性白血病等相关性 HLH	D76.1+ 相关肿瘤编码

二、编码问题解析

编码问题 1:EB 病毒感染相关性噬血细胞淋巴组织细胞增生症 D76.100

噬血细胞淋巴组织细胞增生症的临床诊断及 ICD 分类均需要区分其病因,因此需要查看病历明确。

查房记录(部分)

诊断及诊断依据:

1. EB 病毒相关性噬血细胞淋巴组织细胞增生症(高危)　患儿,男,有发热,肝、脾、淋巴结肿大,全血细胞减少,铁蛋白升高,低纤维蛋白原血症,血脂升高,骨髓有噬血现象,故诊断。患儿 EBV-PCR 明显升高考虑 EB 病毒相关性。按照 HLH-2018 方案评估,患儿疾病进展快,肝脾肿大明显,中性粒细胞 $<0.5\times10^9$/L,LDH$>1\,000$U/L,铁蛋白$>2\,000$ng/L,故考虑为高危。

2. 肺炎　患儿有反复发热,病程中有咳嗽表现,查体:双肺呼吸音粗,入院后胸腹部 CT 提示双肺炎症,伴有双侧胸腔积液,痰培养提示肺炎链球菌生长,故诊断。

3. 胸腔积液　患儿有 EB 病毒相关性噬血细胞淋巴组织细胞增生症基础,入院后胸腹部 CT 提示双肺炎症,伴有双侧胸腔积液,故诊断。

4. 肝功能损害　患儿有 EB 病毒相关性噬血细胞淋巴组织细胞增生症基础,入院后肝功能提示转氨酶明显升高,故诊断。

5. **凝血功能障碍**　患儿有 EB 病毒相关性噬血细胞淋巴组织细胞增生症基础,有皮肤瘀点表现,入院后查凝血功能示纤维蛋白原明显降低,故诊断。

6. **低蛋白血症**　患儿有 EB 病毒相关性噬血细胞淋巴组织细胞增生症基础,有浆膜腔积液,肝功能提示白蛋白 29.7g/L,故诊断。

7. **鹅口疮**　患儿有 EB 病毒相关性噬血细胞淋巴组织细胞增生症基础,现予 HLH-2018 方案化疗中,查体口腔颊黏膜新增白色膜状物附着,考虑为鹅口疮,故诊断。

噬血细胞综合征突变分析报告单(部分)		
姓名:×××	性别:男	年龄:5 岁 5 月
就诊类型:住院	病案号:×××	病区:血液内科
送检项目:基因检测	临床诊断:发热待查	条码号:×××
标本种类:静脉血	采样时间:×××	床位号:×××
检测结果:该患者未检测到噬血细胞综合征常见突变位点。		
报告时间:×××	送检部门:血液内科	检查者:×××　　　　 审核者:×××

本例患者有发热、肝脾和淋巴结肿大、全血细胞减少、肝功能异常和凝血障碍,噬血细胞淋巴组织细胞增生症诊断明确。同时该患儿未发现噬血细胞淋巴组织细胞增生症相关基因异常,病原学检测提示 EB 病毒感染,因此本例患者属于感染相关噬血细胞淋巴组织细胞增生症。因此不应编码于 D76.1 噬红细胞性淋巴细胞与组织细胞增多症,查询第一卷,应编码至 D76.2 与感染相关的噬红细胞综合征,同时编码 B97.8 其他病毒性病原体作为分类其他章疾病的原因。

编码查找过程:

主导词:淋巴细胞与组织细胞增多症,噬红细胞性 D76.1

核对第一卷:D76.1　噬红细胞性淋巴细胞与组织细胞增多症

　　　　　　　家族性噬红细胞性网状细胞增多

　　　　　　　除朗格汉斯细胞外的单核吞噬细胞的组织细胞增多症 NOS

D76.1 用于分类家族性噬红细胞性网状细胞增多以及其他方面未特指的除朗格汉斯细胞外的单核吞噬细胞组织细胞增多症,但本例病因明确为感染。查看 D76.2 噬红细胞综合征(与感染有关的),与本案例 EB 病毒感染相关噬血细胞淋巴组织细胞增生症相符,因此,通过核对第一卷,修正编码至 D76.2 感染性噬血细胞综合征。需要时,使用附加编码标明传染性病原体或疾病。

编码查找过程:

主导词:感染

　　　—病毒

　　　——特指类型

　　　———作为分类于他处疾病的原因 B97.8

核对第一卷:B97.8 其他病毒性病原体作为分类于其他章疾病的原因

编码问题 2：肺炎 J18.900

本案例诊断肺炎，分类于笼统的未特指的肺炎编码 J18.9，需要查看病历，明确是否能分类至更特异的编码。

<table>
<tr><td colspan="6" align="center">检验报告单（部分）</td></tr>
<tr><td colspan="2">姓名：×××</td><td colspan="2">性别：男</td><td colspan="2">年龄：5 岁 5 月</td></tr>
<tr><td colspan="2">就诊类型：住院</td><td colspan="2">病案号：×××</td><td colspan="2">病区：血液内科</td></tr>
<tr><td colspan="2">送检项目：痰培养</td><td colspan="2">临床诊断：发热待查</td><td colspan="2">条码号：×××</td></tr>
<tr><td colspan="2">标本种类：痰</td><td colspan="2">采样时间：×××</td><td colspan="2">床位号：×××</td></tr>
<tr><td colspan="6">鉴定结果：肺炎链球菌生长</td></tr>
<tr><td colspan="6">药敏结果：（略）</td></tr>
<tr><td colspan="2">报告时间：×××</td><td>送检部门：血液内科</td><td>检查者：×××</td><td colspan="2">审核者：×××</td></tr>
</table>

本例患儿有反复发热，病程中有咳嗽表现，影像学检查提示双肺炎症，伴有双侧胸腔积液，痰培养检查提示肺炎链球菌生长，结合查房记录中的依据"双肺呼吸音粗，入院后胸腹部 CT 提示双肺炎症，伴有双侧胸腔积液，痰培养提示肺炎链球菌生长，故诊断"，即本例患者肺炎病原体明确为链球菌，因此，不应编码于 J18.9 未特指的肺炎，应编码至 J13 链球菌性肺炎。

编码查找过程：

主导词：肺炎

　　　　—肺炎链球菌 J13

核对第一卷：J13 链球菌性肺炎

编码问题 3：肝功能损害，R94.500

本案例主要诊断疾病为 EB 病毒相关性噬血细胞淋巴组织细胞增生症（高危），通过上述临床知识点可知，肝功能损害为此病的常见症状和体征，其他诊断出现肝功能损害编码于 R94.5，需要查看病历，是否需要编码。

<table>
<tr><td colspan="4" align="center">检验报告单（部分）</td></tr>
<tr><td>姓名：×××</td><td>性别：男</td><td></td><td>年龄：5 岁 5 月</td></tr>
<tr><td>就诊类型：住院</td><td>病案号：×××</td><td></td><td>病区：血液内科</td></tr>
<tr><td>送检项目：肝功能</td><td>临床诊断：发热待查</td><td></td><td>条码号：×××</td></tr>
<tr><td>标本种类：静脉血</td><td>采样时间：×××</td><td></td><td>床位号：×××</td></tr>
<tr><td align="center">名称</td><td align="center">结果</td><td align="center">参考值</td><td align="center">单位</td></tr>
<tr><td align="center">总胆红素</td><td align="center">6.4</td><td align="center">0~12</td><td align="center">μmol/L</td></tr>
<tr><td align="center">直接胆红素</td><td align="center">4.9</td><td align="center">0~6.7</td><td align="center">μmol/L</td></tr>
<tr><td align="center">间接胆红素</td><td align="center">1.5</td><td align="center">0~14</td><td align="center">μmol/L</td></tr>
</table>

名称	结果	参考值	单位
总蛋白	56	58~80	g/L
白蛋白	29.7	38~55	g/L
谷丙转氨酶	315.4	0~40	U/L
谷草转氨酶	621	0~45	U/L
乳酸脱氢酶	1 941	110~330	U/L
报告时间：×××	送检部门：血液内科	检查者：×××	审核者：×××

　　通过查阅肝功能检查结果提示患者有肝功能检查结果异常,编码于 R94.5 肝功能检查的异常结果。查阅第一卷,R94.5 一般用于没有明确病因诊断的肝功能异常。而本例患者主要诊断明确为 EB 病毒相关性噬血细胞淋巴组织细胞增生症,结合上述临床知识点可知,该病主要的临床表现包括肝脏肿大及肝功能损害,结合肝功能损害的诊断依据"患儿有 EB 病毒相关性噬血细胞淋巴组织细胞增生症基础,入院后肝功能提示转氨酶明显升高,故诊断",因此本案例的肝功能异常有明确的病因诊断。同时,根据第十八章症状、体征和临床与实验室异常所见,不可归类于他处者的章节下面明确注释:"本章包括症状、体征、临床或其他诊察操作的异常结果以及不明确的情况,对于这些内容均没有记录可分类于他处的诊断。相当肯定地表明为某一特定诊断的体征和症状,被归类到本分类其他章的类目中"。因此,本案例肝功能损害应省略编码。

【案例最终编码】

诊断类别	诊断名称	原编码	修正编码	ICD 名称
出院主要诊断	EB 病毒感染相关性噬血细胞淋巴组织细胞增生症	D76.100	D76.2	感染性噬血细胞综合征
出院其他诊断			B97.8	其他病毒性病原体作为分类其他章疾病的原因
	肺炎	J18.900	J13	链球菌性肺炎
	双侧胸腔积液(非结核性)	J94.804	J94.8	胸腔积液
	肝功能损害	R94.500	—	—
	凝血功能障碍	D68.900	D68.9	凝血缺陷
	低蛋白血症	E77.801	E77.8	低蛋白血症
	鹅口疮	B37.000	B37.0	念珠菌性口炎

第三节　手术案例分析

一、知识点回顾

(一) 编码相关临床知识点

1. 造血干细胞移植的定义及分类　造血干细胞移植(hematopoietic stell cell transplantation, HSCT)是患者进行放疗、化疗及免疫抑制预处理,清除异常造血与免疫系统后,将供者或自身造血干细胞经血管输注到患者体内,使之重建正常造血和免疫系统的一种治疗方法,目前主要用于恶性血液病、骨髓衰竭性疾病、部分先天性及代谢性疾病。

造血干细胞移植存在多种临床分类。按照供者类型分为自体移植、同卵双生间的同基因移植和同种异基因移植;同种异基因移植又分为有血缘供者移植和非血缘供者移植;根据造血干细胞来源分为脐血移植、骨髓移植和外周血干细胞移植;根据移植前预处理强度分为清髓性预处理的移植、非清髓性预处理的移植和减低预处理剂量的移植;按照供受体之间的人类白细胞抗原(HLA)匹配的程度又可分为 HLA 全相合、部分相合或单体型相合移植;根据是否对移植物做体外净化分为非去除 T 细胞移植、去除 T 细胞移植或纯化 CD34$^+$ 细胞移植等。

2. 与造血干细胞移植有关的临床概念

(1) 骨髓净化:是指自体造血干细胞移植中,对白血病或实体肿瘤伴有骨髓侵犯的患者,在病情缓解时采集骨髓或外周血干细胞,为避免回输的自体骨髓 / 外周血造血干中含有残留的微量白血病细胞,在回输前通过体外清除这些残留肿瘤细胞的过程。近年来骨髓净化的方法包括:反义核苷酸净化法、高温净化法、免疫净化法、细胞因子净化法、药物净化法、光动力学净化法等。这些净化方法对骨髓的净化效果还不十分理想,残留的极微量白血病细胞仍可导致移植后复发,因此,目前骨髓净化在临床上应用较少。

(2) 体外去除(净化)T 细胞:是指在异体骨髓或外周血造血干细胞移植中,为减轻供受者之间 HLA 不合导致移植物抗宿主病,通过体外去除 T/B 细胞以克服移植物抗宿主病,从而跨越 HLA 不合免疫屏障的移植模式。

(3) 移植物的来源:骨髓、外周血和脐血是造血干细胞移植的三个传统的干细胞来源。早期造血干细胞移植主要采用骨髓移植。自 1999 年 Kessinger 等成功完成首例异基因外周血造血干细胞移植后,由于其采集方便、供者耐受性良好、造血恢复快等优势,近年来应用病例逐年上升。除单个干细胞作为移植物来源外,近年来也有研究将骨髓加外周血等混合来源干细胞共同作为移植物,并在临床治疗中取得较好疗效。

(4) 预处理:预处理是造血干细胞移植技术体系中的重要环节,一般是指在造血干细胞回输前接受的全身放射治疗和 / 或细胞毒药物及免疫抑制剂的联合治疗。对于自体造血干细胞移植,目的是尽可能地清除基础性疾病;对于异基因造血干细胞移植,其作用还包括提供造血龛和移植患者免疫功能以确保移植物的植入。目前大致可分为 3 类：清髓性方案、非清髓性方案、减低强度的预处理方案。

（二）ICD-9-CM-3 分类知识点

1. 造血干细胞移植的分类结构

41.0　骨髓或造血干细胞移植

41.00　骨髓移植 NOS

41.01　自体骨髓移植不伴净化

41.02　异体骨髓移植伴净化

41.03　异体骨髓移植不伴净化

41.04　自体造血干细胞椅子不伴净化

41.05　异体造血干细胞移植不伴净化

41.06　脐血干细胞移植

41.07　自体造血干细胞移植伴净化

41.08　移植异体造血干细胞

41.09　自体骨髓移植伴净化

临床常见造血干细胞移植名称及相应的 ICD 编码，见表 3-4。

表 3-4　常见造血干细胞移植术名称及 ICD 编码一览表

供体来源	移植名称	ICD 编码
自体	自体骨髓移植	41.01 或 41.09，如同时行骨髓采集术，需另编码 41.91
	自体外周血造血干细胞移植	41.04 或 41.07，如同时行外周血干细胞采集术，需另编码 99.79
异体	同卵双生间的同基因骨髓移植、同胞全相合骨髓移植、有血缘供者的异基因骨髓移植、亲缘单倍体相合异基因骨髓移植	41.02 或 41.03，需另编码 00.91
	同卵双生间的同基因外周血造血干细胞移植、同胞全相合外周血造血干细胞移植、有血缘供者的异基因外周血造血干细胞移植、亲缘单倍体相合异基因外周血造血干细胞移植	41.05 或 41.08，需另编码 00.91
	非血缘供者的异基因骨髓移植、无关供者 HLA 全相合 / 部分相合骨髓移植	41.02 或 41.03，需另编码 00.92
	非血缘供者的同种异基因外周血造血干细胞移植、无关供者 HLA 全相合 / 部分相合外周血造血干细胞移植	41.05 或 41.08，需另编码 00.92
自体 / 异体	脐带血移植	41.06，异体来源需另编码 00.91 或 00.92

2. 编码注意事项

（1）编码造血干细胞移植时应注意需要报告提供的材料来源（00.91-00.93）。00.91 与供者有血缘关系的活体移植、00.92 与供者无血缘关系的活体移植、00.93 从尸体上移植。

（2）造血干细胞移植编码主要有三个分类轴心。分类轴心一，供体来源：需区分异体、自体；分类轴心二，干细胞来源：需区分骨髓、外周血造血干细胞、脐带血；分类轴心三，是否伴有净化。临床医生通常不会在手术名称中完整体现分类要点，在实际编码过程中需根据临床医疗记录进行准确分类。

（3）应注意尽量避免使用 41.00 其他方面未特指的骨髓／外周血造血干细胞移植，因为在实际编码过程中，几乎都能从移植病历中寻找到相关特指分类，因此应尽可能不去使用此编码。

（4）41.06 脐血干细胞移植不需要区分是否净化、来源是自体还是异体。

（5）自体造血干细胞移植和自体骨髓移植前如需行用于移植的干细胞采集术，自体造血干细胞采集编码 99.79 外周血干细胞采集；自体骨髓采集编码 41.91 骨髓抽吸，为了移植。

（6）临床上清髓性预处理方案和净化均是针对受体体内肿瘤细胞或免疫细胞的清除以减少血液恶性病的复发或减轻移植物抗宿主反应等。而在 ICD 分类中，净化指的是针对已采集的骨髓或外周血干细胞进行体外净化的过程，包括异体和自体移植。编码员往往容易混淆。因此，不能将清髓性预处理移植编码至伴有净化的分类。

案例一

【基本信息】

性别：男	年龄：19 岁	住院天数：56 天
入院科室：血液科		出院科室：血液科

【诊断信息】

诊断类别	诊断名称	疾病编码
出院主要诊断	急性混合细胞白血病	C95.001
出院其他诊断	移植物抗宿主反应（皮肤、肝脏）	T86.001
	败血症	A41.900
	化疗后骨髓抑制	D61.101
	植入综合征	T86.001
	继发性凝血功能障碍	D68.902
	药物性肝损害	K71.901
	巨细胞病毒感染	B25.900
	EB 病毒感染	B00.901

【手术信息】

手术分类	手术及操作名称
操作	异体造血干细胞移植

【手术记录】

造血干细胞回输记录(部分)

患者,男,18岁3月,因诊断"急性混合细胞性白血病 M2a 型,高危"8个月,需行造血干细胞移植收入血液肿瘤病房。目前诊断:1.急性混合细胞白血病 M2a 型,高危,完全缓解期;2.继发性凝血功能障碍;3.输血不良反应。确诊后行 HLA 配型,在中华骨髓库找到 HLA10/10 相合供者,供者体检合格,供者血型 B/RH+,患者血型 A/RH+。目前患者已完成 BU+ARAC+CTX 方案预处理,按计划今日进行外周血造血干细胞移植(外周血干细胞来源于中华骨髓库,今日由公司工作人员送至我院,今日按计划行无关供者外周血造血干细胞回输)。核对外周血供体采集物(供者编号:×××),采集物标示为176ml,×××主任医师、×××副主任医师、×××主治医师指示予以采集物回输。

回输前半小时完成常规预防用药(异丙嗪、甲强龙、甘露醇)。

回输时间从20××年××月××日××时××分开始,回输前患者无发热,无面色苍白,无胸闷及呼吸困难,下肢可见淡红色斑丘疹,无黄疸,输注过程中及回输后患者安静,监测呼吸、心率在正常范围,无溶血反应、过敏性休克、栓塞及液体负荷等情况。

本案例与干细胞移植分类有关的主要临床信息:

1. 供体来源为异体,属于 HLA10/10 全相合供者,供受者之间无亲缘关系。

2. 干细胞来源为外周血造血干细胞。

3. 移植前未进行去除 T/B 细胞等预防移植物抗宿主病的净化处理。

因此,本案例手术为无关供者外周造血干细胞移植术,应编码至 41.05 异体造血干细胞移植不伴净化。同时根据编码提示,应报告供者来源,另编码 00.92 与供者无血缘关系的活体移植。

编码查找过程:

主导词:移植物,移植

　　　　—干细胞

　　　　——同种异基因(造血的)41.05

核对类目表:41.05 异体造血干细胞移植不伴净化

【案例最终编码】

手术类别	手术及操作名称	ICD 编码	ICD 名称
操作	异体造血干细胞移植	41.05	异体造血干细胞移植不伴净化
		00.92	与供者无血缘关系的活体移植

案例二

【基本信息】

性别:男	年龄:10岁2月	住院天数:60天
入院科室:血液肿瘤科		出院科室:血液肿瘤科

【诊断信息】

诊断类别	诊断名称	疾病编码
出院主要诊断	再生障碍性贫血(重型)	D61.905
出院其他诊断	败血症	A41.900
	急性支气管炎	J20.900
	疱疹性咽峡炎	B08.501
	肝功能损害	R94.500
	舌溃疡	K14.003

【手术信息】

手术分类	手术及操作名称
操作	脐血干细胞移植

【手术记录】

造血干细胞回输记录(部分)

患者,男,10岁2月,因诊断"反复出血4年,确诊再生障碍性贫血4个月,面色苍白2周,发现皮肤瘀斑瘀点10天"入院。目前诊断为再生障碍性贫血(重型)。确诊后行HLA配型,与患儿同胞妹妹HLA10/10相合,供者体检合格,供者血型AB/RH+,患儿血型AB/RH+。目前患儿已完成CTX+ATG预处理,按计划今日行同胞供者脐带血+骨髓造血干细胞移植。核对脐血(供者脐血编号:×××),采集物标示为27ml(TNC4.11×10^8,CD34$^+$细胞1.44×10^8),骨髓干细胞由我院今日采集,共913ml骨髓液(含肝素233ml,MNC51×10^8,CD34$^+$细胞1.44×10^8),×××主任医师、×××主治医师指示予以采集物回输。

回输前半小时完成常规预防用药(异丙嗪、甲强龙、甘露醇)。

回输时间从20××年××月××日××时××分开始,回输前患儿无发热,无面色苍白,无胸闷及呼吸困难,无躯干部及四肢皮疹或红斑,无黄疸,输注过程中及回输后患者精神可,无发热、皮疹、无黄疸及尿色加深等情况。

本案例与干细胞移植分类有关的主要临床信息:

1. 供者为同胞妹妹。

2. 干细胞来源为脐血和骨髓。

3. 移植前未经过体外净化处理。

本案例手术为脐血+骨髓干细胞移植术,应编码41.06脐血干细胞移植+41.03异体骨髓移植不伴净化。同时根据编码提示,应报告提供的材料来源,另编码00.91与供者有血缘关系的活体移植。

编码查找过程

主导词:移植物,移植

　　—干细胞

— —脐血 41.06

核对类目表:41.06 脐血干细胞移植

主导词:移植物,移植

　　—骨

　　— —骨髓

　　— — —同种异基因 41.03

核对类目表:41.03 异体骨髓移植不伴净化

【案例最终编码】

手术类别	手术及操作名称	ICD 编码	ICD 名称
操作	脐血干细胞移植	41.06	脐血干细胞移植
		41.03	异体骨髓移植不伴净化
		00.91	与供者有血缘关系的活体移植

案例三

【基本信息】

性别:女		年龄:2 岁 10 月	住院天数:10 天
入院科室:血液肿瘤科			出院科室:血液肿瘤科

【诊断信息】

诊断类别	诊断名称	疾病编码
出院主要诊断	同胞造血干细胞移植供者	Z52.001
出院其他诊断	β 地中海贫血(轻度)	D56.902
	急性上呼吸道感染	J06.900

【手术信息】

手术分类	手术及操作名称
操作	干细胞采集

【手术记录】

骨髓干细胞采集术(部分)

患者,女,2 岁 10 月,因"为同胞姐姐做造血干细胞移植供者"入院。在全麻下行骨髓造血干细胞采集术(单个核细胞计数 $9.22×10^9/L$),术中予以 O 型 RH(D)红细胞悬液 0.75U 输注。

本案例手术是为同胞姐姐做造血干细胞移植供者入院,入院后按计划行骨髓干细胞采集术。骨髓采集术编码至 41.91 供者骨髓抽吸,为了移植。

编码查找过程：

主导词：抽吸，吸引术

　　—骨髓

　　——来自供者用于移植 41.91

核对类目表：41.91 供者骨髓抽吸，为了移植

【案例最终编码】

手术类别	手术及操作名称	ICD 编码	ICD 名称
操作	干细胞采集	41.91	供者骨髓抽吸，为了移植

（肖　莉）

第四章

内分泌、营养和代谢性疾病

第一节 概　　述

本章主要分类垂体、甲状腺、甲状旁腺、胸腺、肾上腺、性腺和胰岛等内分泌腺的相关疾病以及营养不良和代谢性疾患,编码分类于 E00-E90。需要时,可使用本章编码作为附加编码予以标明肿瘤和异位内分泌组织所致的功能活性,或与肿瘤和分类于他处的其他情况有关的内分泌腺功能亢进或功能减退。

本章包括下列各节:

E00-E07　甲状腺疾患

E10-E14　糖尿病

E15-E16　葡萄糖调节和胰腺内分泌的其他疾患

E20-E35　其他内分泌腺疾患

E40-E46　营养不良

E50-E64　其他营养缺乏

E65-E68　肥胖症和其他营养过度

E70-E90　代谢紊乱

不包括:

妊娠、分娩和产褥期的并发症(O00-O99)

症状、体征和临床与实验室异常所见,不可归类在他处者(R00-R99)

特发于胎儿和新生儿的暂时性内分泌和代谢疾患(P70-P74)

本章提供的星号类目:

E35* 　分类于他处的疾病引起的内分泌腺疾患

E90* 　分类于他处的疾病引起的营养和代谢疾患

第二节 疾病案例分析

案例一

【基本信息】

性别:女	年龄:27 岁	住院天数:4 天
入院科室:内分泌科		出院科室:内分泌科

【诊断信息】

诊断类别	诊断名称	疾病编码
出院主要诊断	甲状腺功能亢进症	E05.900
出院其他诊断	甲状腺结节	E04.101

【编码问题】甲状腺功能亢进症 E05.900、甲状腺结节 E04.101

一、知识点回顾

(一)编码相关临床知识点

甲状腺功能亢进症(hyperthyroidism)简称甲亢,是由于甲状腺腺体本身合成及释放过多的甲状腺激素。甲状腺毒症(thyrotoxicosis)是指血液中甲状腺激素过多,造成神经、循环、消化等系统兴奋性增高和机体代谢亢进,引起心悸、出汗、进食、排便次数增多和体重减少为主要表现的的一组临床综合征。

甲状腺肿(goiter)是指良性甲状腺上皮细胞增生形成的甲状腺肿大,根据其是否合并有甲状腺功能亢进症,分为毒性和非毒性甲状腺肿。按病因分为弥漫性毒性甲状腺肿(Graves disease)、结节性毒性甲状腺肿和甲状腺自主高功能腺瘤等。

非毒性甲状腺肿(nontoxic goiter)是指由非炎症和非肿瘤原因导致的甲状腺弥漫性或结节性肿大,且无临床甲状腺功能异常表现,分为弥漫性和结节性甲状腺肿。弥漫性非毒性甲状腺肿又称单纯性甲状腺肿,是指甲状腺弥漫性肿大,不伴结节及甲状腺功能异常;非毒性多结节性甲状腺肿是指甲状腺结节性肿大、变形,可扪及多个大小不一的结节,不伴有甲状腺功能异常。

(二)ICD-10 分类知识点

1. 甲状腺肿的主要分类轴心为毒性和非毒性即是否伴有甲状腺功能亢进,次要分类轴心为单结节和多结节,主要分类结构:

E04　其他非毒性甲状腺肿

不包括：先天性甲状腺肿：

弥漫性（E03.0）

E04.0　非毒性弥漫性甲状腺肿

E04.1　非毒性单个甲状腺结节

非毒性单结节性甲状腺肿

E04.2　非毒性多结节性甲状腺肿

E04.8　其他特指的非毒性甲状腺肿

E04.9　未特指的非毒性甲状腺肿

E05　甲状腺毒症［甲状腺功能亢进症］

E05.0　甲状腺毒症伴有弥漫性甲状腺肿

突眼性或毒性甲状腺肿 NOS

格雷夫斯病［毒性弥漫性甲状腺肿］

毒性弥漫性甲状腺肿

E05.1　甲状腺毒症伴有毒性单个甲状腺结节

甲状腺毒症伴有毒性单结节性甲状腺肿

E05.2　甲状腺毒症伴有毒性多结节性甲状腺肿

E05.3　来自异位甲状腺组织的甲状腺毒症

E05.4　人为甲状腺毒症

E05.5　甲状腺危象

E05.8　其他甲状腺毒症

E05.9　未特指的甲状腺毒症

2. **编码注意事项**　在分类甲状腺肿时,应首先区分是否伴有甲状腺功能亢进,伴有为毒性甲状腺肿,不伴有为非毒性甲状腺肿；其次需区分有无结节及结节数量。

二、编码问题解析

本案例主要诊断甲状腺功能亢进症,编码于 E05.9 未特指的甲状腺毒症,其他诊断甲状腺结节,编码于 E04.1 非毒性单个甲状腺结节,表明无甲状腺功能亢进,两个诊断表达的甲状腺毒性情况截然相反,故需查看病历,明确本案例患者甲状腺功能亢进症与甲状腺结节的关系。

查房记录（部分）

诊断及诊断依据：

1. 甲状腺功能亢进　患者入院前半年无明显诱因出现双眼突出,平素食量较大,夜间睡眠欠佳,活动后易出汗,查甲状腺激素＋游离甲状腺激素检验结果示：TT_3 4.34nmol/L,TSH <0.004μIU/ml,FT_3 15.3pmol/L,FT_4 35.3pmol/L,故诊断。

2. 甲状腺结节　入院查体见左侧甲状腺Ⅰ～Ⅱ度肿大,甲状腺彩超示：左叶可见一圆形结节,结节边缘整齐,无血管杂音,结合甲状腺激素＋游离甲状腺激素检验结果,故诊断。

本案例甲状腺结节诊断依据示：患者左侧甲状腺Ⅰ～Ⅱ度肿大，甲状腺彩超示左叶可见一圆形结节，显示为单结节甲状腺肿，结合甲状腺激素＋游离甲状腺激素检验结果，诊断甲状腺功能亢进，可见此结节伴有甲状腺功能亢进。查看第三卷，甲状腺功能亢进症和甲状腺结节应合并编码至 E05.1 甲状腺毒症伴有毒性单个甲状腺结节。

编码查找过程：

主导词：甲状腺功能亢进症（潜伏性）（成人前的）（复发性）

　　　　—伴有

　　　　——甲状腺肿（弥漫性）

　　　　———单结节性 E05.1

核对第一卷：E05.1 甲状腺毒症伴有毒性单个甲状腺结节

【案例最终编码】

诊断类别	诊断名称	原编码	修正编码	ICD 名称
出院主要诊断	甲状腺功能亢进症	E05.900	E05.1	甲状腺毒症伴有毒性单个甲状腺结节
出院其他诊断	甲状腺结节	E04.101		

案例二

【基本信息】

性别：男	年龄：12 岁	住院天数：14 天
入院科室：内分泌科		出院科室：内分泌科

【诊断信息】

诊断类别	诊断名称	疾病编码
出院主要诊断	糖尿病酮症酸中毒（重度）	E14.100
出院其他诊断	高渗性昏迷	E10.001
	儿童糖尿病	E14.900
	电解质代谢紊乱	E78.801

【编码问题】糖尿病酮症酸中毒 E14.100、高渗性昏迷 E10.001、儿童糖尿病 E14.9

一、知识点回顾

（一）编码相关临床知识点

糖尿病（diabetes）是由遗传和环境因素共同作用引起的临床综合征，其基本的病理生理机制是胰岛素分泌和／或胰岛素作用缺陷引起糖、蛋白、脂肪、水和电解质等代谢紊乱，临床以高血糖为主要特征。糖尿病具体分型，见表 4-1。

表 4-1　糖尿病分型［WHO 糖尿病专家委员会提出的分型标准（1999）］

糖尿病分型	临床表现
1 型糖尿病（T1DM）	胰岛素 β 细胞破坏，导致胰岛素绝对缺乏
2 型糖尿病（T2DM）	胰岛素抵抗为主伴胰岛素进行性分泌不足
妊娠糖尿病（GDM）	妊娠期间发生的不同程度糖代谢异常
其他特殊类型	在不同水平上病因学相对明确的部分高血糖状态

糖尿病患者长期碳水化合物以及脂肪、蛋白质代谢紊乱可引起系统损害，导致眼、肾、神经、心脏、血管等组织器官慢性进行性病变、功能减退及衰竭；病情严重或应激时可发生急性严重代谢紊乱，如糖尿病酮症酸中毒、高渗高血糖综合征。

糖尿病酮症酸中毒（diabetic ketoacidosis，DKA）为最常见糖尿病急症，以高血糖、酮症和酸中毒为主要表现，随着病情发展，后期出现神志障碍，称糖尿病酮症酸中毒昏迷。

高渗高血糖综合征（hyperosmolar hyperglycemic syndrome，HHS）临床特征为严重高血糖、高血浆渗透压、脱水，无明显酮症，患者可有不同程度的意识障碍或昏迷（<10%）。

糖尿病并发症：

1. 急性严重代谢紊乱　糖尿病酮症酸中毒、高渗高血糖综合征。

2. 感染性疾病　肾盂肾炎、膀胱炎、皮肤真菌感染、肺结核等。

3. 慢性并发症

- 微血管病变：糖尿病肾病、糖尿病性视网膜病变、糖尿病心肌病等。
- 大血管病变：动脉粥样硬化。
- 神经系统并发症：中枢神经系统并发症（缺血性脑卒中等）、周围神经病变（糖尿病性肌萎缩等）、自主神经病变（胃轻瘫、腹泻等）。

4. 糖尿病足。

5. 其他　视网膜黄斑病、白内障、青光眼、牙周病等。

（二）ICD-10 分类知识点

1. 糖尿病分类于 E10-E14，类目分类轴心为类型，共用亚目 .0 到 .9，亚目分类轴心为并发症。

E10　胰岛素依赖型糖尿病

E11　非胰岛素依赖型糖尿病

E12　营养不良相关性糖尿病

E13　其他特指的糖尿病

E14　未特指的糖尿病

共用亚目：

　　.0 伴有昏迷

　　糖尿病：

- 昏迷伴有或不伴有酮症酸中毒
- 高渗性昏迷
- 低血糖性昏迷

高血糖性昏迷 NOS

.1 伴有酮症酸中毒

糖尿病：

- 酸中毒
- 酮症酸中毒 } 未提及昏迷

.2† 伴有肾的并发症

.3† 伴有眼的并发症

.4† 伴有神经的并发症

.5 伴有周围循环并发症

.6 伴有其他特指的并发症

.7 伴有多个并发症

.8 伴有未特指的并发症

.9 不伴有并发症

2. **编码注意事项**

- 分类糖尿病时，首先需要确定其类型，以分类至合适的类目，其次根据并发症，归类到相应亚目。
- 注意亚目 .0 和 .1 的应用，糖尿病昏迷伴有或不伴有酮症酸中毒分类于亚目 .0，而伴有酮症酸中毒未提及昏迷分类于亚目 .1；同时存在酮症酸中毒和昏迷，昏迷应作为第一考虑情况。
- 糖尿病存在多个并发症时，需要增加编码 .7 以表明伴有多个并发症，当没有指明主要治疗的特定并发症时，亚目 .7 应作为主要编码，具体并发症编码为附加编码。

二、编码问题解析

首先，本案例主要诊断糖尿病酮症酸中毒（重度），编码于 E14.1 未特指的糖尿病伴有酮症酸中毒；其他诊断儿童糖尿病，编码于 E14.9 未特指的糖尿病不伴有并发症。两个编码一个伴有并发症，一个不伴有并发症，互相矛盾；其次，其他诊断高渗性昏迷，编码于 E10.0 I 型糖尿病伴有昏迷，这里又指明糖尿病类型为 1 型且伴有昏迷。I 型糖尿病与未特指的糖尿病同时存在，需查看病历，明确糖尿病的具体类型及并发症情况。

查房记录（部分）

诊断及诊断依据：

1. 糖尿病酮症酸中毒（重度） 患者有糖尿病基础，有精神萎靡表现，有深大呼吸的酸中毒表现，全身无大理石样花纹，结合血气分析结果 $HCO_3^- < 5mmol/L$，故诊断。

2. 高渗性昏迷 患者有糖尿病基础，伴嗜睡、易激惹，完善血渗透压提示明显升高，故诊断。

3. 儿童糖尿病 患者起病隐匿，病程稍长，以"多饮、多尿、消瘦、血糖升高"为主要表现，多次随机血糖大于 11.1mmol/L，结合其年龄及胰岛素和 C 肽释放实验提示 I 型糖尿病，故诊断。

查房记录示,儿童糖尿病的诊断依据:结合患者年龄及胰岛素和 C 肽释放实验提示 1 型糖尿病,表明本案例患者糖尿病为 1 型糖尿病,编码 E14.9 未特指糖尿病不伴有并发症不正确。其他诊断依据示患者在糖尿病基础上出现了糖尿病酮症酸中毒与高渗性昏迷,查看第三卷,应修正编码至 1 型糖尿病酮症酸中毒 E10.1、1 型糖尿病高渗性昏迷 E10.0。结合上述知识点,当酮症酸中毒伴有昏迷,应分类于亚目 .0。故本案例糖尿病酮症酸中毒、高渗性昏迷、儿童糖尿病应合并编码至 E10.0 I 型糖尿病昏迷伴有酮症酸中毒。

编码查找过程:

主导词:糖尿病

　　—1 型 E10.-

　　—昏迷(高血糖性)(高渗性)- 编码于 E10-E14 伴有第四位数 .0

核对第一卷:E10 胰岛素依赖型糖尿病

　　　下列第四位数亚目用于类目 E10-E14:

　　　.0　　伴有昏迷

　　　　糖尿病:

　　　　● 昏迷伴有或不伴有酮症酸中毒

【案例最终编码】

诊断类别	诊断名称	原编码	修正编码	ICD 名称
出院主要诊断	糖尿病酮症酸中毒(重度)	E14.100	E10.0	1 型糖尿病昏迷伴有酮症酸中毒
出院其他诊断	高渗性昏迷	E10.001		
	儿童糖尿病	E14.900		
	电解质代谢紊乱	E78.801	E78.8	电解质代谢紊乱

案例三

【基本信息】

性别:女	年龄:9 月	住院天数:8 天
入院科室:内分泌科		出院科室:内分泌科

【诊断信息】

诊断类别	诊断名称	疾病编码
出院主要诊断	肾上腺皮质功能减退危象	E27.100
出院其他诊断	先天性肾上腺皮质增生症	E25.004
	21- 羟化酶缺陷症	E25.003
	46,XX 性发育障碍	E30.100x004

【编码问题】肾上腺皮质功能减退危象 E27.100、先天性肾上腺皮质增生症、21- 羟化酶缺陷症、46,XX 性发育障碍 E30.100x004

一、知识点回顾

(一)编码相关临床知识点

肾上腺皮质功能减退症(adrenocortical insufficiency,AI)按病因可分为原发性和继发性,原发性 AI 又称艾迪生(Addison)病,是由于自身免疫、结核、感染、肿瘤、白血病等破坏双侧绝大部分的肾上腺所致;继发性 AI 则由下丘脑 - 垂体病变引起促肾上腺皮质激素分泌不足所致。

肾上腺危象(adrenal crisis)也称肾上腺皮质危象,指肾上腺不能产生足够的肾上腺皮质激素,是肾上腺皮质功能减退症急性加重表现,可导致严重危及生命的急性或慢性心血管功能障碍、电解质和糖代谢障碍等内环境失衡等临床征象。原发性肾上腺危象由肾上腺功能障碍发展而来,是肾上腺本身疾病导致糖皮质激素伴或不伴有盐皮质激素缺乏;继发性肾上腺危象是下丘脑或垂体功能障碍所致,而肾上腺功能正常。

先天性肾上腺皮质增生症(congenital adrenal hyperplasia,CAH)是一组常染色体隐性遗传病,由于肾上腺糖皮质激素合成过程中某种酶的先天性缺陷,引起肾上腺皮质激素合成不足,经负反馈作用促使下丘脑、垂体分泌促肾上腺皮质激素释放激素和促肾上腺皮质激素增加,导致肾上腺皮质增生和代谢紊乱。主要的酶缺陷有 21- 羟化酶缺乏、11β- 羟化酶、17- 羟化酶等(表 4-2)。

表 4-2　各种类型 CAH 临床特征

酶缺陷		盐代谢	临床类型
21- 羟化酶	失盐型	失盐	男性假性性早熟,女性假两性畸形
	单纯男性化型	正常	男性假性性早熟,女性假两性畸形
11β- 羟化酶		高血压	男性假性性早熟,女性假两性畸形
17- 羟化酶		高血压	男性假性性早熟,女性性幼稚
3β- 羟类固醇脱氢酶		失盐	男性、女性假两性畸形
类脂性肾上腺皮质增生		失盐	男性假两性畸形,女性性幼稚
18- 羟化酶		失盐	男、女性发育正常

21- 羟化酶缺陷症(21-hydroxylase deficiency,21-OHD)是 CAH 最常见的类型(占 CAH 总数 90%~95%),根据酶缺乏程度不同,通常将其分为失盐型、单纯男性化型。其中约 75% 为失盐型,是由于 21-OHD 完全缺乏导致皮质醇与醛固酮分泌严重不足,雄激素分泌明显增多,胎儿期即受影响,新生儿在出生时呈假两性畸形表现;另有约 25% 为单纯男性化型,是由于 21-OHD 不完全缺乏所致(酶活性为正常的 1%~11%),因患者仍残存 21-OHD 活性,能少量合成皮质醇和醛固酮,故无失盐症状,仅呈现不同程度的男性化体征。

CAH 女性假两性畸形表现为女孩在出生时即呈现程度不同的男性化体征,如阴蒂似男孩的阴囊,但无睾丸;或有不同程度的阴唇融合。虽然外生殖器有两性畸形,但内生殖器为女性型,有卵巢、输卵管、子宫。患儿在 2~3 岁后可出现阴毛、腋毛,于青春期,女性性征缺乏,无乳房发育和月经来潮。

CAH 男性假性性早熟,出生时可无症状,出生 6 个月以后出现性早熟征象,一般 1~2 岁后外生殖器明显增大,阴囊增大,但睾丸大小与年龄相称。可早期出现阴毛、腋毛、胡须、痤疮、喉结、声音低沉和肌肉发达。

(二) ICD-10 分类知识点

E25　肾上腺性征疾患
　　　包括:肾上腺性征综合征,男性化或女性化,无论是后天性还是在激素合成中先天性酶缺乏引起的肾上腺增生
　　　女性:
　　　　　● 肾上腺性假两性同体
　　　　　● 异性假性性早熟
　　　男性:
　　　　　● 同性假性性早熟
　　　　　● 早熟性巨生殖器巨体
　　　　　● 性早熟伴有肾上腺增生
　　　(女性)男性化

E25.0　先天性肾上腺性征疾患伴有酶缺乏
　　　　先天性肾上腺增生
　　　　21- 羟基化酶缺乏
　　　　盐丢失性先天性肾上腺增生

E25.8　其他肾上腺性征疾患

E25.9　未特指的肾上腺性征疾患

E27　其他肾上腺疾患

E27.0　其他肾上腺皮质活动过度
　　　　促肾上腺皮质激素分泌过度,与库欣病无关
　　　　肾上腺(皮质)功能早现

E27.1　原发性肾上腺皮质功能减退症
　　　　艾迪生病
　　　　自身免疫肾上腺炎

E27.2　艾迪生病危象
　　　　肾上腺危象
　　　　肾上腺皮质危象

E27.3　药物性肾上腺皮质功能减退症

E27.4　其他和未特指的肾上腺皮质功能减退症

E27.5　肾上腺髓质功能亢进

E27.8　肾上腺其他特指的疾患

E27.9　肾上腺未特指的疾患

二、编码问题解析

本案例首页诊断肾上腺皮质功能减退危象、先天性肾上腺皮质增生症(失盐型)、21-羟化酶缺乏以及46,XX性发育障碍,根据编码相关临床知识点做出初步判断:①患者由于21-羟化酶完全性缺乏,导致盐丢失型先天性肾上腺皮质增生,引起原发性肾上腺皮质功能减退症,病情发展继而出现危象;②46,XX性发育障碍,表明患者染色体正常,生理性别为女性,进一步查看病历。

> ### 查房记录(部分)
>
> 诊断及诊断依据:
>
> 1. 肾上腺皮质功能减退危象　患者有先天性肾上腺皮质增生症基础,此次以反复吐泻及精神反应差为主要表现,多次电解质检查提示低钠血症,高钾血症,难以纠正,入院时有中度脱水,肢端循环差,精神反应差,故诊断。
>
> 2. 先天性肾上腺皮质增生症(失盐型)　患者病初以皮肤色素沉着为主要表现,伴神萎嗜睡、电解质代谢紊乱,查促肾上腺皮质激素、17-羟孕酮、肾素均升高,同时患者有呕吐、腹泻、电解质紊乱表现,考虑失盐型,故诊断。
>
> 3. 21-羟化酶缺陷症　患者有肾上腺皮质增生症基础,结合患者病初17-OHP升高,基因筛查结果示患者及其父母均为CYP21A2杂合突变,故诊断。
>
> 4. 46,XX性发育障碍　患者女,有CAH基础,入院查体外生殖器异常,可见阴蒂肥大似小阴茎,长约2cm,顶端无开口,既往生殖器B超提示有卵巢及子宫,无睾丸存在,结合患儿染色体检查示46,XX,正常女性核型,故诊断。

编码问题1:肾上腺皮质功能减退危象 E27.100

肾上腺皮质功能减退危象编码于E27.1原发性肾上腺皮质功能减退症,没有表达危象的情况。查看病历,肾上腺皮质功能减退危象诊断依据示:患者有先天性肾上腺皮质增生症基础,此次以反复吐泻及精神反应差为主要表现,多次电解质检查提示低钠血症,高钾血症。肾上腺危象属于肾上腺皮质功能减退急性加重表现,查看第三卷,应编码至E27.2肾上腺皮质危象。

编码查找过程:

主导词:危象

　　—肾上腺(皮质)E27.2

核对第一卷:E27.2　艾迪生病危象

　　　　　　　肾上腺危象

　　　　　　　肾上腺皮质危象

编码问题2:先天性肾上腺皮质增生症、21-羟化酶缺陷症

临床诊断书写与疾病分类存在差异,比如明确的病因或疾病类型诊断书写为笼统疾病,导致分类过粗;再有先给笼统疾病名称,再依次罗列具体类型等情况,造成重复编码或残余亚目与更特异亚目同时存在。本案例21-羟化酶缺陷症为先天性肾上腺皮质增生的病因诊断,查看第三卷,应合并编码至E25.0先天性肾上腺性征疾患伴有酶缺乏。

编码查找过程：

主导词：增生

    —肾上腺（腺体）（皮质）

    ——先天性

    ———盐丢失性 E25.0

核对第一卷：E25.0 先天性肾上腺性征疾患伴有酶缺乏

编码问题 3：46,XX 性发育障碍 E30.100x004

46,XX 性发育障碍编码于 E30.1 性早熟，类目 E30 为青春期疾患，不可归类到他处，不符合诊断表达含义。患者有先天性肾上腺皮质增生症基础，外生殖器异常，可见阴蒂肥大似小阴茎，B 超提示有卵巢及子宫，无睾丸存在，染色体检查示 46,XX，正常女性核型。由此可见患者在先天性肾上腺皮质增生症基础上，外生殖器出现两性畸形，但内生殖器为女性型。因此需要修正编码至 E25.8 其他肾上腺性征疾患。

编码查找过程：

主导词：假两性畸形

    —女性

    ——伴有肾上腺皮质疾患 E25.8

核对第一卷：E25.8 其他肾上腺症疾患

【案例最终编码】

诊断类别	诊断名称	原编码	修正编码	ICD 名称
出院主要诊断	肾上腺皮质功能减退危象	E27.100	E27.2	肾上腺皮质危象
出院其他诊断	先天性肾上腺皮质增生症	E25.004	E25.0	先天性肾上腺性征疾患伴有酶缺乏
	21-羟化酶缺陷症	E25.003		
	46,XX 性发育障碍	E30.100x004	E25.8	其他肾上腺性征疾患

案例四

【基本信息】

性别：男	年龄：43 岁	住院天数：18 天
入院科室：神经外科		出院科室：神经外科

【诊断信息】

诊断类别	诊断名称	疾病编码
出院主要诊断	垂体腺瘤	D44.301
出院其他诊断	继发性垂体功能低下	E23.003
病理诊断	（鞍区）垂体催乳素瘤	M81400/0

【编码问题】 垂体腺瘤 D44.301、继发性垂体功能低下 E23.003

一、知识点回顾

(一)编码相关临床知识点

垂体因各种原因被全部或绝大部分毁坏后,可产生一系列的内分泌腺功能减退的表现,主要累及的腺体为性腺、甲状腺及肾上腺皮质,临床上称为腺垂体功能减退症(hypopituitarism)。腺垂体功能减退的严重程度与垂体被毁程度有关。

腺垂体功能减退症根据发生部位可分为原发性和继发性。原发性垂体功能减退是由于垂体自身问题导致垂体前叶分泌激素水平下降所致,可有先天性、垂体肿瘤、垂体感染、浸润性疾病、垂体手术、外伤、放射损伤,其他疾病如空鞍综合征、颈内动脉瘤、海绵窦血栓等累及垂体等;继发性垂体功能低下是由于下丘脑或其他部位病变引起下丘脑促垂体释放激素分泌不足或不能有效作用于垂体致腺垂体功能减退。腺垂体功能减退症激素替代治疗方案即补充靶腺激素,避免出现垂体危象。

(二)ICD-10 分类知识点

垂体功能减退的主要分类结构

E23 垂体功能减退和其他疾患
    包括:所列出情况无论其疾患是在垂体或是在下丘脑者
    E23.0 垂体功能减退症
    E23.1 药物性垂体功能减退症
    E23.2 尿崩症
    E23.3 下丘脑功能不良,不可归类在他处者
    E23.6 其他垂体疾患
    E23.7 未特指的垂体疾患
E89 操作后内分泌和代谢紊乱,不可归类在他处者
    E89.3 操作后垂体功能减退症
          放射后垂体功能减退症

二、编码问题解析

编码问题 1:垂体腺瘤 D44.301

本案例主要诊断垂体腺瘤编码于 D44.3 垂体动态未定或动态未知的肿瘤,病理诊断处提示垂体瘤形态学为催乳素瘤,查看第三卷,催乳素瘤 M8271/0,显示为良性。因此,垂体腺瘤正确编码应为 D35.2 垂体良性肿瘤。

编码查找过程:
主导词:催乳素瘤(M8271/0)
       —特指部位 - 见肿瘤良性

主导词：肿瘤

　　—垂体（窝）（腺）（叶）

　　——良性 D35.2

核对第一卷：D35.2 垂体良性肿瘤

编码问题 2：继发性垂体功能低下 E23.003

本案例首页诊断明确为继发性垂体功能低下，编码于 E23.0 垂体功能减退症，编码未表达出继发性情况，需要查看病历明确引起垂体功能低下的具体原因。

查房记录（部分）

诊断及诊断依据：

　　继发性垂体功能低下：患者入院行鼻内镜下经蝶骨垂体病损切除术，术后生长激素激发试验：生长激素 0.76（ng/ml），低血糖激发后无峰值，GH 最高为 0.64（ng/ml），皮质醇持续<27.6（nmol/L），内分泌科会诊意见：考虑术后合并垂体功能低下所致，故诊断。

根据诊断依据示：患者入院后行经蝶骨垂体病损切除术，术后出现多种激素分泌不足，考虑为术后合并垂体功能低下所致，属于原发性腺垂体功能减退症，明确病因为术后引起。因此继发性垂体功能低下不应分类于 E23.0，查看第三卷，应修正编码至 E89.3 操作后垂体功能减退症。

编码查找过程：

主导词 1：垂体功能减退症（幼年）

　　—操作后 E89.3

　　—由于

　　——垂体切除术 E89.3

主导词 2：并发症

　　—外科操作

　　——垂体功能减退（垂体切除术后）E89.3

核对第一卷：E89.3 操作后垂体功能减退症

【案例最终编码】

诊断类别	诊断名称	原编码	修正编码	ICD 名称
出院主要诊断	垂体腺瘤	D44.301	D35.2	垂体良性肿瘤
出院其他诊断	继发性垂体功能低下	E23.003	E89.3	操作后垂体功能减退症
病理诊断	（鞍区）垂体催乳素瘤	M81400/0	M8271/0	催乳素瘤

第三节 手术案例分析

案例一

【基本信息】

性别:女	年龄:50 岁	住院天数:8 天
入院科室:内分泌科		出院科室:内分泌科

【诊断信息】

诊断类别	诊断名称	疾病编码
出院主要诊断	右甲状腺腺瘤	D34.x00
出院其他诊断	原发性高血压 2 级很高危	I10.x09
	室性早搏	I49.300
病理诊断	<右甲状腺>腺瘤	M81400/0

【手术操作信息】

手术分类	手术名称
手术	右甲状腺腺叶切除术
手术	右侧喉返神经探查术

一、知识点回顾

(一) 编码相关临床知识点

1. **甲状腺解剖** 甲状腺由左右两个侧叶和峡部构成,峡部偶有锥状叶与舌骨相连。甲状腺由内外两层被膜包裹,在内外包膜之间有疏松的结缔组织、甲状旁腺和喉返神经(recurrent laryngeal nerve,RLN)经过,甲状腺手术就是在此两层被膜之间进行,为保护甲状旁腺和喉返神经,应紧贴固有被膜逐一分离。

2. **甲状腺腺瘤** 甲状腺腺瘤(thyroid adenoma)是最常见的甲状腺良性肿瘤,有引起甲亢和恶变可能,故应早期行包括腺瘤的患侧甲状腺叶切除或部分切除,切除标本必须立即行冷冻切片检查,以判定有无恶变。

3. **甲状腺手术** 随着对甲状旁腺生理功能和解剖认识的深入,Coller FA 和 Boyden AM 在 1937 年提出了环甲间隙梯次解离法(Coller-Boyden's technique),20 世纪 70 年代 Thompson NW 改进 Halsted 的被膜解剖方法,提出精细化背侧被膜解剖法(Modified Halsted's technique)。

这两个技术形成了现代甲状腺外科技术的两大核心操作法,在腺叶切除的同时可实现上下位甲状旁腺和喉返神经的安全保留。

(二) ICD-9-CM-3 分类知识点

1. 甲状腺切除术分类于 06.2-06.6,主要分类轴心为入路和范围。

06.2　单侧甲状腺叶切除术
　　　　甲状腺一叶的全部去除(伴峡部或其他叶的部分去除)
　　　　偏侧甲状腺切除术

06.3　其他部分甲状腺切除术
　　　06.31　甲状腺病损切除术
　　　06.39　其他
　　　　　　　峡部切除术
　　　　　　　甲状腺部分切除术 NOS

06.4　甲状腺全部切除术

06.5　胸骨下甲状腺切除术

06.6　舌部甲状腺切除术

2. **编码注意事项**

06.2 单侧甲状腺叶切除术提示包括:甲状腺一叶的全部去除(伴峡部或其他叶的部分去除),此编码既表达切除了单侧甲状腺叶,又表达切除了峡部或其他叶部分,因此当手术切除范围为此类情况时,不应分开编码 06.2 单侧甲状腺叶切除术 +06.39 甲状腺峡部切除术,或是 06.2 单侧甲状腺叶切除术 +06.31 甲状腺病损切除术。

二、手术编码实操

手术记录(部分)

手术名称:右甲状腺腺叶切除术 + 右侧喉返神经探查术。

手术经过:

术中见:患者肿块位于右甲状腺,大小 5cm×3cm,几乎占据整个右侧甲状腺,质中,表面光滑,边界清楚,左甲状腺未扪及异常,颈部未扪及肿大淋巴结,结合术前各种检查,考虑右甲状腺良性病变可能性大,决定行右甲状腺腺叶切除术。完整切除右侧甲状腺叶,送术中冰冻,术中冰冻示〈右甲状腺〉良性病变。

1. 做标准前低领切口,电刀切开皮肤、皮下组织及颈阔肌,止血。沿颈白线切开带状肌,显露双侧甲状腺。

2. 右侧甲状腺腺叶切除术(按改良 Halsted 法和 Coller-Boyden 技术):离断悬韧带,钝性分离环甲间隙,近腺体被膜游离甲状腺上动静脉的背外侧,腹侧分属支予以切断、结扎。牵腺叶向对侧,从近中向外侧近腺体电凝断各进出外侧及下极的血管分属支。紧贴甲状腺真被膜分离结扎上位旁腺上方的小血管,仔细将旁腺及其血供分离并纳入上方纤维脂肪组织中。

3. 仔细分离保留下位旁腺及其血供,斜向近中上牵提腺叶,自下而上分离凝断气管旁筋膜和腺体腹侧至 Berry 韧带,注意充分暴露,探查喉返神经,并加以保护,将右侧甲状腺腺叶完整切除,切除峡部甲状腺组织。

4. 冲洗创腔,补充止血,缝合离断之胸锁乳突肌及颈前肌,逐层缝合关闭皮肤切口。

(一) 手术主要操作步骤

步骤 1:离断悬韧带,钝性分离环甲间隙,切断、结扎支持血管,牵腺叶向对侧,分离保留下位旁腺及其血供,分离凝断气管旁筋膜和腺体腹侧至 Berry 韧带,将右侧甲状腺腺叶完整切除,切除峡部甲状腺组织。

步骤 2:充分暴露,探查喉返神经,并加以保护。

(二) 手术编码步骤

手术 1:单侧甲状腺叶切除术(步骤 1)

手术采用改良 Halsted 法和 Coller-Boyden 技术即精细化背侧被膜解剖法 + 环甲间隙梯次解离法,切除右侧甲状腺叶及甲状腺峡部。

编码查找过程:

主导词:甲状腺切除术

   —单侧(伴峡切除)(伴其他叶部分切除)06.2

核对类目表:06.2 单侧甲状腺叶切除术

     甲状腺一叶的全部去除(伴峡部或其他叶的部分去除)

手术 2:喉返神经探查术(步骤 2)

手术在两层被膜之间进行,探查喉返神经,加以保护。

编码查找过程:

主导词:探查术

   —神经(颅的)(周围的)NEC 04.04

核对类目表:04.04 颅和周围神经的其他切开术

【案例最终编码】

手术类别	手术及操作名称	ICD 编码	ICD 名称
手术	右甲状腺腺叶切除术	06.2	单侧甲状腺切除伴甲状腺峡部切除术
手术	右侧喉返神经探查术	04.04	颅和周围神经的其他切开术

案例二

【基本信息】

性别:男	年龄:43 岁	住院天数:18 天
入院科室:神经外科		出院科室:神经外科

【诊断信息】

诊断类别	诊断名称	疾病编码
出院主要诊断	垂体腺瘤	D35.201
出院其他诊断	操作后垂体功能低下	E89.301
病理诊断	(鞍区)符合垂体催乳素瘤	M8271/0

【手术操作信息】

手术分类	手术名称
手术	鼻内镜下经蝶骨垂体病损切除术

一、知识点回顾

(一)编码相关临床知识点

1. **垂体解剖** 垂体(pituitary gland,hypophysis)位于颅底蝶鞍的垂体窝内,呈椭圆小体,通过垂体柄与下丘脑相连,分腺垂体和神经垂体。腺垂体(adenohypophysis)又分远侧部、结节部和中间部;神经垂体(neurohypophysis)分神经部和漏斗部。腺垂体能分泌生长激素、促甲状腺激素、促肾上腺皮质激素、促性腺激素;神经垂体的神经部和腺垂体的中间部合成垂体后叶,能贮存和释放视上核、室旁核的神经内分泌细胞合成的利尿激素和催产素。

2. **垂体瘤**(pituitary tumors) 是一组起源于腺垂体、神经垂体及胚胎期颅咽管囊残余鳞状上皮的肿瘤,是颅内常见肿瘤,其中,腺垂体肿瘤占大多数。催乳素瘤是最常见的垂体功能性腺瘤,约占全部垂体腺瘤的45%。垂体瘤早期虽不会压迫视交叉,但有可能出现视野缺损。手术是治疗垂体腺瘤的主要手段,常见手术入路分为经额骨和经蝶骨的微创手术。

(1)经蝶入路:是目前最为广泛应用的垂体瘤手术入路,包括:经鼻-蝶窦、经口-鼻-蝶窦,以及经筛-蝶窦入路等方式。根据术式可分为:显微镜下经鼻蝶入路和内镜辅助下经鼻蝶入路。其中显微镜下经鼻蝶入路是目前垂体瘤手术中最常采用也是最经典的术式。

(2)显微镜下经颅骨入路:垂体瘤经颅手术包括:经额下、经额颞(翼点)和经颞下3种入路。经额下入路可观察视神经、视交叉、颈内动脉、鞍上池、垂体柄和蝶鞍,可在直视下切除肿瘤,对视神经、视交叉减压较彻底,适用于较大垂体瘤向鞍上发展,有视力视野障碍者。

(二)ICD-9-CM-3分类知识点

垂体腺切除术的分类轴心为范围和入路。

07.6 垂体切除术

　　07.61 垂体腺部分切除术,经前额入路

07.62 垂体腺部分切除术,经蝶骨入路
07.63 垂体腺部分切除术,未特指入路
07.64 垂体腺全部切除术,经前额入路
07.65 垂体腺全部切除术,经蝶骨入路
07.68 垂体腺全部切除术,其他特指入路
07.69 垂体腺全部切除术,未特指入路
　　　 垂体切除术 NOS

二、手术编码实操

手术记录(部分)

手术名称:神经内镜下经蝶鞍区占位病变切除术。

手术发现:打开蝶窦后见鞍底向下膨出,切开鞍底硬脑膜见肿瘤组织呈灰白豆腐渣样改变,血供不丰富,垂体包绕肿瘤组织。

手术经过:

1. 连接神经内镜。经右侧鼻孔进入鼻腔,于中鼻甲处分离其与鼻中隔的间隙,填入肾上腺素溶液棉条,显露中鼻甲根部蝶窦开口。切开鼻黏膜翻向外侧,显露蝶窦前壁骨性结构。

2. 磨除蝶窦前壁进入蝶窦腔,剥离去除蝶窦黏膜,显露鞍底,磨除少许鞍底菲薄颅骨后,咬骨钳咬除鞍底颅骨,打开鞍底骨窗。

3. 切开硬脑膜见肿瘤组织,用刮匙清除肿瘤组织,探查各向肿瘤清除干净,创面无明显出血。填入明胶海绵,瘤床未见出血,鼻腔未见出血,填入膨胀海绵。

4. 术毕,肿瘤送病检。

(一)手术主要操作步骤

步骤 1:连接神经内镜,经右侧鼻孔进入鼻腔,于中鼻甲处分离其与鼻中隔的间隙,填入肾上腺素溶液棉条,显露中鼻甲根部蝶窦开口。

步骤 2:切开硬脑膜见肿瘤组织,用刮匙清除肿瘤组织。

(二)手术编码步骤

手术:垂体腺部分切除术(步骤 1、2)

内镜经右鼻腔进入,显露鼻甲根部蝶窦开口,表明手术入路为经鼻 - 蝶窦。切开硬脑膜,刮匙清除肿瘤组织,表明手术切除范围为垂体的肿瘤组织,即垂体病损切除。

编码查找过程:

主导词:切除术

　　　 —病损

　　　 ——垂体—另见垂体切除术,部分 07.63

主导词:垂体切除术(完全)(全部)

　　　　—部分或大部

　　　　— —经蝶窦入路 07.62

核对类目表:07.62 垂体腺部分切除术,经蝶骨入路

【案例最终编码】

手术类别	手术及操作名称	ICD 编码	ICD 名称
手术	鼻内镜下经蝶骨垂体病损切除术	07.62	垂体腺部分切除术,经蝶骨入路

（田素明）

第五章

精神和行为障碍

第一节 概 述

本章是对精神和行为障碍进行分类,编码分类于F00-F99。精神和行为障碍在许多情况下不能通过实验室的理化检查手段来诊断。因此本章中的类目标题和亚目标题下通常都附有定义,它是供编码员对照医师的诊断依据时参考所用。编码应在诊断的基础上加以指定,若医师的诊断与ICD编码中的类目或亚目标题下的定义之间出现冲突,应以医师诊断为准。

本章包括下列各节:

F00-F09 从器质性(包括症状性)精神障碍

F10-F19 使用精神活性物质引起的精神和行为障碍

F20-F29 精神分裂症、分裂型障碍和妄想性障碍

F30-F39 心境[情感]障碍

F40-F48 神经症性、应激相关的以及躯体形式的障碍

F50-F59 与生理紊乱和躯体因素有关的行为综合征

F60-F69 成人人格和行为障碍

F70-F79 精神发育迟缓

F80-F89 心理发育障碍

F90-F98 通常在童年和青少年期发病的行为和情绪障碍

F99 未特指的精神障碍

包括:

心理发育障碍

不包括:

症状、体征和临床与实验室异常所见,不可归类在他处者(R00-R99)

本章提供的星号类目:

F00* 阿尔茨海默病性痴呆

F02* 分类于他处的其他疾病引起的痴呆

第二节　重点分类知识点

一、器质性（包括症状性）精神障碍的分类结构

F00* 阿尔茨海默病性痴呆（G30.-†）

F01　血管性痴呆

F02* 分类于他处的其他疾病引起的痴呆

F03　未特指的痴呆

F04　器质性遗忘综合征,非由酒精和其他精神活性物质所致

F05　谵妄,非由酒精和其他精神活性物质所致

F06　脑损害和功能障碍及躯体疾病引起的其他精神障碍

F07　脑部疾病、损害和功能障碍引起的人格和行为障碍

F09　未特指的器质性或症状性精神障碍

本节由一组精神障碍所组成,它们被分组在一起的基础是它们共同具有一种可证实的病因,即大脑的疾病、脑损伤或导致大脑功能紊乱的其他伤害。功能紊乱可以是原发性的,如直接或主要影响脑部的疾病、损伤和伤害;也可以是继发性的,如在全身性疾病和疾患中,脑部仅作为涉及受到侵害的身体多个器官或系统之一。

痴呆(F00-F03)是一种由于脑部疾病引起的综合征,通常具有慢性或进行性加重的性质,存在多种高级皮层功能的紊乱,包括记忆、思维、定向、理解、计算、学习能力、语言和判断能力的障碍,但意识并不模糊。常伴有认知功能的损害,偶尔以情绪控制、社会行为或动机力的衰退为前驱症状。本综合征可发生在阿尔茨海默病、脑血管病和其他影响脑部的原发或继发性情况中。

在器质性精神障碍 F00-F09 下有一注释,指示"需要时,使用附加编码标明根本的疾病"。本节中有部分类目明确指出是星剑号编码,即已经指明了病因,所以注释不是对这些明确的类目而言,而是对没有给出病因编码的类目的指导。如动脉硬化性痴呆,主要编码是F01.9,此编码强调的是精神障碍,如需要说明病因是脑动脉硬化,应附加编码 I67.2 脑动脉粥样硬化以补充说明。

二、使用精神活性物质引起的精神和行为障碍的分类结构

F10.- 使用酒精引起的精神和行为障碍

F11.- 使用阿片样物质引起的精神和行为障碍

F12.- 使用大麻类物质引起的精神和行为障碍

F13.- 使用镇静剂或催眠剂引起的精神和行为障碍

F14.- 使用可卡因引起的精神和行为障碍

F15.- 使用其他兴奋剂（包括咖啡因）引起的精神和行为障碍

F16.- 使用致幻剂引起的精神和行为障碍

F17.- 使用烟草引起的精神和行为障碍

F18.- 使用挥发性溶剂引起的精神和行为障碍

F19.- 使用多种药物和其他精神活性物质引起的精神和行为障碍

不包括：非致依赖性物质滥用（F55）

F10-F19 共用亚目：

    .0　急性中毒

    .1　有害性使用

    .2　依赖综合征

    .3　戒断状态

    .4　伴有谵妄的戒断状态

    .5　精神病性障碍

    .6　遗忘综合征

    .7　残留性和迟发性精神病性障碍

    .8　其他精神和行为障碍

    .9　未特指的精神和行为障碍

本节所指的障碍范围广泛，各类障碍的严重程度和临床类型不同，但都可归因为一种或多种精神活性物质的使用，这些物质在医疗处方中可能出现也可能不出现。编码的第三位数标明所涉及的物质，第四位数为特指临床的状况。需要时，应对每种特指的物质进行编码，但应注意并不是所有的第四位数编码都适用于所有的物质。

精神活性物质的标明应建立在尽可能多的信息来源的基础上。这包括自我报告、血液和其他体液的分析、特征性躯体和心理学症状、临床体征和行为以及其他证据，如患者物品中的药物或来自知情第三方的报告。许多用药者服用一种以上的精神活性物质，只要可能就应把引起现行的临床综合征或起最大作用的某种或某类物质作为主要诊断进行分类。当服用的其他精神活性物质达到中毒剂量（共用亚目 .0）、引起危害的程度（共用亚目 .1）、形成依赖（共用亚目 .2）或引起其他障碍（共用亚目 .3-.9）时，也应作为其他诊断进行编码。

只有当服用精神活性物质的方式毫无秩序且杂乱无章，或不同的精神活性物质的作用被混合在一起难以区分时，才使用由于多种药物造成的障碍（F19.-）的诊断。

F10-F19 是精神活性物质引起的精神和行为障碍，该物质有成瘾性，因此查找相应疾病的编码时，主导词用"依赖"。本节不包括非致依赖性物质滥用（F55），查找非致依赖性物质滥用编码时主导词用"滥用"。

三、心因性疾病的分类结构

心因性疾病是指心理因素在疾病的发生、发展过程中起重要作用的一类身体或精神疾病，它不仅包含了心理因素导致的身体功能性疾病和器质性疾病，也包含了心理因素导致的精神功能性疾病和精神器质性疾病。如果心因性疾病是功能性的，分类于 F45.3-F45.8，例如：心因性多尿（F45.3）、心因性呃逆（F45.3）、心因性吞气（F45.3）、心因性瘙痒（F45.8）。如果心因性疾病产生了器质性的损害，则分类于 F54，在编码时要强调精神障碍，即本章的编码，其他临床表现可作为附加编码。

（一）躯体形式的自主神经功能紊乱 F45.3

躯体形式的自主神经功能紊乱的特点是一种以自主神经支配的器官或系统（如心血管、胃肠道、呼吸系统）的躯体症状为主的精神障碍。患者在自主神经兴奋症状（如心悸、出汗、脸红、震颤以及对可能存在的躯体障碍表现出恐惧与苦恼）的基础上，又发生了非特异的，但更具个体特征和主观性的症状，如部位不定的疼痛、烧灼感、紧束感和肿胀感。经检查均不能证明这些症状确系相关的器官或系统发生障碍所致。因此，本障碍的特征在于具有明显的自主神经紊乱症状，非特异性的症状上附加了主观的主诉，以及坚持将症状归咎于某一特定的器官或系统这三者的结合。

包括：心脏神经症

达科斯塔综合征

胃神经症

神经循环性衰弱

心因性形式：

- 吞气症
- 咳嗽
- 腹泻
- 消化不良
- 排尿困难
- 肠胃胀气
- 呃逆
- 换气过度
- 尿频
- 肠激惹综合征
- 幽门痉挛

不包括：与归类在他处的障碍或疾病有关的心理和行为因素（F54）

（二）与归类在他处的障碍或疾病有关的心理和行为因素 F54

本类目应用于记录存在着的心理或行为的影响，这些影响被认为在归类于其他章的躯体疾病的病因学中起主要作用。所导致的精神紊乱通常较轻，但常迁延较久（如担忧、情绪冲突、疑惧），而其本身并不适用于本章中的任一类目。

影响躯体状况的心理学因素使用本类目的例子如：

- 哮喘 F54 加 J45.-
- 皮炎 F54 加 L23-L25
- 胃溃疡 F54 加 K25.-
- 黏液性结肠炎 F54 加 K58.-

- 溃疡性结肠炎 F54 加 K51.-
- 荨麻疹 F54 加 L50.-

需要时,使用附加编码标明有关的躯体障碍。

不包括:紧张型头痛(G44.2)

第三节　疾病案例分析

一、编码相关临床知识点

急性酒精中毒(acute alcohol intoxication)是指由于短时间摄入大量酒精或含酒精饮料后出现的中枢神经系统功能紊乱状态,多表现为行为和意识异常,严重者损伤脏器功能,导致呼吸循环衰竭,进而危及生命,也称为急性乙醇中毒。近年来,随着生活水平的改善,饮酒导致急性酒精中毒的发病率呈现快速上升趋势,特别是一次性大量饮酒或长期酗酒更易引发急性酒精中毒。急性酒精中毒主要是对中枢神经系统抑制和胃黏膜的刺激,可诱发心血管系统疾病、呼吸中枢麻痹及严重的代谢紊乱。长期的酒精摄入更有可能增加心源性猝死的发生率。

二、ICD-10 分类知识点

1. 急性酒精中毒的分类结构
- 分类于第五章中 F10-F19 使用精神活性物质引起的精神和行为障碍

    F10.- 使用酒精引起的精神和行为障碍

    　　.0　急性中毒

    　　　　酒精中毒性急性醉酒

    　　　　醉酒 NOS
- 分类于第十九章中主要为非药用物质的毒性效应(T51-T65)

    T51　酒精的毒性效应

    T51.0　乙醇的毒性效应

2. 急性酒精中毒的损伤中毒外因分类结构
X40-X49　有毒物质的意外中毒及暴露于该物质下

　　　　　包括:意外的过量用药、给错或服错药和疏忽大意地服药

　　X45　酒精的意外中毒及暴露于酒精

X60-X84　故意自害

　　　　　包括:以自我中毒或损伤为目的自杀(企图)

　　X65　酒精的故意自毒及暴露于酒精

Y10-Y34　意图不确定的事件

Y15　酒精中毒及暴露于酒精,意图不确定的

3. 急性酒精中毒的编码查找过程　急性酒精中毒在 ICD-10 第三卷中,使用不同的主导词能查找出两种不同的疾病编码 F10.0(酒精中毒性急性醉酒)和 T51.0(乙醇的毒性效应),三种不同的损伤中毒外因编码 X45(意外)、X65(故意自害)和 Y15(意图不明确)。

(1)查看第三卷第一部分疾病和损伤性质的字母顺序索引

主导词:中毒[2][主要为物质的化学成分造成的中毒]

　　　　—酒精(性)(乙醇)(异丙醇)(甲醇)(丙醇)(急性)(伴有)F10.0

　　　　—意指

　　　　——酒醉性 - 编码于 F10-F19 伴有第四位数 .0

　　　　——药物性 - 见药物和化学制剂表

核对第一卷:F10.- 使用酒精引起的精神和行为障碍

　　　　　　.0　急性中毒

　　　　　　酒精中毒性急性醉酒

　　　　　　醉酒 NOS

(2)查看第三卷第三部分药物和化学制剂表索引

在药物和化学制剂表索引中查找出如下急性酒精中毒相关编码(表 5-1)。

表 5-1　急性酒精中毒相关编码

品名	中毒			意图不确定
	第 19 章	意外	故意自害	
酒精[醑剂](中性的)NEC	T51.0	X45.-	X65.-	Y15.-
—工业用	T51.0	X45.-	X65.-	Y15.-
—外科用	T51.0	X45.-	X65.-	Y15.-
—盐的 - 见盐酸	T51.0	X45.-	X65.-	Y15.-
乙醇	T51.0	X45.-	X65.-	Y15.-

核对第一卷:T51.0　乙醇的毒性效应

　　　　　　X45　酒精的意外中毒及暴露于酒精

　　　　　　X65　酒精的故意自毒及暴露于酒精

　　　　　　Y15　酒精中毒及暴露于酒精,意图不确定的

案例一

【基本信息】

性别:男	年龄:8 岁	住院天数:2 天
入院科室:急诊科		出院科室:急诊科

【诊断信息】

诊断类别	诊断名称	疾病编码
出院主要诊断	急性酒精中毒	F10.001
出院其他诊断	中毒性脑病	G92.x00
	急性胃炎	K29.100
	高乳酸血症	E74.800x006

【编码问题】 急性酒精中毒 F10.001、中毒性脑病 G92.x00、急性胃炎 K29.100

编码问题 1：急性酒精中毒 F10.001

本案例急性酒精中毒编码于 F10.0，进一步查看病历，明确酒精中毒原因。

查房记录(部分)

主诉：误服白酒(200ml)6$^+$小时，呕吐伴意识障碍5$^+$小时。

病史要点：入院前6$^+$小时患者大量饮酒(白酒，约200ml)后出现意识障碍，表现为呼之不应，无发热、抽搐、面唇发绀、大小便失禁，伴反复呕吐，呕吐物为胃内容物，无胆汁及咖啡渣样物质，呼气带有酒精气味，遂由"120"急救车送入某院急诊科。查体：呈嗜睡状。

既往史：无饮酒史。

诊断及诊断依据：

1. 急性酒精中毒 学龄期儿童，起病急，病程短，误服白酒且剂量较大，病后有意识障碍表现，伴频繁呕吐，呼气带有酒精气味，查体：呈嗜睡状，故诊断。

2. 中毒性脑病 学龄期儿童，误服白酒且剂量较大，病后有意识障碍表现，查体：呈嗜睡状，故诊断。

3. 急性胃炎 学龄期儿童，误服白酒且剂量较大，有反复恶心、呕吐表现，某院急诊科洗胃可见咖啡样物质及少许淡红色血性物质，故诊断。

4. 高乳酸血症 学龄期儿童，误服白酒且剂量较大，急诊完善血气分析提示乳酸6.00mmol/L，故诊断。

急性酒精中毒的编码常易混淆，其编码主要与急性酒精中毒事件发生的性质有关。《病案信息学》中明确指出中毒是指给错物品或用错方法，或过量服用药物对机体引起的有害反应。根据中毒物质的不同，中毒的编码分类于 T36-T50 药物、药剂和生物制品的中毒和 T51-T65 非药用物质的毒性效应。本案例患者是误服白酒，是白酒的非正常使用，属于意外，满足中毒条件，可以视为酒精的毒性效应，应分类于 T51.0 乙醇的毒性效应。本案例是误服酒精类的物质中毒，强调的是意外误服，外因编码应为 X45 酒精的意外中毒及暴露于酒精。

编码问题 2：中毒性脑病 G92.x00、急性胃炎 K29.100

酒精的急性作用主要表现为急性胃、食管出血、胰腺炎、心肌病和脑病，根本原因都是与酒精作用有关，编码时需要注意。本案例中毒性脑病和急性胃炎，查看诊断依据，其病因明确为酒精导致的中毒性脑病和急性胃炎，应编码于 G31.2 酒精中毒性脑病和 K29.2 酒精性胃炎。

编码查找过程:

酒精性脑病

主导词:脑病

　　　　—酒精性 G31.2

核对第一卷:G31.2 酒精性神经系统变性

　　　　　　酒精性脑病

酒精性胃炎

主导词:胃炎(单纯性)

　　　　—酒精性 K29.2

核对第一卷:K29.2 酒精性胃炎

【案例最终编码】

诊断类别	诊断名称	原编码	修正编码	ICD 名称
出院主要诊断	急性酒精中毒	F10.001	T51.0	乙醇的毒性效应
出院其他诊断	中毒性脑病	G92.x00	G31.2	酒精性脑病
	急性胃炎	K29.100	K29.2	酒精性胃炎
	高乳酸血症	E74.800x006	E74.8	高乳酸血症
损伤中毒诊断			X45	酒精的意外中毒及暴露于酒精

案例二

【基本信息】

性别:男	年龄:50 岁	住院天数:2 天
入院科室:急诊科		出院科室:急诊科

【诊断信息】

诊断类别	诊断名称	疾病编码
出院主要诊断	急性酒精中毒	T51.001
出院其他诊断	酒精中毒性脑病	G31.203

【编码问题】急性酒精中毒 T51.001

本案例急性酒精中毒编码于 T51.0,未见损伤中毒外因编码,需进一步查看病历,明确酒精中毒原因。

查房记录(部分)

主诉:发现意识障碍半天。

病史要点:入院前半天患者饮酒(白酒,约 500ml),初表现为言语激动、自控力下降,后渐出现步态蹒跚、意识模糊、昏睡,呕吐,呕吐物为胃内容物,无胆汁及咖啡渣样物质,呼气带有酒精气味,伴面色苍白,无大小便失禁。专科情况:入院查体呈昏睡状,意识仍模糊,呼之不应,瞳孔大小:左 0.2cm、右 0.2cm,对光反射:左侧迟钝、右侧迟钝,颈阻阴性,克氏征:左侧 –、右侧 –,布氏征:左侧 –、右侧 –,双侧鼻唇沟对称,双侧眼球活动、四肢肌力查体不配合,肌张力正常,膝反射:左侧 ++、右侧 ++,巴氏征:左侧 –、右侧 –,腹壁反射引出,踝反射:左侧 +、右侧 +。

既往史:饮酒 20 余年,每日约 250~500ml。

诊断及诊断依据:

1. 急性酒精中毒 患者中年男性,有大量饮酒史,酒后以意识障碍为主要表现,伴呕吐,呼气带有酒精气味,入院查体呈昏睡状,故诊断。

2. 酒精中毒性脑病 患者中年男性,有酒精中毒基础,以意识障碍为主要表现,入院查体呈昏睡状,意识仍模糊,呼之不应,故诊断。

结合案例一中毒的定义,中毒需满足给错物品或用错方法或过量服用药物。本案例急性酒精中毒是经常饮酒者发生的醉酒所致,日常饮酒者明确知道自己所服用的物品,知道过度饮酒会导致不良后果,是饮酒者的自愿行为,属于正常使用,并非给错物品或用错方法,不属于意外事故,也不是故意自害或意图不明确。在长期饮酒过程中其饮酒的目的也不是用于治疗或者预防的用途,也不满足过量服用药物这一条件,故经常饮酒者发生的醉酒不属于中毒,不应分类于 T51.0 乙醇的毒性效应。以中毒为主导词,查找出"—意指——酒醉性 - 编码于 F10-F19 伴有第四位数 .0",ICD 第一卷第五章 F10-F19 的共用亚目 ".0 急性中毒"包括"酒精中毒性急性醉酒"和"醉酒 NOS"两种情况,故经常饮酒者发生的急性酒精中毒应分类于 F10.0 酒精中毒性急性醉酒。

【案例最终编码】

诊断类别	诊断名称	原编码	修正编码	ICD 名称
出院主要诊断	急性酒精中毒	T51.001	F10.0	酒精中毒性急性醉酒
出院其他诊断	酒精中毒性脑病	G31.203	G31.2	酒精性脑病

【急性酒精中毒编码注意事项】

影响急性酒精中毒分类的关键是分析引起酒精中毒的外因,强调中毒必须满足给错物品或用错方法或过量服用药物。当满足中毒的条件时,急性酒精中毒分类于 T51.0(乙醇的毒性效应),外因编码分别为 X45(意外)、X65(故意自害)和 Y15(意图不明确),如儿童意外饮酒中毒。当不满足中毒的条件时,多为经常饮酒者发生的醉酒反应,急性酒精中毒应分类于 F10.0(酒精中毒性急性醉酒)。

(佘 颖)

第六章

神经系统疾病

第一节 概　　述

本章主要分类神经系统疾病,编码分类于 G00-G99。本章星号类目较多,需要重点注意双重分类在本章的使用。本章的一些情况可能是由于药物和其他外因的效应所致,可以使用第二十章的编码作为附加编码补充说明。

本章包括下列各节:

G00-G09　中枢神经系统炎性疾病

G10-G13　主要影响中枢神经系统的全身性萎缩

G20-G26　锥体外系和运动疾患

G30-G32　神经系统的其他变性性疾病

G35-G37　中枢神经系统的脱髓鞘疾病

G40-G47　发作性和阵发性疾患

G50-G59　神经、神经根和神经丛疾患

G60-G64　多神经病和周围神经系统的其他疾患

G70-G73　肌神经接点和肌肉疾病

G80-G83　大脑性瘫痪和其他麻痹[瘫痪]综合征

G90-G99　神经系统的其他疾患

不包括:

起源于围生期的某些情况(P00-P96)

某些传染病和寄生虫病(A00-B99)

妊娠、分娩和产褥期的并发症(O00-O99)

先天性畸形、变形和染色体异常(Q00-Q99)

内分泌、营养和代谢疾病(E00-E90)

损伤、中毒和外因的某些其他后果(S00-T98)

肿瘤(C00-D48)

症状、体征和临床与实验室异常所见,不可归类在他处者(R00-R99)

本章提供的星号类目:

G01*　分类于他处的细菌性疾病引起的脑膜炎

G02* 分类于他处的其他传染病和寄生虫病引起的脑膜炎

G05* 分类于他处的疾病引起的脑炎、脊髓炎和脑脊髓炎

G07* 分类于他处的疾病引起的颅内、椎管内脓肿和肉芽肿

G13* 分类于他处的疾病引起的主要影响中枢神经系统的全身性萎缩

G22* 分类于他处的疾病引起的帕金森综合征

G26* 分类于他处的疾病引起的锥体外系和运动疾患

G32* 分类于他处的疾病引起的神经系统其他变性性疾患

G46* 脑血管疾病引起的脑血管综合征

G53* 分类于他处的疾病引起的脑神经疾患

G55* 分类于他处的疾病引起的神经根和神经丛压迫

G59* 分类于他处的疾病引起的单神经病

G63* 分类于他处的疾病引起的多神经病

G73* 分类于他处的疾病引起的肌神经接点和肌肉的疾患

G94* 分类于他处的疾病引起的脑的其他疾患

G99* 分类于他处的疾病引起的神经系统的其他疾患

第二节　疾病案例分析

案例一

【基本信息】

性别：男	年龄：1月20天	住院天数：20天
入院科室：神经内科		出院科室：神经内科

【诊断信息】

诊断类别	诊断名称	疾病编码
出院主要诊断	化脓性脑膜炎	G00.901
出院其他诊断	败血症	A41.900
	肝功能异常	R94.500

【编码问题】化脓性脑膜炎 G00.901、败血症 A41.900

一、知识点回顾

（一）编码相关临床知识点

1. 颅骨与脑实质之间有三层膜，由外向内分为硬脑膜、蛛网膜和软脑膜，合称脑膜。

2. **化脓性脑膜炎**（purulent meningitis）　是由化脓性细菌感染所致的脑脊膜炎症，是中枢神经系统常见的化脓性感染，通常急性起病，好发于婴幼儿和儿童。常见致病菌为肺炎球菌、脑膜炎双球菌及流感嗜血杆菌 B 型，其次为金黄色葡萄球菌、链球菌、大肠埃希菌、变形杆菌、厌氧杆菌、沙门菌及铜绿假单胞菌等。感染的来源可为心、肺以及其他脏器感染波及脑室和蛛网膜下腔系统，或由颅骨、椎骨或脑实质感染病灶直接蔓延引起，部分也可以通过颅骨、鼻窦或乳突骨折或神经外科手术侵入蛛网膜下腔引起感染，由腰椎穿刺引起者罕见。

3. **败血症**（septicemia）　指病原菌侵入血流并快速繁殖后，其组分、毒素及代谢产物等所引起的全身炎症反应综合征。病原菌通常指细菌，也可以为真菌、分枝杆菌。社区获得性败血症的致病菌以大肠埃希菌、金黄色葡萄球菌和肺炎链球菌最为常见。主要临床表现：毒血症、换气过度及精神状态改变、皮疹、关节症状、肝脾肿大、迁徙性病灶、感染性休克。

（二）ICD-10 分类知识点

1. **中枢神经系统炎性疾病分类结构**

　　G00　细菌性脑膜炎，不可归类在他处者

　　　　包括：蛛网膜炎

　　　　　　　柔脑膜炎 ⎫

　　　　　　　脑膜炎 　⎬ 细菌性

　　　　　　　硬脑膜炎 ⎭

　　　　不包括：细菌性：

　　　　　　　　　脑膜脑炎（G04.2）

　　　　　　　　　脊髓脊膜炎（G04.2）

　　G00.0　嗜血杆菌脑膜炎

　　　　　　流感嗜血杆菌性脑膜炎

　　G00.1　肺炎球菌性脑膜炎

　　G00.2　链球菌性脑膜炎

　　G00.3　葡萄球菌性脑膜炎

　　G00.8　其他细菌性脑膜炎

　　　　　　脑膜炎，由于……引起的：

　　　　　　　● 大肠埃希菌

　　　　　　　● 弗里德伦德尔杆菌

　　　　　　　● 克雷伯杆菌

　　G00.9　未特指的细菌性脑膜炎

　　G01*　分类于他处的细菌性疾病引起的脑膜炎

G02* 分类于他处的其他传染病和寄生虫病引起的脑膜炎

G03 其他和未特指原因引起的脑膜炎

G04 脑炎、脊髓炎和脑脊髓炎

G05* 分类于他处的疾病引起的脑炎、脊髓炎和脑脊髓炎

G06 颅内和椎管内脓肿及肉芽肿

G07* 分类于他处的疾病引起的颅内、椎管内脓肿和肉芽肿

G08 颅内和椎管内的静脉炎和血栓性静脉炎

G09 中枢神经系统炎性疾病后遗症

2. 败血症的主要分类结构

A40 链球菌性败血症

A41 其他败血症

3. 编码注意事项

（1）G00-G05 用于分类由各种病原体引起的脑膜炎、脑炎、脊髓炎和脑脊髓炎，亚目的分类轴心主要为病因。

（2）G01*、G02*、G05*、G07* 属于双重分类即星剑号系统，本章 * 编码表示神经系统的临床表现，应与表达病因的剑号编码组合使用。

（3）败血症的分类轴心为病因，特殊病原体（如炭疽、放线菌病、疱疹病毒性、淋球菌性等）、妊娠、分娩、产褥期及操作后的败血症应编码至相应的类目。

二、编码问题解析

本案例主要诊断化脓性脑膜炎，编码于 G00.9 未特指的细菌性脑膜炎，其他诊断败血症编码于 A41.9 未特指的败血症，两者均为残余类目。残余类目是用于分类那些不能分类至该类目下其他特指亚目的疾病，在编码过程中遇到残余类目时需要在病历中查找诊断依据，补充分类轴心信息，尽量分类到其他更特异的亚目中。

编码问题 1：化脓性脑膜炎 G00.901

G00（细菌性脑膜炎，不可归类在它处者）的亚目分类轴心是病因，具体为病原菌的种类，应查看病历相关诊断依据。

> **查房记录（部分）**
>
> 诊断及诊断依据：
>
> 1. 化脓性脑膜炎 患者为小婴儿，起病急，有惊厥等急性脑功能障碍表现，院外脑脊液检查提示白细胞数明显升高，蛋白升高、糖降低，故诊断。脑脊液培养提示大肠埃希菌，故考虑大肠埃希菌所致化脓性脑膜炎。
>
> 2. 败血症 患者年龄小，抵抗力差，有反复发热伴神萎、食欲缺乏，安静时心率增快、有肝功能异常等脏器损害，入院后查 CPR 明显增高，血培养提示大肠埃希菌，故诊断。

本案例化脓性脑膜炎的诊断依据中，脑脊液培养提示大肠埃希菌感染，考虑大肠埃希菌所致化脓性脑膜炎，故化脓性脑膜炎病因明确。查看第三卷，应编码至 G00.8 大肠埃希菌性脑膜炎。

编码查找过程：

主导词：脑膜炎(基底)(大脑)(脊髓)

　　　—大肠埃希菌 G00.8

核对第一卷：G00.8 其他细菌性脑膜炎

　　　　　脑膜炎,由于大肠埃希菌引起的

编码问题 2：败血症 A41.901

本案例败血症根据诊断依据及血培养提示大肠埃希菌感染,故诊断。败血症考虑由大肠埃希菌所致,而大肠埃希菌属于革兰阴性杆菌。查看第三卷,应编码至 A41.5 其他革兰氏阴性病原体性败血症。

编码查找过程：

主导词：败血症(性)(全身性)(化脓性)

　　　—大肠埃希菌 A41.5

核对第一卷：A41.5 其他革兰氏阴性病原体性败血症

【案例最终编码】

诊断类别	诊断名称	原编码	修正编码	ICD 名称
出院主要诊断	化脓性脑膜炎	G00.901	G00.8	大肠埃希菌性脑膜炎
出院其他诊断	败血症	A41.900	A41.5	其他革兰氏阴性病原体性败血症
	肝功能异常	R94.500	R94.5	肝功能检查的异常结果

案例二

【基本信息】

性别：男	年龄：15 岁	住院天数：5 天
入院科室：神经内科		出院科室：神经内科

【诊断信息】

诊断类别	诊断名称	疾病编码
出院主要诊断	癫痫	G40.900
出院其他诊断	轻度贫血	D64.901

【编码问题】癫痫 G40.900

一、知识点回顾

(一)编码相关临床知识点

1. **癫痫(epilepsy)**　是由多种原因导致的脑部神经元高度同步化异常放电所致的临床综合征,临床表现具有发作性、短暂性、重复性和刻板性的特点。异常放电神经元的位置不同及异常放电波及的范围差异,导致患者的发作形式不一。临床上将每次发作或者每种发作的过程称为痫性发作,一个患者可有一种形式或数种形式的痫性发作。在癫痫发作中,一组具有相似症状和体征特征性所组成的特定癫痫现象统称为癫痫综合征。

　　癫痫与癫痫综合征的分类目前应用最广泛的是国际抗癫痫联盟(international league against epilepsy,ILAE)1981 年癫痫发作分类和 1989 年癫痫综合征分类,目前 ILAE 已更新到 2017 年版。由于癫痫分类复杂,以下分类为根据人民卫生出版社《神经病学》第 8 版中癫痫分类整理如下:

　　(1)癫痫发作分类:根据癫痫发作时的临床表现和脑电图特征进行分类(图 6-1)。

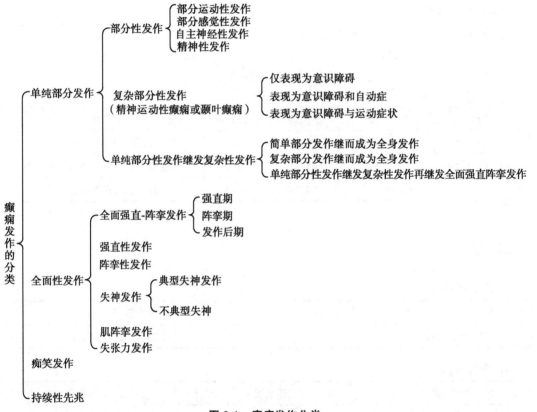

图 6-1　癫痫发作分类

　　(2)癫痫综合征分类:根据癫痫的病因、发病机制、临床表现、疾病演变过程、治疗效果等综合因素进行分类(图 6-2)。

　　2. 癫痫持续状态　　癫痫持续状态(status epilepticus,SE)或称癫痫状态,传统定义认为癫痫持续状态指“癫痫连续发作之间意识尚未完全恢复或频繁再发,或癫痫发作持续 30 秒以上未自行停止”,目前观点认为如果患者出现全面强直阵挛性发作持续 5 分钟以上即有可能发生神经元损伤,对于全面性强直 - 阵挛发作的患者若发作持续时间超过 5 分钟就可以诊断癫痫持续状态,必须用抗癫痫药紧急处理。任何类型的癫痫均可出现癫痫持续状态,其中全面强直 - 阵挛发作最常见,危害性也最大。癫痫持续状态的分类是根据发作起始局限累及一侧大脑半球某个部分,或是双侧大脑半球同时受累进行分类(图 6-3),可进一步分为全面性发作持续状态与部分性发作持续状态。

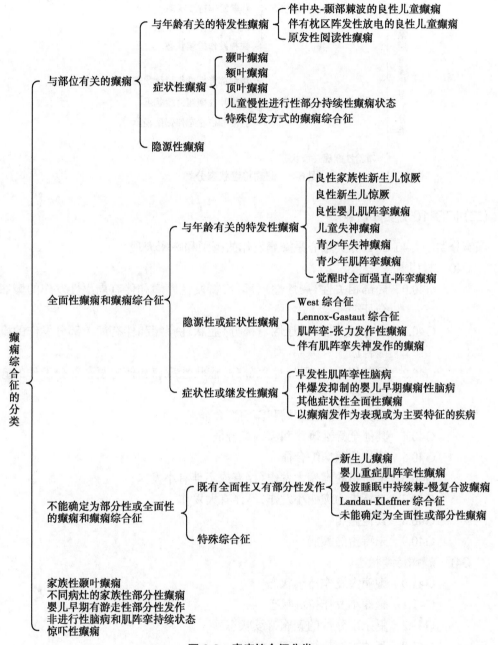

图 6-2　癫痫综合征分类

3. **癫痫的治疗**　癫痫治疗目前主要以药物治疗为主,不同的癫痫发作及癫痫综合征具有不同的临床特点及预后,70% 左右的癫痫患者采用单药或合理的多药联合治疗后预后良好,但仍有 30% 左右的患者发作迁延不愈成为药物难治性癫痫。药物难治性癫痫若经过长时间正规单药治疗,或前后用两种抗癫痫药达到最大耐受剂量,以及经过一次正规的联合治疗仍不见效,可考虑手术治疗。

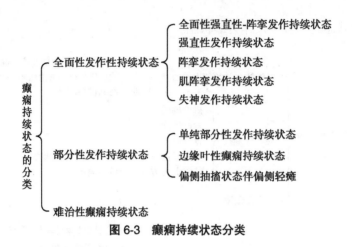

图 6-3　癫痫持续状态分类

（二）ICD-10 分类知识点

癫痫分类于 G40-G41，分类轴心是癫痫发作的范围和临床表现。

G40　癫痫

G40.0　局部相关性（局灶性）（部分）特发性癫痫和伴有局限性发作的癫痫综合征

G40.1　局部相关性（局灶性）（部分）症状性癫痫和伴有简单部分发作的癫痫综合征

G40.2　局部相关性（局灶性）（部分）症状性癫痫和伴有复杂部分发作的癫痫综合征

G40.3　全身性特发性癫痫和癫痫综合征

G40.4　其他全身性癫痫和癫痫综合征

G40.5　特指的癫痫综合征

G40.6　未特指的癫痫大发作（伴有或不伴有小发作）

G40.7　未特指的癫痫小发作，不伴有大发作

G40.8　其他癫痫

G40.9　未特指的癫痫

G41　癫痫持续状态

G41.0　癫痫大发作持续状态

G41.1　癫痫小发作持续状态

G41.2　复杂部分性的癫痫持续状态

G41.8　其他癫痫持续状态

G41.9　未特指的癫痫持续状态

二、编码问题解析

本案例主要诊断癫痫，编码于 G40.9 未特指的癫痫，根据上述 ICD 分类知识点，需要查看病历明确其癫痫发作的范围和临床表现。

查房记录（部分）

诊断及诊断依据：

癫痫：患者，男，15岁，以无热惊厥发作为主要表现，发作具有慢性、反复性、发作性、刻板性的特点。住院脑电图明确提示存在痫性放电，发作类型：局灶起源运动性发作后继发全面强直阵挛，故考虑。

本案例癫痫诊断依据示，该患者癫痫发作类型为局灶起源运动性发作后继发全面强直阵挛。结合上述癫痫发作的分类，该患者属于全面强直-阵挛发作。查看第三卷，应编码于G40.3全身性特发性癫痫和癫痫综合征。

编码查找过程：

主导词：癫痫（性）

       —强直性（-阵挛性）G40.3

核对第一卷：G40.3全身性特发性癫痫和癫痫综合征

【案例最终编码】

诊断类别	诊断名称	原编码	修正编码	ICD名称
出院主要诊断	癫痫	G40.900	G40.3	全身性特发性癫痫和癫痫综合征
出院其他诊断	轻度贫血	D64.901	D64.9	未特指的贫血

案例三

【基本信息】

性别：女	年龄：2岁	住院天数：9天
入院科室：神经内科		出院科室：神经内科

【诊断信息】

诊断类别	诊断名称	疾病编码
出院主要诊断	类脊髓灰质炎综合征	A88.800x001
出院其他诊断	左侧偏瘫	G81.900

【编码问题】 类脊髓灰质炎综合征A88.800x001、左侧偏瘫G81.900、主要诊断选择错误

一、知识点回顾

（一）编码相关临床知识点

1. **类脊髓灰质炎综合征** 类脊髓灰质炎综合征是由非脊髓灰质炎肠道病毒（包括柯萨奇病毒A、B组，埃可病毒及肠道病毒EV71等）感染导致的与脊髓灰质炎类似症状的综合征。脊髓灰质炎是由脊髓灰质炎病毒所致的急性消化道传染病，感染后多无症状，有症状

者临床主要表现为发热、上呼吸道症状、肢体疼痛,部分患者可发生弛缓性神经麻痹(acute flaccid paralysis,AFP)并留下瘫痪后遗症,俗称"小儿麻痹症"。但全球多数国家脊髓灰质炎病毒已基本清除,目前临床上以类脊髓灰质炎综合征多见。

2. **瘫痪**(paralysis)　瘫痪表现为自主运动时肌力减退(不完全性瘫痪)或消失(完全性瘫痪)。上运动神经元受损引起中枢性或痉挛性瘫痪,下运动神经元受损引起周围性或迟缓性瘫痪(表6-1);按不同部位或不同组合,表现形式分为单瘫、偏瘫、交叉瘫和截瘫(表6-2)。

表 6-1　中枢性与周围性瘫痪的鉴别依据

鉴别点	中枢性(上运动神经元性)瘫痪	周围性(下运动神经元性)瘫痪
受累范围	一个或以上肢体的瘫痪	个别或几个肌群受累
肌萎缩	瘫痪肢体无肌萎缩(可因失用引起轻度萎缩)	瘫痪肌肉明显萎缩
肌张力	肌张力痉挛性增高(痉挛性瘫痪),呈折刀样	肌张力降低(弛缓性瘫痪或软瘫)
深反射	亢进	减弱或消失
锥体束征	阳性	阴性
肌电生理检查	无失神经电位,神经传导速度正常	有失神经电位,神经传导速度异常

表 6-2　瘫痪的分类与临床特点

单瘫	单一肢体瘫痪(即一个上肢或一个下肢),多见于脊髓灰质炎
偏瘫	为一侧肢体(上、下肢)瘫痪,常伴有同侧脑神经损伤,多见于颅内病变或脑卒中
交叉性偏瘫	为一侧肢体瘫痪及对侧脑神经损伤,多见于脑干病变
截瘫	为双侧下肢瘫痪,是脊髓横贯性损伤的结果,见于脊髓外伤、炎症等

(二) ICD-10 分类知识点

1. 瘫痪的主要分类结构

　　G80　大脑性瘫痪[脑瘫]

　　G81　偏瘫

　　　　G81.0　松弛性偏瘫

　　　　G81.1　痉挛性偏瘫

　　　　G81.9　未特指的偏瘫

　　G82　截瘫和四肢瘫

　　G83　其他麻痹[瘫痪]综合征

2. 晚期效应(后遗症)是指疾病本身已不复存在,但残存着某些影响身体情况的症状、体征,不是所有诊断都有晚期效应。基本归纳为两类:①临床诊断特指为后遗症、晚期效应、陈旧性、静止性或非活动性的疾病;②某些疾病情况在发病1年以后的残留表现。

晚期效应的类目包括：

B90　结核病后遗症

B91　脊髓灰质炎的综合征

B92　麻风的后遗症

B94　其他未特指的传染病和寄生虫病的后遗症

E64　营养不良和其他营养缺乏的后遗症

E68　营养过度后遗症

G09　中枢神经系统炎性疾病的后遗症

I69　脑血管病后遗症

O97　直接产科原因后遗症的死亡(死因编码)

T90-T98　损伤、中毒和外因的其他后果的后遗症

Y85-Y89　外因的后遗症导致的疾病和死亡(外因编码)

3. 编码注意事项

(1)G81-G83只有在住院的目的是治疗瘫痪本身时才能作为主要编码。如果住院目的是治疗瘫痪的原因疾病时,这些编码只能作为附加编码补充说明某种疾病伴随的瘫痪情况。

(2)后遗症的类目是用来指出不复存在的情况是当前正在治疗或调查的问题的起因,编码不再强调那个不复存在的情况,而要优先编码后遗症的表现;当后遗症的表现没有指出,而又不能获得进一步的说明时,后遗症编码才可以作为主要编码。

二、编码问题解析

查房记录(部分)

诊断及诊断依据:

1. 类脊髓灰质炎综合征　患者1年前患"呼吸道感染"后出现左侧肢体无力,病原学检查提示柯萨奇病毒感染,诊断为类脊髓灰质炎综合征,经治疗后肢体功能障碍改善不明显。本次为行康复治疗入院。

2. 偏瘫　定位诊断:以左侧偏瘫为主要表现,不伴有脑神经麻痹情况,不伴意识障碍,考虑定位在延髓椎体交叉以下部位。神经系统查体示左上肢肌力1~2级,肌张力降低,腱反射引不出;左下肢肌力2级,肌张力降低,腱反射减弱;巴氏征:左侧阴性,右侧阳性。提示下运动神经元瘫痪。定性诊断:患者以左侧肢体瘫痪为进行性,结合患者既往柯萨奇病毒阳性,考虑由该病毒感染引起。

编码问题1:类脊髓灰质炎综合征 A88.800x001

本例患者诊断类脊髓灰质炎综合征,编码为A88.8中枢神经系统的其他病毒性感染,不可归类在它处者。查房记录示,诊断类脊髓灰质炎综合征,病因考虑为1年前柯萨奇病毒感染引起,本次为行康复治疗入院。患者确诊原发疾病1年,经治疗后原发疾病已不复存在,现存在左侧肢体偏瘫,即本例实为柯萨奇病毒感染引起的类脊髓灰质炎综合征后遗症。根据后遗症编码原则,不应编码至原发疾病,查看第三卷,应修正编码B94.8其他特指传染病

和寄生虫病的后遗症。

编码查找过程：

主导词：后遗症

　　　　—传染病（的）

　　　　— —特指的 NEC B94.8

核对第一卷：B94.8　其他特指传染病和寄生虫病的后遗症

编码问题 2：左侧偏瘫 G81.900

患者本次住院目的是治疗左侧偏瘫，结合偏瘫诊断依据提示偏瘫系下运动神经元瘫痪，根据临床知识点，下运动神经元瘫痪主要表现为肌张力降低（弛缓性瘫痪或软瘫）、深反射减弱或消失，本案例左侧上、下肢肌张力降低，腱反射引不出，均符合迟缓性瘫痪表现。因此，查看第三卷，本例偏瘫应编码至 G81.0 松弛性偏瘫。

编码查找过程：

主导词：偏瘫

　　　　—松弛性 G81.0

核对第一卷：G81.0 松弛性偏瘫

编码问题 3：主要诊断选择错误

通过病历记录可以看出，本案例肢体瘫痪是类脊髓灰质炎综合征后遗症的主要临床表现，也是此次住院治疗的主要目的。根据后遗症的主要编码选择原则和出院记录，当患者住院目的是为了治疗后遗症的临床表现时，应选择该临床表现作为主要诊断。

出院记录（部分）

主诉：左侧肢体无力 1 年，诊断"类脊髓灰质炎综合征"1 年。

入院情况：患者受凉后出现头晕、头痛，伴发热，后出现左上肢无力，表现为不能抬起，持物不稳；约 10 小时后累及左下肢，表现为不能抬离床面，不能站立，不能行走。外院诊断"1. 类脊髓灰质炎综合征；2. 左侧偏瘫"治疗好转后康复治疗 1 个月后出院，期间左侧肢体功能障碍改善不明显。本次为行康复治疗收入院。

主要治疗：入院后予以 PT、四肢联动、OT、针灸、推拿、功能性电刺激治疗，经颅磁刺激、沙盘游戏等系统康复训练。

由出院记录可知本案例本次为行康复医疗入院，入院后予以 PT、四肢联动、OT、针灸、推拿、功能性电刺激治疗，经颅磁刺激、沙盘游戏等系统康复训练，主要治疗的是瘫痪。因此，应选择 G81.0 松弛性偏瘫作为主要编码。

【案例最终编码】

诊断类别	诊断名称	原编码	修正编码	ICD 名称
出院主要诊断	类脊髓灰质炎综合征	A88.800x001	G81.0	松弛性偏瘫
出院其他诊断	左侧偏瘫	G81.900	B94.8	其他特指的传染病和寄生虫病的后遗症

案例四

【基本信息】

性别：男	年龄：19 岁	住院天数：14 天
入院科室：神经外科		出院科室：神经外科

【诊断信息】

诊断类别	诊断名称	疾病编码
出院主要诊断	脑积水	G91.900
出院其他诊断	大脑脚、丘脑占位性病变？	R90.000

【编码问题】脑积水 G91.900

一、知识点回顾

（一）编码相关临床知识点

脑积水（hydrocephalus）是指由于多种原因造成脑脊液吸收 - 分泌失衡或循环通路受阻所引起的蛛网膜下腔和 / 或脑室内脑脊液的异常蓄积，使脑室扩大、脑实质相应减少，脑积水进行性加重可产生颅内高压、智力发育障碍及压迫周围组织等症状。

1. **脑积水的病因**　脑积水的病因可分为先天性和获得性。

（1）先天性病因主要包括：① Chiari 1 畸形：第四脑室出口阻塞时可发生脑积水；② Chiari 2 畸形和 / 或脊髓脊膜膨出（常同时发生）；③原发性导水管狭窄（多见于婴儿，成人少见）；④继发性中脑导水管神经胶质增生：由宫内感染或胚胎期子宫出血导致；⑤ Dandy-Walker 畸形：正中孔和侧孔闭锁；⑥性连锁遗传疾病。

（2）获得性病因主要包括：①感染（交通性脑积水最常见病因）：脑膜炎、脑囊虫病等②出血（交通性脑积水第二常见病因）：蛛网膜下腔出血后、脑室出血后；③占位病变：非肿瘤性疾病、肿瘤性疾病；④手术：20% 的后颅窝肿瘤术后的儿童发生持续性脑积水；⑤神经类肉瘤病；⑥结构性巨脑室；⑦与脊髓肿瘤伴发。

2. **脑积水的分类**　脑积水可以按照多种方法分类：如按年龄可分为儿童脑积水和成人脑积水；按压力可分为高颅压性脑积水和正压性脑积水；按部位分可分为脑室内脑积水和脑外脑积水（即蛛网膜下腔及基底池扩大）；按发病时间长短可分为急性（数天）、亚急性（数周）和慢性（数月至数年）；按临床症状有无可分为症状性脑积水和无症状性脑积水；按脑积水发展与否可分为活动性脑积水和静止性脑积水；按功能主要分为梗阻性脑积水（主要由蛛网膜颗粒近端阻塞造成）和交通性脑积水（主要由于蛛网膜颗粒水平的脑脊液循环障碍导致），梗阻性脑积水：又称为非交通性脑积水，是指病变位于脑室系统内或附近，阻塞脑室系统脑脊液循环而形成。即第四脑室出口以上部位发生阻塞造成的脑积水，是最常见的一种类型。交通性脑积水：是由于脑室外脑脊液循环道路受阻或吸收障碍所致的脑积水，也有产生过多的脑脊液而致脑积水。

3. 脑积水的治疗　脑积水属于外科疾病,主要采取外科引流、分流、造瘘等治疗;药物治疗主要作为暂时性对症治疗或手术治疗的辅助治疗,包括利尿、降颅压、营养神经等,减少脑脊液的分泌或增加体内水分的排出。

(二) ICD-10 分类知识点

1. 脑积水的主要分类结构

G91　脑积水

　　　　包括:后天性脑积水

　　　　不包括:脑积水:

　　　　　　　　先天性(Q03.-)

　　　　　　　　先天性弓形体病(P37.1)

　　　　G91.0　交通性脑积水

　　　　G91.1　梗阻性脑积水

　　　　G91.2　正常压力脑积水

　　　　G91.3　未特指的创伤后脑积水

　　　　G91.8　其他脑积水

　　　　G91.9　未特指的脑积水

G94.0*　分类于他处的传染病和寄生虫病引起的脑积水(A00-B99†)

P37.1　先天性弓形虫病引起的脑积水

Q03.-　先天性脑积水

Q05.0-Q05.4　脊柱裂伴脑积水

2. 编码注意事项　脑积水主要分类轴心为病因,分类时应注意查找相关信息,明确引起脑积水的病因,编码至更准确的类、亚目。

二、编码问题解析

编码问题:脑积水 G91.900

查房记录(部分)

诊断及诊断依据:

1. 大脑脚、丘脑占位性病变　患者头晕、头痛伴呕吐 10 余天,加重 1 周。头部 MRI:大脑脚、丘脑占位伴梗阻性脑积水,结合增强及 DCE 成像,考虑肿瘤性病变,性质待查,故诊断。

2. 脑积水　头部 MRI:大脑脚、丘脑占位伴梗阻性脑积水,结合增强及 DCE 成像,考虑肿瘤性病变,性质待查。头部 CT:第三脑室右后方、松果体区占位,考虑肿瘤性病变伴梗阻性脑积水;故诊断。

处理:患者松果体占位性质不明,占位致梗阻性脑积水诊断明确,有手术指征,完善术前检查,拟行手术治疗。

本案例脑积水编码于 G91.9 未特指的脑积水,根据诊断依据及检查报告,本案例为第三脑室右后方、松果体区占位阻塞脑室系统,脑脊液循环引起的梗阻性脑积水。查看第三卷,应编码至 G91.1 梗阻性脑积水。

编码查找过程:

主导词:脑积水(后天性)(外)(内)(恶性)(复发性)

　　　　—梗阻性 G91.1

核对第一卷:G91.1 梗阻性脑积水

【案例最终编码】

诊断类别	诊断名称	原编码	修正编码	ICD 名称
出院主要诊断	脑积水	G91.900	G91.1	梗阻性脑积水
出院其他诊断	大脑脚、丘脑占位性病变?	R90.000	R90.0	颅内占位性病变

第三节　手术案例分析

案例一

一、编码相关临床知识点

癫痫的外科治疗方式主要包括以下三类:

(一)致痫病灶切除术

1. **脑皮质致痫灶切除术**　是较常见也是效果较好的方法,在确定导致癫痫的责任病灶时,可以切除病灶和与其伴生的致痫灶,手术后约 60%~90% 的癫痫患者可以治愈。

2. **前颞叶切除术**　为目前应用最多的手术方法。难治性癫痫 60% 为颞叶癫痫,确定病灶位于颞叶时可以采取这种手术,术后 80% 以上的患者癫痫发作可完全停止。

3. **选择性杏仁核、海马切除术**　颞叶癫痫的 90% 与颞叶内侧结构有关,可以选择性切除一侧的杏仁核和海马,避免颞叶外侧皮质的损伤,同样有良好的治疗效果,此手术的癫痫完全控制率为 40%,有效率为 80%。

4. **大脑半球切除术**　适用于致痫病灶累及大部分或全部一侧大脑半球,且对侧大脑半球已有功能代偿的顽固性癫痫患者,癫痫控制率和有效率近 100%。主要手术方式包括经典大脑半球切除术、改良大脑半球切除术、功能性大脑半球切除术以及大脑半球离断术。

(二)阻断异常放电传播的手术

1. **胼胝体切开术**　胼胝体是癫痫放电向对侧传导的主要连接纤维,将其切断的目的就是将癫痫放电限制在异常的一侧,并对其放电有一定抑制作用,使癫痫发作局限。

2. 多处软膜下横纤维切断术 在多处脑软膜下切断神经元的横向纤维,以阻断癫痫病灶神经元同步放电的扩散,只适用于致痫病灶位于重要功能区的难治性癫痫。

(三) 改变脑皮质兴奋性的手术

神经电刺激系统包括导线电极和脉冲发生器两部分,其中脉冲发生器根据刺激的部位(即导线数量)可分为单通道(单列)、双通道(双列)或多通道(多列),治疗癫痫的神经刺激手术主要包括以下两种:

1. 迷走神经刺激术 将微型刺激器埋植在左锁骨下皮下组织,将电极经皮下隧道引入下颈部,缠绕在迷走神经上,通过刺激迷走神经改变脑内神经组织的兴奋性从而抑制癫痫发作。迷走神经是行程最长,分布范围最广的脑神经,属于周围神经。

2. 深部电刺激术 将特制的深部脑刺激器电极放置于双侧小脑皮质的前叶、后叶、或丘脑底核等部位,通过埋于皮下的电刺激发生装置刺激脑深部结构,改变脑内环路的传播状况进而降低皮质的兴奋性,从而达到减少癫痫发作的目的。此方法适用于全身性或双侧颞叶有病灶的患者。

二、ICD-9-CM-3 分类知识点

(一) 致痫病灶切除术手术主要分类结构

01.52 大脑半球切除术

01.53 脑叶切除术

01.59 大脑病损或组织的其他切除术或破坏术

杏仁核切除术

大脑刮除术

经颞部(乳突)大脑肿瘤切除术

(二) 阻断异常放电传播的手术

01.32 脑叶切开术和(神经)束切断术

(三) 神经电刺激术主要分类结构

1. 脉冲发生器植入 脉冲发生器根据植入部位可分为颅内脉冲发生器与周围脉冲发生器(表6-3),颅内神经刺激脉冲发生器的植入与置换主要分类于01.20,皮下神经刺激脉冲发生器的植入与置换主要分类于86.94-86.98;颅内神经刺激脉冲发生器的去除主要分类于01.29,皮下神经刺激脉冲发生器的去除主要分类于86.05。

2. 导线植入 根据导线电极植入的位置可分为颅内、脊柱和周围电极(表6-4),颅内、脊柱与周围导线电极植入与置换,分类于02.93,03.93,04.92;颅内、脊柱与周围导线电极去除,分类于01.22,03.94,04.93。

表 6-3　神经脉冲发生器 ICD 编码一览表

脉冲发生器	颅内	皮下				
		未指明为可充电型			可充电型	
		单列	双列或多列	未特指的	单列	双列或更多列
植入 / 置换	01.20	86.94	86.95	86.96	86.97	86.98
去除	01.29	86.05	86.05	86.05	86.05	86.05

表 6-4　导线电极 ICD 编码一览表

导线电极	植入 / 置换	去除
颅内	02.93	01.22
脊柱	03.93	03.94
周围	04.92	04.93

（四）脑膜修补术主要分类结构

02.1　脑膜修补术
　　02.11　硬脑膜单纯缝合术
　　02.12　脑膜其他修补术
　　　　　硬脑膜移植术
　　　　　脑膜修补 NOS
　　　　　硬脑膜下补片

（五）编码注意事项

1. 大脑的手术编码与手术范围有关。

2. 脑膜的修补存在多种修补方式,编码需要区分手术方式。

3. 神经电刺激系统体内产品包括导线电极和脉冲发生器两部分,在编码过程中需要分别编码脉冲发生器植入、置换或去除与电极植入、置换或去除。

案例 1-1

【基本信息】

性别:男	年龄:10 岁	住院天数:20 天
入院科室:神经外科		出院科室:神经外科

【诊断信息】

诊断类别	诊断名称	疾病编码
出院主要诊断	难治性癫痫	G40.805
出院其他诊断	颞叶脑皮质发育不良	Q04.301

【手术操作信息】

手术及操作类别	手术及操作名称
手术	颞叶癫痫病灶切除术

【病历记录】

出院记录（部分）

主诉：反复惊厥发作4[+]年。

入院时情况：入院前4[+]年因突发惊厥，持续30分钟，于外院治疗后好转；3个月后再次出现惊厥发作，给予奥卡西平150mg，每天2次治疗；2年前脑电图提示界限性脑电图，调整用药奥卡西平225/300mg，每天2次治疗；1个月前于我院门诊就诊，MRI结果同前，调整用药奥卡西平300mg，每天2次+德巴金0.25mg，每天2次治疗，惊厥无明显好转。病程中长期头痛不适，反复惊厥发作，每1~2个月发作一次，为进一步治疗，门诊以"药物难治性癫痫"收治入院。

主要治疗：入院后完善相关检查，无禁忌证，于20××年××月××日在全麻下行显微镜下左侧颞叶致痫病灶切除术。术后予以抗感染等对症支持治疗，术后恢复可，治疗有效，准予出院，门诊随访。

【手术实操】

手术记录（部分）

手术名称：颞叶癫痫病灶切除术。

术中发现：

1. 取下骨瓣后见，硬脑膜张力不高，脑搏动可。

2. 切开硬脑膜后见左颞叶皮层脑沟回色泽无明显异常，质地稍硬。

3. 切除病灶前皮层电极脑电监测可见颞中回有尖慢波放电。

4. 切除颞极后约4.0cm的颞叶，可见左侧侧脑室颞角开放，清亮脑积液流出，脑室内侧壁可见海马、质地韧，血供少。

5. 切除病灶后病灶周围皮层电极脑电监测未见典型癫痫波。

手术经过：

1. 麻醉显效后，取平卧位，头右偏，头架固定，根据影像资料定位病变位置后作标线，常规皮肤消毒铺巾；作左侧翼点弧形切口长约15cm，切开头皮颞肌各层，电凝止血、头皮夹止血满意，翻开皮瓣、皮肤拉钩固定；颅骨钻钻孔、骨蜡止血，铣刀作6cm×4cm的骨窗，取下骨瓣。悬吊硬脑膜，马蹄形剪开硬脑膜并牵开。

2. 用皮层电极脑电监测，可见颞中回有尖慢波放电。

3. 显微镜下分离外侧裂和颞叶底部，从颞极后约4.0cm的皮层表面用电凝烧灼划出切除范围，逐渐分离切除颞叶脑皮层，进一步轻柔分离其内侧粘连后，完整切除，创腔留置引流管一根。

4. 再次行皮层电极脑电监测，原尖慢波放电区未见明显异常放电。

5. 硬脑膜回缩明显，取人工硬脑膜修补，严密缝合硬脑膜，充分排出颅内积气，回置骨瓣,悬吊中央,并用可吸收颅骨锁固定于骨窗,皮下留置8号引流管一根,缝合头皮切口各层,无菌敷料包扎。术毕。

(一) 手术主要操作步骤

步骤1:切开皮肤、皮下、颅骨以及硬脑膜,用皮层电极脑电监测,可见颞中回有尖慢波放电。

步骤2:显微镜下分离外侧裂和颞叶底部,从颞极后约4.0cm的皮层表面用电凝烧灼划出切除范围,逐渐分离切除颞叶脑皮层,分离其内侧粘连后,完整切除,创腔留置引流管一根。

步骤3:再次行皮层电极脑电监测,原尖慢波放电区未见明显异常放电。

步骤4:硬脑膜回缩明显,取人工硬脑膜修补,严密缝合硬脑膜,充分排出颅内积气,回置骨瓣,悬吊中央,并用可吸收颅骨锁枚固定于骨窗,皮下留置8号引流管一根,缝合头皮切口各层。

(二) 手术编码步骤

手术1:术中脑电监测(步骤1、步骤3)

该患者手术步骤1切开皮肤、皮下、颅骨以及硬脑膜,作为脑手术的入路,可省略编码。步骤1进行了术前皮层电极脑电监测,步骤3在切除颞叶病灶后再次行皮层电极脑电监测,需要编码术中脑电监测。

编码查找过程:
主导词:监测
   —脑电图
   — —手术中 00.94
核对类目表:00.94 手术中神经电生理检查
       包括:手术中实行的脑神经、周围神经和脊髓测试
        手术中神经生理测试
        手术中神经测试(IOM)
        神经监测

手术2:颞叶癫痫病灶切除术(步骤2)

根据手术记录可知该患者采用的手术治疗方式是切除颞叶脑皮层,属于脑皮层致痫病灶切除术,根据切除范围应按脑病损切除进行编码。

编码查找过程:切除术
    —病损
    — —脑的(皮质)(NEC) 01.59
核对类目表:01.59 大脑病损或组织的其他切除术或破坏术

手术3:硬脑膜修补术(步骤4)
硬脑膜回缩明显,取人工硬脑膜修补,严密缝合硬脑膜。

编码查找过程:

主导词:修补术

　　　—脑膜 02.12

核对类目表:02.12 脑膜其他修补术

　　　　　硬脑膜下补片

【案例最终编码】

手术类别	手术及操作名称	ICD 编码	ICD 名称
手术	颞叶癫痫病灶切除术	01.59	大脑病损或组织的其他切除术或破坏术
		02.12	脑膜其他修补术
		00.94	手术中神经电生理检查

案例 1-2

【基本信息】

性别:女	年龄:30 岁	住院天数:9 天
入院科室:神经外科		出院科室:神经外科

【诊断信息】

诊断类别	诊断名称	疾病编码
出院主要诊断	难治性癫痫	G40.805
出院其他诊断	左侧脑室体部、顶叶皮层下病变	G93.900

【手术操作信息】

手术及操作类别	手术及操作名称
手术	迷走神经电刺激器置入术

【部分病历记录】

出院记录(部分)

入院前 3^+ 年,患者无明显诱因出现惊厥发作,持续约数秒钟后自行停止,停止后无意识障碍,后精神如常,无肢体活动障碍。脑电图示:清醒期右侧额叶各区为著,右顶区及左枕区棘/尖-慢波,诊断癫痫 3^+ 年,药物治疗效果欠佳,出现加重表现。近 2 个月癫痫进一步加重,以"难治性癫痫"收入院。

入院后经评估有手术指征,无手术禁忌证,于 20×× 年 ×× 月 ×× 日行迷走神经电刺激器置入术,手术顺利,好转出院。

【手术实操】

手术记录(部分)

手术名称:左侧迷走神经电刺激器置入术。

手术经过：

1. 麻醉显效后,取平卧位,肩部垫高,头右偏约 45°~60°,常规皮肤消毒铺巾。

2. 以左侧胸锁乳突肌内侧扪及颈内动脉为中心,于环状软骨下缘做横行皮纹切口约 4cm;分离皮下、肌间隙,于颈内动脉和颈静脉之间找到迷走神经并分离长约 3cm,迷走神经下垫入橡皮筋隔离轻柔牵拉;于左侧胸壁腋前线做斜行切口约 5cm,分离至胸大肌筋膜表面形成囊袋。

3. 用穿刺导针从颈部切口腱膜下穿刺引导导线至胸壁囊袋处;松开电机螺丝,连接导线和电极,旋紧固定螺丝,确保导线固定稳妥;将电刺激器导线螺旋环绕于左侧迷走神经上,并固定于左侧胸锁乳突肌筋膜上;确保导线弧度好无打折;颈部腱膜下盘绕一圈并固定于胸锁乳突肌肌膜;将电刺激器置入囊袋内并固定于左侧胸大肌筋膜上。

4. 行体外监测,证实可正常放电,并予以关机。止血满意后缝合皮肤切口,无菌敷料包扎。

(一) 手术主要操作步骤

步骤 1：切开左侧胸锁乳突肌内侧环状软骨下缘,分离神经,电刺激器导线螺旋环绕于左侧颈部迷走神经上,并固定在胸锁乳突肌筋膜上。

步骤 2：将电刺激器植入囊袋固定在胸大肌筋膜上。

(二) 手术编码步骤

本例患者行迷走神经电刺激术,包含迷走神经导线电极植入和迷走神经脉冲发生器植入,分别属于周围神经刺激器导线电极植入和皮下神经脉冲发生器植入。

手术 1：迷走神经刺激器导线电极置入术(步骤 1)

步骤 1 将导线电极环绕于左侧颈部迷走神经,结合临床知识点,迷走神经属周围神经,应编码至 04.92 周围神经刺激导线电极的置入或置换。

编码查找过程：

主导词：植入

　　　—神经刺激器

　　　——电极

　　　———周围神经 04.92

核对类目表：04.92 周围神经刺激器导线的置入或置换

　　　　　另编码：置入任何神经刺激脉冲发生器(86.94-86.98)

手术 2：迷走神经脉冲发生器置入术(步骤 2)

本例患者在手术步骤 2 中将脉冲刺激器固定在胸大肌筋膜上,为皮下脉冲发生器植入;导线环绕于左侧迷走神经,为单通道;结合病历记录中高值耗材相关材料,确定患者使用的脉冲发生器是不可充电型迷走神经刺激器。因此应编码至 86.94 单列神经脉冲发生器置入或置换,未指出可再充电的。

编码查找过程：

主导词：植入

　　—神经刺激器

　　——脉搏发生器

　　———单列 86.94

核对类目表：86.94 单列神经刺激脉冲发生器置入或置换,未指出可再充电的

【案例最终编码】

手术类别	手术及操作名称	ICD 编码	ICD 名称
手术	迷走神经电刺激器置入术	04.92	周围神经刺激器导线的置入或置换
手术		86.94	单列神经刺激脉冲发生器置入或置换,未指出可再充电的

案例二

【基本信息】

性别：男	年龄：4 岁	住院天数：30 天
入院科室：神经外科		出院科室：神经外科

【诊断信息】

诊断类别	诊断名称	疾病编码
出院主要诊断	梗阻性脑积水	G91.800
出院其他诊断	颅内压增高	G93.200
	分流管阻塞	T85.003

【手术操作信息】

手术类别	手术及操作名称
手术	脑室储液囊置入术
手术	脑室镜下脑室腹腔分流术
手术	脑室腹腔分流管调整术

【部分病历记录】

出院记录(部分)

　　患者因"间断头痛,呕吐 1^+ 月,再发 6 小时"入院。头痛呈间断性,有进行性加重,伴呕吐,呈喷射状,急诊以"脑积水"收治入院。外院头部 CT 示：脑室系统扩张,间质性脑水肿；腰穿提示脑压高；院内 CT：脑积水；MRI 平扫增强：小脑及脑干广泛异常信号伴梗阻性脑积水,可见硬脑膜广泛明显强化。

　　入院后急诊行脑室 Ommaya 囊置入术,术后间断引流,多次复查脑脊液常规、生

化、培养及多种特殊检查,均未提示明显感染征象。全院多次会诊均未明确脑积水原因,故行脑室镜下脑室腹腔分流术,术后1天出现反复呕吐及烦躁,腹部X线检查提示分流管打折,故急诊行右侧脑室腹腔分流管调管术,术后恢复可,好转出院。

一、知识点回顾

(一)编码相关临床知识点

1. 脑积水的外科治疗方式

(1)脑脊液引流术:既可作为诊断检查,也可作为缓解治疗方式,包括脑室穿刺、腰椎穿刺。

(2)脉络丛切除术:用于治疗交通性脑积水,可减少但不能完全停止脑脊液分泌,不常用。

(3)第三脑室造瘘术:可用于治疗梗阻性脑积水,也是处理分流管感染的方法之一,也可用于分流术后发生的硬脑腹下血肿和裂隙腔室综合征。

(4)脑脊液分流术:将脑室或腰椎管腔的脑脊液分流到其他体腔,可用于治疗梗阻性脑积水和交通性脑积水。具体方法包括:脑室与脑池分流、脑室与体腔分流、将脑脊液引流出体外、将脑脊液引入心血管系统,其中临床常用脑室-心房分流术和脑室-腹腔分流术。

2. 脑积水术后常见并发症 包括:①分流系统阻塞(脑室端、腹腔端、心房端、阀门等);②感染,主要是脑室炎和腹膜炎;③分流过量或者不足(过度分流综合征、慢性硬膜下血肿或脑脊液分流不足、小脑室综合征、癫痫)等。

(二)ICD-9-CM-3分类知识点

1. 脑积水相关手术分类结构

(1)脑脊液引流术

01.02 经以前置入导管的脑室穿刺

01.09 其他颅的穿刺

抽吸:蛛网膜下腔

硬脑膜下腔

颅抽吸 NOS

前囟门穿刺

硬脑膜下穿刺(放液)(经囟门)

02.21 脑室外引流[EVD]装置置入或置换

03.31 脊髓放液

(2)脉络丛切除术

02.14 脉络丛切除术

(3)第三脑室造瘘术

02.22 第三脑室造口术

(4) 脑脊液分流术

　　02.22　颅内脑室分流或吻合术

　　　　　脑室吻合术至：颈蛛网膜下腔

　　　　　　　　　　　　小脑延髓池（枕大池）

　　　　　　　　　　　　两个脑室之间的分流

　　　　　　　　　　　　第三脑室造口术

　　　　　　　　　　　　脑室脑池造口术

　　02.3　颅外脑室分流术

　　　　02.31　脑室分流术至头和颈部结构

　　　　02.32　脑室分流术至循环系统

　　　　02.33　脑室分流至胸腔

　　　　02.34　脑室分流术至腹腔和腹部器官

　　　　02.35　脑室分流至泌尿系统

　　　　02.39　脑室颅外分流术

　　　　　　　脑室骨髓分流术

　　　　　　　脑室分流至颅外部位 NEC

(5) 脑室分流（脑室端）导管的修复术和去除术

　　02.4　脑室分流管的修复术、去除术和冲洗术

　　　　　不包括：脑室分流末端导管的修复术（54.95）

　　　　02.41　脑室分流管的冲洗术和探查术

　　　　02.42　脑室分流管置换术

　　　　02.43　脑室分流管去除术

(6) 脑室分流（末端）导管的修复术

　　54.95　腹膜切开术

　　　　　在腹膜部位的脑室腹膜分流探查术

　　　　　心室分流的末端导管修复术

　　　　　在腹膜部位的脑室腹膜分流修复术

(7) 脑室分流末端导管的去除

　　97.81　去除腹膜后引流装置

　　97.82　去除腹膜引流装置

　　97.86　去除腹部其他装置

　　97.87　去除躯干其他装置

　　97.89　去除其他治疗性装置

2. 编码注意事项

(1) 切开术、引流术、探查术：在实际含义相同时，三个主导词是可以互用的，其中切开术主导词下列出的修饰词更全面。在手术操作中，切开是一个常规步骤，因此通常省略编码；但当切开是治疗的一个方式时，则切开需要编码，比如为了引流，为了探查。

(2) 分流术、吻合术、旁路术：分流需要吻合，吻合是为了分流（不只是为了分流），旁路术也需要吻合，三个术式有相同之处，所以三个主导词可以相互参见。

（3）修补术：含义较广，包括了缝合、闭合、移植、补片、结扎、切除、烧灼等。编码中应明确操作的主要内涵，以确定选择修补术为主导词还是查找更准确的主导词。

（4）脑室分流装置分为脑室端和末端，分流管脑室端和末端的修复术和去除术需要根据部位分别编码。

二、手术编码实操

本案例患者共进行了三次手术：第一次手术是脑室储液囊置入术；第二次手术是脑室镜下脑室腹腔分流术；第三次手术是脑室腹腔分流管调整术。

【手术记录1】

手术记录1（部分）

手术名称：脑室储液囊置入术。

术中发现：脑脊液呈无色，清亮，压力高，约 300mmH$_2$O。

手术经过：

麻醉显效后，取平卧位，常规皮肤消毒铺巾。以左冠状缝前 1.5cm 与中线旁开 2.5cm 交点为中心做弧形切口长约 3cm，切开头皮全层，止血；牵开皮瓣，颅骨钻孔，骨蜡止血，电灼硬膜成孔，取 Ommaya 囊脑室段带导针，从硬膜孔向双侧外耳道连线方向缓慢置入约 5cm，拔出导针见脑脊液流出，暂夹闭脑室段，缝合骨膜固定脑室段。适当剪短脑室段，连接 Ommaya 囊，丝线结扎固定接头；游离帽状腱膜，将 Ommaya 囊置于切口后外侧帽状腱膜下；缝合帽状腱膜及皮肤，连接头皮针外引流，无菌敷料包扎固定。所取脑脊液送检常规、生化、细菌培养。

（一）手术主要操作步骤

步骤 1：切开头皮，硬脑膜穿孔。

步骤 2：植入 Ommaya 脑室段，囊置于帽状腱膜下，缝合。

步骤 3：连接头皮针外引流。

（二）手术编码步骤

手术：脑室储液囊置入术（步骤 1~3）

Ommaya 储液囊：是一种脑室引流装置，是由一个埋在头皮下的扁平状储液器和一根插入脑室内的引流管连接而成。广泛应用于引流脑积水、脑室积血以及降低颅内压，除此以外还可以囊内给药用于治疗颅内感染及辅助颅脑肿瘤化疗等。在急性脑积水患者主要用于尽快降低颅内压，以及用于监测颅内压及脑脊液取样等。

本案例手术为脑室储液囊置入术，手术过程中切开头皮、脑膜均是植入引流装置的必经步骤，因此可以省略编码。查询手术卷，脑室储液囊置入术应编码至 02.22 颅内脑室分流和吻合术。

编码查找过程：

主导词：植入

— 欧麻亚囊 02.22

核对类目表:02.22 颅内脑室分流和吻合术
【手术记录2】

手术记录2(部分)

手术名称:脑室腹腔分流术。

术中发现:脑脊液淡黄色,压力:250mmH₂O;缓慢放取脑脊液3ml后测压:240mmH₂O;再缓慢放取脑脊液3ml后测压:200mmH₂O;第三次缓慢放取脑脊液3ml后测压:180mmH₂O。术中调压阀设定压力为160mmH₂O。

手术经过:

麻醉满意后,平卧位,头偏向左侧,常规消毒铺巾,以右侧冠状缝前1cm与中线旁开2.5cm交点为中心作小弧形切口约3cm,切开头皮全层,电凝止血,翻开皮瓣,颅骨钻孔,骨蜡止血,电凝灼烧硬膜成孔,取V-P管脑室段带导针,从硬膜孔穿入,向双外耳道连线方向进入约5.5cm,拔出针芯,有脑脊液流出,暂夹闭脑室段。于左侧腹部脐旁约1.5cm做横行切口0.5cm,腹腔分流套筒穿刺针穿刺腹腔成功,拔出针芯,顺利将分流管腹腔段置入腹腔,拔出套筒,覆盖湿纱布;于左侧顶部作小横切口,游离腱膜下。用套筒穿刺针经耳后、颈部、前胸、上腹部皮下至右侧腹部切口皮下。拔出针芯,将腹腔段置入套筒针内,拔出套筒将分流管于顶部切口腱膜下引出,湿纱布覆盖。以引导针将脑室段经腱膜下引至顶部切口处。按分流方向用储液囊、调压阀连接脑室段及腹腔段,接头丝线结扎固定,将调压阀置于耳后。腹腔段全部置入腹腔,缝合腹部切口。缝合头部切口帽状腱膜及皮肤。

(一)手术主要操作步骤

步骤1:V-P管脑室段带导针从硬膜孔穿入,暂夹闭脑室段。

步骤2:用套筒穿刺针经耳后、颈部、前胸、上腹部皮下至右侧腹部切口皮下。将腹腔段置入套筒针内,拔出套筒将分流管于顶部切口腱膜下引出。

步骤3:储液囊、调压阀连接脑室段及腹腔段,调压阀置于耳后,腹腔段全部置入腹腔。

(二)手术编码步骤

手术:脑室腹腔分流术(步骤1~3)

脑室腹腔分流术是目前治疗各种类型脑积水最主要、最有效的方法。主要操作过程是在侧脑室枕角穿刺,将一条小导管置入脑室,与导管连接的泵将脑脊液泵出大脑,泵的另一端也连接一条导管,通过经由耳后、颈、胸的皮下隧道到腹膜腔。由于腹膜本身吸收能力较强,分流的脑脊液通过管道的末端进入腹膜后而被吸收(图6-4)。

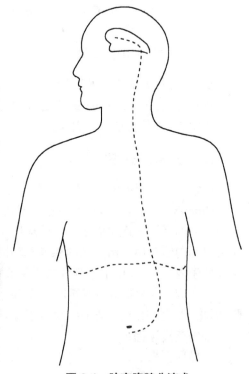

图6-4 脑室腹腔分流术

本例患者在行 Ommaya 囊置入术后颅内高压得到改善,但脑脊液分泌无减少,为持续清除脑室内过多液体,保持颅内压,故行脑室腹腔分流术。

编码查找过程:

主导词:分流

　　　　—脑室(脑的)(伴有瓣)

　　　　——至

　　　　———腹腔或者器官 02.34

核对类目表:02.34 脑室分流术至腹腔和腹部器官

【手术记录3】

手术记录3(部分)

手术名称:脑室腹腔引流管调整术。

手术经过:

麻醉显效后,取平卧位,头左偏,常规皮肤消毒铺巾。原腹部切口拆开,显露分流管,近端向下拔出约4cm后,术中B超探查,分流管阀下分流管呈直线走行,无打折表现。分流管顺利放入腹腔,缝合腹部切口,无菌敷料包扎,术毕。

(一) 手术主要操作步骤

步骤:原切口拆开,向下拔出分流管,至无打折表现,引流管放入腹腔,缝合切口。

(二) 手术编码步骤

手术: 脑室腹腔分流管调整术

患者行脑室腹腔分流术后1天出现反复呕吐及烦躁,腹部X线片提示分流管打折,急诊行腹腔段引流管调整术。

编码查找过程:

主导词:调整(无法查找出手术编码)

转换主导词:修复术

　　　　　—分流

　　　　　——脑室腹膜的

　　　　　———在腹膜部位 54.95

核对类目表:54.95 在腹膜部位的脑室腹膜分流修复术

脑室分流管分为脑室段与腹腔段,脑室段属于神经系统手术,腹腔段属于消化系统手术。患者康复后,需要行脑室腹腔分流管拔除术,应对对应手术部位的分流装置去除分别进行编码。

【案例最终编码】

手术类别	手术及操作名称	ICD 编码	ICD 名称
手术	脑室储液囊置入术	02.22	颅内脑室分流和吻合术
手术	脑室镜下脑室腹腔分流术	02.34	脑室分流术至腹腔和腹部器官
手术	脑室腹腔分流管调整术	54.95	在腹膜部位的脑室腹膜分流修复术

案例三

【基本信息】

性别：男	年龄：34 岁	住院天数：18 天
入院科室：神经外科		出院科室：神经外科

【诊断信息】

诊断类别	诊断名称	疾病编码
出院主要诊断	T_{12}~L_1 椎管内神经鞘瘤	D33.403　M95600/0
出院其他诊断	腰椎间盘突出	M51.202

【手术操作信息】

手术类别	手术及操作名称
手术	椎管内肿瘤切除
手术	椎板开门减压回植内固定术

一、知识点回顾

(一) 编码相关临床知识点

1. 脊髓（spinal cord）　是中枢神经系统的低级部分,起源于胚胎时期神经管的末端,原始神经管的管腔形成脊髓中央管。位于椎管内,上端平枕骨大孔处与延髓相连,下端成人在平第 1 腰椎体下缘(新生儿可达第 3 腰椎下缘)。在构造上保留着节段性,脊髓与分布于躯干和四肢的 31 对脊神经相连。脊髓的被膜由外向内依次为硬脊膜、脊髓蛛网膜和软脊膜。

2. 椎骨的一般形态　椎骨由前方的椎体和后方板状的椎弓组成,椎体与椎弓共同围成椎孔、各椎孔上下贯通,构成容纳脊髓的椎管。椎弓为弓形骨板,其紧连椎体的缩窄部分称椎弓根,椎弓根向后内扩展变宽,称椎弓板,两侧椎弓板于中线会合。由椎弓发出 7 个突起：①棘突 1 个；②横突 1 对；③关节突 2 对。

3. 硬脊膜内髓外肿瘤　是椎管内最常见肿瘤,其中大部分是可以手术切除的良性神经纤维瘤(神经鞘瘤)或脊膜瘤,脊髓长期受肿瘤压迫,脊髓移向肿瘤侧或局部凹陷,严重者脊髓呈带状。

(二) ICD-9-CM-3 分类知识点

1. 脊髓和椎管结构的切开与切除编码结构

　　03.09　椎管其他探查术和减压术

　　　　　减压术：椎板切除术

　　　　　　　　　椎板切开术

　　　　　扩张性椎板成形术

脊髓神经根探查术

椎间孔切开术

作为手术入路—省略编码

03.4 脊髓或脊膜病损的切除术或破坏术

脊髓或脊膜的刮除术

脊髓或脊膜的清创术

脊髓或脊膜囊肿的袋形缝合术［造袋术］

脊髓或脊膜的部分切除术

2. 骨移植术的编码结构

02.04 颅骨骨移植（术）

76.91 面骨骨移植

78.0 骨移植术

另编码：任何为了移植术的骨切除术（77.70-77.79）

不包括：用于骨延伸术（78.30-78.39）

二、手术编码实操

手术记录（部分）

手术名称：椎管内肿瘤切除＋椎板开门减压回植内固定术。

手术经过：

1. 患者取俯卧位，取 T_{12}~L_1 棘正中直切口长约 10.0cm，切开皮肤、皮下、脂肪层，沿两侧棘突切开骶棘肌，显露 T_{12}~L_1 两侧椎板。术中仔细定位后，先切断 $L_{1~2}$ 棘上、棘间韧带，再在 T_{12}~L_1 椎板两侧磨钻开槽后咬开椎板并向左侧拉开，显露硬脊膜，见硬脊膜无明显压迫及膨隆。

2. 切开硬脊膜后见 L_1 椎体后缘终池内髓外一约 3cm×5cm 大小包块，软，包膜完整，与周围组织无明显粘连，彻底摘除包块，探查马尾无明显压迫，缝合硬脊膜，置入蛛网膜下腔引流管。

3. 重建椎板并钢板螺钉固定，检查内固定稳固，切口内放置橡皮引流管两根引流。

4. 冲洗、止血后将自体骨颗粒植入两侧植板，逐层缝合，术毕，术后将肿瘤组织送病检。

（一）手术主要操作步骤

步骤 1：咬开椎板并向左侧拉开，显露硬脊膜，切开硬脊膜后见 L 椎体后缘终池内髓外一约 3cm×5cm 大小包块，彻底摘除包块。

步骤 2：重建椎板并钢板螺钉固定，检查内定稳固，切口内放置橡皮引流管两根引流。

步骤 3：冲洗、止血后将自体骨颗粒植入两侧植板，逐层缝合。

（二）手术编码步骤

手术 1：椎管内肿瘤切除术（步骤 1）

　　本案例主要手术为椎管内神经鞘瘤切除术,手术记录示该肿瘤位于 L1 椎体硬脊膜脊髓外,属于硬脊膜内髓外肿瘤,与周围组织无明显粘连,术中完整摘除包块。查看手术卷,应编码至 03.4 脊髓或脊膜病损的切除术或破坏术。

　　编码查找过程:

　　主导词:切除

　　　　　　—病损

　　　　　　— —椎管内的 03.4

　　核对类目表:03.4 脊髓或脊膜病损的切除术或破坏术

　　手术 2:椎板开门减压回植内固定术(步骤 2)

　　本案例为进行椎管内肿瘤切除术前期进行了椎板两侧磨钻开槽后咬开椎板暴露肿瘤,切除手术后重建椎板并予钢板螺钉固定。查看手术类目表,应编码 03.09 椎板其他探查术和减压术。

　　编码查找过程:

　　主导词:减压

　　　　　　—椎板切开术 03.09

　　核对类目表:03.09 椎管其他探查术和减压术

　　　　　　　　减压术:椎板切开术

　　手术 3:椎骨植骨(步骤 3)

　　本案例将自体骨颗粒植入两侧植板,查看手术卷,应编码 78.09 椎骨移植术。

　　编码查找过程:

　　主导词:移植物,移植术

　　　　　　—骨(自体的)(骨库)(双重高嵌体)(异种的)(嵌体)(大块高)(多数的)
　　　　　　(骨骨膜的)(钉)(骨膜下的)(伴金属固定)

　　　　　　— —椎骨 78.09

　　核对类目表:78.09 椎骨移植术

　　本例患者没有另外进行骨切除术,植入椎板的自体骨颗粒来源于切开及重建椎板时产生,因此无须另外编码骨切除术。

　　【案例最终编码】

手术类别	手术及操作名称	ICD 编码	ICD 名称
手术	椎管内肿瘤切除	03.4	脊髓或脊膜病损的切除术或破坏术
手术	椎板开门减压回植内固定术	03.09	椎板其他探查术和减压术
		78.09	椎骨移植术

(汤婷婷)

第七章

眼和附器疾病

第一节 概 述

本章包括眼和附器疾病,编码分类于 H00-H59。

本章包括下列各节:

H00-H06 眼睑、泪器系和眼眶疾患

H10-H13 结膜疾患

H15-H22 巩膜、角膜、虹膜和睫状体疾患

H25-H28 晶状体疾患

H30-H36 脉络膜和视网膜疾患

H40-H42 青光眼

H43-H45 玻璃体和眼球疾患

H46-H48 视神经和视路疾患

H49-H52 眼球外肌、双眼运动、调节和屈光疾患

H53-H54 视觉障碍和盲

H55-H59 眼和附器的其他疾患

不包括:

起源于围生期的某些情况(P00-P96)

某些传染病和寄生虫病(A00-B99)

妊娠、分娩和产褥期的并发症(O00-O99)

先天性畸形、变形和染色体异常(Q00-Q99)

内分泌、营养和代谢疾病(E00-E90)

损伤、中毒和外因的某些其他后果(S00-T98)

肿瘤(C00-D48)

症状、体征和临床与实验室异常所见,不可归类在他处者(R00-R99)

本章提供的星号类目:

H03* 分类于他处的疾病引起的眼睑疾患

H06* 分类于他处的疾病引起的泪器系和眼眶疾患

H13* 分类于他处的疾病引起的结膜疾患

H19*　分类于他处的疾病引起的巩膜和角膜疾患

H22*　分类于他处的疾病引起的虹膜和睫状体疾患

H28*　分类于他处的疾病引起的白内障和其他晶状体疾患

H32*　分类于他处的疾病引起的脉络膜视网膜疾患

H36*　分类于他处的疾病引起的视网膜疾患

H42*　分类于他处的疾病引起的青光眼

H45*　分类于他处的疾病引起的玻璃体和眼球疾患

H48*　分类于他处的疾病引起的视神经和视路疾患

H58*　分类于他处的疾病引起的眼和附器的其他疾患

第二节　疾病案例分析

案例一

知识点回顾

(一) 编码相关临床知识点

白内障(cataract)是指晶状体透明度降低或者颜色改变所导致光学质量下降的退行性改变。晶状体处于眼内液体环境中,任何影响眼内环境的因素,如老化、遗传、代谢异常、外伤、辐射、中毒、局部营养障碍以及某些全身代谢性或免疫性疾病,都可以直接或间接破坏晶状体的组织结构、干扰其正常代谢而使晶状体混浊,形成白内障。白内障多见于 40 岁以上人群,是眼科常见病及主要的致盲原因之一。

1. **白内障分类**　按发病时间分为先天性和后天获得性白内障。其中先天性白内障是指出生前即存在,或出生后一年内逐渐形成的先天遗传或发育障碍导致的白内障。先天性白内障是一种常见的儿童眼病,是造成儿童失明和弱视的重要原因。

按晶状体混浊形态分为点状、冠状和绕核性白内障等。

按晶状体混浊部位不同分为皮质性、核性、囊膜下和混合型白内障等。

按晶状体混浊程度分为初发期、未成熟期、成熟期和过熟期。

按病因分为外伤性、并发性、代谢性、药物中毒性、放射性、发育性、后发性和年龄相关性白内障等,具体分类如下:

(1)外伤性白内障:眼球钝挫伤、穿孔伤和爆炸伤等引起的晶状体混浊。

(2)并发性白内障:指由于眼部疾病所导致的晶状体混浊。常见于葡萄膜炎、视网膜色素变性、视网膜脱离、青光眼、眼内肿瘤及高度近视等。

(3)代谢性白内障:因代谢障碍引起的晶状体混浊。常见的有糖尿病性白内障、半乳糖性白内障和手足抽搦性白内障。

(4)药物及中毒性白内障：长期应用或接触对晶状体有毒性作用的药物或化学物导致的晶状体混浊。容易引起晶状体混浊的药物包括糖皮质激素、缩瞳剂、氯丙嗪等，化学物质包括苯及其化合物、氟、萘、金属等。

(5)放射性白内障：因放射性所致的晶状体混浊。电磁波谱从 γ- 射线到质子、中子、电子、微波辐射等都可导致晶状体混浊。

(6)发育性白内障：指先天性与成人型白内障的过度类型，一般在出生后形成。混浊多为一些沉积物的聚集，而并非晶状体纤维本身。根据混浊的形态特点，分为冠状白内障和点状白内障两种。

(7)后发性白内障：白内障囊外摘除（包括超声乳化摘除）术后或晶状体外伤后，残留的皮质或晶状体上皮细胞增生，形成混浊。白内障术后发生的后发性白内障又称后囊膜混浊。它是白内障囊外摘除术后最常见的并发症。

(8)老年性白内障又称年龄相关性白内障：最常见的白内障类型。目前部分患者在中年出现白内障而非老年，所以用"年龄相关性白内障"来描述晶状体的改变更为确切。它是晶状体老化后的退行性改变，是多种因素综合作用的结果。老年性白内障分为 3 种类型：①皮质性白内障，最常见的老年性白内障类型，典型的皮质性白内障按其病变发展可分为 4 期：初发期、膨胀期或未成熟期、成熟期和过熟期；②核性白内障，发病较早，一般 40 岁左右开始，进展缓慢。核的混浊从胎儿核或成人核开始，初期核为黄色，与正常人的核硬化不易区别，随病程进展核的颜色逐渐加深而成黄褐色、棕色、棕黑色甚至黑色。早期由于核屈光力的增强，患者可出现晶状体性近视，远视力下降缓慢。后期因晶状体核的严重混浊，眼底不能窥见，视力极度减退；③后囊下白内障，可单独发生，也可与其他白内障类型合并存在。因为混浊区位于视轴上，所以早期即可表现出明显的视觉障碍。后囊下白内障进展缓慢，后期合并晶状体皮质和核混浊，最后发展为完全性白内障。

2. **晶状体混浊的描述和分类** 晶状体混浊分类方法（Lens Opacities Classification System，LOCS）是美国国立眼科研究所组织确立的一项分类方法，其中以 LOCSII 应用最为广泛（表 7-1）。方法是将瞳孔充分散大，采用裂隙灯照像和后照法，区别晶状体混浊的类型和范围，即核性（N）、皮质性（C）和后囊下（P）混浊，记录相应的等级。皮质、核和后囊下可以单独发生混浊，也可以在人眼中同时发生混浊，同时发生混浊时眼科医生对白内障的描述会比较详细，会描述皮质、核和后囊下的混浊情况，比如 C3N2P4。

表 7-1 LOCS Ⅱ 晶状体混浊分类标准

晶状体部位	混浊情况	LOCS Ⅱ 分类
核（N）	透明，胚胎核清楚可见	N0
	早期混浊	N1
	中等程度混浊	N2
	严重混浊	N3
皮质（C）	透明	C0
	少量点状混浊	Ctr

续表

晶状体部位	混浊情况	LOCS II 分类
皮质（C）	点状混浊扩大,瞳孔区内出现少量点状混浊	C1
	车轮状混浊,超过 2 个象限	C2
	车轮状混浊扩大,瞳孔区约 50% 混浊	C3
	瞳孔区约 90% 混浊	C4
	混浊超过 C4	C5
后囊膜下（P）	透明	P0
	约 3% 混浊	P1
	约 30% 混浊	P2
	约 50% 混浊	P3
	混浊超过 P3	P4

3. **晶状体核硬度分级标准** 临床上根据核的颜色进行分级,最常用的为 Emery-Little 核硬度分级标准。该标准将核硬度分为 5 级（表 7-2）。

表 7-2 核硬度分级标准

等级	核的颜色和硬度
I 度	透明,无核,软性
II 度	核呈黄白色或黄色,软核
III 度	核呈深黄色,中等硬度核
IV 度	核呈棕色或琥珀色,硬核
V 度	核呈棕褐色或黑色,极硬核

（二）ICD-10 分类知识点

1. 白内障涉及的主要分类结构

H25 老年性白内障

不包括:囊膜性青光眼伴晶状体假性剥脱（H40.1）

H25.0 老年性初期白内障

老年性白内障:

- 冠状
- 皮质性
- 点状

囊下极性老年性白内障（前的）（后的）

水裂［未熟期白内障］

H25.1 老年核性白内障

棕色白内障

核硬化性白内障

  H25.2 老年性白内障,莫尔加尼型

     老年性过熟期白内障

  H25.8 其他的老年性白内障

     联合型老年性白内障

  H25.9 未特指的老年性白内障

H26 其他白内障

  H26.0 婴儿、幼年和老年前期白内障

  H26.1 外伤性白内障

     需要时,使用附加外因编码(第二十章)标明原因

  H26.2 并发性白内障

     慢性虹膜睫状体炎性白内障

     继发于眼疾患的白内障

     青光眼斑(囊下)

  H26.3 药物性白内障

     需要时,使用附加外因编码(第二十章)标明药物。

  H26.4 后发性白内障

     继发性白内障

     泽默林环

  H26.8 其他特指的白内障

  H26.9 未特指的白内障

Q12 先天性晶状体畸形

  Q12.0 先天性白内障

  2. 编码注意事项 白内障是眼科常见疾病,ICD 主要分类轴心是年龄,分类白内障时,首先区分老年性和非老年性,前者分类于 H25,亚目分类轴心为具体老年性白内障类型;后者分类于 H26,亚目分类轴心为引起白内障的原因。白内障主要临床类型和 ICD 编码对照如下(表 7-3)。

表 7-3 白内障临床类型和 ICD 编码对照表

白内障类型		ICD 编码
老年性白内障	初发期	H25.0
	未成熟期或膨胀期	
	成熟期	
	过熟期	H25.2
	核性	H25.1
	后囊下	H25.0
	联合型	H25.8
发育性白内障	婴儿、幼年和老年前期	H26.0

续表

白内障类型		ICD 编码
外伤性白内障		H26.1
并发性白内障	慢性虹膜睫状体炎性白内障	H26.2
	继发于眼疾患的白内障	
	青光眼斑(囊下)	
药物性白内障		H26.3
后发性白内障	继发性白内障	H26.4
	泽默林环	
代谢性白内障		H28*

案例 1-1

【基本信息】

性别:男	年龄:34 岁	住院天数:7 天
入院科室:眼科		出院科室:眼科

【诊断信息】

诊断类别	诊断名称	疾病编码
出院主要诊断	右眼慢性葡萄膜炎	H20.100
出院其他诊断	右眼白内障	H26.900
	乙型病毒性肝炎	B18.107

【编码问题】右眼白内障 H26.900

本案例右眼白内障编码至 H26.9 未特指的白内障,需查看病历,明确白内障的病因。

查房记录(部分)

诊断及诊断依据:

1. 右眼葡萄膜炎　患者 34 岁,为青年男性,慢性病程,因"右眼反复眼红、视力下降 4 年"入院,专科查体:视力 Vod:HM/50cm(试片无助);Vos:0.4;眼压:15/18mmHg,右眼前房闪辉(+)、细胞(-),右眼角膜透明,KP-,前房深度正常,虹膜轻度脱色素,无粘连,瞳孔形圆居中,直径约 3mm,光反射存在,晶体前囊膜表面大量色素沉着,混浊 C3N2P3,玻璃体及眼底窥不清,故诊断。

2. 右眼白内障　患者病程长,有慢性葡萄膜炎基础,右眼晶体前囊膜表面大量色素沉着,混浊 C3N2P3。

3. 乙型病毒性肝炎　有乙型病毒性肝炎病史 17 年,一直口服恩替卡韦抗病毒治疗。故诊断。

本案例诊断依据示:患者因"右眼反复眼红,视力下降 4 年"入院。右眼白内障,混浊

C3N2P3,病程长,对照 LOCS Ⅱ晶状体混浊分类标准,提示皮质车轮状混浊扩大瞳孔区约50% 混浊,核中等程度混浊,后囊膜下约 50% 混浊。患者有慢性葡萄膜炎基础,右眼晶体前囊膜表面大量色素沉着,属于葡萄膜炎引起的白内障,符合临床并发性白内障的定义,不应编码至 H26.9 未特指的白内障,正确编码应为 H26.2 并发性白内障。

编码查找过程:

主导词:白内障(皮质性)(未熟)(初期)(另见内障)

        —并发性 H26.2

核对第一卷:H26.2 并发性白内障

           慢性虹膜睫状体炎性白内障

【案例最终编码】

诊断类别	诊断名称	原编码	修正编码	ICD 名称
出院主要诊断	右眼慢性葡萄膜炎	H20.100	H20.1	慢性虹膜睫状体炎
出院其他诊断	右眼白内障	H26.900	H26.2	慢性虹膜睫状体炎性白内障
	乙型病毒性肝炎	B18.107	B18.1	慢性(病毒性)乙型肝炎

案例 1-2

【基本信息】

性别:男	年龄:58 岁	住院天数:3 天
入院科室:眼科		出院科室:眼科

【诊断信息】

诊断类别	诊断名称	疾病编码
出院主要诊断	右眼视网膜脱离	H33.200x002
出院其他诊断	双眼老年性白内障	H25.900

【编码问题】双眼老年性白内障 H25.900

本案例患者双眼老年性白内障,编码至 H25.9 未特指的老年性白内障,具体类型不明,查看病历。

查房记录(部分)

目前诊断:1. 右眼视网膜脱离;2. 双眼老年性白内障。

眼科专科查体:Vod:0.15;Vos:1.0。右眼上下眼睑位置正常,无倒睫、睑内翻及睑外翻;结膜无充血;角膜明,KP(−);前房深度正常,Tyn(−);虹膜纹理清;瞳孔椭圆形,药物散瞳约 8mm,对光反射缺失;晶状体中等混浊,核Ⅱ级;玻璃体混浊 +++;颞侧视网膜青灰色高度隆起,余窥不清。左眼上下眼睑位置正常,无倒睫、睑内翻及睑外翻;结膜无充血;角膜明,KP(−);前房深度正常,Tyn(−);虹膜纹理清;瞳孔形圆约 3mm,对光反射灵敏;晶状体早期混浊,核Ⅰ级;小瞳下眼底窥不清。双眼眼球运动正常,眼压:R 15mmHg;L 17mmHg。

> 诊断及诊断依据:
>
> 双眼老年性白内障:老年男性,起病较早,因"进行性视力下降 5$^+$ 年,加重 1 天"入院。眼科专科检查提示右眼晶状体中等混浊,核Ⅱ级,左眼晶状体早期混浊,核Ⅰ级,考虑为老年核性白内障。

　　患者年龄 58 岁,诊断为双眼老年性白内障,眼科专科查体右眼晶状体中等混浊,核Ⅱ级;左眼晶状体早期混浊,核Ⅰ级。依据诊断描述,对照 LOCS Ⅱ晶状体混浊分类标准和晶状体核硬度分级标准右眼核呈黄白色或黄色,软核,中等混浊,属于核性白内障 N2 等级。左眼透明,无核,软性,早期混浊,属于核性白内障 N1 等级。故本例白内障类型明确为核性白内障,编码至 H25.9 未特指的老年性白内障不准确,查看第三卷,正确编码应为 H25.1 老年核性白内障。

编码查找过程:

主导词:白内障(皮质性)(未熟)(初期)(另见内障)

　　　　—核性

　　　　— —硬化 H25.1

核对第一卷:H25.1 老年核性白内障

【案例最终编码】

诊断类别	诊断名称	原编码	修正编码	ICD 名称
出院主要诊断	右眼视网膜脱离	H33.200x002	H33.2	视网膜脱离 NOS
出院其他诊断	双眼老年性白内障	H25.900	H25.1	老年核性白内障

案例二

【基本信息】

性别:女	年龄:2 岁	住院天数:7 天
入院科室:眼科		出院科室:眼科

【诊断信息】

诊断类别	诊断名称	疾病编码
出院主要诊断	左眼先天性上睑下垂	Q10.000
出院其他诊断	斜视	H50.900

【编码问题】斜视 H50.900

一、知识点回顾

(一) 编码相关临床知识点

斜视是指任何一眼视轴偏离的临床现象。可因双眼单视异常或控制眼球运动的神经肌

肉异常或各类机械性限制引起。斜视分类比较复杂,目前尚无理想的分类方法涵盖所有类型斜视。通常有以下几类:

1. 根据融合功能分为隐斜视和显斜视。两眼同时看到的物象在视觉中枢整合为一个物象称为融合。隐斜视是能够被融合机制控制的潜在的眼位偏斜,隐斜视轻者无症状,重者由于眼肌疲劳有头痛、眼痛、眼睑沉重感视物模糊,甚至可有暂时性复视及眩晕、恶心等症状,但稍稍休息后,症状即可消失;显斜视是一种不能被融合机制控制的眼位偏斜,又分为间歇式斜视和恒定性斜视。隐斜视与显斜视之间,只是程度上而不是性质上的区别。

2. 根据眼球运动及斜视角有无变化分为共同性斜视和非共同性斜视。共同性斜视包括会聚性共同性斜视(内斜视)和散开性共同性斜视(外斜视),主要特征是眼球运动没有限制,眼位偏斜不随注视方向的改变而变化,也不因注视眼的改变而变化。非共同性斜视的眼球运动存在不同程度的受限,眼位偏斜随着注视方向的改变而变化,也因注视眼的改变而变化。非共同性斜视根据眼球运动限制的原因分为麻痹性斜视和限制性斜视。

3. 根据注视情况分为交替性斜视和单眼性斜视。交替性斜视可以自主地由一眼注视交替到另一眼注视,两眼可轮换注视或偏斜,如以左眼注视则右眼偏斜,右眼注视则左眼偏斜。

4. 根据发病年龄分为先天性斜视和后天性斜视。先天性斜视为出生后或生后早期发现的斜视,可能与出生时存在的缺陷有关。后天性斜视为出生6个月后出现的斜视。发生在正常视觉发育一段时间之后。

5. 根据偏斜方向分为水平斜视、垂直斜视。水平斜视包括内斜视和外斜视。垂直斜视分为:①上斜视或下斜视,两眼可以自主交替注视时,诊断上斜视,而不能诊断下斜视;②旋转斜视分为内旋斜视或外旋斜视,也可以为不同方向偏斜同时存在,可以是任何形式的联合。

临床遇到的斜视患者,常具有以上几种不同的因素,比如先天性者,可以是共同性的,也可以是非共同性的;可以是水平性的,也可以是垂直性的,或垂直水平性斜视;可以是交替性斜视,也可以是单眼性斜视等。

还有一些斜视病因不详且临床分类困难,临床表现也比较复杂,这类斜视统称特殊类型斜视,包括垂直分离性斜视(DVD)、Duane眼球后退综合征、先天性眼外肌纤维化综合征、上斜肌肌鞘综合征、甲状腺相关眼病和眼眶壁爆裂性骨折所致限制性斜视等。

(二)ICD-10分类知识点

1. 斜视在临床上分类较复杂,而在ICD中主要分类轴心为麻痹性和非麻痹性,前者分类于H49,亚目分类轴心为部位;后者分类于H50,亚目分类轴心为斜视类型,如水平斜视、垂直斜视、间歇性斜视、共同性斜视NOS、旋转斜视、隐斜、机械性斜视等。斜视分类结构:

H49 麻痹性斜视
    H49.0 第三[动眼]神经麻痹
    H49.1 第四[滑车]神经麻痹
    H49.2 第六[展]神经麻痹
    H49.3 全部(外部)眼肌麻痹

H49.4 进行性眼外肌麻痹

H49.8 其他麻痹性斜视

　　眼外肌麻痹 NOS

　　卡恩斯 - 塞尔综合征

H49.9 未特指的麻痹性斜视

H50 其他斜视

H50.0 会聚性共同性斜视

　　内斜视（交替性）（单眼），除外间歇性

H50.1 散开性共同性斜视

　　外斜视（交替性）（单眼），除外间歇性

H50.2 垂直斜视

　　上斜视

　　下斜视

H50.3 间歇性斜视

　　间歇性：

　　● 内斜视 ⎫
　　　　　　⎬（交替性）（单眼性）
　　● 外斜视 ⎭

H50.4 其他和未特指的斜视

　　共同性斜视 NOS

　　旋转斜视

　　微斜视

　　单眼固定综合征

H50.5 隐斜

　　交替性上隐斜

　　内隐斜

　　外隐斜

H50.6 机械性斜视

　　布朗鞘综合征

　　粘连引起的斜视

　　外伤性眼肌展动受限

H50.8 其他特指的斜视

　　杜安综合征

H50.9 未特指的斜视

2. **编码注意事项** 由于斜视临床分类复杂，且患者常具有几种不同的因素，比如间歇性外斜视，在 ICD 中就不能分类于外斜视 H50.1，而应分类于间歇性斜视 H50.3；外隐斜也不能分类于外斜视 H50.1，而应分类于隐斜视 H50.5。分类时需要仔细查看各亚目下的注释。斜视常见临床类型与 ICD 分类编码对照如下（表 7-4）。

表 7-4　斜视常见临床类型与 ICD 编码对照表

斜视常见临床类型	ICD 编码	
麻痹性斜视	H49	
水平斜视	内斜视（会聚性共同性斜视）	H50.0
	外斜视（散开性共同性斜视）	H50.1
垂直斜视	上斜视	H50.2
	下斜视	
	旋转斜视	H50.4
间歇性斜视	间歇性内斜视	H50.3
	间歇性外斜视	
隐斜视	交替性上隐斜	H50.5
	内隐斜	
	外隐斜	

二、编码问题解析

本案例患者因先天性上睑下垂入院，查体有斜视，编码于 H50.9 未特指的斜视，结合上述知识点，斜视分类复杂，类型较多，应查看病历明确斜视类型。

查房记录（部分）

诊断及诊断依据：

1. 左眼先天性上睑下垂　患者自幼左眼睁不大 2 年余，无晨轻暮重及疲劳现象，无咀嚼瞬目现象，左眼平视时上睑缘位于瞳孔下缘水平，提上睑肌肌力差。

2. 斜视　查体第一眼位外斜，33cm 角膜映光法，左眼外斜约 5°~10°，左注视右眼外斜 5°~10°。

根据斜视诊断依据可见，患者查体第一眼位外斜，第一眼位又称原在位，即双眼注视正前方时的眼位。第一眼位即为外斜，说明患者是恒定性斜视而非间歇式斜视。因为间歇性斜视表现为偶有斜视，第一眼位一般不易表现出来。运用角膜映光法，患者左眼外斜 5°~10°，左注视右眼外斜 5°~10°，说明眼球运动没有限制，眼位偏斜不随注视方向的改变而变化，也不因注视眼的改变而变化，属于共同性斜视。而患者已明确为外斜 5°~10°，表明患者属于共同性外斜视，斜视类型明确，不应为 H50.9 未特指的斜视。查看第三卷，正确编码应为 H50.1 散开性共同性斜视。

编码查找过程：

主导词：斜视（交替性）（先天性）（非麻痹性）

　　—共同性［共转性］NEC

　　——散开性 H50.1

核对第一卷:H50.1 散开性共同性斜视

外斜视(交替性)(单眼),除外间歇性

【案例最终编码】

诊断类别	诊断名称	原编码	修正编码	ICD 名称
出院主要诊断	左眼先天性上睑下垂	Q10.000	Q10.0	先天性上睑下垂
出院其他诊断	斜视	H50.900	H50.1	外斜视(交替性)(单眼),除外间歇性

案例三

【基本信息】

性别:女	年龄:61 岁	住院天数:4 天
入院科室:眼科		出院科室:眼科

【诊断信息】

诊断类别	诊断名称	疾病编码
出院主要诊断	左眼葡萄膜炎	H20.900
出院其他诊断	右眼老年性成熟期白内障	H25.002
	左眼无晶状体眼	H27.000

【编码问题】左眼葡萄膜炎 H20.900

一、知识点回顾

(一)编码相关临床知识点

眼球壁由外、中、内三层膜构成,外膜包括角膜和巩膜,中层膜为葡萄膜,内层为视网膜。葡萄膜是位于巩膜和视网膜之间的富含色素的血管性结构,因颜色像葡萄得名葡萄膜。又称色素膜,也叫血管膜。葡萄膜自前向后分为虹膜、睫状体和脉络膜三个相连接部分。葡萄膜炎(uveitis)过去是指葡萄膜本身的炎症,但目前在国际上,通常将发生于葡萄膜、视网膜、视网膜血管以及玻璃体的炎症通称为葡萄膜炎。还有人将视乳头的炎症也归类于葡萄膜炎。葡萄膜炎多发于青壮年,易合并全身性自身免疫性疾病,常反复发作,治疗棘手,可引起一些严重并发症,是一类常见而又重要的致盲性眼病。

目前葡萄膜炎有多种分类方法,但尚无统一的分类方法,常用的分类方法有以下几种:

1. **病因分类**　可分为感染性和非感染性两大类,前者包括细菌、真菌、螺旋体、病毒、寄生虫等所引起的感染,病程小于 3 个月为急性炎症,大于 3 个月为慢性炎症。后者包括特发性、创伤性、自身免疫性、风湿性疾病伴发的葡萄膜炎、伪装综合征等类型。

2. **临床和病理分类**　根据炎症的临床和组织学改变,分为肉芽肿性和非肉芽肿性葡萄膜炎。

3. **解剖位置分类**　按解剖位置可将葡萄膜炎分为前葡萄膜炎、中间葡萄膜炎、后葡萄膜炎和全葡萄膜炎。

（1）前葡萄膜炎：包括虹膜炎、虹膜睫状体炎和前部睫状体炎3种。是葡萄膜炎中最常见的类型，占我国葡萄膜炎总数的50%左右。从病因和病程上大致将前葡萄膜炎分为：①急性前葡萄膜炎，此类患者多呈HLA-B27阳性，可合并有强直性脊柱炎、银屑病性关节炎、反应性关节炎和炎症性肠道疾病；②慢性前葡萄膜炎，如Fuchs综合征、儿童白色葡萄膜炎；③既可出现急性炎症又可出现慢性炎症，如幼年型特发性关节炎、结核、梅毒等均可引起此类炎症。

前葡萄膜炎炎症反复发作或慢性化，易发生并发性白内障、低眼压和眼球萎缩，也可以因一些因素引起眼压升高或继发性青光眼。急性前葡萄膜炎者可出现眼痛、畏光、流泪、视物模糊，检查时可见睫状充血或混合性充血、尘状KP（角膜沉着物）、明显的前房闪辉、大量的前房细胞、可伴有纤维素渗出、前房积脓、瞳孔缩小和虹膜后粘连等改变。慢性前葡萄膜炎者症状不明显。但并发症较多，可导致视力严重下降。

（2）中间葡萄膜炎：是一组累及睫状体扁平部、玻璃体基底部、周边视网膜和脉络膜的炎症性和增殖性疾病。多发于40岁以下人群，男女比例相似，常累及双眼，可同时或先后发病。通常表现为一种慢性炎症过程。

中间葡萄膜炎发病隐匿，多不能确定确切发病时间，轻者可无任何症状或仅出现飞蚊症，重者可有视物模糊、暂时性近视；黄斑受累或出现白内障时，可有明显视力下降，少数患者可出现眼红、眼痛等表现。中间葡萄膜炎患者玻璃体雪球状混浊、睫状体扁平部雪堤样改变、周边视网膜静脉周围炎以及炎症病灶是最常见的改变，同时也可出现眼前段受累和后极部视网膜改变。

（3）后葡萄膜炎：是一组累及脉络膜、视网膜、视网膜血管和玻璃体的炎症性疾病，临床上包括脉络膜炎、视网膜炎、脉络膜视网膜炎、视网膜脉络膜炎和视网膜血管炎等类型。炎症受累部位、水平及严重程度不同，临床表现也不同。常见：①有玻璃体内炎症细胞和混浊；②局灶性脉络膜视网膜浸润病灶，大小可不一致，晚期形成瘢痕病灶；③弥漫性脉络膜炎；④视网膜血管炎，出现血管鞘、血管闭塞和出血等；⑤视网膜水肿或黄斑水肿。

（4）全葡萄膜炎：是指累及整个葡萄膜的炎症，常伴有视网膜和玻璃体的炎症。当感染因素引起的炎症主要发生于玻璃体或房水时，称为眼内炎。国内常见的全葡萄膜炎主要为Vogt-小柳原田病、Behçet病性全葡萄膜炎。

临床诊断中，上述3种分类方法往往联合使用，如"急性特发性非肉芽肿性前葡萄膜炎"。

（二）ICD-10分类知识点

葡萄膜炎的分类轴心为解剖部位和类型，主要分类结构如下：

H20　虹膜睫状体炎

　　H20.0　急性和亚急性虹膜睫状体炎

　　　　前眼色素层炎
　　　　睫状体炎　　　｝急性、复发性或亚急性
　　　　虹膜炎

H20.1　慢性虹膜睫状体炎

H20.2　晶体诱发性虹膜睫状体炎

H20.8　其他的虹膜睫状体炎

H20.9　未特指的虹膜睫状体炎

H30　脉络膜视网膜炎

H30.0　局灶性脉络膜视网膜炎

局灶性：

- 脉络膜视网膜炎
- 脉络膜炎
- 视网膜炎
- 视网膜脉络膜炎

H30.1　播散性脉络膜视网膜炎

播散性：

- 脉络膜视网膜炎
- 脉络膜炎
- 视网膜炎
- 视网膜脉络膜炎

不包括：渗出性视网膜病变（H35.0）

H30.2　后睫状体炎

扁平部睫状体炎

H30.8　其他脉络膜视网膜炎

原田病

H30.9　未特指的脉络膜视网膜炎

脉络膜视网膜炎

脉络膜炎

视网膜炎　　　　NOS

视网膜脉络膜炎

二、编码问题解析

本案例患者诊断左眼葡萄膜炎，分类于 H20.9 未特指的虹膜睫状体炎。需进一步查看病历明确类型。

入院记录（部分）

患者 5 年前无明显诱因出现双眼视物模糊，无眼痛、眼红、眼胀等不适，一直未予重视，一周前于外院就诊，诊断为"双眼老年性白内障"，于外院行左眼白内障摘除术。术后眼痛、眼红，为进一步治疗入院。

查房记录（部分）

目前诊断：1. 左眼葡萄膜炎；2. 右眼老年性成熟期白内障；3. 左眼无晶体眼。

诊断及诊断依据：患者老年女性，因"双眼视物模糊 5 年，左眼白内障术后 1 周"入院，专科查体：VOD：HM，VOS：LP，右眼晶状体全白混浊，玻璃体窥不清，眼底窥不清；左眼结膜混合充血 ++，角膜雾状水肿，KP（-），Tyn +++，前房可见晶体皮质残留，瞳孔欠圆，瞳孔区可见晶体皮质嵌顿，对光反射迟钝，晶状体缺失，玻璃体混浊，眼底窥不清，眼压：R：15mmHg；L：22mmHg，既往有明确左眼白内障摘除手术史，考虑晶体皮质残留嵌顿引发。故考虑诊断。

通过病历记录描述可见，患者 1 周前在外院做了左眼白内障摘除术后出现眼痛、眼红，专科检查示左眼前房有晶体皮质残留，瞳孔有晶体皮质嵌顿，混合充血 ++，Tyn +++（Tyn 指标是指眼科裂隙灯检查时，由血 - 房水屏障功能破坏，蛋白进入房水所造成前房内白色光束，即前房闪辉）。由于混合充血和前房闪辉是前葡萄膜炎的常见临床症状，因此左眼葡萄膜炎应为前葡萄膜炎。前葡萄膜炎包括虹膜炎、虹膜睫状体炎和前部睫状体炎 3 种类型，应分类于 H20 虹膜睫状体炎。患者是在行白内障摘除术后出现的眼痛、眼红，结合诊断依据中明确指出"考虑晶体皮质残留嵌顿引发"，因此本案例的左眼葡萄膜炎应为 H20.2 晶体诱发性虹膜睫状体炎。

编码查找过程：

主导词：虹膜睫状体炎

　　—见于（由于）

　　——晶体诱发性 H20.2

核对第一卷：H20.2 晶体诱发性虹膜睫状体炎

在分类时应注意，当在诊断中对所选编码的描述不充分的情况下，应仔细查看病历，疑惑时积极与临床医师沟通，在与临床医师达成一致的情况下，再行编码，以免矫枉过正，出现偏差。

【案例最终编码】

诊断类别	诊断名称	原编码	修正编码	ICD 名称
出院主要诊断	左眼葡萄膜炎	H20.900	H20.2	晶体诱发性虹膜睫状体炎
出院其他诊断	右眼老年性成熟期白内障	H25.002	H25.0	老年性初期白内障
	左眼无晶状体眼	H27.000	H27.0	无晶状体

案例四

【基本信息】

性别：女	年龄：56 岁	住院天数：3 天
入院科室：眼科		出院科室：眼科

【诊断信息】

诊断类别	诊断名称	疾病编码
出院主要诊断	右眼视网膜脱离	H33.200x002
出院其他诊断	高血压病	I10.x00x002

【编码问题】右眼视网膜脱离 H33.200x002

一、知识点回顾

(一) 编码相关临床知识点

视网膜脱离(retinal detachment,RD)是指视网膜神经上皮层与色素上皮(RPE)层的分离,神经上皮层和 RPE 层间粘合不紧密存在的潜在间隙,是这两层易发生分离的组织学基础。根据发病原因分为孔源性、牵拉性和渗出性三类:

1. 孔源性视网膜脱离(rhegmatogenous retinal detachment,RRD)　也称裂孔性视网膜脱离,发生在视网膜裂孔形成的基础上,液化的玻璃体经视网膜裂孔进入视网膜神经上皮下,引起视网膜神经上皮与色素上皮的分离。孔源性视网膜脱离发生的两大要素为①视网膜裂孔形成;②玻璃体牵拉与液化。老年人、高度近视、无晶状体眼、人工晶状体眼、眼外伤等易发生孔源性视网膜脱离。

2. 牵拉性视网膜脱离(tractional retinal detachment,TRD)　增殖性糖尿病性视网膜病变、早产儿视网膜病变、视网膜血管病变并发玻璃体积血及眼外伤等均可发生玻璃体内及玻璃体视网膜交界面的纤维增生膜,进而造成牵拉性视网膜脱离。在视网膜受牵拉处也可产生牵拉性视网膜裂孔,形成牵拉性合并孔源性视网膜脱离。

3. 渗出性视网膜脱离(exudative retinal detachmen,ERD)　有两种类型,即浆液性视网膜脱离和出血性视网膜脱离,均无视网膜裂孔。前者见于原田病、葡萄膜炎、后巩膜炎、葡萄膜渗漏综合征、恶性高血压、妊娠高血压综合征、中心性浆液性脉络膜视网膜病变(CSC)、Coats 病、脉络膜肿瘤等。后者主要见于湿性年龄相关性黄斑变性及眼外伤。治疗主要针对原发病。

(二) ICD-10 分类知识点

视网膜脱离的主要分类轴心为脱离的类型,分类于 H33:

H33　视网膜脱离和断裂
　　　不包括:视网膜色素上皮脱离(H35.7)
　　　H33.0　视网膜脱离伴视网膜断裂
　　　　　　裂孔性视网膜脱离
　　　H33.2　浆液性视网膜脱离
　　　　　　视网膜脱离:
　　　　　　● NOS
　　　　　　● 不伴有视网膜断裂

不包括: 中心性浆液性脉络膜视网膜病变(H35.7)

H33.4　牵引性视网膜脱离

　　　　增生性玻璃体 - 视网膜病变伴视网膜脱离

H33.5　其他视网膜脱离

二、编码问题解析

从上述临床知识得知,视网膜脱离分为孔源性、牵拉性和渗出性 3 类。本案例视网膜脱离编码于 H33.2 浆液性视网膜脱离,查看病历。

查房记录(部分)

病史特点:

1. 患者,女,56 岁,因"右眼视物遮挡感 1 个月"入院。

2. 病前无明显诱因,不伴眼红、眼痛和眼胀,外院诊断为"右眼视网膜脱离",本次为行手术治疗入院。

3. 术中所见:玻璃体水填充,1 点到 18 点方位可见视网膜广泛脱离,2 点位见约 1PD 椭圆形裂孔及下方 2 个约 0.5PD 圆形裂孔。

4. 既往有高血压病史 10 年,具体血压值不详。

诊断及诊断依据:

1. 右眼视网膜脱离　患者急性起病,以视物遮挡感为主要表现,不伴眼红、眼痛和眼胀等感染表现,术中发现视网膜广泛脱离,2 点位见约 1PD 椭圆形裂孔及下方 2 个约 0.5PD 圆形裂孔,故诊断为右侧孔源性视网膜脱离。

2. 高血压病　患儿既往外院诊断高血压病,故诊断。

从查房记录可知:1 点到 18 点方位可见视网膜广泛脱离,2 点位见约 1PD 椭圆形裂孔及下方 2 个约 0.5PD 圆形裂孔。原编码 H33.2 浆液性视网膜脱离与实际类型不符,可以充分认为本案例不属于浆液型,而应为孔源性视网膜脱离(裂孔性视网膜脱离),查看第三卷,正确编码应为 H33.0 裂孔性视网膜脱离。

编码查找过程:

主导词:脱离

　　　　—视网膜(不伴有视网膜性断裂)(部分切除)

　　　　— —伴有视网膜性断裂 H33.0

核对第一卷:H33.0 视网膜脱离伴视网膜断裂

　　　　　　裂孔性视网膜脱离

【案例最终编码】

诊断类别	诊断名称	原编码	修正编码	ICD 名称
出院主要诊断	右眼视网膜脱离	H33.200x002	H33.0	裂孔性视网膜脱离
出院其他诊断	高血压病	I10.x00x002	I10	特发性(原发性)高血压

第三节　手术案例分析

案例一

【基本信息】

性别:女	年龄:70 岁	住院天数:10 天
入院科室:眼科		出院科室:眼科

【诊断信息】

诊断类别	诊断名称	疾病编码
出院主要诊断	左眼急性视网膜坏死综合征	H35.800x005
出院其他诊断	左眼老年性白内障	H25.900

【手术操作信息】

手术类别	手术及操作名称
手术	左眼白内障超声乳化术、玻璃体切割术、气液交换、硅油填充、视网膜激光光凝术

【手术记录】

手术记录(部分)

手术名称:左眼白内障超声乳化术、玻璃体切除、硅油填充、视网膜激光光凝术。

手术经过:

1. 患者平卧于手术台,充分散瞳并表面麻醉后,常规消毒铺巾,2% 利多卡因左眼球后注射 3ml 麻醉,球结膜下注射 0.5ml 麻醉。

2. 做 11 点钟位透明角膜切口,2 点钟位透明角膜辅助穿刺切口。前房注入粘弹剂。连续环形撕囊约直径 5mm,水分离。超声乳化吸出晶体核,I/A 清除皮质后注入粘弹剂。

3. 于 2、5、11 点角膜缘后 4mm 切口作常规玻璃体切割术三切口,固定灌注头于 5 点方位。放置角膜接触镜,见玻璃体絮状混浊,视盘色苍白,部分血管白线改变,广泛视网膜坏死,中周部网膜见团片状黄白色渗出,部分网膜脱离。

4. 以吸引力 250mmHg,切速 2 500 次 /min,灌注压 40mmHg 切除混浊玻璃体液及周边部玻璃体皮质,气液交换平复视网膜,硅油注入,视网膜激光光凝。

5. 拔出灌注,8-0 缝线缝合巩膜切口,眼压 Tn,有光感。

6. 8-0 缝线缝合球结膜,结膜囊涂抗生素眼膏,纱布遮盖左眼。术毕。

一、手术主要操作步骤

步骤 1：做 11 点钟位透明角膜切口，2 点钟位透明角膜辅助穿刺切口。前房注入粘弹剂。连续环形撕囊约直径 5mm，水分离。超声乳化吸出晶体核，I/A 清除皮质后注入粘弹剂。

步骤 2：于 2、5、11 点角膜缘后 4mm 切口作常规玻璃体切割术三切口，固定灌注头于 5 点方位。以吸引力 250mmHg，切速 2500 次/min，灌注压 40mmHg 切除混浊玻璃体液及周边部玻璃体皮质。

步骤 3：气液交换平复视网膜。

步骤 4：硅油注入。

步骤 5：视网膜激光光凝。

二、手术编码步骤

手术 1：白内障超声乳化术（步骤 1）

（一）知识点回顾

1. 编码相关临床知识点 白内障主要行手术治疗，近年多采用显微手术和人工晶体植入技术。

（1）白内障针拨术：用器械将混浊晶状体的悬韧带离断，使晶状体脱入玻璃体腔。因术后并发症较多，此手术方式已被淘汰。

（2）白内障囊内摘出术：是将混浊晶状体完整摘出的手术，操作简单，肉眼下可完成，手术设备及技巧要求不高。术后瞳孔区透明，不发生后发性白内障。但手术需在大切口下完成，玻璃体脱出发生率高，易造成玻璃体疝而引起青光眼、角膜内皮损伤、黄斑囊样水肿和视网膜脱离等并发症。目前该手术方式在临床上很少采用。

（3）白内障囊外摘出术：是将混浊的晶状体核和皮质摘出而保留后囊膜的术式，目前是我国基层医院白内障的主导手术方式。手术需在显微镜下完成，对术者手术技巧要求较高。因完整保留了后囊膜，减少了对眼内结构的干扰和破坏，防止了玻璃体脱出及其引起的并发症，同时为顺利植入后房型人工晶状体创造了条件。

（4）超声乳化白内障吸除术：是应用超声能量将混浊晶状体核和皮质乳化后吸除、保留晶状体后囊的手术方法。超声乳化技术将白内障手术切口缩小到 3mm 甚至更小，术中植入折叠式人工晶状体，具有组织损伤小、切口不用缝合、手术时间短、视力恢复快、角膜散光小等优点，并可在表面麻醉下完成手术。目前在我国超声乳化手术大约占所有白内障手术的60% 左右。

（5）飞秒激光辅助的超声乳化白内障吸除术：飞秒激光是一种以短脉冲形成运转的红外线激光，具有穿透性强、瞬时功率大、精密度高等优势，最早应用于 LASIK 角膜屈光手术中角膜瓣的制作。飞秒激光辅助的白内障手术步骤主要包括：制作透明角膜切口、晶状体前囊膜切开、晶状体核裂解以及制作角膜缘松解切口。

（6）晶体囊膜切开或切除术：是指将混浊的晶状体后囊以及附着的皮质中央切开达到透

光目的。

(7)光学虹膜切除术：采用鼻下方节段性虹膜切除术，利用周边部透明晶体透光，增进视力。由于光线来自视轴外区，成像质量较差。手术后矫正视力多不满意。手术还破坏了虹膜的屏障作用，为以后的手术和光学矫正带来困难。目前已不主张做这种手术。

(8)人工晶状体植入术：人工晶状体可在一期(白内障摘除后立即进行)或二期植入用于矫正无晶状体眼的屈光不正。

2. ICD-9-CM-3 分类知识点

(1)白内障手术的 ICD 分类在 13 晶状体手术，其亚目分类轴心主要为术式。

13.1　晶状体囊内摘出术

13.2　晶状体囊外摘出术，用线形摘出法

13.3　晶状体囊外摘出术，用单纯抽吸(和冲洗术)法

13.4　晶状体囊外摘出术，用碎裂术和抽吸法

13.5　晶状体其他囊外摘出术

13.6　其他白内障摘出术

13.7　人工晶状体置入术

　　　13.70　置入人工晶状体 NOS

　　　13.71　眼内人工晶状体置入伴白内障摘出术，一期

　　　　　　另编码：同时进行的白内障摘出术(13.11-13.69)

　　　13.72　眼内人工晶状体二期置入

13.8　去除置入的晶状体

13.9　晶状体其他手术

(2)编码注意事项

● 白内障手术主导词用"摘出术(抽出)"。

● 编码时应注意查看病历明确患者是否同时进行了人工晶体的植入术，如果做了人工晶体植入术，则应区分是一期还是二期(表7-5)，一期手术应编码不同手术方式的摘出术和人工晶状体植入术，如白内障超声乳化术伴人工晶状体植入术，主要编码为 13.41(白内障晶状体乳化和抽吸)，13.71(眼内人工晶状体置入伴白内障摘出术，一期)作为附加编码。二期手术仅编码 13.72 眼内人工晶状体二期置入。

表 7-5　不同分期人工晶状体植入术的 ICD 编码

分期	手术方式	ICD 编码
一期手术	不同手术方式的白内障摘出术	13.11-13.69(主)
	人工晶状体植入术	13.71(附)
二期手术	人工晶状体植入术	13.72

(二)手术编码实操

本案例白内障手术过程中仅仅进行了超声乳化吸出晶体核和皮质，没有进行人工晶体的植入，应编码至 13.41 白内障晶体乳化和抽吸。

编码查找过程：

主导词：抽出(摘出术)

　　　—白内障

　　　——乳化(抽吸)13.41

核对类目表：13.41 白内障晶体乳化和抽吸

手术2：视网膜脱离手术(步骤2~5)

(一) 知识点回顾

1. **编码相关临床知识点**　视网膜脱离手术是指在眼球外通过填压、填充、冷凝、电凝以及排出视网膜下液等方法，使脱离的视网膜回复原来的位置，并与脉络膜形成永久瘢痕，目的是封闭视网膜裂孔。

(1)封闭视网膜裂孔及产生视网膜脉络膜瘢痕的方法：封闭裂孔是视网膜脱离手术成功的关键，目前在临床上常用的有冷凝、电凝及激光光凝等，目的是使裂孔周围脉络膜产生炎症反应，造成视网膜与脉络膜之间瘢痕粘连而封闭裂孔。

(2)促进视网膜复位的方法

1)巩膜外加压术：又称巩膜扣带术，包括单纯填压术、单纯环扎术及环扎术联合填压术。其目的是通过压迫巩膜，使眼球壁内陷，在眼内形成隆起(称手术嵴或巩膜嵴)，一方面可以使脱离的视网膜与色素上皮相贴，另一方面可以封堵视网膜裂孔，还可以缓解病变的玻璃体对视网膜的牵拉。

2)巩膜内填充术：是指在巩膜板层填充及巩膜缩短术。

3)排出视网膜下液：可使用眼科电凝排液机、注射器针头巩膜穿刺法、切开法排出视网膜下液。

4)眼内填充物：眼内(玻璃体腔)填充有助于某些视网膜脱离的复位及裂孔封闭，多与其他技术如巩膜填压术联合应用。常用的填充物包括生理盐水、过滤空气、惰性气体及硅油等。

5)玻璃体切割术：主要通过切除增殖的玻璃体，来彻底解除其对视网膜的牵拉。玻璃体切割术又分为眼前段和眼后段的切除，其手术适应证的范围如下：①眼前段玻璃体手术适应证：晶状体脱位或半脱位、葡萄膜炎并发白内障、外伤性白内障、先天性白内障、玻璃体脱出和玻璃体角巩膜伤口嵌顿、玻璃体角膜接触和无晶状体眼瞳孔阻滞性青光眼、瞳孔膜闭和瞳孔移位、后发性白内障、恶性青光眼等。②眼后段玻璃体手术适应证：玻璃体积血、眼内炎、复杂性视网膜脱离、黄斑疾病、眼猪囊尾蚴病、脉络膜黑色素瘤、玻璃体活体组织检查等。

2. **ICD-9-CM-3 分类知识点**　在分类视网膜脱离手术时应注意，相同的手术方式因手术目的的不同，编码是有区别的。在编码之前应明确手术方式及手术目的(表7-6)。

表7-6　不同视网膜手术目的编码对照

术式	用于视网膜病损破坏	用于视网膜裂孔修补	用于视网膜脱离再附着
透热术	14.21	14.31	14.51
冷冻术	14.22	14.32	14.52

续表

术式	用于视网膜病损破坏	用于视网膜裂孔修补	用于视网膜脱离再附着
氙弧光凝固术	14.23	14.33	14.53
激光凝固术	14.24	14.34	14.54
光凝术 NOS	14.25	14.35	14.55
主导词	破坏	修补术	修补术

(二) 手术编码实操

本案例视网膜脱离手术进行了玻璃体切除、气液交换、硅油填充、视网膜激光光凝术 4 个主要操作(步骤 2~5)。其中玻璃体切割术于 2、5、11 点角膜缘后 4mm 切口作常规玻璃体切割术三切口,切除混浊玻璃体液及周边部玻璃体皮质,并未指明前、后入路,需要结合玻璃体手术适应证来体现。前、后入路的区分主要看是解决眼前段还是眼后段的问题,视网膜脱离属于眼后段玻璃体切割术适应证,因此,本案例玻璃体切割术应为后入路玻璃体切割术,其编码为 14.74(其他机械性玻璃体切割术,后入路)。气液交换、硅油填充、视网膜激光光凝术的手术目的是用于视网膜再附着,其编码分别为 14.59、14.59、14.54。

编码查找过程:

1. 玻璃体切割术

主导词:切断

　　　　　—玻璃体,瘢痕带(后入路)14.74

核对类目表:14.74 其他机械性玻璃体切割术,后入路

2. 气液交换

主导词:修补术

　　　　　—视网膜,视网膜的

　　　　　——脱离 14.59

核对类目表:14.59 视网膜脱离的其他修补术

3. 硅油植入

主导词:植入

　　　　　—玻璃体(硅)

　　　　　——用于视网膜再附着 14.59

核对类目表:14.59 视网膜脱离的其他修补术

4. 激光光凝术

主导词:修补术

　　　　　—视网膜,视网膜的

　　　　　——脱离

　　　　　———通过

　　　　　————光凝术

　　　　　—————激光 14.54

核对类目表:14.54 用激光光凝固法的视网膜脱离修补术

【案例最终编码】

手术类别	手术及操作名称	ICD 编码	ICD 名称
手术	玻璃体切割术	14.74	其他机械性玻璃体切割术,后入路
手术	气液交换	14.59	视网膜脱离的其他修补术
手术	硅油填充	14.59	视网膜脱离的其他修补术
手术	视网膜激光光凝术	14.54	用激光光凝固法的视网膜脱离修补术
手术	左眼白内障超声乳化术	13.41	白内障晶体乳化和抽吸

案例二

【基本信息】

性别:男	年龄:3 岁 7 月	住院天数:6 天
入院科室:眼科		出院科室:眼科

【诊断信息】

诊断类别	诊断名称	疾病编码
出院主要诊断	右眼下睑内翻和倒睫	H02.000

【手术操作信息】

手术类别	手术及操作名称
手术	右眼下睑内翻矫正术

一、知识点回顾

(一)编码相关临床知识点

睑内翻(entropion)是睑缘向眼球方向卷曲导致的位置异常。睑内翻达到一定程度,睫毛甚至睑缘外皮肤随之倒向眼球,刺激角膜,所以睑内翻和倒睫常同时存在。根据不同发病原因,睑内翻可分为非随意性(痉挛性、老年性)、瘢痕性、先天性三大类。目前治疗睑内翻常用手术为:

1. **非随意性睑内翻** 切除多余松弛的皮肤及部分眼轮匝肌纤维,深部固定法缝合切口。
2. **瘢痕性睑内翻** 经皮肤切口削薄睑板后,深部固定法缝合。
3. **先天性睑内翻** 距睑缘 2mm 做皮肤切口,深部缝合固定,利用结扎后的牵引力矫正睑缘位置。

(二)ICD-9-CM-3 分类知识点

睑内翻手术分类于 08.4 睑内翻或睑外翻的修补术,细目分类轴心主要为术式。

08.4　睑内翻或睑外翻的修补术

　　08.41　睑内翻或睑外翻的修补术,用热灼法

　　08.42　睑内翻或睑外翻的修补术,用缝合术法

　　08.43　睑内翻或睑外翻的修补术伴楔形部分切除术

　　08.44　睑内翻或睑外翻的修补术伴睑重建术

　　08.49　睑内翻或睑外翻的其他修补术

二、手术编码实操

手术记录(部分)

手术名称:右眼下睑内翻矫正术。

手术经过:

1. 麻醉显效后,取平卧位,常规消毒铺巾。

2. 1%利多卡因和0.01%肾上腺素混合溶液作右眼下睑皮下浸润麻醉。

3. 于右眼下睑睫毛根部下方2mm处平行于下睑缘切开皮肤、皮下组织,切口长约2.0cm。分离眼轮匝肌,暴露部分下睑板。

4. 将下睑板与上唇轮匝肌间断缝合,使睫毛前倾。

5. 6-0可吸收缝线缝合皮肤切口,术毕。

(一)手术主要操作步骤

步骤1:于眼下睑睫毛根部下方2mm处平行于下睑缘切开皮肤、皮下组织,分离眼轮匝肌,暴露部分下睑板。

步骤2:将下睑板与上唇轮匝肌间断缝合,使睫毛前倾,缝合皮肤切口。

(二)手术编码步骤

本案例手术主要操作步骤"切开皮肤,分离眼轮匝肌,暴露部分下睑板,将下睑板与上唇轮匝肌间断缝合",表明该睑内翻矫正术单纯切开皮肤,将下睑板与上唇轮匝肌进行间断缝合,应编码至08.42(睑内翻或睑外翻的修补术,用缝合术法)。

编码查找过程:

主导词:矫正术 - 另见修补术

　　　修补术

　　　—睑内翻

　　　——通过或伴

　　　———缝合(技术)08.42

核对类目表:08.42 睑内翻或睑外翻的修补术,用缝合术法

编码注意事项

临床常常书写睑内翻矫正术,对分类来讲,这是一个常用的不规范的手术名称,没有指明具体的术式。编码员很容易错编到08.49睑内翻或睑外翻的其他修补术。因此,在编码

类似的手术时中需认真阅读手术记录,从中明确手术部位(范围)、术式、入路、疾病性质等,遇到问题及时与临床医生沟通,以确保编码分类的准确性。

【案例最终编码】

手术类别	手术及操作名称	ICD 编码	ICD 名称
手术	右眼下睑内翻矫正术	08.42	睑内翻或睑外翻的修补术,用缝合术法

(佘　颖　曾　姝)

第八章

耳和乳突疾病

第一节 概 述

本章包括外耳、中耳、乳突以及内耳的疾病,编码分类于 H60-H95。

本章包括下列各节:

H60-H62　外耳疾病

H65-H75　中耳和乳突疾病

H80-H83　内耳疾病

H90-H95　耳的其他疾患

不包括:

起源于围生期的某些情况(P00-P96)

某些传染病和寄生虫病(A00-B99)

妊娠、分娩和产褥期的并发症(O00-O99)

先天性畸形、变形和染色体异常(Q00-Q99)

内分泌、营养和代谢疾病(E00-E90)

损伤、中毒和外因的某些其他后果(S00-T98)

肿瘤(C00-D48)

症状、体征和临床与实验室异常所见,不可归类在他处者(R00-R99)

本章提供的星号类目:

H62*　分类于他处的疾病引起的外耳疾患

H67*　分类于他处的疾病引起的中耳炎

H75*　分类于他处的疾病引起的中耳和乳突的其他疾患

H82*　分类于他处的疾病引起的眩晕综合征

H94*　分类于他处的疾病引起的耳的其他疾患

第二节　疾病案例分析

案例一

【基本信息】

性别:女	年龄:18 岁	住院天数:8 天
入院科室:耳鼻喉科		出院科室:耳鼻喉科

【诊断信息】

诊断类别	诊断名称	疾病编码
出院主要诊断	左侧慢性化脓性中耳炎	H66.301
出院其他诊断	左侧传导性耳聋	H90.100

【编码问题】左侧慢性化脓性中耳炎 H66.301

一、知识点回顾

(一)编码相关临床知识点

中耳包括鼓室、咽鼓管、鼓窦和乳突腔,慢性化脓性中耳炎的病变不仅位于鼓室,还常侵犯鼓窦、乳突和咽鼓管。慢性化脓性中耳炎(chronic suppurative otitis media,CSOM)是中耳黏膜、骨膜或深达骨质的慢性化脓性炎症,临床上以耳内长期间断或持续性流脓、鼓膜穿孔、伴有或不伴有听力下降为特点,在一定条件下,可以引起颅内、外并发症。

既往国内将慢性化脓性中耳炎分为"单纯型、骨疡型和胆脂瘤型"三型。根据其临床破坏程度的不同分为"非危险型和危险型"两大类,前者主要指单纯型,后者容易发生颅内、外并发症,有危及生命的危险,主要指骨疡型和胆脂瘤型。近年来将胆脂瘤型慢性化脓性中耳炎改名为中耳胆脂瘤。目前,慢性化脓性中耳炎的临床分型及特点(表 8-1)。

表 8-1　慢性化脓性中耳炎鉴别诊断表

临床特点 类型	慢性化脓性中耳炎 单纯型	慢性化脓性中耳炎 骨疡型	中耳胆脂瘤
耳内流脓	多为间歇性	持续性	持续性,如穿孔被痂皮所堵则表现为间歇性,原发性者早期不流脓
分泌物性质	黏液脓,无臭	脓性或黏液脓性,间混血丝,或出血,臭	脓性或黏液脓性,可含"豆渣样物",奇臭

续表

临床特点 类型	慢性化脓性中耳炎 单纯型	慢性化脓性中耳炎 骨疡型	中耳胆脂瘤
鼓膜及鼓室	紧张部中央型穿孔	紧张部大穿孔或边缘性穿孔,鼓室内有肉芽或息肉	松弛部穿孔或紧张部后上边缘性穿孔,少数为大穿孔,鼓室内有灰白色鳞片状或无定形物质,亦可伴有肉芽
听力	一般为轻度传导性听力损失	听力损失较重,为传导性或混合性	听力损失可轻可重,为传导性或混合性
颞骨CT	正常	鼓室、鼓窦或乳突内有软组织影或骨质破坏	骨质破坏,边缘浓密,整齐
并发症	一般无	可有	常有

(二) ICD-10 分类知识点

1. 慢性化脓性中耳炎的 ICD 分类与临床分型有相关性,单纯型分类于 H66,骨疡型分类于 H70 和 H74,胆脂瘤型分类于 H71。

慢性化脓性中耳炎涉及的主要编码:

H66 化脓性和未特指的中耳炎

    H66.1 慢性咽鼓管及鼓室化脓性中耳炎

        良性慢性化脓性中耳炎

        慢性咽鼓管及鼓室疾病

    H66.2 慢性鼓窦隐窝化脓性中耳炎

        慢性鼓窦隐窝疾病

    H66.3 其他慢性化脓性中耳炎

        慢性化脓性中耳炎 NOS

    H66.9 未特指的中耳炎

        中耳炎:

        • NOS

        • 急性 NOS

        • 慢性 NOS

H70 乳突炎和有关情况

    H70.1 慢性乳突炎

        骨疡

             }乳突的

        瘘

H71 中耳胆脂瘤

    鼓室胆脂瘤

H74 中耳和乳突的其他疾患

    H74.3 听骨其他后天性异常

        关节强直

             }听骨的

        部分丧失

    H74.8 中耳和乳突其他特指的疾患

2. 编码注意事项　在编码时,应注意区分慢性化脓性中耳炎的类型和部位,各种类型的主导词不同。慢性化脓性中耳炎单纯型,主导词:耳炎;慢性化脓性中耳炎骨疡型,主导词:骨疽;中耳胆脂瘤,主导词:胆脂瘤。

二、编码问题解析

本案例主要诊断慢性化脓性中耳炎,编码 H66.3 其他慢性化脓性中耳炎。需查看病历明确慢性化脓性中耳炎的类型。

> **出院记录(部分)**
>
> 主诉:左耳反复溢液 1 年,拟行鼓室成形术。
>
> 诊疗经过:入院后完善各项术前准备,查血常规、肝肾功、凝血五项、肝炎标志物、HIV、TB、梅毒、胸片、心电图、腹部彩超均无明显异常。在全身麻醉＋气管插管＋吸入麻醉下行显微镜左耳鼓室成形术,术中发现乳突、鼓窦、上鼓室、中鼓室内炎性肉芽充填。术后病检示(左中耳)胆脂瘤,伴炎性肉芽组织增生。手术顺利,术后予以术耳加压包扎、抗感染、止血、对症支持治疗。

本案例患者左耳反复溢液 1 年,本次入院行鼓室成形术。术中发现乳突、鼓窦、上鼓室、中鼓室内炎性肉芽充填;术后病检示左中耳胆脂瘤,伴炎性肉芽组织增生。因此,根据慢性化脓性中耳炎的临床分类,本案例属于慢性化脓性中耳炎胆脂瘤型,即中耳胆脂瘤,查看第三卷,应编码为 H71 中耳胆脂瘤。

编码查找过程:

主导词:胆脂瘤(中)(耳)(乳突)(伴有反应)H71

核对第一卷:H71 中耳胆脂瘤

【案例最终编码】

诊断类别	诊断名称	原编码	修正编码	ICD 名称
出院主要诊断	左侧慢性化脓性中耳炎	H66.301	H71	中耳胆脂瘤
出院其他诊断	左侧传导性耳聋	H90.100	H90.1	单侧传导性听觉丧失,对侧听觉不受限制

案例二

【基本信息】

性别:女	年龄:6 岁	住院天数:8 天
入院科室:耳鼻喉科		出院科室:耳鼻喉科

【诊断信息】

诊断类别	诊断名称	疾病编码
出院主要诊断	双耳耳聋	H91.900
出院其他诊断	鼻炎	J31.000x001
	双耳 Mondini 畸形	Q16.500

【编码问题】双耳耳聋 H91.900、主要诊断选择错误

一、知识点回顾

(一) 编码相关临床知识点

1. **耳聋的分类** 耳聋根据不同的标准有多种分类。根据听力减退的程度不同,听力减退程度轻者称为重听(hard of hearing),重者称为聋(deafness)。按发病时间在出生前后,分为先天性聋和后天性聋,先天性聋按病因不同可分为遗传性聋和非遗传性聋。根据听觉障碍者是否阻碍言语功能的建立和完善,分为语前聋和语后聋。重度先天性聋或婴幼儿期失去听力者,称为语前聋,无从接受言语信号、更无自身言语反馈,如无特殊训练,终将成为聋哑;在言语形成之后失去听力者,称为语后聋。

耳聋按病变性质可分为器质性聋、功能性聋和伪聋三大类。

(1) 器质性聋按病变部位分为传导性聋(conductive deafness)、感音神经性聋(sensorineural deafness)和混合性聋(mixed deafness)三种。其中传导性聋的病变部位在外耳和中耳,可由于单纯耳郭畸形、外耳道堵塞、狭窄或闭锁、鼓膜病变、听骨链病变和咽鼓管及气房系统病变等引起;感音神经性聋的病变部位在内耳,包括先天性聋、老年性聋、传染病性聋、全身系统性疾病引起的耳聋、耳毒性聋、创伤性聋、特发性突聋、听神经病、自身免疫性聋等;混合性聋是传导和感音系统同时受累。

目前临床多用纯音测听的方法来区分三种器质性聋。纯音测听包括气导和骨导阈值测试,气导测试要求患者佩戴耳机,声音通过外耳、中耳,最后到达内耳;而骨导测试则要求患者佩戴骨导振子,骨导振子放置于患者的乳突附近,直接通过颅骨及其内容物的振动,传递到内耳。纯音测听是通过测试不同频率下气导和骨导阈值,绘制听阈图,判断患者的听力损失程度和类型,以此作为诊断器质性聋的依据。纯音听阈图以横坐标示频率(Hz),纵坐标示声强级(dB),用相应符号将受试耳的听阈记录于图中;再将各相邻音频的气导听阈符号连线,骨导符号不连线,绘出纯音听阈图(或称听力曲线)。不同的纯音听阈图代表着不同的器质性聋。①传导性聋:骨导正常或接近正常(<25dB),气导听阈提高,气骨导间有间距,此间距称气 - 骨导差,此气 - 骨导差一般不大于 60dB(HL)。气导曲线平坦、或低频听力损失较重而曲线呈上升型;②感音神经性聋:气、骨导曲线呈一致性下降,无气骨导差(允许 3~5dB 误差),一般高频听力损失较重,故听力曲线呈渐降型或陡降型。严重的感音神经性聋其曲线呈岛状。少数感音神经性聋亦可以低频听力损失为主;③混合性聋:兼有传导性聋与感音神经性聋的听力曲线特点。气、骨导曲线皆下降,但存在一定气骨导差值。

(2) 功能性聋:因无明显器质性变化,又称精神性聋或癔症性聋。

（3）伪聋：又称诈聋，指听觉系统无病而自称失去听觉，对声音不作答理者的表现。

2. 内耳 Mondini 畸形　内耳 Mondini 畸形是先天性内耳发育畸形中的一种常见类型，主要影响耳蜗，表现为骨迷路与膜迷路发育不全，常可累及前庭水管、半规管和耳蜗。临床症状为出生即无听力，或 1~2 岁时才出现听力减退，部分患者成年后会保留部分残余听力。

（二）ICD-10 分类知识点

1. 耳聋的主要分类结构

F44　分离［转换］性障碍

　　F44.6　分离性感觉麻木和感觉丧失

　　　　心因性耳聋

H83　内耳的其他疾病

　　H83.3　噪声对内耳的影响

H90　传导性和感音神经性听觉丧失

　　H90.0　双侧传导性听觉丧失

　　H90.1　单侧传导性听觉丧失，对侧听觉不受限制

　　H90.2　未特指的传导性听觉丧失

　　H90.3　双侧感音神经性听觉丧失

　　H90.4　单侧感音神经性听觉丧失，对侧听觉不受限制

　　H90.5　未特指的感音神经性听觉丧失

　　H90.6　双侧混合性传导性和感音神经性听觉丧失

　　H90.7　单侧混合性传导性和感音神经性听觉丧失，对侧听觉不受限制

　　H90.8　未特指的混合性传导性和感音神经性听觉丧失

H91　其他听觉丧失

　　H91.0　耳毒性听觉丧失

　　　　需要时，使用附加外因编码（第二十章）标明毒性物质。

　　H91.1　老年聋

　　H91.2　突发特发性听觉丧失

　　H91.3　聋哑，不可归类在他处者

　　H91.8　其他特指的听觉丧失

　　H91.9　未特指的听觉丧失

H93　耳的其他疾患，不可归类在他处者

　　H93.0　耳的变性性和血管性疾患

　　　　短暂缺血性聋

2. 编码注意事项

（1）传导性和感音神经性聋分类于 H90 传导性和感音神经性听觉丧失，需要区分单双侧和混合型听觉丧失。

（2）感音神经性耳聋中的耳毒性聋、老年性聋、特发性突聋，分类于 H91 其他听觉丧失。

（3）H90 和 H91 当有明确的病因诊断时，只能作为附加编码，除非当次住院主要治疗的是听觉丧失本身。

二、编码问题解析

编码问题 1：双侧耳聋 H91.900

本案例主要诊断双耳耳聋，编码于 H91.9 未特指的听觉丧失。需进一步查看诊断依据明确耳聋的具体类型。

查房记录（部分）

诊断及诊断依据：

1. 双侧耳聋　患者因"听力下降 4 年，加重 2 个月"入院，纯音测听示骨导右耳 50dB nHL、左耳 50dB nHL，气导右耳 70dB nHL、左耳 75dB nH，故诊断为左右耳混合性耳聋。结合颞部 CT 示双侧锤骨头与鼓室前壁似骨性融合，有内耳 Mondini 畸形基础，考虑由内耳 Mondini 畸形引起。

2. 鼻炎　入院查体有双鼻黏膜无充血，鼻甲无肿大，中鼻道可见分泌物，故诊断。

3. 双耳 Mondini 畸形　患者双侧内听道增宽，右侧前庭导水管稍扩张，颞部 CT 示双侧锤骨头与鼓室前壁似骨性融合，符合内耳 Mondini 畸形，故诊断。

本案例双侧耳聋的诊断依据示纯音测听示骨导右耳 50dB nHL、左耳 50dB nHL，气导右耳 70dB nHL、左耳 75dB nH，可见气、骨导曲线皆下降，且存在一定气骨导差值，故考虑为左右耳混合性耳聋。耳聋性质明确，不应分类于 H91.9 未特指的听觉丧失，应分类至 H90.6 双侧混合性传导性和感音神经性听觉丧失。

编码查找过程：

主导词：聋（后天性）（完全）（遗传性）（部分）

　　　　—传导性和感音神经性混合的

　　　　——双侧 H90.6

核对第一卷：H90.6 双侧混合性传导性和感音神经性听觉丧失

编码问题 2：主要诊断选择错误

本案例双侧耳聋诊断依据提示纯音测听示左右耳混合性耳聋，有内耳 Mondini 畸形的基础，故双侧耳聋病因明确。

查看第二卷：H90-H91 听觉丧失，如果记录了原因，那么这两个类目的编码不能作为"主要情况"的优先编码。除非医疗事件主要是为治疗听力丧失本身。查看出院记录了解具体情况。

出院记录（部分）

入院诊断：1. 双耳耳聋；2. 鼻炎。

出院诊断：1. 双耳耳聋；2. 鼻炎；3. 双耳 Mondini 畸形。

出院时情况：与患者家属充分沟通、建议行人工耳蜗植入术。患者家属表示了解上述情况，但仍拒绝治疗，坚决要求出院，予以签字出院。

从出院时情况可以看出，患者本次住院并未对耳聋进行治疗。因此，本案例不应选择 H90.6 双侧混合性传导性和感音神经性听觉丧失为主要编码。应将耳聋的病因内耳

Mondini 畸形调整为主要诊断,编码于 Q16.5 内耳先天性畸形。

编码查找过程:

主导词:畸形

　　　　—耳(后天性)

　　　　——先天性

　　　　———内 Q16.5

核对第一卷:Q16.5 内耳先性畸形

【案例最终编码】

诊断类别	诊断名称	原编码	修正编码	ICD 名称
出院主要诊断	双耳耳聋	H91.900	Q16.5	内耳先天性畸形
出院其他诊断	鼻炎	J31.000X001	H90.6	双侧混合性传导性和感音神经性听觉丧失
	双耳 Mondini 畸形	Q16.500	J31.0	慢性鼻炎

第三节　手术案例分析

案例一

【基本信息】

性别:女	年龄:50 岁	住院天数:6 天
入院科室:耳鼻喉科		出院科室:耳鼻喉科

【诊断信息】

诊断类别	诊断名称	疾病编码
出院主要诊断	慢性化脓性中耳炎	H66.301
出院其他诊断	鼓膜穿孔	H72.900

【手术操作信息】

手术类别	手术及操作名称
手术	鼓室成形术

一、知识点回顾

(一) 编码相关临床知识点

慢性化脓性中耳炎的治疗原则为祛除病因、控制感染、清除病灶、通畅引流和改善听力，其外科治疗方式为鼓室成形术。鼓室成形术(tympanoplasty)主要采用 Wullstein 分型法分为五型：

Ⅰ型：鼓膜成形术(myringoplasty)，适用于鼓膜紧张部中央性穿孔，听骨链及两窗功能正常，中耳炎症已得到控制，耳内干燥者。鼓膜修补的材料有自体和灭活后的筋膜、骨膜及硬脑膜，自体颞肌筋膜取材方便被广泛使用。对于贴膜试验弱阳性和阴性者，应在术中探查听骨链并酌情做听骨链重建后修补鼓膜。若乳突内有不可逆炎症病变则需处理乳突。鼓膜修补常用方法有以下三种：

(1)夹层法：将外耳道后壁皮肤与骨壁分离，达鼓环时继续从鼓膜上皮层和纤维层之间分离达骨性外耳道前壁。将筋膜放入纤维层和上皮层之间后复位分离的上皮层和皮肤。鼓膜为生理位置，不易出现鼓室粘连和鼓膜的浅表愈合；筋膜从上皮层和纤维层两面接收血液供应，方便固定，容易成活。

(2)内贴法：从鼓室内将筋膜与鼓膜黏膜面相贴，此法较简便易行。但仅从黏膜面接收血液供应，且容易与鼓室内壁相粘连。

(3)外贴法：去除鼓膜上皮层，在其上敷筋膜。单面接收血供，同时易形成鼓膜的浅表愈合；上皮去除不彻底，可形成鼓膜夹层胆脂瘤，目前已很少采用。

Ⅱ型：适应证基本同上，但合并锤骨柄坏死。术中将部分修补材料贴附于砧骨或锤骨头上。

Ⅲ型：又称鸟式听骨型或小柱型(columella)。用于锤骨、砧骨已破坏，而镫骨完整、活动，且圆窗功能正常者。术中将部分修补材料贴附于镫骨头上，如此形成的鼓室较浅。在镫骨头上"戴帽"，称为改良Ⅲ型。

Ⅳ型：适用于锤骨、砧骨及镫骨上结构皆已破坏，但镫骨足板尚活动，圆窗功能也正常者。此时将移植材料之上方贴于骨岬上部，意在形成一个包括圆窗和咽鼓管在内、但不包括前庭窗的小鼓室。目前已很少采用。

Ⅴ型：即外半规管开窗术，适应证基本同Ⅳ型，但足板已固定。近期对有条件者，开窗部位已移至镫骨足板。

(二) ICD-9-CM-3 分类知识点

1. 鼓室成形术主要分类结构

19.4 鼓膜成形术
　　　鼓室成形术(Ⅰ型)

19.5 其他鼓室成形术
　　19.52 鼓室成形术，Ⅱ型
　　　　　用移植物紧靠砧骨或锤骨封闭穿孔处

　　19.53　鼓室成形术，Ⅲ型

　　　　　放置移植物与活动和完整的镫骨相接触

　　19.54　鼓室成形术，Ⅳ型

　　　　　暴露活动的镫骨底板，在圆窗和移植物之间造含空气的小室

　　19.55　鼓室成形术，Ⅴ型

　　　　　水平半规管开窗覆盖移植物

19.6　鼓室成形术的修复术

2. 编码注意事项

● 鼓室成形术的 ICD 分类与临床分型一致。

● 成形术常常是通过手术，形成新的形状。但需要注意成形术一般不作为主导词，编码查找时以部位＋成形术构成主导词进行查找。

二、手术编码实操

手术记录（部分）

手术名称：鼓室成形术。

手术经过：

1. 患者仰卧位，全麻插管后左耳朝上，接面神经监护仪，常规消毒铺巾，耳周及耳道以适量肾上腺素生理盐水局部注射。

2. 显微镜下见耳道深部肉芽、鼓膜肿胀，大量脓痂，清理后见紧张部后上方鼓膜3mm 穿孔粘连。

3. 耳道内切口，低温等离子止血，显露乳突骨皮质区。切开后鼓室，分离粘连，探查听骨链，为肉芽包裹，切除全部肉芽保留完整鼓索神经，听骨链完整度可，予以保留。分离锤骨柄，制作鼓膜植床。反复冲洗术腔，鼓室内填置少许地塞米松明胶海绵粒。

4. 耳屏内侧切口，取薄层耳屏软骨（膜）内贴法鼓室成形术，周围明胶海绵固定好，复回鼓耳道瓣，耳道填压明胶海绵及纳吸棉。缝合耳内及耳屏切口，无菌纱布及敷贴加压包扎。术毕。

（一）手术主要操作步骤

步骤1：显微镜下见外耳道深部肉芽、鼓膜肿胀，大量脓痂，清理后见紧张部后上方鼓膜3mm 穿孔粘连。

步骤2：切开后鼓室，分离粘连，探查听骨链，为肉芽包裹，切除全部肉芽保留完整鼓索神经，听骨链完整度可，予以保留。分离锤骨柄，制作鼓膜植床。耳屏内侧切口，取薄层耳屏软骨（膜）内贴法鼓室成形术，周围明胶海绵固定好，复回鼓耳道瓣，耳道填压明胶海绵及纳吸棉。

（二）手术编码步骤

本案例采用的是内贴法鼓室成形术，即Ⅰ型鼓室成形术，应编码至 19.4 鼓室成形术（Ⅰ型）。通过阅读手术记录，发现该患者"显微镜下见外耳道深部肉芽、鼓膜肿胀，大量脓痂，清理后

见紧张部后上方鼓膜 3mm 穿孔粘连",可知清理了外耳道深部肉芽、大量脓痂,即行了外耳道病变切除术,应编码至 18.29 外耳其他病损切除术或破坏术。

编码查找过程:

手术 1:外耳道病变切除术(步骤 1)

主导词:切除术

——病损

———耳,外部 18.29

核对类目表:18.29 外耳其他病损切除术或破坏术

手术 2:鼓室成形术(步骤 2)

主导词:鼓室成形术(Ⅰ型)(伴移植)19.4

核对类目表:19.4 鼓室成形术(Ⅰ型)

【案例最终编码】

手术类别	手术及操作名称	ICD 编码	ICD 名称
手术	鼓室成形术	19.4	鼓室成形术(Ⅰ型)
		18.29	外耳其他病损切除术或破坏术

案例二

【基本信息】

性别:男	年龄:2 岁 6 月	住院天数:7 天
入院科室:耳鼻喉科		出院科室:耳鼻喉科

【诊断信息】

诊断类别	诊断名称	疾病编码
出院主要诊断	右侧感音神经性耳聋(极重度)	H90.400

【手术操作信息】

手术类别	手术及操作名称
手术	右侧人工耳蜗植入术

一、知识点回顾

(一)编码相关临床知识点

人工耳蜗(cochlear implant)是一种为重度、极重度或全聋的成人或小儿重建或获得听力的一种电子装置,可把声音信号转变为电信号直接刺激听神经纤维,从而产生听觉。人工耳蜗包括单道及多道,现已被国内外广泛应用于重度、极重度感音神经性耳聋患者的临床治疗中。

人工耳蜗植入术按手术径路可分为经乳突 - 面神经隐窝径路、外耳道后壁径路、耳道上径路及中颅窝径路等术式。目前多数人工耳蜗植入术都应用经乳突 - 面神经隐窝径路达圆窗区。此路径主要步骤包括耳后皮肤切口、乳突皮质切除术、后鼓室（面隐窝）开放术及耳蜗底周开放。

（二）ICD-9-CM-3 分类知识点

1. 人工耳蜗植入术主要分类结构

20.96 耳蜗假体装置置入或置换术 NOS
　　　接收装置的置入（颅内）和耳蜗电极植入术
　　　包括：乳突切除术

20.97 耳蜗假体装置置入或置换术，单道
　　　接收装置的置入（颅内）和耳蜗电极植入术
　　　包括：乳突切除术

20.98 耳蜗假体装置置入或置换术，多道
　　　接收装置的置入（颅内）和耳蜗电极植入术
　　　包括：乳突切除术

20.99 中耳和内耳其他手术
　　　假体装置经皮固定（螺丝）
　　　耳蜗假体装置切除或修补（接收器）（电极）术

2. 编码注意事项

人工耳蜗植入术的主要分类轴心为假体装置的单、双道，因此在分类人工耳蜗植入术时需要注意区分单道、多道人工耳蜗植入。若在手术记录中并未指明人工耳蜗是单道还是多道，可查看手术耗材表中人工耳蜗的产品标签材料栏相应的材料说明。

二、手术编码实操

手术记录（部分）

手术名称：右侧人工耳蜗植入术。

手术经过：

1. 术前标记：将硅胶置入体模板置于右耳后皮肤，使模板前下缘距耳后沟至少 1cm，并位于听眦线上，在头皮上标记位置，并于耳后标记耳后切口位置。取体位：仰卧位，头左偏，消毒：常规消毒铺巾。

2. 按标记行耳后切口，切至骨膜及颞肌筋膜无血管区，形成一个皮瓣，用置入体模板检查置入体的位置，切开下面的软组织，制成一个蒂部向前的大 palva 皮瓣，抬起鼓膜以便安置天线。

3. 切开乳突，保持外耳道后壁完整性，保留听骨链，面隐窝入路暴露圆窗位置。

4. 在颞骨鳞部和乳突部磨出言语接收刺激器大小的相应骨槽，以埋藏言语接收刺

激器。沿此骨槽做一线状骨槽连接乳突腔,以埋藏电极导线。

5. 于面隐窝内确认圆窗龛位置,于圆窗龛前下方磨出一小孔通往鼓阶。

6. 冲洗术腔后将人工耳蜗电极经面隐窝置入耳蜗鼓阶,将电极按要求插入规定深度。切除小块软组织塞入电极周围,以避免外淋巴漏。

7. 将参考电极置入颞肌下方,在蜗内电极导线附近缝合 palva 皮瓣,逐层缝合切口。

8. 耳部加压包扎。术毕。

(一) 手术主要操作步骤

步骤 1:行耳后切口,切至骨膜及颞肌筋膜无血管区,形成一个皮瓣,用置入体模板检查置入体的位置,切开下面的软组织,制成一个蒂部向前的大 palva 皮瓣,抬起鼓膜以便安置天线。

步骤 2:切开乳突,面隐窝入路暴露圆窗位置。在颞骨鳞部和乳突部磨出骨槽,以埋葬言语接收刺激器。沿此骨槽做一线状骨槽连接乳突腔,以埋葬电极导线。

步骤 3:于面隐窝内确认圆窗龛位置,于圆窗龛前下方磨出一小孔通往鼓阶。将人工耳蜗电极经面隐窝置入耳蜗鼓阶,并将参考电极置入颞肌下方。

(二) 手术编码步骤

本案例采用经乳突 - 面神经隐窝径路进行右侧人工耳蜗植入(步骤 1~3),通过查看手术耗材表,发现该患者植入的人工耳蜗属于多通道人工耳蜗,故本案例人工耳蜗植入编码应为 20.98(耳蜗假体装置置入或置换术,多道)。

编码查找过程:
主导词:植入
  —耳蜗(电极)
  ——假体装置(电极和接收器)
  ———管道(单)
  ————多 20.98
核对类目表:20.98 耳蜗假体装置置入或置换术,多道
【案例最终编码】

手术类别	手术及操作名称	ICD 编码	ICD 名称
手术	右侧人工耳蜗植入术	20.98	耳蜗假体装置置入或置换术,多道

案例三

【基本信息】

性别:男	年龄:3 岁 3 月	住院天数:16 天
入院科室:神经内科		出院科室:耳鼻喉科

【诊断信息】

诊断类别	诊断名称	疾病编码
出院主要诊断	右耳脑脊液耳漏	G96.002
出院其他诊断	内耳畸形	Q16.500
	右耳感音神经性耳聋	H90.400
	化脓性脑膜脑炎	G04.807

【手术操作信息】

手术类别	手术及操作名称
手术	右耳鼓室探查术
手术	脑脊液耳漏修补术

一、知识点回顾

(一) 编码相关临床知识点

脑脊液耳漏是指脑脊液由外耳流出或积于中耳内,临床主要分为三大类。

1. **外伤性脑脊液耳漏** 为头部外伤导致的颅底骨折所致,多发生于颞骨骨折。如果鼓膜同时破裂,可出现液体由耳内流出;如果鼓膜完整则可引起鼓室积液,经由咽鼓管流出形成水样"鼻漏"。

2. **先天性脑脊液耳漏** 常由于内耳发育不全,脑脊液与内耳相通,脑脊液通过发育不全的镫骨环韧带漏出,并引起反复发作脑膜炎。

3. **化脓性中耳炎所致脑脊液耳漏** 在耳内长期流脓的情况下,忽感耳内有大量的清水样液体流出,其中混有少量血液和脓液。

脑脊液耳漏可先行保守治疗,严重脑脊液耳漏保守治疗无效时则需行脑脊液耳漏修补手术,其手术方式为探查耳漏的具体部位、切除镫骨、用筋膜等组织封闭瘘孔。

(二) ICD-9-CM-3 分类知识点

1. 脑脊液耳漏修补术分类于

02.12 脑膜其他修补术

脑脊髓液瘘的闭合术

2. **修补术(repair)** 是指通过手术的对合,使损伤或病变组织自然地或机械性地恢复。在 ICD-9-CM-3 中修补术的含义比较广,包括了缝合、闭合、移植、补片、结扎、切除、烧灼等。当编码修补术时,应明确具体手术操作的主要内涵,以确定选择修补术或选择其广泛含义的准确主导词。例如硬脑膜修补术,如果是缝合修补,主导词用缝合 - 脑膜(脑的)02.11;如果是补片修补,主导词选择补片 - 硬膜下的,脑 02.12。

二、手术编码实操

手术记录(部分)

手术名称:右耳鼓室探查术+脑脊液耳漏修补术。

手术经过:

1. 仰卧位,头偏向左侧,常规消毒铺巾。

2. 在耳后沟后 1cm 处做切口,长约 4cm,切开皮肤及皮下组织,暴露筛区,分离外耳道后壁皮肤。

3. 磨去乳突、鼓窦、上鼓室外侧壁,暴露乳突、鼓窦、上鼓室,见鼓窦、上鼓室黏膜稍水肿,砧骨完整。

4. 开放面隐窝,开放后鼓室,见镫骨畸形,镫骨周围大量白色水肿肉芽。取出砧骨,清除镫骨周围肉芽。于鼓岬后见脑脊液流出。

5. 取出镫骨。见镫骨底板大部缺失。取颞肌筋膜,将颞肌筋膜填塞入共同腔,前庭窗予以耳脑胶封闭,鼓室内填入地塞米松明胶海绵。

6. 皮内缝合耳后切口,加压包扎。术毕。

(一) 手术主要操作步骤

步骤 1:在耳后沟后,切开皮肤及皮下组织,暴露筛区,分离外耳道后壁皮肤。

步骤 2:磨去乳突、鼓窦、上鼓室外侧壁,暴露乳突、鼓窦、上鼓室,见鼓窦、上鼓室黏膜稍水肿,砧骨完整。

步骤 3:开放面隐窝,开放后鼓室,见镫骨畸形,镫骨周围大量白色水肿肉芽。

步骤 4:取出砧骨,清除镫骨周围肉芽。取出镫骨,见镫骨底板大部缺失。取颞肌筋膜,将颞肌筋膜填塞入共同腔,前庭窗予以耳脑胶封闭,鼓室内填入地塞米松明胶海绵。

(二) 手术编码步骤

本案例患者先行了右耳鼓室探查术(步骤 1~3),再行了脑脊液耳漏修补术(步骤 4),其编码应分别为 20.23 上鼓室切开术和 02.12 脑脊髓液瘘的闭合术。

编码查找过程:

手术 1:右耳鼓室探查术(步骤 1~3)

主导词:探查术

    —鼓膜

    ——经鼓室入路 20.23

核对类目表:20.23 上鼓室切开术

手术 2:脑脊液耳漏修补术(步骤 4)

主导词:闭合

    —瘘

————脑脊液 02.12

核对类目表:02.12 脑脊髓液瘘的闭合术

【案例最终编码】

手术类别	手术及操作名称	ICD 编码	ICD 名称
手术	脑脊液耳漏修补术	02.12	脑脊髓液瘘的闭合术
手术	右耳鼓室探查术	20.23	上鼓室切开术

(佘颖　曾姝)

第九章

循环系统疾病

第一节 概　　述

本章主要分类心脏、血管、淋巴管、脑血管及淋巴结疾病,编码分类于I00-I99。

本章包括下列各节:

I00-I02　急性风湿热

I05-I09　慢性风湿性心脏病

I10-I15　高血压病

I20-I25　缺血性心脏病

I26-128　肺源性心脏病和肺循环疾病

I30-I52　其他类型的心脏病

I60-I69　脑血管病

I70-I79　动脉、小动脉和毛细血管疾病

I80-I89　静脉、淋巴管和淋巴结疾病,不可归类在他处者

I95-I99　循环系其他和未特指的疾病

不包括:

起源于围生期的某些情况(P00-P96)

某些传染病和寄生虫病(A00-B99)

妊娠、分娩和产褥期的并发症(O00-O99)

先天性畸形、变形和染色体异常(Q00-Q99)

内分泌、营养和代谢疾病(E00-E90)

损伤、中毒和外因的某些其他后果(S00-T98)

肿瘤(C00-D48)

症状、体征和临床与实验室异常所见,不可归类在他处者(R00-R99)

系统性结缔组织疾患(M30-M36)

短暂性大脑缺血性发作和相关综合征(G45.-)

本章提供的星号类目:

I32*　分类于他处的疾病引起的心包炎

I39*　分类于他处的疾病引起的心内膜炎和心瓣膜疾患

I41* 分类于他处的疾病引起的心肌炎

I43* 分类于他处的疾病引起的心肌病

I52* 分类于他处的疾病引起的其他心脏疾患

I68* 分类于他处的疾病引起的脑血管疾患

I79* 分类于他处的疾病引起的动脉、小动脉和毛细血管疾患

I98* 分类于他处的疾病引起的循环系统的其他的疾患

第二节　疾病案例分析

案例一

【基本信息】

性别:女	年龄:76 岁	住院天数:8 天
入院科室:心血管内科		出院科室:心血管内科

【诊断信息】

诊断类别	诊断名称	疾病编码
出院主要诊断	老年性心脏瓣膜病	I38.x00
出院其他诊断	三尖瓣关闭不全	I07.100
	阵发性心房颤动	I48.x02
	心功能Ⅲ级	I50.904
	失眠	G47.000

【编码问题】三尖瓣关闭不全 I07.100、老年性心脏瓣膜病 I38.X00

一、知识点回顾

(一)编码相关临床知识点

心脏瓣膜病(valvular heart disease)是由多种原因引起的心脏瓣膜狭窄和 / 或关闭不全所致的心脏疾病。

心瓣膜疾病常见的病因包括:炎症、黏液样变性、先天性畸形、缺血性坏死和创伤等,其中风湿炎症导致的瓣膜损害称为风湿性心脏病(rheumatic heart disease,RHD),简称风心病。

(二) ICD-10 分类知识点

心脏瓣膜疾病的分类轴心为病因,不同病因导致的心脏瓣膜疾病的 ICD 编码有所不同(表 9-1)。

表 9-1　心脏瓣膜病与 ICD 编码对照一览表

病因		ICD 编码	ICD 名称
炎症	风湿性炎症	I05-I09	慢性风湿性心脏病
	非风湿性炎症	I34-I38	心内膜炎和心瓣膜疾病
黏液样变性		I34-I38	心内膜炎和心瓣膜疾病
先天性畸形		Q22-Q23,Q24.8	心脏瓣膜先天畸形
缺血性坏死		I34-I38	心内膜炎和心瓣膜疾病

二、编码问题解析

心脏瓣膜疾病的临床分型和 ICD-10 主要分类轴心均为病因,因此在编码心脏瓣膜疾病时,首先应明确导致瓣膜疾病的病因。

查房记录(部分)

诊断及诊断依据:

1. 老年性心脏瓣膜病　患者为老年女性,反复胸闷,心悸,喘累,门诊心脏彩超示:三尖瓣关闭不全,故诊断。

2. 三尖瓣关闭不全　患者为老年女性,门诊心脏彩超示:三尖瓣关闭不全,故诊断。

本案例三尖瓣关闭不全编码于 I07.1,表达的是风湿性引起的三尖瓣疾病,但结合诊断依据,"患者为老年女性,反复胸闷,心悸,喘累,门诊心脏彩超示:三尖瓣关闭不全",临床考虑为老年退行性病变所致三尖瓣关闭不全。因此,编码 I07 风湿性引起的三尖瓣疾病不正确,正确编码应为非风湿性三尖瓣关闭不全 I36.1。

主要诊断 I38 为瓣膜未特指的心内膜炎,结合诊断依据,本案例已经明确了病变的具体瓣膜为三尖瓣,病变类型为老年性退行性病变所致三尖瓣关闭不全,应选择更特异的编码 I36.1 非风湿性三尖瓣关闭不全作为主要编码,老年性心脏瓣膜病可省略编码。编码过程中应注意:临床常常将未特指的情况作为主要诊断,特指的情况作为其他诊断,编码时需要对其进行调整或省略。

编码查找过程:

主导词:关闭不全

　　　　—三尖瓣

　　　　— —非风湿性 I36.1

核对第一卷:I36.1 非风湿性三尖瓣关闭不全

【案例最终编码】

诊断类别	诊断名称	原编码	修正编码	ICD 名称
出院主要诊断	老年性心脏瓣膜病	I38.X00	I36.1	非风湿性三尖瓣关闭不全
出院其他诊断	三尖瓣关闭不全	I07.100		
	阵发性心房颤动	I48.X02	I48	心房纤颤和扑动
	心功能Ⅲ级	I50.904	I50.9	未特指的心力衰竭
	失眠	G47.000	G47.0	初发性或维持性睡眠障碍［失眠症］

案例二

【基本信息】

性别：女	年龄：12 岁	住院天数：14 天
入院科室：心血管内科		出院科室：心血管内科

【诊断信息】

诊断类别	诊断名称	疾病编码
出院主要诊断	急性风湿热	I00.x00
出院其他诊断	二尖瓣关闭不全	I34.000
	Sydenham 舞蹈症	I02.900

【编码问题】二尖瓣关闭不全 I34.000、急性风湿热 I00.x00、Sydenham 舞蹈症 I02.900

一、知识点回顾

(一) 编码相关临床知识点

风湿热（rheumatic fever，RF）是心脏瓣膜病的主要病因，是由于 A 组 β 溶血性链球菌感染所致（多为咽峡炎）。链球菌感染后体内产生的抗链球菌抗体与这些共同抗原形成循环免疫复合物，沉积于人体关节滑膜、心肌、心瓣膜及丘脑下核、尾状核，激活补体成分产生炎性改变，其主要临床表现为：关节炎、心脏炎、舞蹈病、皮下结节及边缘性红斑。

1. **关节炎**　主要累及大关节（膝、踝、腕及肘关节），具有游走性、多发性、不遗留关节畸形等特点，一般在数周内消失。

2. **心脏炎**　小儿风湿热的主要表现，年龄越小受累机会越多，主要以心肌炎、心内膜炎最为多见，亦可发生心包炎。心内膜炎主要侵及二尖瓣、主动脉瓣，导致瓣膜的关闭不全。风湿热急性期瓣膜损害多为充血水肿，恢复期即消失，但多次复发可造成瓣膜永久性瘢痕形成，导致风湿性心脏病。心包炎与心肌炎、心内膜炎同时存在，即为全心炎。

3. **Sydenham 舞蹈病**　又称小舞蹈病，风湿性舞蹈病，是风湿热累及神经系统的常见表现，多见于儿童和青少年，临床表现为舞蹈样动作、肌张力降低、肌力减退和 / 或精神症状。

(二) ICD-10 分类知识点

急性风湿热及慢性风湿性心脏病分类结构如下：

1. 急性风湿热 (I00-I02)

I00　风湿热,未提及心脏受累

I01　风湿热伴有心脏受累

I02　风湿性舞蹈症

　　包括：西德纳姆舞蹈症

　　I02.0　风湿性舞蹈症伴有心脏受累

　　I02.9　风湿性舞蹈症不伴有心脏受累

2. 慢性风湿性心脏病 (I05-I09)

I05　风湿性二尖瓣疾病

I06　风湿性主动脉瓣疾病

I07　风湿性三尖瓣疾病

I08　多个心瓣膜疾病

　　包括：特指为风湿性或未特指起源的

　　不包括：瓣膜未特指的心内膜炎 (I38)

　　　　　　瓣膜未特指的风湿性心内膜疾病 (I09.1)

　　　　　　除风湿性心脏病以外的特指起源的多瓣膜疾病 (用 I34-I38,Q22-Q23 和 Q24.8 中的适当编码)

I09　其他风湿性心脏病

3. 编码注意事项

慢性风湿性心脏病有风湿的活动表现,住院治疗风湿热,应以风湿热编码为主要编码,慢性风湿性心脏病为附加编码。风湿相关疾病 ICD 分类 (表 9-2)。

表 9-2　风湿相关疾病的 ICD 分类

病程	ICD 编码	ICD 名称
急性	I00	风湿热,未提及心脏受累
	I01	风湿热伴有心脏受累
	I02	风湿性舞蹈症
慢性	I05-I09	慢性风湿性心脏病

二、编码问题解析

编码问题 1：二尖瓣关闭不全 I34.000、急性风湿热 I00.x00

本案例为急性风湿热患者同时合并二尖瓣关闭不全,二尖瓣关闭不全编码于 I34.0 属于非风湿性病因所致的瓣膜关闭不全,由临床知识点可知,风湿热为引起心脏瓣膜病的主要病因之一,因此需查看病历明确其病因。

查房记录

诊断及诊断依据:

1. 急性风湿热 患者,女,12岁,起病急,病程短,有明确链球菌感染病史,病初有不自主舞蹈样动作,结合院内查血沉、CRP、ASO升高,故诊断。

2. 二尖瓣关闭不全 患者,女,12岁,起病急,有急性风湿热基础,结合心脏彩超,故诊断。

根据诊断依据可知二尖瓣关闭不全是由急性风湿热引起,因此二尖瓣关闭不全应为风湿性二尖瓣关闭不全应编码于I05.1。再结合急性风湿热诊断依据表明风湿热处于活动期,由于同时引起心脏瓣膜关闭不全,说明伴有明确心脏受累,风湿热应编码I01急性风湿热伴有心脏受累。最后根据编码规则:当慢性风湿性心脏病有风湿活动期表现时,应以风湿热编码为主要编码,慢性风湿性心脏病作为附加编码补充。因此,本案例应将急性风湿热、风湿性二尖瓣关闭不全合并编码至I01.1急性风湿性心瓣膜炎,并作为主要编码,风湿性二尖瓣关闭不全I05.1作为附加编码,说明具体病变的部位及临床表现。

编码查找过程:

主导词:关闭不全

　　—二尖瓣

　　——风湿性 I05.1

核对第一卷:I05.1风湿性二尖瓣关闭不全

主导词:关闭不全

　　—二尖瓣

　　——风湿性

　　———活动性或急性 I01.1

核对第一卷:I01.1急性风湿性心内膜炎

　　　　　　急性风湿性心瓣膜炎

编码问题2:Sydenham舞蹈症 I02.900

Sydenham舞蹈病即为风湿性舞蹈症(西德纳姆舞蹈症),本案例原编码I02.9,为舞蹈症不伴有心脏受累,结合其他诊断风湿性二尖瓣关闭不全可知,本案例患者为舞蹈症合并心脏受累,因此正确编码应为I02.0风湿性舞蹈症伴有心脏受累。

编码查找过程:

主导词:舞蹈症

　　—伴有

　　——累及心脏 I02.0

核对第一卷:I02.0风湿性舞蹈症伴有心脏受累

【案例最终编码】

诊断类别	诊断名称	原编码	修正编码	ICD名称
出院主要诊断	急性风湿热	I00.x00	I01.1	急性风湿性心瓣膜炎
出院其他诊断	二尖瓣关闭不全	I34.000	I05.1	风湿性二尖瓣关闭不全
	Sydenham舞蹈症	I02.900	I02.0	风湿性舞蹈症伴有心脏受累

案例三

【基本信息】

性别:女	年龄:41 岁	住院天数:9 天
入院科室:心血管内科		出院科室:心血管内科

【诊断信息】

诊断类别	诊断名称	疾病编码
出院主要诊断	二尖瓣狭窄伴关闭不全	I05.200
出院其他诊断	三尖瓣关闭不全	I07.100
	继发性肺动脉高压	I27.201
	心房颤动	I48.x00

【编码问题】二尖瓣狭窄伴关闭不全 I05.200、三尖瓣关闭不全 I07.100

一、知识点回顾

(一)编码相关临床知识点

多瓣膜病(multivavular heart disease)又称联合瓣膜病,是指两个或两个以上瓣膜同时存在病变。

引起多瓣膜疾病的病因:最常见为风湿性心脏病,近一半患者有多瓣膜损害;其次为老年退行性改变、黏液样变性,可同时累及二尖瓣和三尖瓣,两者可同时发生脱垂。感染性心内膜炎也可累及多瓣膜。除此以外一个瓣膜病变引起心脏血流动力学异常从而引起邻近瓣膜相对性狭窄或关闭不全,如主动脉瓣膜关闭不全引起左心容量负荷过度而扩大,产生相对性二尖瓣关闭不全。不同疾病分别导致不同瓣膜损害,如先天性肺动脉瓣狭窄同时存在风湿性二尖瓣病变。

(二)ICD-10 分类知识点

1. 多瓣膜疾病编码结构

I08 多个心瓣膜疾病

包括:特指为风湿性或未特指起源的。

不包括:除风湿性心脏病以外的特指起源的多瓣膜疾病(用 I34-I38,Q22-Q23 和 Q24.8 中的适当编码)

I08.0 二尖瓣和主动脉瓣的疾患

同时累及二尖瓣和主动脉瓣,特指为风湿性或未特指起源的

I08.1 二尖瓣和三尖瓣的疾患

       I08.2   主动脉瓣和三尖瓣的疾患

       I08.3   二尖瓣、主动脉瓣和三尖瓣的合并疾患

       I08.8   其他多个心瓣膜疾病

       I08.9   未特指的多个心瓣膜疾病

   I09   其他风湿性心脏病

       I09.8   其他特指的风湿性心脏病

               风湿性肺动脉瓣病

   2. 编码注意事项   诊断分类于 I05-I07、I09.8（风湿性肺动脉瓣狭窄）或未特指病因的多个瓣膜病变,应合并编码至 I08 多个心瓣膜疾病。分别特指为非风湿性病因的多个瓣膜疾病则不应合并编码至 I08,即分类于 I34-I38、Q22-Q23 和 Q24.8 中的多个瓣膜疾病不应合并至 I08 多个心瓣膜疾病,应分别编码。

二、编码问题解析

   根据编码规则,同时存在的多个风湿性心脏瓣膜病变应合并编码至 I08,因此本案例二尖瓣狭窄伴关闭不全和三尖瓣关闭不全应合并编码至 I08.1 二尖瓣和三尖瓣的疾患。

   编码查找过程:

主导词:关闭不全

   —二尖瓣

   ——风湿性

   ———伴有

   ————三尖瓣疾病 I08.1

核对第一卷:I08.1 二尖瓣和三尖瓣的疾患

【案例最终编码】

诊断类别	诊断名称	原编码	修正编码	ICD 名称
出院主要诊断	二尖瓣狭窄伴关闭不全	I05.200	I08.1	二尖瓣和三尖瓣的疾患
出院其他诊断	三尖瓣关闭不全	I07.100	—	—
	继发性肺动脉高压	I27.201	I27.2	其他继发性肺动脉高压
	心房颤动	I48.X00	I48	心房纤颤和扑动

案例四

【基本信息】

性别:女	年龄:45 岁	住院天数:9 天
入院科室:心血管内科		出院科室:心血管内科

【诊断信息】

诊断类别	诊断名称	疾病编码
出院主要诊断	高血压 3 级	I10.x00
出院其他诊断	心脏扩大	I51.700
	高血压肾脏病	I12.900
	心功能Ⅲ级（NYHA 分级）	I50.904
	慢性胃炎	K29.500
	便秘	K59.000

【编码问题】 高血压 3 级 I10.x00、心脏扩大 I51.700、高血压肾脏病 I12.900、心功能Ⅲ级 I50.904

一、知识点回顾

（一）编码相关临床知识点

1. **高血压** 是以体循环动脉压升高为主要临床表现的心血管综合征，可分为原发性高血压（essential hypertension）和继发性高血压（secondary hypertension）。原发性高血压又称高血压病，是心脑血管疾病最重要的危险因素，其病因为多因素，尤其是遗传和环境交互作用的结果。继发性高血压：是指由某些确定的疾病或病因引起的血压升高，约占所有高血压的 5%（详见案例 5）。高血压损害主要靶器官包括心脏、脑、肾脏、视网膜等。

2. **心力衰竭** 心力衰竭（heart failure，HF）简称心衰，是各种心脏结构或功能性疾病引起心室充盈和／或射血功能受损，心排血量不能满足机体组织代谢需要，以体循环和／或肺循环瘀血，器官、组织灌注不足为临床表现的一组综合征，主要表现为呼吸困难，体力活动受限和体液潴留。

心功能不全（cardiac insufficiency）或心功能障碍是更广泛的概念，伴有临床症状的心功能不全称之为心力衰竭。

（1）心力衰竭分型

1）左心衰、右心衰竭和全心衰竭：左心衰竭是由左心室代偿功能不全所致，以肺循环淤血为特征，临床上较为常见。单纯的右心衰竭主要见于肺源性心脏病及某些先天性心脏病，以体循环淤血为主要表现。左心衰竭后肺动脉压力增高，使右心压力负荷加重，继而出现右心衰竭，即为全心衰竭。心肌炎、心肌病患者左右心同时受损，左右心衰可同时出现而表现为全心衰竭。

2）急性和慢性心力衰竭：急性心衰是因急性的严重心肌损害、心律失常或突然加重的心脏负荷，使心功能正常或处于代偿期的心脏在短时间内发生衰竭或慢性心衰急剧恶化。临床上以急性左心衰多见，表现为急性肺水肿或心源性休克。

慢性心衰有一个缓慢的发展过程，一般均有代偿性心脏扩大或肥厚及其他代偿机制的参与。

3）射血分数降低性心衰（HFrEF）和射血分数保留性心衰（HFpEF）。

(2)心力衰竭分级

1)心力衰竭严重程度通常采用美国纽约心脏病学会(New York Heart Association,NYHA)的心功能分级方法。

Ⅰ级:心脏病患者日常活动量不受限制,一般活动不引起乏力、呼吸困难等心衰症状。

Ⅱ级:心脏病患者体力活动轻度受限,休息时无自觉症状,一般活动下可出现心衰症状。

Ⅲ级:心脏病患者体力活动明显受限,低于平时一般活动即可引起心衰症状。

Ⅳ级:心脏病患者不能从事任何体力活动,休息状态下也存在心衰症状,活动后加重。

2)6分钟步行试验:患者在平直走廊里尽快行走,测定6分钟的步行距离。

重度心衰:<150m。

中度心衰:150~450m。

轻度心衰:>450m。

3)Killip分级:是用于评价急性心肌梗死患者心功能的一套体系,根据有无心力衰竭表现及其相应的血流动力学改变严重程度,可分为:

Ⅰ级:无心力衰竭的临床症状与体征。

Ⅱ级:有心力衰竭的临床症状与体征。肺部50%以下肺野湿性啰音,心脏第三心音奔马律。

Ⅲ级:严重的心力衰竭临床症状与体征。严重肺水肿,肺部50%以上肺野湿性啰音。

Ⅳ级:心源性休克。

(二) ICD-10 分类知识点

1. 高血压分类结构

I10 特发性(原发性)高血压

I11 高血压心脏病

包括:在I50.-、I51.4-I51.9中由于高血压引起的任何情况

    I11.0 高血压心脏病伴有(充血性)心力衰竭

    I11.9 高血压心脏病不伴有(充血性)心力衰竭

在I50.-、I51.4-I51.9中的任何情况无论是由原发性高血压引起或由继发性高血压引起均应合并编码于此。

I12 高血压肾脏病

包括:任何N00-N07、N18.-、N19.- 或N26.- 的情况,同时伴有I10的情况

不包括:继发性高血压(I15.-)

    I12.0 高血压肾脏病伴有肾衰竭

    I12.9 高血压肾脏病不伴有肾衰竭

分类于N00-N07、N18.-、N19.- 或N26.- 中的情况,若由原发性高血压引起应合并编码于此;若由肾脏病引起高血压则不应合并编码,而应将高血压分类于I15.- 继发性高血压。

I13 高血压心脏和肾脏病

包括:任何I11.- 中的情况同时伴有I12.- 的情况

    I13.0 高血压心脏和肾脏病伴有(充血性)心力衰竭

    I13.1 高血压心脏和肾脏病伴有肾衰竭

I13.2 高血压心脏和肾脏病同时伴有(充血性)心力衰竭和肾衰竭

I13.9 未特指的高血压心脏和肾脏病

2. 编码注意事项 在分类高血压时,尤其应注意合并编码的使用,因为临床在书写诊断时往往会分开书写,需要编码员对照编码规则,仔细查看病历进行合并编码。

二、编码问题解析

本案例为原发性高血压患者同时合并心脏扩大以及心功能Ⅲ级,其诊断编码分别为I51.7和I50.9,根据I11下面的编码提示,需明确是否由高血压引起。

查房记录(部分)

诊断及诊断依据:

1. 心脏扩大 患者,女,45岁,有高血压基础,结合心脏超声提示心脏扩大,故诊断。

2. 心功能Ⅲ级 患者近半年反复气急与双下肢水肿劳动后尤甚。近1个月出现体重增加,夜间咳嗽,呼吸困难,活动量减少,登1楼即感气急,睡眠时需高枕,故诊断。

首先根据诊断依据明确心脏扩大是由于存在高血压基础,根据编码规则,在I50.-、I51.4-I51.9中由于高血压引起的任何情况即可合并编码至I11高血压心脏病。其次结合病历中诊断依据,该患者近一月出现夜间咳嗽、登一楼即感气急等明显心衰症状,心功能分级Ⅲ级,因此应将高血压、心脏扩大和心力衰竭合并编码至I11.0高血压心脏病伴有(充血性)心力衰竭。

本案例除合并高血压性心脏病以外,其他诊断高血压肾脏病编码于I12,根据编码规则:任何I11中的情况同时伴有I12中的情况应合并编码至I13。本案例正确编码应为I13.0高血压心脏和肾脏病伴有(充血性)心力衰竭。

编码查找过程:

主导词:高血压

　　—肾

　　——伴有

　　———累及心脏(由于高血压引起的I51.4-I51.9中的情况)

　　————伴有心力衰竭(充血性)I13.0

核对第一卷:I13.0高血压心脏和肾脏病伴有(充血性)心力衰竭

I51.7心脏肥大可以作为附加编码补充说明具体的病变情况。合并编码后是否保留原编码,可以参考使用如下建议:若合并编码能完整表达诊断中所有具体的情况则直接合并;若某些情况不能得到完整表达,则将该情况进行选择性附加编码作为补充。

【案例最终编码】

诊断类别	诊断名称	原编码	修正编码	ICD名称
出院主要诊断	高血压3级	I10.x00	I13.0	高血压心脏和肾脏病伴有(充血性)心力衰竭

续表

诊断类别	诊断名称	原编码	修正编码	ICD 名称
出院其他诊断	心脏扩大	I51.700	I51.7	心脏肥大
	高血压肾脏病	I12.900		
	心功能Ⅲ级（NYHA 分级）	I50.904		
	慢性胃炎	K29.500	K29.5	未特指的慢性胃炎
	便秘	K59.000	K59.0	便秘

案例五

【基本信息】

性别：男	年龄：11 岁	住院天数：15 天
入院科室：肾脏内科		出院科室：肾脏内科

【诊断信息】

诊断类别	诊断名称	疾病编码
出院主要诊断	肾病综合征	N04.900
出院其他诊断	难治性高血压	I10.x00
	双眼屈光不正	H52.701
	激素性青光眼	H40.600

【编码问题】难治性高血压 I10.x00

一、知识点回顾

（一）编码相关临床知识点

继发性高血压：是指由某些确定的疾病或病因引起的血压升高，约占所有高血压的 5%。引起继发性高血压的常见疾病如下：

1. **肾实质性疾病**　包括急、慢性肾小球肾炎，糖尿病肾病，慢性肾盂肾炎，多囊肾和肾移植后等多种肾脏病变引起的高血压，是最常见的继发性高血压，终末期肾脏病 80%~90% 合并高血压。

2. **肾血管性疾病**　是单侧或双侧肾动脉主干或分支狭窄引起的高血压。常见病因有多发性大动脉炎、肾动脉纤维肌性发育不良和动脉粥样硬化，前两者主要见于青少年，后者主要见于老年人。

3. **多发性大动脉炎**　多发性大动脉炎是一种慢性、系统性血管炎，临床症状主要包括：发热、乏力、体重下降等非特异性系统性症状；以及血管炎症导致的动脉狭窄、闭塞相关的脏器缺血,包括脑卒中、急性冠脉综合征以及肾血管性高血压等。

4. 原发性醛固酮增多症 本症是肾上腺皮质增生或肿瘤分泌过多醛固酮所致,临床上以长期高血压和低钾血症为临床表现,血压大多为轻、中度升高,约 1/3 表现为顽固性高血压。

5. 嗜铬细胞瘤 嗜铬细胞瘤起源于肾上腺髓质、交感神经节和体内其他部位嗜铬组织,肿瘤间歇或持续释放过多肾上腺素、去甲肾上腺素与多巴胺,典型发作表现为阵发性血压升高伴心动过速。

6. 主动脉缩窄 主动脉缩窄大多为先天性,少数为多发性大动脉炎所致,临床表现为上臂血压升高,下肢血压不高或降低。

(二) ICD-10 分类知识点

1. 继发性高血压的主要分类结构

I15 继发性高血压

    I15.0 肾血管性高血压

    I15.1 继发于其他肾疾患的高血压

    I15.2 继发于内分泌疾患的高血压

    I15.8 其他继发性高血压

    I15.9 未特指的继发性高血压

2. 引起继发性高血压的主要疾病、病因及对应 ICD 编码(表 9-3)。

表 9-3 引起继发性高血压的主要疾病及对应 ICD 编码一览表

分类	主要疾病	ICD 编码
肾脏疾病	肾小球肾炎	I15.1
	慢性肾盂肾炎	
	先天性肾脏病变(多囊肾)	
	继发性肾脏病变(结缔组织病、糖尿病肾病、肾淀粉样变等)	
	肾肿瘤	
	肾动脉狭窄	I15.0
内分泌疾病	Cushing 综合征(皮质醇增多症)	I15.2
	嗜铬细胞瘤	
	原发性醛固酮增多症	
	肾上腺性变态综合征	
	甲状腺功能亢进、甲状腺功能减退、甲状旁腺功能亢进	
	腺垂体功能亢进	
	绝经期综合征	
心血管疾病	主动脉瓣关闭不全、完全性房室传导阻滞、主动脉缩窄	I15.8
	多发性大动脉炎	I15.0

续表

分类	主要疾病	ICD 编码
颅脑病变	脑肿瘤、脑外伤、脑干感染	I15.8
妊娠	妊娠高血压综合征	O10-O16
药物	糖皮质激素、拟交感神经药、甘草	I15.8
其他	睡眠呼吸暂停综合征、红细胞增多症	I15.8

二、编码问题解析

临床上高血压与肾脏疾病之间根据因果关系可分为原发性高血压伴有肾脏病和肾脏血管和疾病引起的继发性高血压。ICD-10 对高血压的分类也有明确的不同:I12 分类原发性高血压引起的肾脏病,I15.0 分类肾血管性高血压,I15.1 分类继发于其他肾疾患的高血压。因此,当诊断中同时出现高血压与肾脏疾病时,应首先明确两者之间的因果关系,不能盲目地将高血压和肾脏病直接合并编码于 I12 高血压肾脏病。

查房记录(部分)

诊断及诊断依据:

难治性高血压:患者,男,11 岁,有肾病综合征基础,既往多次测血压高达 $140^+/90^+$ mmHg,口服降压药治疗效果欠佳,故诊断。

本案例难治性高血压分类于 I10 原发性高血压,但根据诊断依据,难治性高血压是由于存在肾病综合征基础,表明高血压是由肾脏疾病所致,应为继发于肾疾患的高血压。故正确编码应为 I15.1 继发于其他肾疾患的高血压。

编码查找过程:

主导词:高血压

　　—继发性

　　——由于

　　———肾脏疾患 NEC I15.1

核对第一卷:I15.1 继发于其他肾疾患的高血压

【案例最终编码】

诊断类别	诊断名称	原编码	修正编码	ICD 名称
出院主要诊断	肾病综合征	N04.900	N04.9	未特指的肾病综合征
出院其他诊断	难治性高血压	I10.x00	I15.1	继发于其他肾疾患的高血压
	双眼屈光不正	H52.701	H52.7	屈光未特指的疾患
	激素性青光眼	H40.600	H40.6	药物性青光眼

案例六

【基本信息】

性别：男	年龄：69 岁	住院天数：15 天
入院科室：心血管内科		出院科室：心血管内科

【诊断信息】

诊断类别	诊断名称	疾病编码
出院主要诊断	冠状动脉粥样硬化性心脏病	I25.103
出院其他诊断	心绞痛	I20.900
	高血压 3 级	I10.x00
	慢性支气管炎	J42.X00
	三尖瓣关闭不全	I36.100

【编码问题】心绞痛 I20.900、主要诊断选择错误

一、知识点回顾

（一）编码相关临床知识点

冠状动脉硬化性心脏病（coronary atherosclerotic heart disease）简称冠心病或缺血性心脏病，是指冠状动脉（冠脉）发生粥样硬化引起管腔狭窄或闭塞，导致心肌缺氧缺血或坏死而引起的心脏病。分为慢性冠脉病和急性冠脉综合征。

1. **慢性冠脉病**（chronic coronary artery disease，CDA） 也称慢性心肌缺血综合征（chronic ischemic syndrome，CIS）包括：

（1）稳定型心绞痛（stable angina pectoris）：也称劳力性心绞痛，是当冠脉狭窄或部分闭塞时，其血流减少，对心肌的供血量相对固定，在休息时尚能维持供需平衡可无症状。但在劳力、情绪激动、饱食、受寒等情况下，心脏负荷突然增加使心率增快、心肌张力和心肌收缩力增加而致心肌耗氧量增加，而狭窄的冠状动脉的供血却不能相应地增加以满足心肌对血液的需求时，即可引起心绞痛。其特点为阵发性的前胸压榨性疼痛或憋闷感，主要位于胸骨后部，可放射至心前区或左上肢尺侧。

（2）缺血性心肌病（ischemic cardiomyopathy，ICM）：属于冠心病的特殊类型或晚期阶段，是指由冠状动脉粥样硬化引起长期心肌缺血，导致心肌弥漫性纤维化，产生与原发性扩张型心肌病类似的临床表现。其病理生理基础是冠状动脉粥样硬化病变使心肌缺血、缺氧以至心肌细胞减少、坏死、心肌纤维化、心肌瘢痕形成的疾病。

（3）隐匿性冠心病（latent coronary heart disease）：没有心绞痛的临床症状，但有心肌缺血的客观证据（心电活动、心肌血流灌注及心肌代谢等异常）的冠心病，又称无症状性冠心病。

2. **急性冠状动脉综合征**（acute coronary syndrome，ACS） 急性冠状动脉综合征是一组由急性心肌缺血引起的临床综合征，主要包括不稳定型心绞痛（unstable angina，UA）、非

ST 段抬高型心肌梗死(non-ST-segment elevation myocardial infarction,NSTEMI)以及 ST 段抬高型心肌梗死(ST-segment elevation myocardial infarction,STEMI)

(1)不稳定型心绞痛和非 ST 段抬高型心肌梗死:是由于动脉粥样斑块破裂或糜烂,伴有不同程度的表面血栓形成、血管痉挛及远端血管栓塞所导致的一组临床症状,合称为非 ST 段抬高型急性冠脉综合征(non-ST segment elevation acute coronary syndrome,NSTEACS)。UA/NSTEMI 的病因和临床表现相似但程度不同,主要不同表现在缺血严重程度以及是否导致心肌损害,NSTEM 病理上常出现灶性或心内膜下心肌坏死。

不稳定型心绞痛根据临床表现可分为 3 型:

1)静息型心绞痛:发作于休息时,通常时间>20 分钟。

2)初发型心绞痛:通常在 1~2 个月内的很轻的体力活动可诱发。

3)恶化型心绞痛:在相对稳定的劳力性心绞痛基础上心绞痛逐渐增强(疼痛更剧烈、时间更长或更频繁)。

4)梗死后心绞痛:指急性心肌梗死发病 24 小时后至 1 个月内发生的心绞痛。

5)变异型心绞痛(variant angina pectoris)特征为静息心绞痛,表现为一过性 ST 段动态改变,是 UA 的一种特殊类型,其发病机制为冠状动脉痉挛。

(2)ST 段抬高型心肌梗死(ST-segment elevation myocardial infarction,STEMI):STEMI 是指急性心肌缺血性坏死,大多是在冠脉病变的基础上,发生冠脉血供急剧减少或中断,使相应的心肌严重而持久地急性缺血所致。通常原因为在冠脉不稳定斑块破裂、糜烂基础上继发血栓形成导致冠状动脉血管持续、完全闭塞。

(二) ICD-10 分类知识点

1. 冠状动脉硬化性心脏病的主要分类结构

I20　心绞痛

I21　急性心肌梗死

　　包括:心肌梗死特指为急性或注明自发病起时间为 4 周(28 天)或更短

I22　随后性心肌梗死

　　包括:复发性心肌梗死

I23　急性心肌梗死后的某些近期并发症

I24　其他急性缺血性心脏病

I25　慢性缺血性心脏病

2. 常见冠心病临床分类及对应 ICD 编码(表9-4)

表 9-4　常见冠心病临床分类及对应 ICD 编码一览表

临床分型	ICD 编码	常见临床诊断名称
心绞痛	I20.0	不稳定型心绞痛、初发型心绞痛、恶化型心绞痛、梗死前心绞痛、中间综合征、卧位型心绞痛、梗死后心绞痛、
	I20.1	痉挛型心绞痛(冠状动脉痉挛)、变异型心绞痛
	I20.8	稳定型心绞痛、X 综合征
	I20.9	笼统诊断的"心绞痛"

续表

临床分型	ICD 编码	常见临床诊断名称
心肌梗死	I21.-	≤4周(28天)的心肌梗死
	I22.-	4周(28天)内复发的心肌梗死。
	I25.8	>4周的心肌梗死
	I25.2	陈旧性心肌梗死(已愈合、无症状、通常为心电图检查发现)。
心肌梗死并发症	I23.0-.5	如心室游离壁破裂、室间隔穿孔、乳头功能失调、乳头肌断裂等
	I23.6	血栓性并发症
	I24.1	心梗后综合征(Dressler 除合征)
	I25.3	室壁瘤
冠心病猝死	I24.8+I46.-	无冠心病史者发生原发性心脏骤停,医生推测为冠心病所致
	I2I.- 或 I22.-+I46.-	继发于心梗的心脏骤停
隐匿性冠心病	I25.6	无症状、无冠心病史,检查中发现心肌缺血
缺血性心肌病	I25.5	医生诊断为缺血性心肌病

二、编码问题解析

编码问题 1:心绞痛 I20.900

本案例心绞痛诊断编码为 I20.9 为未特指的心绞痛,但结合临床知识点,心绞痛可有多种临床分型,故需查看病历。

查房记录(部分)

诊断及诊断依据:

心绞痛:患者老年男性,起病急,病程 10$^+$ 天,以安静状态下突发胸痛为主要表现,持续数分钟至数十分钟可自行缓解。此次再发夜间睡眠状态下胸痛,伴气短、恶心、大汗。心电图:左心室肥厚,ST 段一过性抬高,结合临床表现及心电图检查结果考虑变异型心绞痛。

结合诊断依据,患者以安静状态下突发胸痛为主要表现,此次在夜间睡眠状态下突发胸痛,心电图示 ST 段一过性改变,考虑为变异型心绞痛。再结合临床知识点,变异型心绞痛属不稳定性心绞痛的一种特殊类型,其发病机制为冠状动脉痉挛,因此本案例心绞痛正确编码为 I20.1 心绞痛伴有确证的痉挛。

编码查找过程:

主导词:心绞痛

　　—伴有确证的痉挛 I20.1

核对第一卷:I20.1 心绞痛伴有确证的痉挛

编码问题 2：主要诊断选择错误

冠心病根据病理解剖和病理生理分为多种临床表型，因此冠心病属于较为笼统的诊断，当出院诊断中指明了冠心病更明确的临床表型时，应将更明确的表型调整为主要诊断，冠心病作为其他诊断。

本案例主要诊断为冠心病，心绞痛为其他诊断，根据以上分析，应选择变异型心绞痛 I20.1 作为主要诊断，冠状动脉粥样硬化性心脏病应调整至其他诊断。

【案例最终编码】

诊断类别	诊断名称	原编码	修正编码	ICD 名称
出院主要诊断	冠状动脉粥样硬化性心脏病	I25.103	I20.1	心绞痛伴有确证的痉挛
出院其他诊断	心绞痛	I20.900	I25.1	动脉硬化性心脏病
	高血压 3 级	I10.X00	I10	特发性（原发性）高血压
	慢性支气管炎	J42.X00	J42	未特指的慢性支气管炎
	三尖瓣关闭不全	I36.100	I36.1	非风湿性三尖（瓣）关闭不全

案例七

【基本信息】

性别：男	年龄：61 岁	住院天数：19 天
入院科室：心血管内科		出院科室：心血管内科

【诊断信息】

诊断类别	诊断名称	疾病编码
出院主要诊断	急性心肌梗死	I21.900
出院其他诊断	冠状动脉粥样硬化心脏病	I25.103
	心力衰竭	I50.900
	高甘油三酯血症	E78.100
	支气管肺炎	J18.000

【编码问题】急性心肌梗死 I21.900

一、知识点回顾

1. 心肌梗死 ICD-10 分类轴心是起病时期，主要分类结构如下：

I21 急性心肌梗死

包括：心肌梗死特指为急性或注明自发病起时间为 4 周（28 天）或更短

I22 随后性心肌梗死

包括：复发性心肌梗死

I25　慢性缺血性心脏病

　　I25.2　陈旧性心肌梗死

　　包括：已愈合的心肌梗死

　　I25.8　其他类型的慢性缺血性心脏病

　　包括：在 I21-I22 和 I24.- 中特指为慢性的任何情况，或注明自发病起持续时间超过四周（超过 28 天）

2. 急性心肌梗死及急性心肌梗死后近期并发症分类结构

I21　急性心肌梗死

　　I21.0　前壁急性透壁性心肌梗死

　　I21.1　下壁急性透壁性心肌梗死

　　I21.2　其他部位的急性透壁性心肌梗死

　　I21.3　未特指部位的急性透壁性心肌梗死

　　I21.4　急性心内膜下心肌梗死

　　　　　非透壁性心肌梗死 NOS

　　I21.9　未特指的急性心肌梗死

I23　急性心肌梗死后的某些近期并发症

　　I23.0　心包积血作为急性心肌梗死后的近期并发症

　　I23.1　房间隔缺损作为急性心肌梗死后的近期并发症

　　I23.2　室间隔缺损作为急性心肌梗死后的近期并发症

　　I23.3　心壁破裂不伴有心包积血作为急性心肌梗死后的近期并发症

　　I23.4　腱索断裂作为急性心肌梗死后的近期并发症

　　I23.5　乳头肌断裂作为急性心肌梗死后的近期并发症

　　I23.6　心房、心耳和心室的血栓形成作为急性心肌梗死后的近期并发症

　　I23.8　急性心肌梗死后的其他近期并发症

3. 编码注意事项　在分类心肌梗死时应首先区分起病时期，分为急性、随后性以及陈旧性心肌梗死，其中急性心肌梗死为双轴心分类，轴心 1 为病理，分为透壁性心肌梗死（ST 段抬高型心肌梗死）I21.0-I21.3 和非透壁性心肌梗死（非 ST 段抬高型心肌梗死）I21.4；轴心 2 为解剖部位，在透壁性心肌梗死中根据梗死部位分为前壁、下壁和其他部位，其心肌梗死部位定位方法是根据心电图定位（表 9-5）。

表 9-5　心肌梗死心电图定位

梗死部位	导联	梗死部位	导联
前间壁	V_1、V_2、V_3	下壁	II、III、aVF
前壁	V_3、V_4、V_5	高侧壁	I、aVL
前侧壁	V_5、V_6、V_7	正后壁	V_7、V_8、V_9
广泛前壁	V_1、V_2、V_3、V_4、V_5、I、aVL	右室	V_3R、V_4R、V_5R

二、编码问题解析

本案例急性心肌梗死编码于 I21.9 未特指的心肌梗死,需查看病历,能否区分急性心肌梗死的两个分类轴心:透壁性或非透壁性和梗死部位,以便分类至更准确的编码。

查房记录(部分)

诊断及诊断依据:

急性心肌梗死:患者,男性,61 岁,入院前 4 小时突发剧烈胸痛,位于心前区,放射至肩部,呈持续性,同时伴有冷汗,无晕厥。床旁心电图示:Ⅱ、Ⅲ、aVF 导联可见 S-T 段抬高和异常病理性 Q 波形成,结合肌钙蛋白检查结果,符合急性下壁性心肌梗死,故诊断。

根据诊断依据,该患者于入院前 4 小时突发急性胸痛,临床诊断急性心肌梗死,类目应选择 I21。确定心肌梗死类目后,根据急性心肌梗死的分类轴心还需确定病理和梗死部位。结合诊断依据:心电图示Ⅱ、Ⅲ、aVF 导联可见 S-T 段抬高和异常病理性 Q 波形成,符合急性下壁性心肌梗死,故考虑为透壁性心梗、梗死部位为下壁,正确编码为 I21.1 急性下壁透壁性心肌梗死。

编码查找过程:

主导词:梗死

　　—心肌

　　— —透壁性

　　— — —下(壁)(膈)(下侧壁)(下后壁)I21.1

核对第一卷:I21.1 急性下壁透壁性心肌梗死

【案例最终编码】

诊断类别	诊断名称	原编码	修正编码	ICD 名称
出院主要诊断	急性心肌梗死	I21.900	I21.1	下壁急性透壁性心肌梗死
出院其他诊断	冠状动脉粥样硬化心脏病	I25.103	I25.1	动脉硬化性心脏病
	心力衰竭	I50.900	I50.9	未特指的心力衰竭
	高甘油三酯血症	E78.100	E78.1	纯高甘油三酯血症
	支气管肺炎	J18.000	J18.0	未特指的支气管肺炎

案例八

【基本信息】

性别:女	年龄:63 岁	住院天数:12 天
入院科室:神经外科		出院科室:神经外科

【诊断信息】

诊断类别	诊断名称	疾病编码
出院主要诊断	自发性蛛网膜下腔出血	I60.900
出院其他诊断	高血压心脏病	I11.901
	二尖瓣关闭不全	I34.000
	三尖瓣关闭不全	I36.100

【编码问题】自发性蛛网膜下腔出血 I60.900

一、知识点回顾

（一）编码相关临床知识点

蛛网膜下腔出血（subarachnoid hemorrhage，SAH）是由于颅内血管破裂，血液流入蛛网膜下腔所致。可分为自发性和外伤性两种情况。自发性蛛网膜下腔出血病因大致可分为三类：①颅内动脉瘤；②血管畸形；③其他：如 moyamoya 病、颅内肿瘤、垂体卒中、血液系统疾病、颅内静脉血栓和抗凝治疗并发症等。

（二）ICD-10 分类知识点

蛛网膜下腔出血的主要分类结构：

1. 自发性蛛网膜下腔出血的分类结构

I60　蛛网膜下出血

　　包括：脑动脉瘤破裂

　　I60.0　颈动脉弯管和权的蛛网膜下出血

　　I60.1　大脑中动脉的蛛网膜下出血

　　I60.2　前交通动脉的蛛网膜下出血

　　I60.3　后交通动脉的蛛网膜下出血

　　I60.4　基底动脉的蛛网膜下出血

　　I60.5　椎动脉的蛛网膜下出血

　　I60.6　其他颅内动脉的蛛网膜下出血

　　　　　累及多个颅内动脉

　　I60.7　未特指颅内动脉的蛛网膜下出血

　　I60.8　其他的蛛网膜下出血

　　　　　脑膜出血

　　　　　大脑动静脉畸形的破裂

　　I60.9　未特指的蛛网膜下出血

2. 创伤性蛛网膜下腔出血

　　S06.6　创伤性蛛网膜下出血

3. **编码注意事项**　临床上蛛网膜下腔出血的分类与 ICD 分类基本一致,分为自发性和创伤性,但临床上自发性蛛网膜下出血主要按病因分类与 ICD 以责任血管为分类轴心存在较大差别。自发性蛛网膜下出血亚目根据导致蛛网膜下腔出血的责任血管分为:颅内动脉和其他的蛛网膜下腔出血,其中颅内动脉引起的蛛网膜下出血包括颅内动脉瘤破裂所致分类于 I60.0-I60.7,而颅内动静脉畸形破裂则分类于其他蛛网膜下出血 I60.8。

二、编码问题解析

本案例主要诊断为自发性蛛网膜下腔出血,分类于 I60.9 未特指的蛛网膜下出血,根据 ICD 分类知识点,在分类蛛网膜下腔出血时应区分责任血管,需结合病历。

查房记录(部分)

诊断及诊断依据:

蛛网膜下腔出血:患者因"意识障碍 5+ 小时"入院,查体:意识Ⅲ级,对答基本切题,左眼睑下垂,左侧瞳孔 4mm,对光反射消失,右侧瞳孔 2mm,对光反射灵敏,头颅 CT 提示自发性蛛网膜下腔出血,全脑血管造影:大脑前交通动脉瘤破裂。

查看病历查房记录,在诊断依据中明确指明自发性蛛网膜下出血的责任血管为前交通动脉瘤破裂,查看第三卷,正确编码应为 I60.2 前交通动脉的蛛网膜下出血。

编码查找过程:

主导词:出血

　　　　—蛛网膜下(非创伤性)

　　　　——自

　　　　———前交通动脉 I60.2

核对第一卷:I60.2 前交通动脉的蛛网膜下出血

在 I60 类目下明确指出包括脑动脉瘤破裂。

【案例最终编码】

诊断类别	诊断名称	原编码	修正编码	ICD 名称
出院主要诊断	自发性蛛网膜下腔出血	I60.900	I60.2	前交通动脉的蛛网膜下出血
出院其他诊断	高血压心脏病	I11.901	I11.9	高血压心脏病不伴有(充血性)心力衰竭
	二尖瓣关闭不全	I34.000	I34.0	二尖(瓣)关闭不全
	三尖瓣关闭不全	I36.100	I36.1	非风湿性三尖(瓣)关闭不全

案例九

【基本信息】

性别:男	年龄:67 岁	住院天数:17 天
入院科室:神经外科		出院科室:神经外科

【诊断信息】

诊断类别	诊断名称	疾病编码
出院主要诊断	急性脑梗死	I63.900
出院其他诊断	癫痫持续状态	G41.900
	右侧颈内动脉重度狭窄	I65.200
	双侧椎动脉中度狭窄	I65.000
	心房颤动	I48.x01

【编码问题】急性脑梗死 I63.900、右侧颈内动脉重度狭窄 I65.200、双侧椎动脉中度狭窄 I65.000

编码问题 1：急性脑梗死 I63.900、右侧颈内动脉重度狭窄 I65.200

一、知识点回顾

(一) 编码相关临床知识点

1. 脑梗死的定义　脑梗死(cerebral infarction)又称缺血性脑卒中,是指各种脑血管病变所致脑部血液供应障碍,导致局部脑组织缺血、缺氧性坏死,而迅速出现相应神经功能缺损的一类临床综合征。

2. 脑梗死病理生理分型

(1)脑血栓形成:脑动脉急性闭塞或严重狭窄是因为局部血管本身存在病变而继发血栓形成所致。

(2)脑栓塞:脑动脉急性闭塞或严重狭窄是因为栓子阻塞动脉所致,脑动脉本身没有病变或原有病变无明显改变。

(3)血流动力学机制所致脑梗死:供血动脉本身没有发生急性闭塞或严重狭窄,是由于近端大血管严重狭窄加上血压下降,导致局部脑组织低灌注,从而出现的缺血坏死。

3. 大脑动脉分类　脑的动脉来源于颈内动脉和椎动脉,左、右椎动脉入颅后合并成一条基底动脉,这三条动脉合称为入脑前动脉。脑的动脉系统又分为颈内动脉系统和椎基底动脉系统:

(1)颈内动脉系统:起自颈总动脉,经颈动脉管进入颅腔。颈内动脉按其行程可分为 4 部:颈部、岩部、海绵窦部和前床突上部。其中海绵窦部和前床突上部合称为虹吸部,是动脉硬化的好发部位。颈内动脉供应脑的主要分支包括:大脑前动脉、大脑中动脉、脉络丛前动脉和后交通动脉。

(2)椎 - 基底动脉系统:椎动脉起自锁骨下动脉,经枕骨大孔进入颅腔,在脑桥与延髓交界处的腹侧面,左、右椎动脉汇合成一条基底动脉。椎动脉分为四段:V1 骨外段、V2 椎间孔段、V3 脊椎外段和 V4 硬膜内段。椎动脉主要分支包括:脊髓前、后动脉和小脑下后动脉。基底动脉主要分支包括:小脑下前动脉、迷路动脉、脑桥动脉、小脑下上动脉和大脑后动脉。

（二）ICD-10分类知识点

1. 脑梗死的主要分类结构

I63 脑梗死

    I63.0 入脑前动脉血栓形成引起的脑梗死

    I63.1 入脑前动脉栓塞引起的脑梗死

    I63.2 入脑前动脉未特指的闭塞或狭窄引起的脑梗死

    I63.3 大脑动脉血栓形成引起的脑梗死

    I63.4 大脑动脉栓塞引起的脑梗死

    I63.5 大脑动脉未特指的闭塞或狭窄引起的脑梗死

    I63.6 大脑静脉血栓形成引起的脑梗死，非生脓性

    I63.8 其他脑梗死

    I63.9 未特指的脑梗死

I65 入脑前动脉的闭塞和狭窄，未造成脑梗死

    不包括：当引起脑梗死时（I63.-）

    I65.0 椎动脉闭塞和狭窄

    I65.1 基底动脉闭塞和狭窄

    I65.2 颈动脉闭塞和狭窄

    I65.3 多个和双侧入脑前动脉的闭塞和狭窄

    I65.8 其他入脑前动脉的闭塞和狭窄

    I65.9 未特指的入脑前动脉的闭塞和狭窄

I66 大脑动脉的闭塞和狭窄，未造成脑梗死

    不包括：当引起脑梗死时（I63.-）

    I66.0 大脑中动脉闭塞和狭窄

    I66.1 大脑前动脉闭塞和狭窄

    I66.2 大脑后动脉闭塞和狭窄

    I66.3 小脑动脉闭塞和狭窄

    I66.4 多个和双侧大脑动脉闭塞和狭窄

    I66.8 其他大脑动脉闭塞和狭窄

    I66.9 未特指的大脑动脉的闭塞和狭窄

2. 编码注意事项 脑梗死 I63，其分类轴心为双轴心分类，轴心一为解剖部位，入脑前动脉：I63.0-I63.2、大脑动脉：I63.3-I63.5 和大脑静脉：I63.6；轴心二为缺血坏死机制：血栓形成、栓塞和闭塞或狭窄。在编码脑梗死时应注意区分责任血管，只有引起脑梗死的责任血管的血栓形成、闭塞或狭窄才能使用该类目下亚目进行合并编码。未明确造成脑梗死的血管的血栓形成、闭塞或狭窄不应分类于 I63 类目，而应分类于 I65-I66 血管的闭塞或者狭窄未造成脑梗死。不同机制脑梗死编码对照（表 9-6）。

表 9-6　不同类型脑梗死与 ICD 编码对照一览表

	责任血管	血栓形成	栓塞	其他或未特指
脑梗死	入脑前动脉	I63.0	I63.1	I63.2
	大脑动脉	I63.3	I63.4	I63.5
	大脑静脉	I63.6		

二、编码问题解析

本案例患者急性脑梗死,编码于 I63.9 未特指的脑梗死。根据脑梗死 ICD 分类亚目轴心,在编码脑梗死时首先应明确导致脑梗死的责任血管,其次再明确梗死的机制。查看病历记录。

手术记录(部分)

手术名称:全脑血管造影 + 脑血管支架置入术。

手术经过:

患者取平卧位,常规消毒铺巾,以右侧股动脉为穿刺点,2% 利多卡因局麻。动脉穿刺成功后,放置 8F 动脉鞘,静脉注射肝素 2 000U,以猪尾导管及椎动脉导管常规造影,造影剂为碘帕醇。造影结果示:见头臂干,左侧颈总动脉、左侧锁骨下动脉均开口于主动脉弓上,开口未见明显狭窄;右侧颈内动脉 C1 段窦部重度狭窄,约 85%;右侧颈内动脉虹吸段可见轻度狭窄,右侧大脑中动脉及大脑前动脉未见明显狭窄。左侧颈内动脉、大脑中动脉及大脑前动脉未见明显狭窄;右侧椎动脉起始部可见中度狭窄,左侧椎动脉起始部可见中度狭窄;基底动脉、双侧大脑后动脉未见明显狭窄。造影结束后介入小组讨论分析,患者右侧颈内动脉 C1 段重度狭窄且伴有明显的低灌注,为责任血管,达到手术治疗指征。向患者及家属交代病情并征得家属同意后遂行颅内血管支架置入术。

结合诊断和全脑血管造影结果可知,本例患者有右侧颈内动脉狭窄及双侧椎动脉狭窄,但是根据造影后介入小组讨论结果"右侧颈内动脉 C1 段重度狭窄且伴有明显低灌注为责任血管,达到手术治疗指征",即该患者脑梗死的责任血管为颈内动脉,梗死机制为狭窄,未明确为血栓形成或栓塞。因此应将 I63.9 未特指的脑梗死与 I65.2 颈内动脉闭塞或狭窄合并编码至 I63.2 入脑前动脉未特指的闭塞或狭窄所致的脑梗死。

编码查找过程:

主导词:梗死

　　—大脑

　　——由于

　　———狭窄

　　————入脑前动脉 I63.2

核对第一卷:I63.2 入脑前动脉未特指的闭塞或狭窄所致的脑梗死

编码问题 2：双侧椎动脉狭窄编码 I65.000

本案例主要诊断为脑梗死，通过编码问题 1 解析已明确造成脑梗死的责任血管为颈内动脉狭窄，双侧椎动脉狭窄不属于造成脑梗死的责任血管，结合上述知识点椎动脉属于入脑前动脉，故编码 I65 类目选择正确，但诊断中已明确狭窄动脉为双侧椎动脉，亚目应选择 .3，因此该诊断正确编码应为 I65.3 多个和双侧入脑前动脉的闭塞和狭窄。

编码查找过程

主导词：狭窄

  —动脉

  ——入脑前

  ————多发性或双侧 I65.3

核对第一卷：I65.3 多个和双侧入脑前动脉的闭塞和狭窄

【案例最终编码】

诊断类别	诊断名称	原编码	修正编码	ICD 名称
出院主要诊断	急性脑梗死	I63.900	I63.2	入脑前动脉未特指的闭塞或狭窄所致的脑梗死
出院其他诊断	癫痫持续状态	G41.900	G41.9	未特指的癫痫持续状态
	右侧颈内动脉重度狭窄	I65.200		
	双侧椎动脉中度狭窄	I65.000	I65.3	多个和双侧入脑前动脉的闭塞和狭窄
	心房颤动	I48.x01	I48	心房纤颤和扑动

第三节 手术案例分析

案例一

【基本信息】

性别：男	年龄：59 岁	住院天数：14 天
入院科室：心胸外科		出院科室：心胸外科

【诊断信息】

诊断类别	诊断名称	疾病编码
出院主要诊断	冠状动脉粥样硬化性心脏病	I25.103
出院其他诊断	心房颤动	I48.x01
	高血压心脏病	I11.901
	心脏扩大	I51.700

【手术信息】

手术分类	手术及操作名称
手术	选择性冠状动脉造影
手术	冠状动脉介入治疗

一、知识点回顾

(一) 编码相关临床知识点

心的血液供应来自左、右冠状动脉。

1. **左冠状动脉**(left coronary artery) 左冠状动脉主干(left main coronary artery)起源于主动脉左冠窦,主干较短,向前下走行于肺动脉起始部和左心耳之间,在左心耳下方分为前降支和回旋支。

(1)前降支(left anterior descending branch):左主干的直接延续,其分支向三个方向发出:对角支(左室前支)、右室前支、前间隔支。

1)对角支(diagonal branches;左室前支,left anterior ventricular branches):对角支是前降支以锐角形式向左侧发出的较大动脉分支,多数成人有 3~5 个对角支,最多可到 9 支。

2)右室前支(right anterior ventricular branches):可分为上右室前支与下右室前支,最多可达 6 支。第一右室前支分布于肺动脉圆锥处,又称左圆锥支(left corus artery),此支常与右冠状动脉近端发出的右圆锥支(right corus artery)相吻合形成 Vieussens 环。

3)前间隔支(anterior septal)多发自前降支,偶起源于左主干,呈直角方向进入室间隔的肌性部分。前间隔支的数目、长短、大小因人而异,一般支数较多有 8~22 支不等,以 12~17 支多见,按其在前降支发出的先后顺序称为第一间隔支、第二间隔支、第三间隔支……。

(2)左回旋支(left circumflex branch):几乎呈直角起自左主干,主要分支有钝缘支、左室前支、左室后支、左房支或窦房结支。除钝缘支外,其余均可有可无。

1)钝缘支(obtuse marginal branch):较恒定、发达,可有 1~3 支。

2)左室前支(left anterium ventricular hrancheit):左室前支由左回旋支的起始段发出,多为 1~3 支。

3)左室后支(left posterior ventricular branches):左室后支为左回旋支在隔面的终末部分之一,可多达 6 支,也可缺如。房室结动脉起于此支。

4)左房支(left auticular branches):通常包括左房前支、左房中间支和左房后支,其中若有一支供应窦房结,特称窦房结支(sinus branches),为最大的心房支。

5)kugel 动脉:kugel 动脉又称房间隔前支,或心耳大吻合动脉。此动脉出现率较高,可起自右冠状动脉,也可起自左回旋支。可为左房前支分支,亦可为窦房结动脉分支。

2. **右冠状动脉**(right coronary artery) 右冠状动脉开口于升主动脉右前方的右冠窦内,发出后行走于右房室沟内,在肺动脉起始部与右心耳之间向下走行,在后室间沟与房室沟的交叉点(后十字交叉)附近分为左室后支和后降支。

(1)后降支(posterior descending branch):多起自右冠状动脉,为右冠脉走至后十字交叉时发出的一较大分支,可与前降支吻合。

(2)左室后支(posferior branches of left ventricular):右冠状动脉在后十字交叉附近分支后,继续沿房室沟走行的一支动脉称左室后支,其长短不一。

(3)锐缘支(right marginal branch):一支多见,两支少见,可缺如。

(4)右圆锥支(right corus artery):右冠状动脉向右室壁发出的第一分支,多为单支,较恒定。

(5)右室前支(right anterior ventricular branches):为右冠状动脉主干向前发出,分支数目1~7个不等。

(6)右房动脉(right artery branch):可分为右房前支、右房中间支和右房后支,其中右房前支为右冠状动脉第二分支,它发出分支供应窦房结则为窦房结支。

3. 分叉病变 是指冠状动脉主干与其分支血管交汇处存在病变。常见的冠状动脉分叉为前降支与对角支病变,其次为回旋支与钝缘支病变和右冠状动脉远端分叉病变,左主干远端分叉病变又叫前三叉病变,右冠状动脉远端分叉病变又叫后三叉病变。

分叉病变可分为 4 种类型(图 9-1)。1 型:主支近端、远端以及边支开口都有病变;2 型:病变累及主支近端、远端,但边支开口未受累;3 型:病变仅累及主支近端,边支开口未受累;4 型:病变累及主支远端和边支开口。4 型又分为 a、b 两型:4a 型仅累及主支开口,4b 型仅累及边支开口。

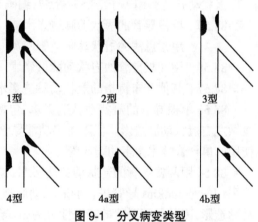

图 9-1 分叉病变类型

分叉病变支架治疗方式:

(1)单个支架:单个支架技术是指仅在主支血管置入支架,边支血管用或不用导引导丝保护,主支血管支架置入后根据边支血管是否受压,然后决定用或不用球囊扩张。

(2)两个支架:即主支血管及边支血管均置入支架。常见支架置入技术包括 T 型支架技术、crush 技术、V 型支架技术、同步对吻支架技术(simultaneous kissing stents,SKS)、裤裙(culotte)支架技术等。

4. 冠状动脉造影导管的类型 造影导管的类型主要按照形态、结构、大小分类,按形态可以分为 Judkins(常用)、Amplate、Multipurpose、Voda、Q Wave、XB、EBU 和 UBS 等。导管外径按大小分为 5F、6F、7F、8F。按结构分为短头、带侧孔、大腔(ZUMA)。

(1)Judkins 导管:为最常用的冠状动脉造影导管代号为"J",左冠状动脉导管"L",右冠状动脉导管为"R",根据其远端转折弧度分为 3.5cm、4.0cm、5.0cm,英文缩写代号为JL-3.5、JL-4.0、JL-5.0、JR-3.5、JR-4.0、JR-5.0。目前最常用的为 4.0cm。

(2)Amplate 导管(AL 和 AR):一般不作为首选一线导管使用,只在某些冠状动脉开口异常的情况下使用,或在行冠状动脉支架植入时为了增加支持力或指向,偶用 Amplate 导管。AL 为最常用的 Amplate 导引导管,与 Judkins 导管相比,Amplate 导管方向控制性较好,根据其第一弯曲至第二弯曲的长度可以分为 Ⅰ、Ⅱ、Ⅲ 等种类,英文缩写代号分别为AL-Ⅰ、AL-Ⅱ、AL-Ⅲ、AR-Ⅰ、AR-Ⅱ、AR-Ⅲ。目前一般多采用 Amplate Ⅰ 进行冠脉造影。

（3）多功能导管（TIG）：国内冠状动脉造影大多都采用 Judkins 导引导管，在冠脉开口异常时才采用其他特殊类型的导管，而 Amplate 导管可作为 Judkins 导管的补充。但此类型导管在造影过程中通常需区分左、右冠状动脉导管两种类型，即完成一次造影需 2 根导管，因此设计了 5F Tiger Ⅰ多功能导管，该多功能导管仅需一根导管即可完成左右冠状动脉造影。研究表明多功能造影导管的使用不仅减少了医疗耗材的使用，还能通过减少交换导管次数以减少并发症的发生。

（4）Sones 导管：可经上肢使用也可经下肢，可以兼做左、右冠状动脉造影及左室造影，但有时升主动脉扭曲者，做右冠状动脉造影合适的导管往往在行左冠状动脉造影时弧度不够长，还需更换长弧度导管，且 Sones 导管寻找冠状动脉开口不如 Judkins 导管方便，故目前临床应用较少。

（二）ICD-9-CM-3 分类知识点

1. 冠状动脉造影

冠状动脉造影编码于 88.55-88.57，编码结构如下：

88.55　单根导管的冠状动脉造影术
　　　　用索恩法的冠状动脉造影术

88.56　用两根导管的冠状动脉造影术

88.57　其他和未特指的冠状动脉造影术

88.55 单根导管的冠状动脉造影术，包括用索恩法的冠状动脉造影术，一根索恩导管可兼做左右冠状动脉造影。但随着多功能导管的出现，索恩导管已较少使用，目前临床上更多使用的单导管技术为多功能导管。

88.56 用两根导管的冠状动脉造影术，包括了贾金斯法、里基茨和艾布拉姆斯法，贾金斯法采用的是 Judkins 导管进行的冠状动脉造影。在临床上，采用 Judkins 等导引导管对冠状动脉造影，因其导管形状的特殊性分为 JL 导管和 JR 导管，若要对左右冠状动脉进行造影需使用不同形状的两根导管。

在编码过程中，对于冠状动脉造影编码若想正确的区分是单根导管造影还是两根导管的造影，需结合造影的部位，若仅进行左冠脉或右冠脉造影，通常只需一根导管，归类于单根导管的冠状动脉造影术；若行左右冠脉造影，则需区分导管的种类，采用多功能导管或索恩导管则为单根导管的冠状动脉造影，采用 J 导管或 A 导管通常需两根导管，应归类于两根导管的冠状动脉造影。

2. 血管支架置入术

00.55　其他周围血管药物洗脱支架置入

00.60　表浅股动脉药物洗脱支架置入

00.63　颈动脉支架经皮置入

00.64　其他颅外支架经皮置入

00.65　颅内血管支架经皮置入

36.06　非 - 药物洗脱冠状动脉支架置入

36.07　药物洗脱冠状动脉支架置入

39.90　周围（非冠状的）血管非药物洗脱支架置入

血管支架置入术主要分类轴心为解剖部位,首先分为冠状动脉与非冠状动脉,冠状动脉支架植入术中按支架类型又可分为药物洗脱支架与非药物洗脱支架;非冠状动脉的支架植入则按解剖部位分为周围血管支架、颈动脉支架、入脑前动脉支架以及颅内动脉支架(图 9-2)。

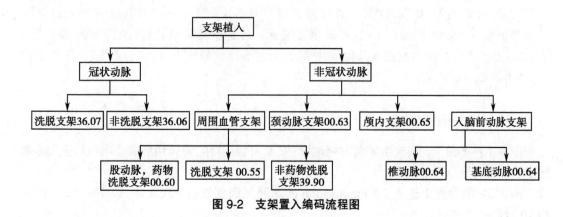

图 9-2　支架置入编码流程图

3. 附属血管系统操作　冠状血管和周围血管支架植入,均需另编码置入血管支架的数量(00.45-00.48)、治疗血管的数量(00.40-00.43)和分叉血管操作(00.44)。特别注意,此处分叉血管操作指位于血管分叉处的操作,且一次手术无论对几处分叉血管进行治疗,只能编码一次。

00.40　单根血管操作

00.41　两根血管操作

00.42　三根血管操作

00.43　四根或更多血管操作

00.44　分叉血管操作

00.45　置入一根血管支架

00.46　置入两根血管支架

00.47　置入三根血管支架

00.48　置入四根或更多血管支架

二、手术编码实操

手术记录(部分)

手术名称:选择性冠脉造影术 + 冠状动脉介入治疗。

手术经过:

患者平卧于导管床上,取右桡动脉于掌横纹上 2cm 处为穿刺点,1% 利多卡因局麻,Seldinger 法成功穿刺右桡动脉,置入 6F 血管鞘,静脉用肝素 3 000U,送入多功能指引导管行冠状动脉造影,造影结果示:左主干未见明显狭窄;前降支近段以远完全闭塞,TIMI 血流 0 级;回旋支中远段局限性狭窄 70%~80%,TIMI 血流 3 级;右冠中段局限性狭窄约 20%~30%,TIMI 血流 3 级;冠脉分布呈右冠优势型。患者前降支病变重,

> 与患者及家属反复沟通病情以及手术风险后,遂决定今日行左冠前降支 PCI 术。
>
> 追加肝素 2 000U,将指引导管 EBU3.5 送至左冠开口处。沿导管送入冠脉导丝 1(VT)顺利通过前降支闭塞病变到达前降支远段。沿导丝 1 送入 2.5mm×15mm 的球囊至病变处行 PTCA 术,以 10~12atm 扩张约 10 秒后退出球囊。退出球囊后造影见狭窄缓解,未见夹层、撕裂,TIMI 血流 3 级。沿导丝 1 送入洗脱支架(3.0mm×19mm)至病变处行以 10atm 扩张约 10 秒后退出支架囊。后造影见狭窄缓解,未见夹层、撕裂,TIMI 血流 3 级。术毕拔出各导丝和导管,术后患者未诉特殊不适,拔出血管鞘,压迫止血,术后安返病房。

(一) 手术主要操作步骤

步骤 1:Seldinger 法成功穿刺右桡动脉,置入 6F 血管鞘,静脉用肝素 3 000U,送入多功能指引导管行冠状动脉造影。

步骤 2:沿导丝 1 送入 2.5mm×15mm 的球囊至病变处行 PTCA 术,以 10~12atm 扩张约 10 秒后退出球囊。

步骤 3:沿导丝 1 送入洗脱支架(3.0mm×19mm)至病变处行以 10atm 扩张约 10 秒后退出支架囊。

(二) 手术编码步骤

手术 1:冠状动脉造影(步骤 1)

"Seldinger 法成功穿刺右桡动脉,置入 6F 血管鞘,静脉用肝素 3 000U,送入多功能指引导管行冠状动脉造影"。结合造影结果"左主干未见明显狭窄……右冠中段局限性狭窄约 20%~30%"可知为左右冠状动脉造影术,全过程由于导管类型为多功能造影导管,仅一根导管即完成了左右冠脉造影术,应编码 88.55 单根导管的冠状动脉造影术。提示:本案例在介入治疗开始"追加肝素 2 000u,将指引导管 EBU3.5 送至左冠开口处"此处虽然也使用了 EBU3.5 指引导管,但该导管用于冠状动脉介入治疗,不应计入冠脉造影导管术。

编码查找过程:

主导词:动脉造影术

  —冠状(直接)(选择性)NEC

  ——单导管技术 88.55

核对类目表:88.5 对比剂心血管造影术

    另编码:同时的心脏导管置入 37.21-37.23

    88.55 单根导管的冠状动脉造影术

冠状动脉造影术核对类目表,在亚目下的另编码提示中,提示另编码:同时的心脏导管置入。心导管术是指经由外周血管插入各种功能的导管并送至心腔及血管进行生理资料的检测及选择性血管造影,可分为右心导管术和左心导管术。右心导管术是经周围静脉把导管依次送至腔静脉、右心房、右心室、肺动脉及其分支,进行血流动力学、血氧含量和心排血量测定。左心导管术是指将导管通过周围动脉逆行送至主动脉、左心室,测定压力,或注射造影剂作左心室或冠状动脉造影。本案例经桡动脉穿刺行冠状动脉造影应为左心导管置入,故还应附加编码左心导管置入 37.22(心导管术详见第 17 章手术案例 1)。

编码查找过程:

主导词:导管插入术

　　—心的

　　——左 37.22

核对类目表:37.22 左心导管置入

手术 2:经皮冠状动脉血管内成形术 PTCA(步骤 2)

"沿导丝 1 送入 2.5mm×15mm 的球囊至病变处行 PTCA 术,以 10~12atm 扩张约 10 秒后退出球囊"。这一步骤为 PTCA 术,PTCA 全称为 Percutaneous transluminal coronary angioplasty 也就是经皮冠状动脉血管内成形术的简称,对于冠状动脉成形术编码,注意需区分手术入路,经皮入路编码于 00.66,开放性经胸入路编码于 36.03。本案例为 PTCA 即经皮入路,应编码至经皮腔内冠状动脉成形 00.66。

编码查找过程:

主导词:血管成形术

　　—冠状

　　——经皮管腔(球囊)(单根血管)00.66

核对类目表:00.66 经皮冠状动脉腔内血管成形术[PTCA]

手术 3:冠状动脉支架置入(步骤 3)

"沿导丝 1 送入洗脱支架(3.0mm×19mm)至病变处行以 10atm 扩张约 10 秒后退出支架囊"。这一步骤为冠状动脉支架置入术,本案例支架置入部位为左冠前降支,支架类型为洗脱支架,编码应为 36.07 药物洗脱冠状动脉支架置入。

编码查找过程:

主导词:插入

　　—支架

　　——动脉

　　———冠状(裸)(结合的)(药物涂层)(非药物洗脱)36.06

　　————药物洗脱 36.07

核对类目表:36.07 药物洗脱冠状动脉支架置入

手术 4:附属血管系统操作

结合手术记录"沿导丝 1 送入洗脱支架(3.0mm×19mm)至病变处行以 10atm 扩张约 10 秒后退出支架囊"可知仅置入一根血管支架,编码 00.45;血管手术数量结合手术记录"沿导管送入冠脉导丝 1(VT)顺利通过前降支闭塞病变到达前降支远段"手术全程送入 1 根导丝,到达前降支远段,结合"沿导丝 1 送入 2.5mm×15mm 的球囊至病变处行 PTCA 术"以及"沿导丝 1 送入支架(3.0mm×19mm)至病变处行以 10atm 扩张约 10 秒后退出支架囊"可知虽然手术全程进行了球囊扩张术和支架置入术,但是进行球囊扩张以及支架置入的血管均为沿导丝 1 进入,到达前降支,实为同一根血管,应编码 00.40 单根血管操作。

附加编码：

00.40　单根血管操作

00.45　置入一根血管支架

【案例最终编码】

手术类别	手术及操作名称	ICD 编码	ICD 名称
手术	选择性冠状动脉造影	36.07	药物洗脱冠状动脉支架置入
手术	冠状动脉介入治疗	00.66	经皮冠状动脉腔内血管成形术
		88.55	单根导管的冠状动脉造影术
		37.22	左心导管置入
		00.40	单根血管操作
		00.45	置入一根血管支架

案例二

【基本信息】

性别：女	年龄：64 岁		住院天数：9 天
入院科室：心血管内科		出院科室：心血管内科	

【诊断信息】

诊断类别	诊断名称	疾病编码
出院主要诊断	2 度 Ⅱ 型房室传导阻滞	I44.102
出院其他诊断	冠状动脉粥样硬化性心脏病	I25.103
	原发性高血压 3 级极高危	I10.X00
	2 型糖尿病	E11.900

【手术信息】

手术分类	手术及操作名称
手术	永久起搏器植入术

一、知识点回顾

(一) 编码相关临床知识点

1. **心脏起搏治疗**　心脏起搏器是通过发放一定形式电脉冲刺激心脏，使之激动和收缩，即模拟正常心脏的冲动形成和传导，以治疗某些由于心律失常所致的心脏功能障碍 (图 9-3)。

为便于医生、技术人员或患者之间交流，编制了起搏器代码，即 NBG 编码 (表 9-7)。根据起搏器编码可以了解起搏器功能和类型。编码表中 Ⅰ～Ⅲ 为起搏器的基本功能。Ⅳ增加了频率适应功能 R,指起搏器根据感知反映某种生理参数的信号(例如机械振动、呼吸、心室起搏的 QT 间期、中心静脉血液温度等)而主动调节起搏频率。V 增加了抗快速心律失常的两种工作方式,起搏方式(P)和电击方式(S)。如,DDDRD 意为房室全能型起搏器,具有频率应答功能,兼有抗心动过速起搏及电击复律 - 除颤功能。

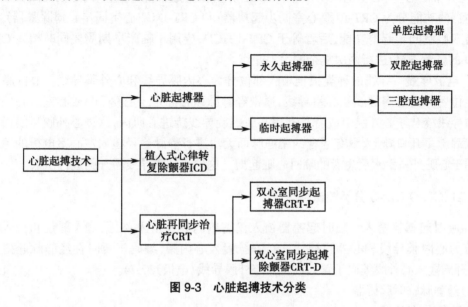

图 9-3　心脏起搏技术分类

表 9-7　NBG 编码

I 起搏心腔	II 感知心腔	III 感知后的反应	IV 程控功能 / 频率应答	V 抗快速型心律失常功能
V= 心室	V= 心室	T= 触发	P= 程控频率及(或)输出	P= 抗心动过速起搏
A= 心房	A= 心房	I= 抑制	M= 多项参数程控	S= 电击
D= 双腔	D= 双腔	D=T+I	C= 通讯	D=P+S
O= 无	O= 无	O= 无	R= 频率应答	O= 无
			O= 无	

临床工作中常根据电极导线植入的部位将起搏器类型分为:

(1)单腔起搏器:常见的有 VVI 起搏器(电极导线放置于右心室心尖部或间隔部)和 AAI 起搏器(电极导线放置在心房右心耳)。根据需要进行心房或心室适时起搏。

(2)双腔起搏器:植入的两支电极导线常分别放置在心房右心耳和右室心尖部或间隔部。进行房室顺序起搏。

(3)三腔起搏器:目前主要分为双房 + 右室三腔起搏器和右房 + 双室三腔起搏器,前者主要适用于房室阻滞合并阵发性房颤患者,以预防和治疗心房颤动。后者主要适用于扩张型心肌病、顽固性心力衰竭协调房室和 / 或室间的活动,改善心功能。

2. 植入型心律转复除颤器(implanted cardioverter defibrillator,ICD)　植入型心律转复除颤器是一种终止致命性心律失常的多功能、多程控参数的电子装置,经静脉置于心内膜除颤电极以感知室速及室颤,发放抗心动过速起搏或除颤能量终止快速型心律失常。目前

ICD 已具备抗心动过缓起搏、抗心动过速起搏、低能电转复和高能电除颤多种功能。

3. **心脏再同步治疗(cardiac resynchronization therapy,CRT)** 心脏再同步治疗是在传统右心房、右心室双心腔起搏基础上增加左心室起搏,通过设定适当的房室间期和室间间期,纠正异常的心房、心室电激动传导,以恢复房室、左右室间和左室室内运动的同步性。根据起搏器的功能分为 CRT-P(双心室同步起搏器)和 CRT-D(双心室同步起搏除颤器),前者仅具有双心室同步起搏功能,后者等于 CRT-P+ICD,应用于临床早期需要同时植入 CRT-P 和 ICD 的患者,避免进行两次复杂的手术操作。

4. **电极导线** 导线的种类根据植入部位分为心内膜导线和心外膜导线。心内膜导线按固定位置分为心房导线和心室导线,通常经静脉途径固定于心房和 / 或心室。心外膜导线是将导线缝合于心外膜上或者是利用心肌螺旋导线旋进心肌内,这种心外膜导线通常用于冠状静脉窦开口畸形、没有适合的靶静脉而无法进行静脉途径植入左心室电极的患者或者是用于心脏外科手术后患者的临时心脏起搏。这种心外膜导线需开胸进行植入。

(二) ICD-9-CM-3 分类知识点

1. **临时起搏器植入** 临时起搏器植入仅需编码导线植入,根据植入部位和植入的入路可分为心内膜导线和心外膜导线。经静脉置入心内膜,编码于暂时性经静脉起搏系统 37.78,开胸置入心外膜编码于置入或置换心外膜导线(电极)37.74。

(1)经静脉临时起搏器

编码查找过程:

主导词:插入

　　　—电极

　　　——心脏(初始的)(经静脉)

　　　———暂时性经静脉起搏系统 37.78

(2)心外膜临时起搏器

编码查找过程:

主导词:插入

　　　—电极

　　　——心脏(初始的)(经静脉)

　　　———心外膜(胸骨切开或胸廓切开术入路)37.74

2. **永久起搏器植入** 永久起搏器植入需编码脉冲发生器植入和电极植入,其中脉冲发生器分类为双轴心分类。轴心一:根据心内膜电极植入部位分为单腔、双腔和三腔起搏器,其中三腔非 CRT 起搏器编码于双腔起搏器;轴心二:节律类型,节律反应和未提及节律反应,节律反应即为频率适应,NBG 编码中的 R,在编码时可通过查看起搏器代码明确其类型。电极植入根据电极植入部位分为心房导线 37.73、心室导线 37.71 以及心房和心室同时植入导线 37.72。

(1)脉冲发生器植入

编码查找过程:

主导词:植入

　　　—起搏器

————心的(装置)(初始的)(永久性)(置换)37.80

———单房装置(初始的)37.81

————节律反应 37.82

————置换 37.85

—————节律反应 37.86

————双房装置(初始的)37.83

————置换 37.87

(2)电极导线植入

编码查找过程:

主导词:植入

—电极

——心脏(初始的)(经静脉)37.70

———心房(初始的)37.73

————置换 37.76

———心房和心室(初始的)37.72

————置换 37.76

———心室(初始的)37.71

————置换 37.76

3. **心脏自动复律器或者除颤器 ICD** 只需编码脉冲发生器或电极植入,若同时植入发生器和导线,则编码全系统植入。

编码查找过程:

主导词:植入

—复律器/除颤器(自动的)37.94

——仅导联(电极片)(感知)(起搏)37.95

——仅脉搏发生器 37.96

——全系统 37.94

4. **心脏再同步治疗** 只需编码脉冲发生器或电极植入,若同时植入发生器和导线,则编码全系统植入。

编码查找过程:

主导词:植入

—心律再同步化装置

——除颤器(双心室)(BiV ICD)(BiV 起搏器和除颤器)(BiV 起搏除颤器)(CRT-D)(装置和一个或多个导联)(全系统)00.51

———仅脉搏发生器 00.54

———仅左心室冠状静脉导联 00.52

——心脏起搏器(BiV)(双心室)(CRT-P)(装置与一个或多个导联)(全系统)00.50

———仅脉搏发生器 00.53

———仅左心室冠状静脉导联 00.52

心脏起搏技术的 ICD-9-CM-3 编码对照表(表 9-8)。

表 9-8　心脏起搏技术编码

			植入	置换	去除
临时起搏器			37.78	37.78	省略
心外膜起搏器			37.74	37.74	37.77
ICD		全系统	37.94	37.94	37.79+37.77
		仅装置	37.96	37.98	37.79
		仅导线	37.95	37.97	37.77
永久起搏器	单腔	导线	37.70-37.73	37.76	37.77
		装置	37.80-37.82	37.85-37.86	37.89
	双腔、三腔(非 CRT)	导线	37.70-37.73	37.76	37.77
		装置	37.83	37.87	37.89
再同步治疗	CRT-P	全系统	00.50	00.50	37.89+37.77
		仅导线	00.52	00.52	37.77
		仅装置	00.53	00.53	37.89
	CRT-D	全系统	00.51	00.51	37.79+37.77
		仅导线	00.52	00.52	37.77
		仅装置	00.54	00.54	37.79

二、手术编码实操

手术记录(部分)

手术名称:永久性人工心脏起搏器植入术。

手术经过:

患者取平卧位,常规消毒铺巾,1% 利多卡因局部麻醉。Seldinger 法穿刺右侧腋静脉成功,沿穿刺针送导引钢丝到达上腔静脉。沿穿刺点向内做平行于锁骨下切口,逐层分离至深筋膜,钝性分离出皮下囊袋,仔细止血。把带扩张管的静脉撕裂鞘沿导引钢丝送入上腔静脉,退出扩张管,沿鞘管分别送入心房心室电极,退出撕裂鞘。调节右房及右室电极分别固定于右心耳和右室流出道间隔部,测试合适电极参数。

心室起搏阈值 0.5V,感知>7mV,阻抗 620 欧;

心房起搏阈值 1.0V,感知>2mV,阻抗 540 欧。

嘱患者咳嗽、深呼吸,10V 起搏未见膈肌搏动,电极固定良好。连接起搏器与电极,电极缝扎固定于皮下,起搏器植入袋,观察起搏及感知功能,提示心房、心室感知良好,起搏自身规律,磁频正常。逐层缝合皮下组织及皮肤。切口无渗血,囊袋无菌料加压包扎。术毕安返病房。

（一）手术主要操作步骤

步骤 1：将带扩张管的静脉撕裂鞘沿导引钢丝送入上腔静脉，退出扩张管，沿鞘管分别送入心房心室电极，退出撕裂鞘。

步骤 2：调节右房及右室电极分别固定于右心耳和右室流出道间隔部，测试合适电极参数。

步骤 3：连接起搏器与电极，电极缝扎固定于皮下，起搏器植入袋，观察起搏及感知功能，提示心房、心室感知良好，起搏自身规律，磁频正常。

（二）手术编码步骤

手术 1：导线植入（步骤 1、步骤 2）

结合手术记录中"沿鞘管分别送入心房心室电极，退出撕裂鞘"及"调节右房及右室电极分别固定于右心耳和右室流出道间隔部"，可知此步骤为起搏器电极的植入，电极植入部位分别为右心耳和右心室间隔部，也就是右心房和右心室，因此电极导线植入应编码至37.72 首次经静脉置入心房和心室导线［电极］。

手术 2：起搏器植入术（步骤 3）

结合手术记录"连接起搏器与电极，电极缝扎固定于皮下，起搏器植入袋，观察起搏及感知功能，提示心房、心室感知良好，起搏自身规律，磁频正常。"以及手术 1 植入心房和心室导线可知起搏器为双腔起搏器，故应编码至 37.83 首次置入双腔装置。

【案例最终编码】

手术分类	手术及操作名称	ICD 编码	ICD 名称
手术	永久起搏器植入术	37.83	首次置入双腔装置
		37.72	首次经静脉置入心房和心室导线［电极］

案例三

【基本信息】

性别：女	年龄：68 岁		住院天数：11 天
入院科室：血管外科		出院科室：血管外科	

【诊断信息】

诊断类别	诊断名称	疾病编码
出院主要诊断	髂总静脉血栓形成	I80.206
出院其他诊断	股静脉血栓形成	I80.104
	陈旧性脑梗死	I69.300
	偏瘫	G81.900
	慢性阻塞性肺病	J44.900

【手术信息】

手术分类	手术及操作名称
手术	左下肢深静脉血栓抽吸
手术	左下肢深静脉置管溶栓

一、知识点回顾

(一) 编码相关临床知识点

1. **下腔静脉解剖**　下腔静脉系由下腔静脉及其属支组成,收集下半身的静脉血回流回右心房。

(1)下肢静脉:包括下肢浅静脉和下肢深静脉。下肢浅静脉:包括小隐静脉和大隐静脉及其属支,小隐静脉起自足背静脉弓,汇入腘静脉;大隐静脉起自足背静脉弓,汇入股静脉,其属支有股内侧浅静脉、股外侧浅静脉、阴部外静脉、腹壁浅静脉和旋髂浅静脉。下肢深静脉:胫前静脉和胫后静脉汇合成腘静脉。腘静脉穿收肌腱裂孔移行为股静脉。股静脉伴股动脉上行,经腹股沟韧带后续为髂外静脉。

(2)腹盆部静脉:主要有髂外静脉、髂内静脉、下腔静脉和肝门静脉及其属支。髂外静脉:为股静脉的直接延续,至髂骶关节前方与髂内静脉汇合成髂总静脉。髂内静脉:与髂外静脉汇合成髂总静脉。髂总静脉:由髂外静脉和髂内静脉汇合而成,双侧髂总静脉伴双侧髂总动脉上行至第 5 腰椎体右侧汇合成下腔静脉。

(3)下腔静脉属支:分为壁支和脏支,壁支包括 1 对膈下静脉和 4 对腰静脉;脏支包括睾丸(卵巢)静脉、肾静脉、右肾上腺静脉和肝静脉等,其中肾上腺静脉右侧注入下腔静脉,左侧注入左肾静脉。肝门静脉系:由肝门静脉及其属支组成。

2. **下肢深静脉血栓形成(deep venous thrombosis,DVT)**　是血液在下肢深静脉内不正常凝结引起的疾病,血液回流受阻,出现下肢肿胀、疼痛、功能障碍。血栓脱落可引起肺栓塞(pulmonary embolism,PE)。DVT 和 PE 合称为静脉血栓栓塞症(venou thromboembolism,VTE)。DVT 如在急性早期未得到有效治疗,血栓机化,常遗留静脉功能不全,称为血栓后综合征(postthrombosis syndrome,PTS)。目前,介入治疗 DVT 的方法主要有经导管溶栓治疗和机械性血栓清除术。

(1)经导管溶栓治疗:主要通过经皮穿刺置入溶栓导管,并在导管内输注溶栓药物,目前常用的溶栓药物有尿激酶、链激酶以及重组组织纤溶酶原激活剂;抗凝药物常采用肝素。

(2)机械性血栓清除术:机械性血栓清除术可分为机械性血栓消融术(不能清除消融后的血栓碎屑)和机械性血栓清除术(可清除消融后的血栓碎屑)。相应的器材和设备可分为机械性血栓消融器和机械性血栓清除器。

1)机械性血栓消融术:①抽吸式血栓消融术:抽吸式血栓消融器导管头端有一隐窝式轮叶,轮叶高速旋转产生涡流,吸引导管周围的血栓或栓子,使之裂解成微小颗粒;②网篮式血栓消融术:网篮式血栓消融器导管是一低速旋转的金属网篮导管,直接接触血栓和血管壁;③旋磨式血栓消融术:旋磨式血栓消融器导管头端有一旋转装置,头端高速旋转的凸轮产生涡流,吸引并消融血栓或栓子;④护篮式血栓消融术:护篮式血栓消融器导管为自张式金属网篮导管,通过中心高速旋转轮叶在血管腔内产生的涡流,使血栓或栓子进入网篮被消融,金属网篮可以保护血管壁以免被轮叶损伤;⑤套管式血栓消融术:套管式血栓消融器为旋转式塑料套管,高速旋转的内管在血管内产生涡流,消融血栓或栓子。

2)机械性血栓清除术:①抽吸式血栓清除术:抽吸式血栓清除器(AngioJet)由血栓清除导管、抽吸装置和高压动力泵装置构成,通过改变水流方向,流入主腔,使局部形成负压,消融并吸出血栓;②冲洗式血栓清除术:冲洗式血栓清除器(Hydrolyser)为可置入导丝的双腔导管,注入的高速生理盐水在主腔内产生涡流和低压效应,消融并排出血栓;③流变式血栓清除术:流变式血栓清除器(Oasis)为应用流变动力学原理设计的三腔导管,其一腔用于置入导丝,另一腔用于注入高速生理盐水,主腔用于排出消融后的血栓碎屑。

3. 下腔静脉滤器　肺栓塞是以各种栓子阻塞肺动脉或其分支引起肺循环和右心房功能障碍的一种临床综合征。其中以深静脉血栓脱落所致最为多见,因此出于安全性考虑,在血栓介入治疗前置入下腔静脉滤器可有效预防肺动脉栓塞的发生。

腔静脉滤器通过固定于下腔静脉血管内壁,使下肢静脉的血流必须首先通过滤器网孔再进入下腔静脉而达到右心,再进入肺循环;当下肢或髂静脉血栓形成,脱落的栓子随着血流汇入下腔静脉,此时滤器就能达到既不阻断血流又能拦截血栓的作用。滤器分为可选择性滤器和永久性滤器。可选择性滤器包括临时型、可回收型、可转换型,需在回收时间窗内取出。临床常选用ATF、Günter郁金香可回收滤器。永久性滤器包括Greenfield滤器(AF)、鸟巢式滤器(BNF)、西蒙斯镍钛滤器(SNF)、Trap Ease Filter滤器。

常用的下腔静脉滤器置入途径有两条,经右股静脉途径或经右颈静脉置途径置入,且置入前应行下腔静脉造影;滤器正确放置部位在肾静脉开口下缘水平以下,髂静脉分叉水平上方的下腔静脉内。

(二) ICD-9-CM-3 分类知识点

1. 血栓去除术 ICD 编码　血栓去除在 ICD 分类的轴心为双轴心分类,轴心分别为入路和解剖部位,按入路可分为切开去除和经皮导管内去除。切开去除按解剖部位分为冠状血管和非冠状血管,非冠状血管又可进一步细分为颅内血管、头和颈部血管、上肢血管、主动脉、胸部血管、腹动脉、腹静脉、下肢动脉以及下肢静脉;经皮导管内去除按解剖部位可分为冠状血管、头和颈部血管以及其他血管(图 9-4)。

2. 下腔静脉滤器植入 ICD 编码　临床上下腔静脉滤器可分为临时性滤器和永久性滤器,但在 ICD 中无论是何种滤器植入,均编码于 38.7 腔静脉截断。

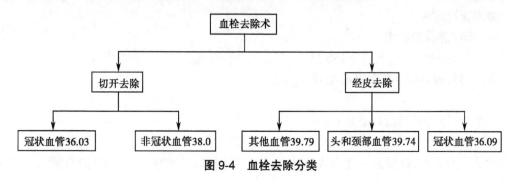

图 9-4　血栓去除分类

二、手术编码实操

手术记录（部分）

手术名称：左下肢深静脉血栓抽吸术＋左下肢深静脉溶栓术。

手术经过：

患者取平卧位，常规消毒铺巾，用 2% 利多卡因局麻后，成功穿刺右股静脉，置入导丝沿导丝送入 6F 动脉鞘，注入肝素 3 000U，送 6F 猪尾巴导管行下腔静脉造影，造影显示肾静脉开口，换入滤网专用鞘，沿鞘送入 ATF 滤网至肾静脉开口下释放。将 6F 造影管送至左、右髂总静脉处造影见：左髂总静脉开口处闭塞，导丝导管配合试图通过闭塞病变至左腘静脉处，造影管未能到达左腘静脉，换入加硬导丝送至左腘静脉处，反复尝试，造影管及滤网专用鞘仍未能到达左腘静脉。

常规消毒左下肢皮肤，消毒铺巾，用 2% 利多卡因局麻后，在床旁超声引导下成功穿刺左腘静脉，置入 6F 鞘，导丝导管配合通过闭塞病变达下腔静脉，沿导丝送入取栓导管至髂总静脉开口处，负压回撤，抽取多块不规则血栓直至血栓全部清除，股静脉内输注 10 万 U 尿激酶后可见左下肢静脉血流明显改善。拔除静脉处鞘，弹力胶布包扎，术毕。

（一）手术主要操作步骤

步骤 1：置入导丝沿导丝送入 6F 动脉鞘，注入肝素 3 000U，送 6F 猪尾巴导管行下腔静脉造影，造影显示肾静脉开口。

步骤 2：换入滤网专用鞘，沿鞘送入 ATF 滤网至肾静脉开口下释放。

步骤 3：沿导丝送入取栓导管至髂总静脉开口处，负压回撤，抽取多块不规则血栓直至血栓全部清除。

步骤 4：股静脉内输注 10 万 U 尿激酶后可见左下肢静脉血流明显改善。

（二）手术编码步骤

手术 1：下腔静脉造影（步骤 1）

"置入导丝沿导丝送入 6F 动脉鞘，注入肝素 3 000U，送 6F 猪尾巴导管行下腔静脉造影，造影显示肾静脉开口。"这一步骤实际进行的手术为下腔静脉造影，编码至 88.51 腔静脉心血管造影术。

编码查找过程：

主导词：静脉造影术

　　　　—腔静脉（上）（下）88.51

核对类目表：88.51 腔静脉心血管造影术

手术 2：下腔静脉滤器置入（步骤 2）

"换入滤网专用鞘，沿鞘送入 ATF 滤网至肾静脉开口下释放。"ATF 滤网属于临时性下腔静脉滤器的一种，放置的位置为肾静脉开口下，表明患者行的是下腔静脉滤器置入。应编码至 38.7 腔静脉截断。

编码查找过程：

主导词：插入

——滤网，腔静脉 38.7

核对类目表：38.7 腔静脉截断

腔静脉植入物或滤器的置入

手术 3：经皮下肢静脉血栓去除（步骤 3）

在 ICD 中血栓去除术根据入路分为经皮去除和开放性去除，本案例手术步骤 3 "沿导丝送入取栓导管"可知血栓去除入路为经皮血栓去除；"沿导丝送入取栓导管至髂总静脉开口处"表明手术部位为髂总静脉；"负压回撤，抽取多块不规则血栓"表明去除的方式为抽吸式血栓清除术。经皮血管内血栓去除术本质上是通过特种导管去除导致血管狭窄或闭塞的血栓，恢复血管正常形态的一种成形术，故编码查找主导词血管成形术（血管成形术——另见修补术，血管），故步骤 3 进行的手术髂总静脉经皮血栓抽吸清除术，应编码至 39.79 其他血管的其他血管内修补术。

编码查找过程：

主导词：修补术

——血管

————周围血管

—————经血管内入路 39.79

核对类目表：39.79 其他血管的其他血管内修补术

39.7 血管内操作，明确注释包括：栓塞、腔内修补、植入、闭合、去除以及修补。

手术 4：下肢静脉导管溶栓术（步骤 4）

"股静脉内输注 10 万 U 尿激酶后可见左下肢静脉血流明显改善。"表明患者在股静脉中注射了临床常用的血栓溶解药尿激酶，此步骤所行操作为下肢静脉导管内溶栓术。应附加编码 99.10 血栓溶解药的注射或输注。

编码查找过程：

主导词：注射

——酶，溶解血栓的

———静脉内 99.10

核对类目表：99.10 血栓溶解药的注射或输注

【案例最终编码】

手术类别	手术及操作名称	ICD 编码	ICD 名称
手术	左下肢深静脉血栓抽吸	39.79	其他血管的其他血管内修补术
手术	左下肢深静脉置管溶栓	38.7	腔静脉截断
		88.51	腔静脉心血管造影术
		99.10	血栓溶解药的注射或输注

（秦娅玲）

第十章

呼吸系统疾病

第一节 概　　述

本章主要分类呼吸系统相关疾病,编码分类于 J00-J99。主要分类规则包括:当呼吸系统的疾病发生于一个以上的解剖部位并且没有明确索引指明编码时,按解剖部位较低的部位分类;当明确是由某些传染性病原体感染引起的呼吸系统疾病,可使用附加编码(B95-B97)标明病原体。

本章包括下列各节:

J00-J06　急性上呼吸道感染

J09-J18　流行性感冒和肺炎

J20-J22　其他急性下呼吸道感染

J30-J39　上呼吸道的其他疾病

J40-J47　慢性下呼吸道疾病

J60-J70　外部物质引起的肺部疾病

J80-J84　主要影响间质的其他呼吸性疾病

J85-J86　下呼吸道化脓性和坏死性情况

J90-J94　胸膜的其他疾病

J95-J99　呼吸系统的其他疾病

不包括:

起源于围生期的某些情况(P00-P96)

某些传染病和寄生虫病(A00-B99)

妊娠、分娩和产褥期的并发症(O00-O99)

先天性畸形、变形和染色体异常(Q00-Q99)

内分泌、营养和代谢疾病(E00-E90)

损伤、中毒和外因的某些其他后果(S00-T98)

肿瘤(C00-D48)

症状、体征和临床与实验室异常所见,不可归类在他处者(R00-R99)

本章提供的星号类目:

J17* 分类于他处的疾病引起的肺炎

J91* 分类于他处的情况引起的胸膜渗漏

J99* 分类于他处的疾病引起的呼吸系疾患

第二节　疾病案例分析

案例一

【基本信息】

性别:男	年龄:15 岁	住院天数:5 天
入院科室:呼吸科		出院科室:呼吸科

【诊断信息】

诊断类别	诊断名称	疾病编码
出院主要诊断	支原体肺炎	J15.700
出院其他诊断	双侧急性上颌窦炎	J01.000
	双侧急性筛窦炎	J01.200

【编码问题】双侧急性上颌窦炎 J01.000、双侧急性筛窦炎 J01.200

一、知识点回顾

(一)编码相关临床知识点

鼻窦炎(sinusitis)是鼻窦黏膜的炎症性疾病,多与鼻炎同时存在,也称鼻 - 鼻窦炎(rinosinusitis)。按照鼻窦炎发生的范围分为单鼻窦炎、多鼻窦炎、全鼻窦炎。按照症状体征的发生和持续时间分为急性鼻 - 鼻窦炎(acute rinosinusitis)和慢性鼻 - 鼻窦炎(chronic rinosinusitis)。根据临床诊疗指南将症状在 12 周以内的分类为急性鼻 - 鼻窦炎,超过 12 周的分类为慢性鼻 - 鼻窦炎。

1. **急性鼻 - 鼻窦炎**　急性鼻 - 鼻窦炎根据症状持续时间可以进一步分为:

1)普通感冒 / 急性病毒性鼻 - 鼻窦炎(症状持续时间不超过 10 天)。

2)急性病毒后鼻 - 鼻窦炎(症状在 5 天后加重或者症状持续超过 10 天但少于 12 周)。

3)急性细菌性鼻 - 鼻窦炎。

2. **慢性鼻 - 鼻窦炎**　慢性鼻 - 鼻窦炎可以分为两个亚型:

1)慢性鼻 - 鼻窦炎不伴有鼻息肉。

2)慢性鼻 - 鼻窦炎伴有鼻息肉。

(二) ICD-10 分类知识点

鼻窦炎 ICD 分类轴心与临床分类一致,类目轴心为病程分为急性和慢性,分别分类于 J01 和 J32,亚目的分类轴心为发生范围,单鼻窦炎分类于亚目 .0-.3,全鼻窦炎分类于亚目 .4,多鼻窦炎分类于亚目 .8。

J01　急性鼻窦炎

    J01.0　急性上颌窦炎

    J01.1　急性额窦炎

    J01.2　急性筛窦炎

    J01.3　急性蝶窦炎

    J01.4　急性全鼻窦炎

    J01.8　其他的急性鼻窦炎

        涉及一个以上但不是全鼻窦炎的急性鼻窦炎

    J01.9　未特指的急性鼻窦炎

J32　慢性鼻窦炎

    J32.0　慢性上颌窦炎

    J32.1　慢性额窦炎

    J32.2　慢性筛窦炎

    J32.3　慢性蝶窦炎

    J32.4　慢性全鼻窦炎

    J32.8　其他的慢性鼻窦炎

        涉及一个以上但不是全鼻窦炎的急性鼻窦炎

    J32.9　未特指的慢性鼻窦炎

二、编码问题解析

本案例患者同时患有急性上颌窦炎和筛窦炎,属于多鼻窦炎,应新增 J01.8 其他的急性鼻窦炎,上颌窦炎 J01.0 和筛窦炎 J01.2 作为选择性附加编码,表明具体的发病范围。

编码查找过程:

主导词:鼻窦炎

    —急性

    ——涉及超过一个窦但非全鼻窦炎 J01.8

核对第一卷:J01.8 其他的急性鼻窦炎

【案例最终编码】

诊断类别	诊断名称	原编码	修正编码	ICD 名称
出院主要诊断	支原体肺炎	J15.700	J15.7	肺炎支原体性肺炎
出院其他诊断			J01.8	其他的急性鼻窦炎
	双侧急性上颌窦炎	J01.000	J01.0	急性上颌窦炎
	双侧急性筛窦炎	J01.200	J01.2	急性筛窦炎

案例二

【基本信息】

性别：女	年龄：57 岁	住院天数：7 天
入院科室：呼吸科		出院科室：呼吸科

【诊断信息】

诊断类别	诊断名称	疾病编码
出院主要诊断	支气管肺炎	J18.000
出院其他诊断	肺不张	J98.101
	慢性筛窦炎	J32.200

【编码问题】支气管肺炎 J18.000

一、知识点回顾

（一）编码相关临床知识点

1. 肺炎（pneumonia）是指终末气道、肺泡和肺间质的炎症，可由病原微生物、理化因素、免疫损伤、过敏及药物所致。肺炎可按解剖、病因和患病环境进行分类。

（1）解剖分类

1）大叶性（肺泡性）肺炎：病原体先在肺泡引起炎症，经肺泡间孔（Cohn 孔）向其他肺泡扩散，致使部分肺段或整个肺段、肺叶发生炎症。致病菌多为肺炎链球菌。

2）小叶性（支气管）肺炎：病原体经支气管入侵，引起细支气管、终末细支气管及肺泡的炎症，常继发于其他疾病，如支气管炎、支气管扩张、上呼吸道病毒感染，以及长期卧床的危重患者。其病原体常见肺炎链球菌、葡萄球菌、病毒、肺炎支原体及军团菌等。

3）间质性肺炎：以肺间质为主的炎症，累及支气管壁和支气管周围组织，有肺泡壁增生及间质水肿，因病变仅在肺间质，故呼吸道症状较轻，病变广泛则呼吸困难明显。可由细菌、病毒、支原体、衣原体或肺孢子菌等引起。

（2）病因分类

1）细菌性肺炎：如肺炎链球菌、金黄色葡萄球菌、甲型溶血性链球菌、肺炎克雷伯杆菌、流感嗜血杆菌、铜绿假单胞菌肺炎和鲍曼不动杆菌等。

2）非典型病原体所致肺炎：如军团菌、支原体和衣原体等。

3）病毒性肺炎：如冠状病毒、腺病毒、呼吸道合胞体病毒、流感病毒、麻疹病毒、巨细胞病毒、单纯疱疹病毒等。

4）其他病原体所致肺炎：立克次体（如 Q 热立克次体）、弓形体（如鼠弓形体）、寄生虫（肺包虫、肺吸虫、肺血吸虫）等。

5）理化因素所致的肺炎：如放射性损伤所致的放射性肺炎、胃酸吸入引起的化学性肺炎、对吸入或内源性脂类物质产生炎症反应的类脂性肺炎等。通常所说的肺炎不包括理化因素所致的肺炎。

（3）患病环境分类 肺炎按获得环境分成两类：

1）社区获得性肺炎（community acquired pneumonia，CAP），是指在医院外罹患的感染性肺实质（含肺泡壁，即广义上的肺间质）炎症，包括具有明确潜伏期的病原体感染在入院后于潜伏期内发病的肺炎。CAP 常见病原体为肺炎链球菌、支原体、衣原体、流感嗜血杆菌和呼吸道病毒（甲、乙型流感病毒，腺病毒，呼吸道合胞体病毒和副流感病毒）等。

2）医院获得性肺炎（hospital acquired pneumonia，HAP）：医院内肺炎（nosocomial pneumonia）指患者住院期间未接受有创机械通气，也未处于病原感染的潜伏期，且入院 ≥48 小时后在医院内出现的肺炎。呼吸机相关性肺炎（ventilator associated pneumonia，VAP）是指气管插管或气管切开患者，接受机械通气 48 小时后发生的肺炎及机械通气撤机、拔管后 48 小时内出现的肺炎。

2. 确定肺炎病原体常用的方法

（1）痰：采集方便，是最常用的下呼吸道病原学标本。痰定量培养分离的致病菌或条件致病菌浓度 ≥10^7cfu/ml，可以认为是肺部感染的致病菌；≤10^4cfu/ml 则为污染菌；介于两者之间者建议重复痰培养，如连续两次分离到相同细菌 10^5~10^6cfu/ml，也可认为是致病菌，低于此浓度则多为污染菌。

（2）经支气管镜或人工气道吸引：受口咽部细菌污染机会较咳痰少，如吸引物细菌培养浓度 ≥10^5cfu/ml，可认为是致病菌，低于此浓度则为污染菌。

（3）防污染样本毛刷：如细菌 ≥10^3cfu/ml，可认为是致病菌。

（4）支气管肺泡灌洗：如细菌 ≥10^4cfu/ml，防污染 BAL 标本细菌 ≥10^3cfu/ml，可认为是致病菌。

（5）经皮细针吸检和开胸肺活检：敏感性和特异性均很好，但由于是创伤性检查，容易引起并发症，如气胸、出血等，临床一般用于对抗菌药物经验性治疗无效者或其他检查不能确定者。

（6）血培养或胸腔积液培养：肺炎患者血培养和痰培养分离到相同细菌，可认为是肺炎病原菌。如仅为血培养阳性，但不能用其他原因如腹腔感染，静脉导管相关性感染解释菌血症的原因，血培养的细菌也可认为是肺炎的病原菌。胸腔积液培养到的细菌基本可以认为是肺炎的病原菌。

（7）尿抗原试验：包括军团菌和肺炎链球菌尿抗原。

（8）血清学检查：测定特异性 IgM 抗体滴度，如急性期和恢复期之间抗体滴度有 4 倍增高可诊断，例如支原体、衣原体、嗜肺军团菌和病毒感染等。

（二）ICD-10 分类知识点

肺炎的主要分类轴心为病因，主要分类结构如下：

A00-B00 传染性病原体和寄生虫并发肺炎

J09-J11 流行性感冒

J12 病毒性肺炎，不可归类在他处者

J13-15 细菌性肺炎

J16　其他传染性病原体引起的肺炎,不可归类在他处者

J17*　分类于他处的疾病引起的肺炎

J18　肺炎,病原体未特指

J82　嗜酸细胞性肺炎

J60-J70　外部物质引起的肺炎

J84　间质性肺炎

J85.1　肺脓肿伴肺炎

J95.8　呼吸机相关性肺炎

二、编码问题解析

本案例肺炎诊断为支气管肺炎,其分类轴心为解剖部位,没有体现以病因为主要分类轴心的 ICD 分类原则,需查看病历以明确病因。

【辅助检查报告】

姓名:××× 就诊类型:住院 送检项目:细菌培养/鉴定/药敏 标本种类:痰	性别:女 病案号:××× 临床诊断:肺炎 采样时间:×××	年龄:57 岁 病区:呼吸科 条码号:××× 床位号:×××
鉴定结果:流感嗜血杆菌		
报告时间:×××	送检部门:呼吸科	检查者:×××　　审核者:×××

通过查看病历,痰培养结果:流感嗜血杆菌。但因为上呼吸道黏膜表面及其分泌物含有多种定植微生物,采集下呼吸道分泌物时极易受到污染,从而影响病原菌的判断,因此仅根据痰培养结果不能确定流感嗜血杆菌为此次肺炎的病原菌,需结合诊断依据。

查房记录(部分)

诊断及诊断依据:

支气管肺炎:患者急性起病,有发热、咳嗽,呈刺激性串咳,查体:右下肺呼吸音稍低,双肺呼吸音增粗,结合门诊胸片检查结果,故诊断。

处理:入院后痰培养示流感嗜血杆菌,其他呼吸道常见病原学检测均为阴性,结合药敏试验结果加用哌拉西林他唑巴坦抗感染治疗。

结合肺炎诊断依据及处理"入院后痰培养示流感嗜血杆菌,其他呼吸道常见病原学检测均为阴性。"考虑肺炎由流感嗜血杆菌感染所致,因此该诊断正确编码为 J14 流感嗜血杆菌肺炎。

编码查找过程:

主导词:肺炎

　　　　—见于

　　　　——流感嗜血杆菌(H. 流感)J14

核对第一卷:J14 流感嗜血杆菌肺炎

【案例最终编码】

诊断类别	诊断名称	原编码	修正编码	ICD 名称
出院主要诊断	支气管肺炎	J18.000	J14	流感嗜血杆菌性肺炎
出院其他诊断	肺不张	J98.101	J98.1	肺萎陷
	慢性筛窦炎	J32.200	J32.2	慢性筛窦炎

案例三

【基本信息】

性别:男	年龄:27 岁	住院天数:8 天
入院科室:呼吸内科		出院科室:呼吸内科

【诊断信息】

诊断类别	诊断名称	疾病编码
出院主要诊断	肺炎	J18.900
出院其他诊断	败血症	A41.900
	肺脓肿	J85.200
	胸腔积液	J94.804

【编码问题】肺炎 J18.900、肺脓肿 J85.200

一、知识点回顾

(一)编码相关临床知识点

肺脓肿(lung abscess)是由多种病原体所引起的肺组织化脓性病变,早期为化脓性肺炎,继而坏死、液化,脓肿形成。主要分型包括:吸入性肺脓肿、继发性肺脓肿和血源性肺脓肿。

1. **吸入性肺脓肿**　病原体经口、鼻、咽腔吸入致病。正常情况下,吸入物经气道黏液-纤毛运载系统、咳嗽反射和肺巨噬细胞可迅速消除,但当有意识障碍如在麻醉、醉酒、药物过量、癫痫、脑血管意外时,或由于受寒、极度疲劳等诱因,全身免疫力与气道防御清除功能降低,吸入的病原可致病。此外还可由于鼻窦炎、牙槽脓肿等脓性分泌物被吸入致病。

2. **继发性肺脓肿**　某些细菌性肺炎,如金黄色葡萄球菌、铜绿假单胞菌和肺炎克雷伯杆菌肺炎等可继发肺脓肿。支气管扩张、支气管囊肿、支气管肺癌、肺结核空洞等继发感染也可导致继发性肺脓肿。支气管异物阻塞,是导致肺脓肿的重要因素。肺部邻近器官化脓性病变,如膈下脓肿、肾周围脓肿、脊柱脓肿或食管穿孔等波及肺也可引起肺脓肿。阿米巴肝脓肿好发于右肝顶部,易穿破膈肌至右肺下叶,形成阿米巴肺脓肿。

3. **血源性肺脓肿**　因皮肤外伤感染、疖、痈、中耳炎或骨髓炎等所致的脓毒血症,菌栓经血行播散到肺,引起小血管栓塞、炎症和坏死而形成肺脓肿。静脉吸毒者如有右心细菌性心内膜炎,三尖瓣赘生物脱落阻塞肺小血管可形成肺脓肿。

(二) ICD-10 分类知识点

1. 肺脓肿主要分类结构

A06.5　阿米巴肺脓肿

J85.1　肺脓肿伴有肺炎

　　　　不包括:伴有由于特指病原体引起的肺炎(J09-J16)

J85.2　肺脓肿不伴有肺炎

2. 编码注意事项　肺脓肿临床上根据感染途径可分为吸入性肺脓肿、继发性肺脓肿和血源性肺脓肿,其中继发性肺脓肿可继发于某些特定的细菌性肺炎,依据 J85.1 类目下"不包括:伴有由于特指病原体引起的肺炎(J09-J16)"的提示,表明 J85.1 不包括特指病原体引起的肺脓肿。根据第三卷查找路径"脓肿—肺——伴有肺炎———由于特指的病原体 - 见肺炎,见于(由于)"给出的提示,索引中出现"见"后紧跟主导词需按给出的主导词进行查找,即当肺脓肿伴有特指病原体引起的肺炎时,应省略肺脓肿编码。J85.1 肺脓肿伴有肺炎编码只能用于当肺脓肿伴有未指明病原体的肺炎时使用。

二、编码问题解析

通过案例 2 案例解析,在编码肺炎时需明确病因,查看病历记录。

查房记录(部分)

诊断及诊断依据:

1. 肺炎　患者,男,27 岁,有发热、咳嗽、胸痛表现,结合胸部 CT 提示渗出性病变,故诊断。结合患者炎症指标升高,抗感染治疗有效,考虑细菌感染可能性大,但痰培养、支气管灌洗液培养等呼吸道病原学检测均为阴性。

2. 肺脓肿　患者有反复高热、胸痛表现,查体:右侧肺部语颤减弱、叩浊、呼吸音减弱,胸部 CT 提示右下叶多发脓肿,故诊断。

本案例肺炎通过诊断依据,虽然考虑细菌感染可能大,但痰培养支气管灌洗液培养等呼吸道病原学检测均为阴性,即无阳性病原学检查证据支持。由此可知本案例肺炎属于无特指病原体引起的肺炎,同时该患者合并肺脓肿,查看第三卷,应将未特指病原体的肺炎与肺脓肿合并编码至 J85.1 肺脓肿伴有肺炎。

编码查找过程:

主导词:肺炎

　　　　—伴有

　　　　——肺脓肿 J85.1

核对第一卷:J85.1 肺脓肿伴有肺炎。

　　　　　　不包括:伴有由于特指病原体引起的肺炎(J09-J16)

【案例最终编码】

诊断类别	诊断名称	原编码	修正编码	ICD 名称
出院主要诊断	肺炎	J18.900	J85.1	肺脓肿伴有肺炎
出院其他诊断	败血症	A41.900	A41.9	未特指的败血症
	肺脓肿	J85.200		
	胸腔积液	J94.804	J94.8	其他特指的胸膜情况

案例四

【基本信息】

性别:女	年龄:36 岁	住院天数:29 天
入院科室:烧伤科		出院科室:烧伤科

【诊断信息】

诊断类别	诊断名称	疾病编码
出院主要诊断	喉和气管烧伤	T27.000
出院其他诊断	面部Ⅱ°烧伤	T20.201
	吸入性肺炎	J69.001
	肺水肿	J81.x00
	中度贫血	D64.902
	累及体表 10% 以下的烧伤	T31.000
损伤、中毒的外部原因	暴露于房屋或建筑结构内的无控制性火焰下	X00.x00

【编码问题】吸入性肺炎 J69.001、肺水肿 J81.X00

一、知识点回顾

(一)编码相关临床知识点

1. **吸入性肺炎**(aspiration pneumonia,AP) 系指吸入口咽分泌物、食物或胃内容物、其他刺激性物质所致肺实质的炎症。通常将其分为三类:第一类为吸入物直接损伤肺组织引起肺的化学性炎症;第二类为吸入固体物质引起阻塞性不张和炎症;第三类为误吸含有定植细菌的口咽分泌物引起的细菌性肺炎。

2. **吸入性损伤** 是指由于热力、有毒或刺激性气体吸入引起的呼吸道和肺实质的损伤。

(二)ICD-10 分类知识点

J68 吸入化学制剂、气体、烟雾和蒸气引起的呼吸性情况需要时,使用附加外因编码(第二十章)标明原因。

J68.0　化学制剂、气体、烟雾和蒸气引起的支气管炎和肺炎

J68.1　化学制剂、气体、烟雾和蒸气引起的肺水肿

J68.2　化学制剂、气体、烟雾和蒸气引起的上呼吸道炎症,不可归类在他处者

J68.3　化学制剂、气体、烟雾和蒸气引起的其他急性和亚急性呼吸性情况

J68.4　化学制剂、气体、烟雾和蒸气引起的慢性呼吸性情况

J68.8　化学制剂、气体、烟雾和蒸气引起的其他呼吸性情况

J68.9　化学制剂、气体、烟雾和蒸气引起的未特指的呼吸性情况

J69　固体和液体引起的肺炎

需要时,使用附加外因编码(第二十章)标明原因。

J69.0　食物和呕吐引起的肺炎

J69.1　油和植物精质引起的肺炎

J69.8　其他固体和液体引起的肺炎

二、编码问题解析

编码问题 1:吸入性肺炎 J69.001

本案例为烧伤患者,诊断吸入性肺炎,编码于 J69.0 食物和呕吐引起的肺炎,需查看诊断依据。

查房记录(部分)

诊断及诊断依据:

1. 吸入性肺炎　患者系火焰烧伤,吸入浓烟,有明确的呼吸道烧伤史,入院查体:双肺呼吸音粗,现患者有咳嗽,结合胸部 CT 平扫结果故诊断。

2. 肺水肿　患者烧伤后吸入浓烟,入院查体有鼻翼扇动及吸气性三凹征,双肺呼吸音粗,可闻及中粗湿啰音,现患者有咳嗽、呼吸困难,结合胸部 CT 平扫结果故诊断。

结合诊断依据,本案例患者是由于在火灾中吸入浓烟,浓烟中包含的各种毒性颗粒物可对呼吸道产生化学性损伤,而 J69 类目下的吸入性肺炎,系由于固体或液体吸入所引起的吸入肺炎,与本案例实际情况不符,因此正确编码为 J68.0 化学制剂、气体、烟雾和蒸气引起的支气管炎和肺炎。

编码查找过程:

主导词:肺炎

　　　　—化学性,由于气体、烟雾或蒸气(吸入)J68.0

核对第一卷:J68.0 化学制剂、气体、烟雾和蒸气引起的支气管炎和肺炎

编码问题 2:肺水肿 J81.x00

烧伤引起的肺间质的损伤主要病理变化为肺水肿,其主要原因在于患者在火灾现场吸进大量有毒气体,如一氧化碳等,导致血氧浓度降低、继发呼吸功能不良等引发严重缺氧,从而加重肺部及呼吸道损伤,引发肺水肿。因此该肺水肿的病因在于吸入有毒气体,应编码于 J68.1 化学制剂、气体、烟雾和蒸气引起的肺水肿。

编码查找过程：

主导词：水肿

　　—肺

　　——由于

　　———化学制剂、烟雾或蒸气（吸入）J68.1

核对第一卷：J68.1 化学制剂、气体、烟雾和蒸气引起的肺水肿

【案例最终编码】

诊断类别	诊断名称	原编码	修正编码	ICD 名称
出院主要诊断	喉和气管烧伤	T27.000	T27.0	喉和气管烧伤
出院其他诊断	面部Ⅱ度烧伤	T20.201	T20.2	头和颈Ⅱ度烧伤
	吸入性肺炎	J69.001	J68.0	化学制剂、气体、烟雾和蒸气引起的支气管炎和肺炎
	肺水肿	J81.x00	J68.1	化学制剂、气体、烟雾和蒸气引起的肺水肿
	中度贫血	D64.902	D64.9	未特指的贫血
	累及体表 10% 以下的烧伤	T31.000	T31.0	累及体表 10% 以下的烧伤
损伤、中毒的外部原因	暴露于房屋或建筑结构内的无控制性火焰下	X00.x00	X00	暴露于房屋或建筑结构内的无控制性火焰下

案例五

【基本信息】

性别：男	年龄：9 岁	住院天数：8 天
入院科室：呼吸内科		出院科室：呼吸内科

【诊断信息】

诊断类别	诊断名称	疾病编码
出院主要诊断	支气管炎	J40.x00
出院其他诊断	泌尿道感染	N39.000

【编码问题】 支气管炎 J40.x00

一、知识点回顾

（一）编码相关临床知识点

1. 急性气管 - 支气管炎（acute tracheobronchitis）是由生物、理化刺激或过敏等因素引起的气管 - 支气管黏膜炎症。按病因主要分为：微生物、理化因素及过敏反应。

(1)微生物：微生物引起的急性气管 - 支气管炎病原体与上呼吸道感染类似。病毒常为腺病毒、流感病毒(甲、乙型)、冠状病毒、鼻病毒、单纯疱疹病毒、呼吸道合胞体病毒和副流感病毒。细菌常为流感嗜血杆菌、肺炎链球菌、卡他莫拉菌等。近年来衣原体和支原体感染明显增加，在病毒感染基础上继发细菌感染亦较多见。

(2)理化因素：冷空气、粉尘、刺激性气体或烟雾(如二氧化硫、二氧化氮、氨气、氯气等)吸入，可刺激气管支气管黏膜引起急性损伤或炎症。

(3)过敏反应：机体对吸入性过敏原如花粉、有机粉尘、真菌孢子、动物毛皮及排泄过敏等，或对细菌蛋白质过敏。钩虫、蛔虫的幼虫在肺内移行也可引起气管 - 支气管炎症反应。

2. 慢性支气管炎(chronic bronchitis) 简称慢支炎，是气管、支气管黏膜及其周围组织的慢性非特异性炎症。临床上以咳嗽、咳痰为主要症状，或有喘息，每年发病持续 3 个月或更长时间，连续 2 年或 2 年以上，并排除具有咳嗽、咳痰、喘息症状的其他疾病。

(二) ICD-10 分类知识点

1. 支气管炎类目轴心主要为病程，亚目轴心主要为病原菌，主要分类结构如下：

J20 急性支气管炎

J21 急性细支气管炎

J40 支气管炎，未特指为急性或慢性

J41-J42 慢性支气管炎

2. 编码注意事项 年龄小于 15 岁的患者，如未指明支气管炎的急慢性情况，假定为急性支气管炎，分类于 J20.-。

二、编码问题解析

支气管炎主要按病程分为：急性和慢性，因此在编码时需查看病历进行区分。

查房记录(部分)

诊断及诊断依据：

支气管炎：患者病程中有咳嗽，查体：咽部充血，呼吸音粗，双肺未闻及干湿啰音，故诊断。结合患者血常规提示白细胞升高，中性粒细胞为主，CRP 升高，故考虑细菌感染可能。辅助检查结果：呼吸道常见病原学检查均为阴性。

结合诊断依据"患者病程中有咳嗽，查体咽部充血，呼吸音粗，双肺未闻及干湿啰音，故诊断"，并未提及该支气管炎为急性或慢性，或者合并慢阻肺或哮喘等其他疾病，且本案例患者年龄 9 岁，小于 15 岁。根据编码规则：年龄小于 15 岁的患者，如未指明支气管炎的急慢性情况，可假定为急性支气管炎，分类于 J20.-。J20 急性支气管炎的亚目分类轴心为病原体，在确定亚目时需查看病历，明确病原体。本案例呼吸道常见病原学检查均为阴性，因此本案例支气管炎正确编码应为 J20.9 未特指的急性支气管炎。

编码查找过程：

主导词：支气管炎

　　—急性或亚急性(伴有支气管痉挛或阻塞)J20.9

核对第一卷:J20.9 未特指的急性支气管炎

【案例最终编码】

诊断类别	诊断名称	原编码	修正编码	ICD 名称
出院主要诊断	支气管炎	J40.x00	J20.9	未特指的急性支气管炎
出院其他诊断	泌尿道感染	N39.000	N39.0	部位未特指的泌尿道感染

案例六

【基本信息】

性别:男		年龄:70 岁	住院天数:8 天
入院科室:呼吸内科			出院科室:呼吸内科

【诊断信息】

诊断类别	诊断名称	疾病编码
出院主要诊断	慢性阻塞性肺病	J44.900
出院其他诊断	肺炎	J18.900
	肝囊肿	K76.807

【编码问题】慢性阻塞性肺病 J44.9、肺炎 J18.900

一、知识点回顾

(一) 编码相关临床知识点

慢性阻塞性肺疾病(chronic obstructive pulmonary disease,COPD)简称慢阻肺,是一种常见的可以预防和治疗的疾病,其特征是持续存在的呼吸系统症状和气流受限,通常与显著暴露于有害颗粒或气体引起的气道和/或肺泡异常有关。肺功能检查对确定气流受限有重要意义,在吸入支气管扩张剂后,第一秒用力呼气容积(FEV_1)占用力肺活量(FVC)之比值(FEV_1/FVC)<70% 表明存在持续气流受限。

慢阻肺与慢性支气管炎和肺气肿关系密切。慢性支气管炎是指除外慢性咳嗽其他已知原因后,患者每年咳嗽、咳痰 3 个月以上并连续 2 年者。肺气肿是指肺部终末细支气管远端气腔出现异常持久的扩张,并伴有肺泡和细支气管的破坏,而无明显的肺纤维化。当慢性支气管炎、肺气肿患者肺功能检查出现持续性气流受限时即可诊断为慢阻肺;如患者只有慢性支气管炎和/或肺气肿,而无气流受限则不能诊断为慢阻肺。

慢阻肺急性加重是指咳嗽、咳痰、呼吸困难比平时加重,或痰量增多,或咳黄痰,需要改变用药方案。

慢性阻塞性肺病常见并发症有以下几种:

1. **慢性呼吸衰竭**　常在慢阻肺急性加重时发生,其症状明显加重,发生低氧血症和/或高碳酸血症,出现缺氧和二氧化碳潴留等临床表现。

2. 自发性气胸　如有突然加重的呼吸困难,并伴有明显的发绀,患侧叩诊为鼓音,听诊呼吸音减弱或消失,通过X线检查可以确诊。

3. 慢性肺源性心脏病　由于慢阻肺引起肺血管床减少及缺氧引起肺动脉收缩和血管重塑,导致肺动脉高压,右心室肥厚扩大,最终发生右心功能不全。

(二) ICD-10 分类知识点

1. 慢阻肺编码结构

J44　　其他慢性阻塞性肺病

J44.0　慢性阻塞性肺病伴有急性下呼吸道感染

J44.1　未特指的慢性阻塞性肺病伴有急性加重

J44.8　其他特指的慢性阻塞性肺病

J44.9　未特指的慢性阻塞性肺病

2. 编码注意事项　临床上慢性阻塞性肺病需在慢性支气管炎和肺气肿的基础上合并持续的气流受限才能诊断,因此不含气流受限的慢性支气管炎和肺气肿临床医生会分别诊断。但通过第三卷主导词:支气管炎—慢性— —肺气肿性 J44.8,核对第一卷,J44.8 为其他特指的慢性阻塞性肺病。同时,第一卷 J42 慢性支气管炎和 J43 肺气肿类目下明确标明不包括:慢性肺气肿性支气管炎 J44.-。即慢性支气管炎与肺气肿根据 ICD 编码规则应合并编码至 J44.8,这是慢阻肺在 ICD 分类与临床诊断之间存在的差异,在分类时应注意。

在 ICD-10 分类规则中常常会出现两个疾病诊断或者一个疾病诊断伴有相关的临床表现被分类到一个编码,这种情况称为合并编码。也就是当存在一个编码能同时涵盖多个疾病诊断时不应分开编码,应进行合并编码。合并编码是编码工作中的难点和重点,需要编码员勤用工具书并在编码过程中不断积累编码经验。

二、编码问题解析

本案例为慢性阻塞性肺病同时合并肺炎,分别编码于 J44.9 未特指的慢性阻塞性肺病和 J18.9 未特指的肺炎,根据第三卷索引,主导词:病—肺— —阻塞性— — —伴有— — — — —急性— — — — —下呼吸道感染 J44.0,核对第一卷 J44.0 慢性阻塞性肺病伴有急性下呼吸道感染。因此,J44.9 未特指的慢性阻塞性肺病和 J18.9 未特指的肺炎应合并编码至 J44.0 慢性阻塞性肺病伴有急性下呼吸道感染。值得注意的是,此合并编码体现了慢阻肺合并了下呼吸道感染,但肺炎这一具体表现没有体现出来,可以保留 J18.9 肺炎,作为附加编码体现下呼吸道感染的具体情况。

【案例最终编码】

诊断类别	诊断名称	原编码	修正编码	ICD 名称
出院主要诊断	慢性阻塞性肺病	J44.900	J44.0	慢性阻塞性肺病伴有急性下呼吸道感染
出院其他诊断	肺炎	J18.900	J18.9	未特指的肺炎
	肝囊肿	K76.807	K76.8	其他特指的肝病

案例七

【基本信息】

性别：男	年龄：53 岁	住院天数：13 天
入院科室：呼吸内科		出院科室：呼吸内科

【诊断信息】

诊断类别	诊断名称	疾病编码
出院主要诊断	支气管哮喘	J45.903
出院其他诊断	变应性鼻炎	J30.400
	颈椎间盘突出	M50.201
	椎管狭窄	M48.000

【编码问题】支气管哮喘 J45.903、变应性鼻炎 J30.400

一、知识点回顾

（一）编码相关临床知识点

1. **支气管哮喘**（bronchial asthma）　简称哮喘，是一种以慢性气道炎症和气道高反应性为特征的异质性疾病。主要特征包括气道慢性炎症，气道对多种刺激因素呈高反应性，多变的可逆性气流受限，以及随病程延长而导致的一系列气道结构改变，即气道重构。哮喘可分为急性发作期、慢性持续期和临床缓解期。

（1）急性发作期：指喘息、气急、胸闷或咳嗽等症状突然发生或症状加重，伴有呼气流量降低，常因接触变应原等刺激物或治疗不当所致。急性发作时按其严重程度可分为轻度、中度、重度和危重 4 级。

（2）慢性持续期：指患者虽然没有哮喘急性发作，但在相当长的时间内仍有不同频度和不同程度的喘息、咳嗽和胸闷等症状，可伴有肺通气功能下降。

（3）临床缓解期：指患者无喘息、气急、胸闷、咳嗽等症状，并维持 1 年以上。

2. **变态反应性鼻炎**　鼻高反应性（nasal hyper-reactivity）是指鼻黏膜对某些刺激因子过度敏感而产生超出生理范围的过强反应。由此引起的临床状态称为鼻黏膜高反应性鼻病（hyper-reactive rhinopathy）。

变态反应性鼻炎简称为变应性鼻炎（allergic rhinitis，AR），一般又称为"过敏性鼻炎"（hypersensitive rhinitis），但过敏性鼻炎是泛指包括免疫学机制和非免疫学机制介导的鼻黏膜高反应性鼻病，而变应性鼻炎是易感个体接触变应原（allergen）后，以发作性喷嚏、流涕和鼻塞为主要症状的鼻黏膜慢性炎症，只有免疫学机制诱发的鼻炎方可称为变应性鼻炎。变应性鼻炎临床分类主要有以下 3 种。

（1）按变应原种类分类

1）季节性变应性鼻炎（seasonal allergic rhinitis）：症状发作呈季节性，常见致敏原为花粉、真菌等季节性吸入变应原。花粉过敏引起的季节性变应性鼻炎也称花粉症（pollinosis），旧称枯草热（hay fever）。

2）常年性变应性鼻炎（perennial allergic rhinitis）：症状发生呈常年性，常见致敏原为尘螨、蟑螂、动物皮屑等室内常年性吸入物变应原，以及某些职业性变应原。

（2）按症状发作时间：分为间歇性和持续性变应性鼻炎。间歇性变应性鼻炎症状发作<4 天/周，或<连续 4 周。持续性变应性鼻炎症状发作≥4 天/周，且≥连续 4 周。

（3）按疾病严重程度：分为轻度和中-重度。

（4）变应性鼻炎常见伴随疾病

1）支气管哮喘：变应性鼻炎与支气管哮喘在流行病、发病机制、病理改变等方面均有诸多相同性。约 40% 的变应性鼻炎患者合并哮喘。

2）变应性结膜炎：变应性鼻炎患者经常出现眼痒、流泪和眼红等眼部症状，在季节性变应性鼻炎患者中眼部症状更为多见，甚至可高达 85%。

3）慢性鼻-鼻窦炎：鼻窦炎通常是指鼻窦黏膜的非特异性炎症，可分为急性和慢性，急性者通常是由细菌感染所致，而慢性者病因复杂通常是多种病因共同作用的结果，其中变态反应是慢性鼻-鼻窦炎重要致病因素之一，有研究表明过敏性鼻炎与鼻窦炎同时发生率为 25%~70%。

4）上气道咳嗽综合征：鼻腔鼻窦炎性疾病引起鼻分泌物倒流至鼻后和咽喉等部位，直接或间接刺激咳嗽感受器，可导致以咳嗽为主要临床表现的一类疾病，称为上气道咳嗽综合征。

5）分泌性中耳炎：耳闷、耳鸣、听力下降可随鼻部症状的变化呈波动性，时轻时重，可能与接触变应原有关，过敏性鼻炎可能是儿童分泌性中耳炎发病相关因素之一。

6）阻塞性睡眠呼吸暂停低通气综合征：发病期间由于鼻塞严重，导致睡眠期间呼吸道每分钟通气量明显减少，睡眠质量下降。

3. 血管运动性鼻炎（vasomotor rhinitis）　又称血管舒缩性鼻炎，是一种发病机制不明，由多种非特异性刺激诱导的鼻黏膜高反应性鼻病。由于病因不明又称特发性鼻炎（idiopathic rhinitis），大部分病因不明的"慢性鼻炎"均属此类。

（二）ICD-10 分类知识点

1. 哮喘主要类轴心为程度和类型，急性严重哮喘分类于 J46，变应性哮喘分类于 J45.0，非变应性哮喘分类于 J45.1，混合性哮喘分类于 J45.8。哮喘主要分类结构如下：

J45　哮喘

　　J45.0　主要为变应性哮喘

　　J45.1　非变应性哮喘

　　J45.8　混合性哮喘

　　J45.9　未特指的哮喘

J46　哮喘持续状态

　　急性严重哮喘

2. 临床上对于变应性鼻炎有多种分类方法，而 ICD 中变应性鼻炎主要分类于 J30，花粉引起的变应性鼻炎分类于亚目 .1，其他季节性变应性鼻炎分类于亚目 .2，非季节性的变应性鼻炎分类于亚目 .3。

J30 血管舒缩性和变应性鼻炎

    J30.0 血管运动性鼻炎
    J30.1 花粉引起的变应性鼻炎
    J30.2 其他季节性变应性鼻炎
    J30.3 其他变应性鼻炎
    J30.4 未特指的变应性鼻炎

二、编码问题解析

本案例支气管哮喘和变应性鼻炎分别编码于 J45.9 未特指的哮喘和 J30.4 未特指的变应性鼻炎，但核对第一卷 J30，类目下明确指出"不包括：变应性鼻炎伴有哮喘（J45.0）"。从临床来看，变应性鼻炎与哮喘在其流行病学、发病机制等方面均存在统一性，世界变态反应组织也正式提出过敏性鼻炎 - 哮喘综合征（combined allergic rhinitis and asthma syndrome，CARAS）这一新医学术语，认为 CARAS 是同时发生的临床或亚临床的上呼吸道过敏（过敏性鼻炎）和下呼吸道过敏（支气管哮喘）所致慢性过敏性炎症和高反应性症状。因此，支气管哮喘和变应性鼻炎不应被分开编码，应使用合并编码 J45.0 变应性鼻炎伴有哮喘。

编码查找过程：

主导词（1）：鼻炎

    —变应性

    ——伴有哮喘 J45.0

主导词（2）：哮喘

    —伴有

    ——鼻炎，变应性 J45.0

核对第一卷：J45.0 主要为变应性哮喘

血管运动性鼻炎虽然与变应性鼻炎同属 J30 类目，但是血管运动性鼻炎属于非变应性鼻炎，因此当血管运动性鼻炎与哮喘共患，不能合并编码至 J45.0。

【案例最终编码】

诊断类别	诊断名称	原编码	修正编码	ICD 名称
出院主要诊断	支气管哮喘	J45.903	J45.0	主要为变应性哮喘
出院其他诊断	变应性鼻炎	J30.400		
	颈椎间盘突出	M50.201	M50.2	其他颈椎间盘移位
	椎管狭窄	M48.000	M48.0	椎管狭窄

第三节 手术案例分析

案例一

【基本信息】

性别:女	年龄:69 岁	住院天数:20 天
入院科室:耳鼻咽喉科		出院科室:耳鼻咽喉科

【诊断信息】

诊断类别	诊断名称	疾病编码
出院主要诊断	喉中分化鳞癌声门型	C32.000
病理诊断	鳞状细胞癌	M8070/3

【手术操作信息】

手术分类	手术及操作名称
手术	全喉切除术
手术	颈淋巴结清扫术
手术	甲状腺切除术

一、知识点回顾

(一)编码相关临床知识点

1. 喉的解剖 喉居颈前正中,舌骨下方,上借喉口通喉咽部,下以环状软骨气管韧带连接气管。喉上端为会厌软骨上缘,下端为环状软骨下缘,前为舌骨下肌群,后为咽及颈椎的椎体,两侧为颈部大血管神经束、甲状腺侧叶。喉不仅是呼吸道的重要组成部分,还具有发声、保护、吞咽等重要的生理功能。喉的支架由甲状软骨、环状软骨、会厌软骨及成对的杓状软骨等喉软骨构成。

喉腔是由喉支架围成的管状腔,上与喉咽腔相通,下与气管相连。以声带为界,将喉腔分为声门上区、声门区和声门下区。

(1)声门上区:位于声带上缘以上,其上口呈三角形,称喉入口,由会厌游离缘、杓会厌襞和位于此襞内的楔状软骨,小角结节及杓状软骨间切迹等围成。介于喉入口与室带之间者,又称喉前庭,上宽下窄,前壁较后壁长。

(2)声门区:位于声带之间,包括两侧声带、前连合、杓状软骨和后连合。声带位于室带下方,左右各一,由声韧带、声带肌和膜构成。声带前端位于甲状软骨板交角的内面,两侧声带在此融合成声带腱称前连合。声带张开时,出现一个等腰三角形的裂隙,称为声门裂,简称声门。声门裂的前 2/3 介于两侧声韧带的之间者称膜间部,后 1/3 介于两侧杓状软骨声带突之间者称为软骨间部,此部亦即所谓后连合。

(3)声门下区:为声带下缘以下至环状软骨下缘以上的喉腔,该腔上小下大,黏膜下组织疏松,炎症时易发生水肿,常引起喉阻塞。

2. 喉切除术

(1)喉显微外科激光手术:在支撑喉镜和显微外科器械下,利用 CO_2 激光机发出激光束聚焦后的热作用,实现对肿瘤组织的切割、气化和凝固。主要适用于早期声门型和声门上型喉癌。

(2)喉部分切除:喉部分切除术是泛指将喉包括癌瘤在内的一部分组织切除,而又保留喉的正常组织的术式,如行大部分喉切除又称为次全喉或近全喉切除术。根据切除部位、范围可包括以下术式:

1)喉垂直部分切除术:适用于一侧声带癌向前接近、累及前连合而声带活动正常者,或向上侵及喉室、室带,或向下累及声门下区,声带活动正常或受限者。以喉正中为界,手术切除包括患侧甲状软骨板前 1/3 或 1/2,对侧甲状软骨前 0.5cm,患侧声带、喉室、室带、声门下区和对侧声带前 0.5cm。切除后利用颈前带状肌或颈前皮瓣修复缺损的喉侧壁。

2)喉额侧部分切除术:适用于声门型喉癌,但声带运动正常者。手术切除包括患侧甲状软骨板前 1/3 或 1/2,对侧甲状软骨前 0.5~1cm,患侧声带、喉室、室带、声门下区、和对侧声带前 1/3。

3)喉扩大垂直部分切除术:适用于声门型喉癌累及一侧声带全生长,向后累及声带突。手术切除包括患侧甲状软骨板前 1/3 或 1/2,对侧甲状软骨板前 0.5cm,患侧声带、喉室、室带、声门下区、前连合和 / 或对侧声带前 0.5cm,同时切除患侧杓状软骨。

4)喉声门上水平部分切除术:适用于会厌、室带或杓会厌襞的声门上癌,未累及前连合、喉室或杓状软骨者。手术切除会厌、室带、喉室、杓会厌襞、会厌前间隙或部分舌根部和甲状软骨上半部。

5)喉水平垂直切除术:也称 3/4 喉切除术,适用于声门上癌侵及声门区,而一侧喉室、声带及杓状软骨正常者。手术切除范围包括全部会厌、会厌前间隙、杓会厌襞、双侧室带、喉室、患侧甲状软骨板、声带、杓状软骨及健侧甲状软骨板 1/3 或 1/2。

6)环状软骨上喉部分切除术:主要包括环状软骨舌骨会厌固定术(cricohyoidoepiglottopexy,CHEP)和环状软骨舌骨固定术(cricohyoicopexy,CHP)等术式。手术切除甲状软骨、会厌软骨、声门旁间隙和会厌前间隙,保留环状软骨和一侧杓状软骨。该术式术后可达到完全恢复喉功能。

7)喉近全切除术:主要适用于不适合做上述任一喉部分切除者。手术切除大部分喉,利用保留的杓状软骨及一条与气管相连的喉黏膜瓣缝合成管状,来保留患者的发音功能。

(3)喉全切除术:因为肿瘤的进展程度不同,不是所有的喉癌都能够进行保留喉部功能的喉部分切除术,所以对于喉癌 T_3 及 T_4 晚期病变者、声门上型侵犯会厌谷及舌根者、声门下型侵犯声带且伴声带活动受限或固定者、部分中晚期喉癌患者,全身情况差,尤其是肺功能不全者可行喉全切除术,其切除范围包括舌骨和全部喉结构,若喉癌侵及食管,还需行食管部分切除术。

3. **颈淋巴结清扫**　喉癌及喉咽癌常发生淋巴结转移且转移具有一定的规律性,通常沿淋巴引流方向从近处转移至远处,因此喉癌的外科手术治疗中颈淋巴结清扫逐渐成为一重要步骤。根据淋巴结切除范围可分为:

(1)前哨淋巴结检测:术前在肿瘤周围注射核素或染料,检查第一站引流淋巴结,淋巴结清扫与否,视前哨淋巴结有无转移而定。哨位淋巴结:引流某一器官或部位淋巴的第一级淋巴结,又称局部淋巴结。

(2)颈部引流区淋巴结切除(选择性淋巴结切除):淋巴结引流区的一个或数个淋巴结群的颈清扫术。淋巴结引流区:被定义为在染色制图时被已染色淋巴管道流区分离开的淋巴区域。

(3)改良或功能性颈淋巴结清扫:全颈淋巴结切除、邻近组织保留(胸锁乳突肌、颈内静脉和副神经)。

(4)根治性颈淋巴结清扫术:切除同侧颈部全部淋巴结群及其相邻组织(胸锁乳突肌、肩胛舌骨肌、颈内和颈外静脉、颈横动脉、副神经、颈丛神经等)。

(二) ICD-9-CM-3 分类知识点

喉切除术主要分类于30.0-30.4,其分类轴心为切除范围:

30.0　喉病损或组织的切除术或破坏术

30.1　半喉切除术

30.2　其他部分喉切除术

30.3　全部喉切除术

30.4　根治性喉切除术

1. 30.0 喉病损或组织的切除术和破坏术

30.01　喉囊肿的袋形缝合术[造袋术]

30.09　喉病损或组织的其他切除术或破坏术

编码查找过程:

主导词:袋形缝合术

　　　—囊肿

　　　——喉 30.01

　　　切除术(或破坏)

　　　—病损

　　　——喉 30.09

30.09 包括了切除术和破坏术两个术式,即除喉部(可包括声带、会厌、甲状软骨、杓状软骨等)的病损切除术外,目前临床常用的如支撑喉镜下 CO_2 激光烧灼术和支撑喉镜下射频消融术等破坏术也分类于此。

2. 30.2 其他部分喉切除术

30.21 会厌切除术

30.22 声带切除术

30.29 其他部分喉切除术

编码查找过程：

主导词：喉切除术

  —部分的 30.29

  —侧的部分 30.29

  —垂直部分的（扩大）30.29

  —额侧部分的（扩大）30.29

  —声门 - 声门上部分 30.29

  —声门上部分的 30.29

  —黏膜下（部分的）30.29

  切除术

  —会厌 30.21

  切除术

  —声带索（黏膜下）30.22

  30.2 为部分喉切除术，会厌和声带这两个喉重要的部位分别采用单独的细目 30.21 会厌切除和 30.22 声带切除，喉其余结构的切除均归类于 30.29。部分喉切除目前作为喉癌外科治疗最常用的方法，包含了多种术式，依据其切除范围和手术编码查找结果均分类于 30.29，同时根据喉癌外科手术专家共识，喉癌除需完整切除病灶以外，还应根据肿瘤进展情况和淋巴结转移情况行淋巴结清扫，因此喉癌的喉部分切除术除编码 30.29 外还需另编码同时进行的淋巴结清扫 40.4-40.5。

3. 30.3 全部喉切除术

  喉大块清扫（伴甲状腺切除术）（同时伴气管造口术）

编码查找过程：

主导词：喉切除术

  —全部（伴部分咽切除术）（同时伴气管造口）30.3

  此亚目包括喉大块清扫同时伴有或不伴有甲状腺切除术和气管造口术，即一次手术中若同时进行喉的全部切除和甲状腺切除和 / 或气管造口，则甲状腺切除术和气管造口术可以省略编码。根据编码查找结果，全部喉切除术也包括了同时进行的咽的部分切除，因此同时进行的咽的部分切除术也可以省略编码。

4. 30.4 根治性喉切除术

  完全［全部］喉切除术伴根治性淋巴结清扫（伴甲状腺切除术）（同时伴气管造口术）

编码查找过程：

主导词：喉切除术

  —全部（伴部分咽切除术）（同时伴气管造口）

  — —伴根治性颈清扫术（同时伴甲状腺切除术）（同时伴气管造口）30.4

  此亚目与全部喉切除术 30.3 同样包括了喉全部的切除，同时伴有或不伴有甲状腺切除术和气管造口术。两者之间的区别：在全部喉切除的基础上是否进行了根治性淋巴结切除，若同时进行根治性淋巴结清扫术，则应编码 30.4 根治性喉切除。因此若一次手术中行全部喉切除和根治性淋巴结清扫和 / 或甲状腺切除、气管造口、咽部分切除，仅需编码 30.4 根治性淋巴结清扫术,甲状腺切除术、气管造口术和咽部分切除均应省略编码。

5. 颈淋巴结活组织检查及切除术

40.0　淋巴结构切开术

40.1　淋巴结构的诊断性操作

40.2　淋巴结构的单纯性切除术

40.3　区域性淋巴结切除术

　　　　区域性淋巴结切除术伴淋巴引流区切除

40.4　颈淋巴结根治性切除术

　　40.40　根治性颈淋巴结清扫　NOS

　　40.41　根治性颈淋巴结清扫,单侧

　　40.42　根治性颈淋巴结清扫,双侧

ICD 中淋巴系统手术分类于 40,其中颈淋巴结按术式可分为切开、诊断性操作和切除,其中切除又按照切除范围从小到大可分为单纯性切除、区域性切除及根治性切除,喉癌颈淋巴结切除术编码对照(表 10-1)。

表 10-1　喉癌颈淋巴结切除术编码对照表

术式	ICD 编码	ICD 名称
前哨淋巴结检测	40.11	淋巴结构的活组织检查
颈部引流区淋巴结切除	40.3	区域性淋巴结切除术
改良或功能性颈淋巴结清扫	40.40-40.42	颈淋巴结根治性切除
根治性颈淋巴结清扫	40.40-40.42	颈淋巴结根治性切除

二、手术编码实操

手术记录(部分)

手术名称:全喉切除 + 右颈淋巴结清扫 + 甲状腺切除术。

手术经过:

取体位:仰卧位,常规消毒铺巾,先行气管切开,插入麻醉插管,静脉复合麻醉成功后,颈、面、胸部常规消毒铺巾。

沿气管切开处取颈部横切口延至右侧乳突下,切开皮肤、皮下组织及颈阔肌。向上翻起皮瓣,解剖右侧颈鞘,行右侧颈淋巴结清扫术,清扫范围:上至下颌骨下缘,下至锁骨上缘,内至颈前正中线,外至胸锁乳突肌后缘;保留右侧胸锁乳突肌,颈内静脉及副神经、耳大神经,清扫右侧颈部淋巴结、筋膜及脂肪组织。术中见右颈部 2 区一枚约 2cm 大小肿大淋巴结,质中偏硬,包膜完整,与周围组织无明显粘连,3、4 区数枚 0.5~1cm 大小肿大淋巴结,质中,包膜完整,无包膜外侵犯。

切断舌骨上下肌群,暴露喉体。切除舌骨,结扎双侧喉上血管及神经,切开左右侧咽下缩肌,沿环状软骨下缘断开气管,于会厌谷入路直视下摘除喉体。

探查右侧气管食管沟,切除甲状腺右叶。将残存的咽喉黏膜连续缝合关闭咽腔缺损,并将颈前带状肌肉加固一层。

生理盐水彻底冲洗术腔,电凝止血,气管断端造瘘于胸骨上窝。消点器械无误后,关闭术腔,分层缝合皮下组织及皮肤,颈部置负压引流瓶1个,引流管1根,消毒料覆盖伤口,术毕。

(一) 手术主要操作步骤

步骤 1:沿气管切开处取颈部横切口延至右侧乳突下,切开皮肤、皮下组织及颈阔肌。向上翻起皮瓣,解剖右侧颈鞘,行右侧颈淋巴结清扫术。清扫范围:上至下颌骨下缘,下至锁骨上缘,内至颈前正中线,外至胸锁乳突肌后缘,保留右侧胸锁乳突肌,颈内静脉及副神经、耳大神经,清扫右侧颈部淋巴结、筋膜及脂肪组织。

步骤 2:切断舌骨上下肌群,暴露喉体。切除舌骨,结扎双侧喉上血管及神经,切开左右侧咽下缩肌,沿环状软骨下缘断开气管,于会厌谷入路直视下摘除喉体。

步骤 3:探查右侧气管食管沟,切除甲状腺右叶。

步骤 4:生理盐水彻底冲洗术腔,电凝止血,气管断端造瘘于胸骨上窝。

(二) 手术编码步骤

手术 1:根治性颈淋巴结清扫,单侧(步骤 1)

此步骤为右侧的颈淋巴结清扫术,结合手术记录中"清扫范围:保留右侧胸锁乳突肌,颈内静脉及副神经、耳大神经,清扫右侧颈部淋巴结、筋膜及脂肪组织"可知,术中清扫右侧颈部淋巴结,保留了胸锁乳突肌、颈内静脉和副神经等结构,根据清扫范围实为改良性颈淋巴结清扫术,应编码 40.41 根治性颈淋巴结清扫,单侧。

手术 2:根治性喉切除术(步骤 2)

结合手术步骤切除舌骨,于会厌入路直视下摘除喉体可知该手术为全喉切除术,再结合步骤 1,此患者同时行根治性颈淋巴结清扫,因此正确编码应为 30.4 根治性喉切除。根据 ICD 知识点,30.4 已包括淋巴结的根治性切除,因此步骤 1 中根治性颈淋巴结清扫应省略编码。

手术 3:甲状腺叶切除术(步骤 3)

此步骤为甲状腺叶切除,但因为此患者行根治性喉切除术,根据 ICD 知识点,甲状腺切除可省略编码。

手术 4:气管造口术(步骤 4)

根据手术记录"气管断端造瘘与胸骨上窝"表明此步骤为气管造口,与步骤 3 类似,由于此患者行根治性喉切除,此气管造口术应省略编码。

【案例最终编码】

手术操作分类	手术及操作名称	ICD 编码	ICD 名称
手术	全喉切除术	30.4	根治性喉切除术
手术	颈淋巴结清扫术		
手术	甲状腺切除术		

案例二

【基本信息】

性别:女	年龄:55 岁	住院天数:19 天
入院科室:胸心外科		出院科室:胸心外科

【诊断信息】

诊断类别	诊断名称	疾病编码
出院主要诊断	左肺下叶腺癌 T3N2M0	C34.301
出院其他诊断	纵隔淋巴结转移	C77.103
	低钾血症	E87.600
	阻塞性肺炎	J18.800
病理诊断	腺癌	M8140/3

【手术信息】

手术分类	手术及操作名称
手术	左肺下叶切除术
手术	纵隔淋巴结清扫术

一、知识点回顾

(一)编码相关临床知识点

1. 气管支气管

(1)气管:气管位于喉与气管杈之间,起自环状软骨下缘(约平第 6 颈椎),向下至胸骨角平面(约平第 4 胸椎体下缘),分叉形成左、右主支气管,分叉处称气管杈。在气管杈的内面,有一矢状位向上突出的半月状嵴称气管隆嵴。

(2)支气管:支气管是气管的分支,第一级为左、右主支气管,在肺门处左、右主支气管分出二级支气管进入肺叶,称为肺叶支气管。肺叶支气管进入肺叶后,再继续分出第三级支气管称为肺段支气管。全部各级支气管在肺叶内反复分支直达肺泡管,形如树状,称之为支气管树。

2. 肺

(1)肺的形态:肺位于胸腔内,纵隔的两侧,分为左肺和右肺。右肺宽而短,左肺狭而长。肺借叶间裂分叶,左肺的叶间裂称斜裂,由肺门的后上斜向前下,将肺分为上叶和下叶。

右肺的叶间裂除了有斜裂还有右肺水平裂,将肺分为上叶、中叶和下叶。

(2)肺的分段:每一肺段支气管及其分布区域的肺组织在结构和功能上均为一个独立的单位,称为支气管肺段,简称肺段(表10-2)。

表 10-2　支气管肺段

右肺支气管肺段		左肺支气管肺段		
上叶	尖段 S I	上叶	尖段 S I	尖后段 S I +S II
	后段 S II		后段 S II	
	前段 S III		前段 S III	
中叶	外侧段 S IV		上舌段 S IV	
	内侧段 S V		下舌段 S V	
下叶	上段 S VI	下叶	上段 S VI	
	内侧底段 S VII		内侧底段 S VII	内前底段 S VII+S VIII
	前底段 S VIII		前底段 S VIII	
	外侧底段 S IX		外侧底段 S IX	
	后底段 S X		后底段 S X	

(3)肺切除术:肺切除术按照切除范围,可分为肺楔形切除和局部切除、肺段切除、肺叶切除、支气管袖状肺叶切除及全肺切除。

1)肺楔形和局部切除:该术式主要用于肺部良性疾病及肺部转移瘤的治疗,最常用的技术为线性缝合器,除此以外还有电灼切除和激光切除,后两种切除术又被称为精确局部切除或 Perelman 术式。肺楔形切除即是切除包括病变在内的成三角形肺组织。

2)肺段切除:适用于局限于一个肺段的病变,通常是良性病变或转移瘤,目前临床上也越来越多的应用于早期肺癌的外科治疗,其优点在于最大程度保留了正常的肺组织,肺功能损失较少,手术创伤小,缺点是操作复杂,技术要求较高。

3)肺叶切除:主要适用于局限于一个肺叶内的肺癌,术中切除包括病变在内的完整一叶。

4)支气管袖式肺叶切除:包括支气管袖式切除和支气管肺叶袖式切除。①支气管袖式切除又称支气管成形术,是将有病变的支气管袖式切除一部分,然后重新吻合,而不切除肺叶,此类仅行支气管袖式切除的术式又称为"单袖式"。②支气管袖式肺叶切除:又称支气管成形肺叶切除术,是除进行支气管袖式切除外,同时还将连接该段支气管的肺叶一同切除。行右肺上中叶袖式切除的患者,为缓解支气管及肺动脉压力,可将右下肺静脉切断,吻合至上肺静脉,即移位肺叶切除术。

5)全肺切除术:指切除一侧全肺,即右侧全肺切除术或左侧全肺切除术。主要适用于肺功能良好,能耐受一侧全肺切除,或肺癌病变较广泛的肺癌患者。由于临床上认为全肺切除术本身即为一种疾病,因此一般是在袖状肺叶切除术会留下阳性切缘时才考虑行全肺切除。

3. **淋巴结清扫**

(1)肺癌淋巴结分组:肺癌区域淋巴结分组方案将纵隔、肺门和肺内淋巴结分为14组(表10-3)。

表 10-3 淋巴结分组

纵隔淋巴结 N2			肺门、肺内淋巴结 N1	
第一组		锁骨上淋巴结	第十组	肺门淋巴结
第二组		上气管旁淋巴结	第十一组	叶间淋巴结
第三组	3a	血管前淋巴结	第十二组	叶淋巴结
	3p	气管后淋巴结	第十三组	段淋巴结
第四组	4L	左下气管旁淋巴结	第十四组	亚段淋巴结
	4R	右下气管旁淋巴结		
第五组		主动脉下淋巴结(主肺动脉窗)		
第六组		主动脉旁淋巴结		
第七组		隆突下淋巴结		
第八组		食管旁淋巴结(隆突以下)		
第九组		肺韧带淋巴结		

(2)肺癌淋巴结清扫:肺癌手术淋巴清除方式,主要包括选择性淋巴结活检、采样及系统性采样、系统性淋巴结清扫、肺叶特异性系统性淋巴结清扫和扩大性淋巴结清扫。

1)选择性淋巴结活检(selected lymph node biopsy):仅对几个可疑淋巴结进行病理检查以确定肿瘤分期,主要用于剖胸探查不能进行手术的患者。

2)采样及系统性采样(sampling and systematic):采样指基于手术前影像或术中发现,切取几个有代表性的淋巴结;系统性采样指根据原发肿瘤特点切除预先选定的几站区域淋巴结,常用于早期肺癌的手术治疗及分期。

3)系统性淋巴结清扫(systematic lymph node dissection,SLND):系统性地清除解剖标志内包含淋巴结在内的所有纵隔组织,要求至少切除 3 组纵隔淋巴结,并且其中必须包括隆突下淋巴结,除此以外肺门和肺内淋巴结也必须切除。

4)肺叶特异性系统性淋巴结清扫(lobe-specific lymph node dissection,L-SLND):根据病灶的不同位置从而有选择性地进行特定区域淋巴结的清扫,其理论依据是肿瘤细胞往往通过淋巴管路向特定的淋巴引流区转移。

5)扩大性淋巴结清扫(extended lymph node dissection):通过胸骨正中切口或颈部切口清除双侧纵隔及颈部淋巴结。

(二) ICD-9-CM-3 分类知识点

1. **肺切除术** 在 ICD 中肺切除术的分类轴心为术式和入路,按术式可分为肺病损或组织的局部切除术或破坏术、肺节段切除术、肺叶切除术、全肺切除术和胸腔结构的根治性清扫。

32.2　肺病损或肺组织的局部切除术或破坏术

32.3　肺节段切除术

32.4　肺叶切除术

32.5　肺切除术

32.6　胸腔结构的根治性清扫术

32.9　其他肺切除术

(1)32.2 肺病损或肺组织的局部切除术或破坏术

编码查找过程：

主导词：切除术

　　　　—病损

　　　　——肺

　　　　———内镜 32.28

　　　　———胸腔镜 32.20

主导词：折叠术

　　　　—肺大疱(气肿性的),肺 32.21

主导词：消融

　　　　—病损

　　　　——肺

　　　　———经皮的 32.24

　　　　———经开放性 32.23

　　　　———胸腔镜的 32.25

　　　　———支气管镜热成形术 32.27

　　　　本亚目包括了肺病损的切除术和破坏术,其细目分类轴心首先按术式分为胸腔镜下的切除术 32.20、肺大疱折叠术 32.21、肺容量减少术 32.22、肺病损消融术 32.23-32.26、支气管镜热成形术 32.27 和内镜下病损切除 32.28;其中肺病损消融术又按入路分为开放性消融 32.23、经皮消融 32.24、经胸腔镜消融 32.25 和未特指的消融 32.26。临床常用的肺病损的楔形切除,若是经胸腔镜编码于 32.20 胸腔镜下肺组织或病损的切除术,若是开放切除,则编码于 32.29 肺病损或组织的其他局部切除术或破坏术。

(2)32.3 肺节段切除

编码查找过程：

主导词：切除术

　　　　—肺

　　　　——节段的 32.39

　　　　———胸腔镜的 32.30

主导词：叶切除术

　　　　—肺

　　　　——部分的 32.39

　　　　此亚目为肺段切除术,细目分类轴心为入路,经胸腔镜入路编码于 32.30;经开放入路编码 32.39。肺组织超过一段但不满一叶的部分切除也应分类于此。

(3) 32.4 肺叶切除术

编码查找过程：

主导词：叶切除术

    —肺(完全)32.49

    ——胸腔镜的 32.41

肺叶切除术为临床肺癌外科治疗中最常用的术式，其细目分类轴心为入路，经胸腔镜入路编码于 32.40；经开放入路编码 32.49。同时此类目还包括肺叶切除术伴临近肺叶节段切除，即一次手术完整切除肺叶的同时伴有其他肺段的切除，不应分别编码肺叶切除加肺节段切除，仅需编码肺叶切除术 32.4。

(4) 32.5 肺切除术

编码查找过程：

主导词：切除术

    —肺(完全)(伴纵隔清扫)32.59

    ——胸腔镜的 32.50

肺全部切除术的定义为单侧肺的全部切除，32.5 包括的即是左侧或者右侧肺的全部切除，除此以外此编码还包括了纵隔清扫，因此当一次手术中同时行单侧肺切除和纵隔清扫，纵隔组织的清扫术无需另编码。

(5) 32.6 胸腔结构的根治性清扫术

编码查找过程：

主导词：切除术

    —胸结构(根治性)(臂丛、支气管、肺叶、肋骨和交感神经)32.6

此编码包括：支气管、肺叶、臂丛、肋间结构、肋骨(横突)和交感神经的大块[整块]清扫术。

(6) 支气管袖式肺叶切除

支气管袖式肺叶切除可分为支气管袖式切除和支气管袖式肺叶切除。对于"单袖式"的支气管袖式切除编码查找主导词：切除术-支气管(袖形)(宽袖形)编码于 32.1 支气管的其他切除术；而对于支气管袖式肺叶切除术，是将患病肺叶及其相连的主支气管一并切除，此术式应编码于 32.4 肺叶切除术。

2. 肺癌淋巴结清扫术 对于肺癌淋巴结分区，临床上认为右侧 1、2、3、4 组为上纵淋巴结，7、8、9 组为下纵淋巴结；左侧 1、2、3、4、5、6 为上纵淋巴结；7、8、9 为下纵淋巴结。因此对于上叶肺癌，上纵隔淋巴结为肿瘤所在区域淋巴结，下纵隔淋巴结为非区域淋巴结。对于下叶肺癌，下纵隔淋巴结为区域淋巴结，上纵隔淋巴结为非区域淋巴结。而右中叶肺癌，除上纵隔淋巴结外，还包括隆突下淋巴结。

编码查找过程：

主导词：切除术

    —淋巴，淋巴的

    ——结(单纯)NEC 40.29

    ———伴

————肌肉和深筋膜 - 见切除术,淋巴,结,根治
————淋巴引流区(包括皮肤、皮下组织和脂肪)40.3
———根治性 40.50
————特指部位 NEC 40.59

二、手术编码实操

手术记录(部分)

手术名称:左肺下叶切除术、纵隔淋巴结清扫术。

手术经过:

患者仰卧于手术台上,气管插管全麻后取右侧卧位,常规胸部皮肤消毒铺巾,取左胸腋中线第 7 肋间平行肋缘切口长约 1.5cm,逐层切开进胸,手指探查胸腔内无粘连置入保护套送入镜头探查见胸腔内无粘连,无胸水,左肺下叶近叶间裂处脏层胸膜凹陷。另取腋前线第 4 肋间平行缘切口长约 5cm,逐层切开,胸腔镜监视下进胸,置入保护套,作为操作口。将左肺下叶向头侧牵拉,显露下肺韧带,并以电钩游离,见第 9 组淋巴结,给予清除,适当游离后纵隔胸膜,注意保护迷走神经,遇第 10 组淋巴结给予清除,完全暴露下肺静脉,用直角钳掏过下肺静脉后壁,带 7 号丝线牵引,经操作口置入切开缝合器切断下肺静脉。适当向两侧牵拉肺上下叶,处理叶间裂,遇第 11 组淋巴结给予清除,游离暴露基底动脉干及背段动脉,遇第 12 组淋巴结给予摘除,分别用丝线结扎后切断,游离纵隔胸膜建立隧道,以直线型切开缝合器切断肺裂。用卵圆钳将左肺下叶提起,游离左肺下叶支气管,用直角钳掏过下叶支气管后壁,经操作口置入直线型切开缝合器切断下叶气管,取出标本。剖开标本见左肺下叶前基底段及外侧基底段有一约 4.5cm×3cm 实质性肿物,剖面呈鱼肉样并有黏液。术中冰冻病理:左肺下叶腺癌。术者更换手套及手术衣后,继续清扫第 5 组、第 7 组、第 8 组淋巴结,注意保护喉返神经。术野仔细止血,用温生理盐水冲洗胸腔,胸腔内注水。查支气管残端及叶间裂缝合处无漏气,查术野无活动出血,清点器械纱布无误,于左胸腔胸膜顶部置硅胶引流管 1 根,逐层关胸。

(一) 手术主要操作步骤

步骤 1:另取腋前线第 4 肋间平行缘切口长约 5cm,逐层切开,胸腔镜监视下进胸,置入保护套,作为操作口。

步骤 2:将左肺下叶向头侧牵拉,显露下肺韧带,并以电钩游离,见第 9 组淋巴结,给予清除,适当游离后纵隔胸膜,注意保护迷走神经,遇第 10 组淋巴结给予清除。

步骤 3:适当向两侧牵拉肺上下叶,处理叶间裂,遇第 11 组淋巴结给予清除,游离暴露基底动脉干及背段动脉,遇第 12 组淋巴结给予摘除。

步骤 4:用卵圆钳将左肺下叶提起,游离左肺下叶支气管,用直角钳掏过下叶支气管后壁,经操作口置入直线型切开缝合器切断下叶气管,取出标本。

步骤 5:继续清扫第 5 组、第 7 组、第 8 组淋巴结,注意保护喉返神经。

(二) 手术编码步骤

手术 1 :32.41 胸腔镜下肺叶切除术(步骤 1)(步骤 4)

从步骤 1 中可以看出该患者手术为经胸腔镜入路,再结合步骤 4 "将左肺下叶提起,游离左肺下叶支气管,经操作口置入直线型切开缝合器切断下叶支气管,取出标本",该手术切除的范围为左肺下叶的全部切除,因此应编码 32.41 胸腔镜下肺叶切除术(编码查找步骤见知识点)。

手术 2 :淋巴结切除(步骤 2)(步骤 3)和(步骤 5)

患者全程清扫了第 5、第 7、第 8、第 9、第 10、第 11 和第 12 总计 7 组淋巴结,对于左肺下叶恶性肿瘤来说,第 7、第 8 和第 9 组淋巴结为区域淋巴结,其余淋巴结为非区域淋巴结,因此本案例除清扫区域淋巴结外还清扫了非区域淋巴结,应编码于 40.59 其他淋巴结根治性切除术。

编码查找过程:

主导词:切除术

　　　　—淋巴,淋巴的

　　　　——结(单纯)NEC 40.29

　　　　———根治性 40.54

　　　　————特指部位 NEC 40.59

核对类目表:40.59 其他淋巴结根治性切除术

【案例最终编码】

手术操作分类	手术及操作名称	ICD 编码	ICD 名称
手术	左肺下叶切除术	32.41	胸腔镜下肺叶切除
	纵隔淋巴结清扫术	40.59	其他淋巴结根治性切除

(秦娅玲)

第十一章

消化系统疾病

第一节 概　　述

本章主要分类消化系统疾病,编码于 K00-K93,主要分类轴心为解剖结构和临床表现。

本章包括下列各节:

K00-K14　口腔、涎腺和颌疾病

K20-K31　食管、胃和十二指肠疾病

K35-K38　阑尾疾病

K40-K46　疝

K50-K52　非感染性小肠炎和结肠炎

K55-K63　肠的其他疾病

K65-K67　腹膜疾病

K70-K77　肝疾病

K80-K87　胆囊、胆道和胰腺疾病

K90-K93　消化系统的其他疾病

不包括:

起源于围生期的某些情况(P00-P96)

某些传染病和寄生虫病(A00-B99)

妊娠、分娩和产褥期的并发症(O00-O99)

先天性畸形、变形和染色体异常(Q00-Q99)

内分泌、营养和代谢疾病(E00-E90)

损伤、中毒和外因的某些其他后果(S00-T98)

肿瘤(C00-D48)

症状、体征和临床与实验室异常所见,不可归类在他处者(R00-R99)

本章提供的星号类目:

K23*　分类于他处的疾病引起的食管疾患

K67*　分类于他处的传染病引起的腹膜疾患

K77*　分类于他处的疾病引起的肝疾患

K87*　分类于他处的疾病引起的胆囊、胆道和胰腺疾患

K93*　分类于他处的疾病引起的其他消化器官疾患

第二节　疾病案例分析

案例一

【基本信息】

性别:男		年龄:13 岁	住院天数:6 天
入院科室:消化内科			出院科室:消化内科

【诊断信息】

诊断类别	诊断名称	疾病编码
出院主要诊断	急性上消化道出血	K92.207
出院其他诊断	消化性溃疡	K27.901
	胃溃疡 A1 期	K25.300
	中度贫血	D64.902

【编码问题】急性上消化道出血 K92.207、消化性溃疡 K27.901、胃溃疡 A1 期 K25.300、中度贫血 D64.902

编码问题 1:急性上消化道出血 K92.207、消化性溃疡 K27.901、胃溃疡 A1 期 K25.300

一、知识点回顾

(一)编码相关临床知识点

消化性溃疡(peptic ulcer,PU)是胃酸及胃蛋白酶对消化道黏膜自身消化所致的炎性溃疡,可发生于食管、胃、十二指肠、胃 - 空肠吻合口附近,其中以胃、十二指肠最常见。临床将溃疡病变的不同镜下表现分为三期,每期又分为两个阶段(表 11-1)。

表 11-1　消化性溃疡分期

分期	临床表现
活动期(A 期)	发病的初起阶段,溃疡边缘炎、水肿明显,组织修复尚未发生
A1 期	底覆厚白苔,可污秽,苔上可有出血点或凝血块附着,周围黏膜隆起呈堤状、充血、水肿、糜烂,呈明显炎症表现
A2 期	溃疡周边的炎症水肿明显减轻,白苔(或黄苔)清洁,无出血,边界鲜明

续表

分期	临床表现
愈合期(H 期)	此期溃疡缩小,炎症消退,再生上皮和皱襞集中明显
H1 期	溃疡缩小,仍可见白苔,周边肿胀消失,黏膜呈红色,伴有新生的毛细血管
H2 期	溃疡变浅变小,周围黏膜发生皱褶
瘢痕期(S 期)	溃疡完全修复,为再生上皮覆盖
S1 期	缺损黏膜完全为红色再生上皮覆盖,呈向心性放射状排列,又称红色瘢痕期
S2 期	再生上皮增厚,红色消失,有时与周围黏膜不易区别,又称白色瘢痕期

消化性溃疡并发症主要包括:

1. **出血** 消化性溃疡是上消化道出血中最常见的病因,约占所有引起上消化道出血病因的 50%,当消化性溃疡侵蚀周围或深处的血管,可产生不同程度的出血。轻者表现为黑粪,重者出现呕血。

2. **穿孔** 当溃疡向深处发展,穿透胃、十二指肠壁,可有三种后果:

(1)溃破入腹腔引起弥漫性腹膜炎。

(2)溃破穿孔并受阻于毗邻实质性器官,如肝、胰、脾等形成穿透性溃疡。

(3)穿入空腔器官形成瘘管,十二指肠球部溃疡可以穿破胆总管,胃溃疡可穿破入十二指肠或横结肠。

3. **幽门梗阻** 多由十二指肠球部溃疡及幽门管溃疡引起。炎性水肿和幽门平滑肌痉挛所致暂时梗阻可因药物治疗溃疡愈合而消失;瘢痕收缩或与周围组织粘连而阻塞胃流出道的情况呈持续性梗阻需要手术治疗。

4. **癌变** 溃疡由良性演变为恶性的概率很低,胃溃疡有不足 1% 的癌变可能,十二指肠球部溃疡一般不发生癌变。

(二)ICD-10 分类知识点

消化性溃疡主要分类结构如下:

K25 胃溃疡

K26 十二指肠溃疡

K27 部位未特指的消化性溃疡

K28 胃空汤溃疡

K25-K28 共用亚目:

.0 急性,伴有出血

.1 急性,伴有穿孔

.2 急性,伴有出血和穿孔

.3 急性,不伴有出血或穿孔

.4 慢性或未特指的,伴有出血

.5 慢性或未特指的,伴有穿孔

.6 慢性或未特指的,伴有出血和穿孔

.7 慢性,不伴有出血或穿孔

.9 未特指为急性或慢性,不伴有出血或穿孔共用亚目有两个分类轴心。轴心一：疾病病程，急性分类于亚目 .0~.3，慢性或未特指分类于亚目 .4~.9；轴心二：是否伴有并发症及并发症类型（出血和／或穿孔），其中亚目 .2和 .6，表示溃疡同时伴有出血和穿孔。编码消化性溃疡时需考虑亚目的两个轴心，准确分类至相应亚目。

二、编码问题解析

本案例主要诊断急性上消化道出血，其他诊断中包含消化性溃疡、胃溃疡。原编码分别编码于 K92.2 未特指的胃肠出血、K27.9（未特指为急性或慢性，不伴有出血或穿孔的消化性溃疡）、K25.3（急性，不伴有出血或穿孔的胃溃疡），均为笼统的编码。结合上述临床知识点，胃溃疡为消化性溃疡的常见部位，消化性溃疡急性出血是导致上消化道出血的常见原因，需要查看病历，明确关系。

查房记录（部分）

患者以"呕血、黑便"为主要表现。入院前 3 天呕血 1 次，为咖啡色样物，量约 50ml，后出现黑便 2 次。查体：面色稍苍白，无脱水貌。唇苍白，中度贫血貌。心肺腹部查体无异常。

辅助检查：血常规：WBC $7.46×10^9$/L，Hb 75g/L，PLT $387×10^9$/L，CRP<8mg/L；粪便常规：隐血试验（+）；胃镜检查：胃溃疡（A1 期）。

诊断及诊断依据：

1. 上消化道出血 患者急性起病，以"呕血、黑便"为主要表现，出血量较大，血常规 Hb75g/L，隐血试验（+），结合胃镜检查结果，故诊断为急性上消化道出血。

2. 消化性溃疡（胃溃疡 A1 期） 患者以"呕血、黑便"为主要表现，伴贫血表现（面色稍苍白，血常规 Hb75g/L，提示贫血），大便常规隐血试验（+）提示消化道出血可能，胃镜提示胃溃疡 A1 期，故诊断。

3. 中度贫血 患者有胃溃疡基础，病程中有呕血，出血量较大，查体面色、口唇苍白，血红蛋白 75g/L，考虑为急性中度失血性贫血。

首先，从以上诊断依据可以看出，本案例的消化性溃疡明确为胃溃疡。其次，上消化道出血诊断依据示有呕血、黑便表现，胃镜提示胃溃疡 A1 期，结合上述临床知识点，A1 期可伴出血。故本案例上消化道出血为胃溃疡所致。再次，本案例病程仅为 3 天，为急性起病。综上所述，本案例消化性溃疡应分类于胃溃疡，与上消化道出血合并编码至 K25.0 急性胃溃疡伴出血并作为主要编码。

编码查找过程：

主导词：溃疡
　—胃
　——急性
　———伴有
　————出血 K25.0
核对第一卷：K25.0 急性胃溃疡伴有出血

编码问题 2：中度贫血 D64.902

本案例急性中度贫血编码为 D64.9 未特指的贫血。查看诊断依据可知患者是在胃溃疡基础上出现急性上消化道出血，导致的中度失血性贫血。因此贫血病因是明确的，不应编码至未特指的贫血，应编码至 D62 急性出血后贫血。需要注意的是，临床上往往很重视贫血程度，但 ICD 分类未对贫血程度进行区分，可以根据实际需要，相应类型的贫血编码上通过扩展编码实现。

编码查找过程：

主导词：贫血

    —由于

    ——出血（慢性）

    ———急性　D62

核对第一卷：D62 急性出血后贫血

【案例最终编码】

诊断类别	诊断名称	原编码	修正编码	ICD 名称
出院主要诊断	急性上消化道出血	K92.207	K25.0	急性胃溃疡伴有出血
出院其他诊断	消化性溃疡	K27.901		
	胃溃疡 A1 期	K25.300		
	中度贫血	D64.902	D62	急性出血后贫血

案例二

一、编码相关临床知识点

急性阑尾炎（acute appendicitis）是外科常见疾病。根据临床过程和病理解剖学变化，可分为四种病理类型。

1. **急性单纯性阑尾炎**　属轻型或病变早期，病变多只限于黏膜和黏膜下，外观轻度肿胀，浆膜充血并失去正常光泽，表面少量纤维素性渗出物。临床症状和体征均较轻。

2. **急性化脓性阑尾炎（急性蜂窝织炎性阑尾炎）**　常由单纯性阑尾炎发展而来。肿胀明显，浆膜高度充血，表面覆以纤维素性（脓性）渗出物。阑尾周围的腹腔内有稀薄脓液，形成局限性腹膜炎。临床症状和体征较重。

3. **坏疽性及穿孔性阑尾炎**　是一种重型的阑尾炎。阑尾管壁坏死或部分坏死，呈暗紫色或黑色，穿孔部位多在阑尾根部和尖端。穿孔如未被包裹，感染继续扩散，则可引起急性弥漫性腹膜炎。

4. **阑尾周围脓肿**（periappendicular abscess）　又称为阑尾脓肿，是由急性阑尾炎化脓坏死或穿孔，如果此过程进展较慢，大网膜可移至右下腹部，将阑尾包裹并形成粘连，形成炎性肿块或阑尾周围脓肿。

二、ICD-10 分类知识点

阑尾炎分类于 K35-K37,分类轴心为病程;其中急性阑尾炎分类于 K35,分类轴心为临床表现,其分类结构如下:

K35　急性阑尾炎

　　K35.0　急性阑尾炎伴有弥漫性腹膜炎

　　　　　阑尾炎(急性)伴有:

　　　　　● 穿孔

　　　　　● 破裂或穿孔后的腹膜炎(弥漫性)(局限性)

　　　　　● 破裂

　　K35.1　急性阑尾炎伴有腹膜脓肿

　　　　　阑尾脓肿

　　K35.9　未特指的急性阑尾炎

　　　　　急性阑尾炎伴有局限性或 NOS 的腹膜炎

　　　　　急性阑尾炎不伴有:

　　　　　● 弥漫性腹膜炎

　　　　　● 穿孔

　　　　　● 腹膜脓肿

　　　　　● 破裂

K36　其他阑尾炎

　　阑尾炎:

　　● 慢性

　　● 复发性

K37　未特指的阑尾炎

编码阑尾炎时应首先考虑急性、慢性或复发性。若为急性阑尾炎需考虑是否伴有腹膜炎、腹膜炎的范围、穿孔或破裂、腹膜脓肿等情况,编码到 K35.9 时需注意其不伴有的情况。

案例 2-1

【基本信息】

性别:男	年龄:38 岁	住院天数:6 天
入院科室:普外科		出院科室:普外科

【诊断信息】

诊断类别	诊断名称	疾病编码
出院主要诊断	急性弥漫性腹膜炎	K65.003
出院其他诊断	急性化脓性阑尾炎	K35.901

【病历记录】

术后查房记录（部分）

患者于全身麻醉下行阑尾切除术。术中见:1.阑尾位于盲肠前位,明显肿胀,黏膜水肿明显,溃疡形成,浆膜有大量脓性渗出物,阑尾腔内有脓液形成;2.阑尾腔内无粪石;3.腹腔内有脓性渗液约100ml。术中麻醉满意,病情稳定,手术顺利。

术后诊断:1.急性弥漫性腹膜炎;2.急性化脓性阑尾炎。

【编码问题】急性弥漫性腹膜炎 K65.003、急性化脓性阑尾炎 K35.901

本案例主要诊断急性弥漫性腹膜炎,编码于 K65.0 急性腹膜炎,类目 K65 下明确标注"不包括:腹膜炎伴有或继后于:阑尾炎(K35.-)",即伴有阑尾炎的腹膜炎应分类于 K35.-。查看病历,本案例患者已诊断急性化脓性阑尾炎并行阑尾切除术,因此,原编码 K65.0 不正确。查看第三卷,本案例急性阑尾炎和弥漫性腹膜炎应合并编码至 K35.0 急性阑尾炎伴有弥漫性腹膜炎。

编码查找过程:

主导词:阑尾炎

—急性

——伴有

———腹膜炎,局限性

————弥漫性　K35.0

核对第一卷:K35.0 急性阑尾炎伴有弥漫性腹膜炎

【案例最终编码】

诊断类别	诊断名称	原编码	修正编码	ICD 名称
出院主要诊断	急性弥漫性腹膜炎	K65.003	K35.0	急性阑尾炎伴有弥漫性腹膜炎
出院其他诊断	急性化脓性阑尾炎	K35.901		

案例 2-2

【基本信息】

性别:男	年龄:22 岁	住院天数:12 天
入院科室:普外科		出院科室:普外科

【诊断信息】

诊断类别	诊断名称	疾病编码
出院主要诊断	阑尾周围脓肿	K35.103
出院其他诊断	局限性腹膜炎	K65.901
	轻度脱水	E86.X01

【病历记录】

查房记录（部分）

　　患者因"腹痛 11 天,加重 2 天"入院,起病急、病程短、病情较重。查体：生命体征正常,精神欠佳,痛苦貌,神志清晰,无脱水貌。腹肌紧张,右下腹明显,右下腹固定压痛伴反跳痛,可扪及界限不清包块,全腹鼓音,肠鸣音 5 次 /min。腹部彩超：右下腹可探及异常回声区,范围约 7.7cm×6.7cm×3.4cm,内回声不均匀,右下腹含液性病变可能。

　　诊断及诊断依据：

　　1. 阑尾周围脓肿　患者因"腹痛 11 天,加重两天"入院,急性起病,右下腹疼痛为主要表现,查体：右下腹压痛伴反跳痛,肌紧张,右下腹扪及界限不清包块。结合彩超结果,故诊断。

　　2. 局限性腹膜炎　患者因"腹痛 11 天,加重两天"入院,有阑尾周围脓肿基础,查体右下腹压痛伴反跳痛,肌紧张,结合腹部彩超结果,故诊断。

【编码问题】 阑尾周围脓肿 K35.103、局限性腹膜炎 K65.901

　　本案例主要诊断阑尾周围脓肿属于急性阑尾炎的一种病理分型,应分类于 K35.1 急性阑尾炎伴有腹膜脓肿(阑尾脓肿)。其他诊断局限性腹膜炎原编码于 K65.9 为未特指的腹膜炎,如案例 2-1 所示,类目 K65 "不包括腹膜炎伴有或继后于：阑尾炎(K35.-)"的情况,再结合局限性腹膜炎诊断依据"有阑尾周围脓肿基础,右下腹压痛伴反跳痛",表明局限性腹膜炎为急性阑尾周围脓肿的继发表现。这是临床常见的书写习惯,即急性阑尾炎时,常常将其伴随的腹膜炎诊断分开书写。根据合并编码原则,在 ICD 分类规则中明确了一个疾病诊断伴随有相关的临床表现时,如果可以使用一个合并编码来反映疾病的整体情况,就不应分开编码。因此,本案例局限性腹膜炎和阑尾周围脓肿应合并编码至 K35.1 急性阑尾炎伴有腹膜脓肿。

　　编码查找过程：

　　主导词：阑尾炎

　　　　　—急性

　　　　　——伴有

　　　　　———腹膜脓肿 K35.1

　　核对第一卷：K35.1 急性阑尾炎伴有腹膜脓肿

　　　　　　　　阑尾脓肿

【案例最终编码】

诊断类别	诊断名称	原编码	修正编码	ICD 名称
出院主要诊断	阑尾周围脓肿	K35.103	K35.1	急性阑尾炎伴有腹膜脓肿
出院其他诊断	局限性腹膜炎	K65.901		
	轻度脱水	E86.x01	E86.x01	脱水

案例三

【基本信息】

性别：男		年龄：3 岁		住院天数：8 天
入院科室：普外科				出院科室：普外科

【诊断信息】

诊断类别	诊断名称	疾病编码
出院主要诊断	左侧嵌顿性腹股沟斜疝	K40.306
出院其他诊断	大网膜坏死	K55.013
	上呼吸道感染	J06.900

【编码问题】左侧嵌顿性腹股沟斜疝 K40.306、大网膜坏死 K55.013

一、知识点回顾

（一）编码相关临床知识点

疝是由于体内脏器或组织离开其正常解剖部位,通过先天或后天形成的薄弱点缺损或孔隙进入另一部位。疝多发生于腹部,腹部疝分为腹内疝和腹外疝,腹内疝是由脏器或组织进入腹腔内的间隙囊内而形成,如网膜孔疝。腹外疝是由腹腔内的脏器或组织连同腹膜壁层,经腹壁薄弱点或孔隙,向体表突出而致。腹外疝更多见。

典型的腹外疝由疝囊、疝内容物和疝外被盖等组成。疝囊是壁腹膜的憩室样突出部,由疝颈和疝囊体组成。疝内容物是进入疝囊的腹内脏器或组织,以小肠最多,大网膜次之。此外,如盲肠、阑尾、乙状结肠、膀胱等均可进入疝囊,但较少见。疝外被盖是指疝囊以外的各层组织,如皮下脂肪和皮肤。腹外疝临床类型有易复性、难复性、嵌顿性、绞窄性等。

1. **易复性疝**（reducible hernia）　是指疝内容物很容易回纳入腹腔的疝。

2. **难复性疝**（irreducible hernia）　是指疝内容物不能回纳或不能完全回纳入腹腔内,但并未引起严重症状者。这种疝的内容物多数是大网膜。

3. **嵌顿性疝**（incarcerated hernia）　是疝囊颈小而腹内压力增高时,疝内容物可强行扩张囊颈而进入疝囊,随后因疝囊颈的弹性收缩,又将内容物卡住,使其不能回纳的情况。

4. **绞窄性疝**（strangulated hernia）　是指疝内容物嵌顿如不及时解除,组织或器官及其受压情况不断加重可使动脉血流减少,最后导致完全阻断,即为绞窄性疝。以肠梗阻为例,如发生持续的梗阻,肠系膜动脉搏动消失,肠壁逐渐失去其光泽、弹性和蠕动能力,最终变黑坏死。疝囊内渗液变为淡红色或暗红色。嵌顿性疝和绞窄性疝实际上是一个病理过程的两个阶段,临床上很难截然区分。

5. **腹股沟疝**　是发生在腹股沟区的腹外疝,通常分为斜疝和直疝两种。

（1）腹股沟斜疝（indirect inguinal hernia）：是最多见的腹外疝,疝囊经过腹壁下动脉外侧的腹股沟管深环（内环）突出,向内、向下、向前斜行经过腹股沟管,再穿出腹股沟管浅环（皮下环),并可进入阴囊。

(2)腹股沟直疝(direct inguinal hernia):是疝囊经腹壁下动脉内侧的直疝三角区直接由后向前突出,不经过内环,也不进入阴囊。

(二) ICD-10 分类知识点

1. 疝的主要分类结构

K40 腹股沟疝

 K40.0 双侧腹股沟疝,伴有梗阻,不伴有坏疽

 K40.1 双侧腹股沟疝,伴有坏疽

 K40.2 双侧腹股沟疝,不伴有梗阻或坏疽

 K40.3 单侧或未特指的腹股沟疝,伴有梗阻,不伴有坏疽

 腹股沟疝(单侧):

- 引起梗阻
- 箝闭的
- 不可复位的 } 不伴有坏疽
- 绞窄的

 K40.4 单侧或未特指的腹股沟疝,伴有坏疽

 K40.9 单侧或未特指的腹股沟疝,不伴有梗阻或坏疽

K41 股疝

K42 脐疝

K43 腹疝

K44 膈疝

K45 其他腹疝

K46 未特指的腹疝

2. 编码注意事项

(1)K40-K46 主要分类轴心为是否并发梗阻或坏疽。其中类目 K40 和 K41 另一分类轴心为单双侧。

(2)疝同时具有梗阻和坏疽时,应分类于疝伴有坏疽。

(3)临床上的嵌顿性疝、绞窄性疝均分类于疝伴有梗阻,不伴有坏疽。只有在有明确存在坏疽时,才分类于疝伴有坏疽。

编码查找过程

主导词:疝

 —绞窄性(另见疝,按部位,伴有梗阻)K46.0

 ——伴有坏疽(另见,疝,按部位,伴有坏疽)K46.1

二、编码问题解析

本案例主要诊断左侧嵌顿性腹股沟斜疝编码于 K40.3 单侧或未特指的腹股沟疝,伴有梗阻,不伴有坏疽。其他诊断有大网膜坏死,提示有组织坏死,需查看病历,明确是否属于疝

伴有坏疽的情况。

手术记录（部分）

手术名称：左侧疝囊高位结扎术、左侧嵌疝手法复位、左侧腹股沟探查术、坏死大网膜切除术。

手术发现：

1. 左侧腹股沟皮肤稍红肿，腹股沟包块 2cm×2cm×2cm。

2. 左疝囊颈直径约 0.3cm，疝壁薄，见疝内容物为大网膜，有发黑坏死。

3. 左侧睾丸淤血肿胀明显，无发黑，热敷后颜色呈暗红色，鞘膜腔内无血性渗液。

本案例手术记录示"见疝内容物为大网膜，有发黑坏死"，表明存在嵌顿性疝伴坏疽的情况，按照疝的编码规则，梗阻和坏疽同时存在时应编码至疝伴有坏疽。本案例左侧嵌顿性腹股沟斜疝原编码 K40.3（单侧或未特指的腹股沟疝，伴有梗阻，不伴有坏疽），与实际伴有坏疽的情况不符，正确编码应为 K40.4（单侧或未特指的腹股沟疝，伴有坏疽）。大网膜坏死 K55.0，可作为选择性附加编码表示具体坏死的组织。

编码查找过程：

主导词：疝

　　　　　—腹股沟（直）（外）（精索）（斜）（内）（阴囊）（滑动）K40.9

　　　　　——伴有

　　　　　———坏疽（和梗阻）K40.4

核对第一卷：K40.4 单侧或未特指的腹股沟疝，伴有坏疽

【案例最终编码】

诊断类别	诊断名称	原编码	修正编码	ICD 名称
出院主要诊断	左侧嵌顿性腹股沟斜疝	K40.306	K40.4	单侧或未特指的腹股沟疝，伴有坏疽
出院其他诊断	大网膜坏死	K55.013	K55.0	肠急性血管疾患
	上呼吸道感染	J06.900	J06.9	未特指的急性上呼吸道感染

案例四

一、知识点回顾

（一）编码相关临床知识点

胆囊为贮存和浓缩胆汁的囊性器官，肝左、右管分别由左、右肝内的毛细胆管逐渐汇合而成，走出肝门之后合成肝总管。肝总管与胆囊管汇合为胆总管。由肝分泌的胆汁，经左、右肝管、肝总管、胆总管进入胆囊储存。进食后，胆囊收缩，胆汁经胆囊管、胆总管、肝胰壶腹、十二指肠大乳头排入十二指肠内。

胆石病（cholelithiasis）包括发生在胆囊和胆管的结石，是临床常见病和多发病。胆囊结

石(cholecystolithiasis)主要见于成年人,发病率在 40 岁以后随年龄增长,女性多于男性。胆管结石分为肝外胆管结石和肝内胆管结石。肝外胆管结石分为原发性和继发性结石,继发性结石常为胆囊结石排进胆管所致,少数来源于肝内胆管结石。肝内胆管结石又称肝胆管结石,是较难治的胆道疾病。

胆道感染主要是胆囊炎和胆管炎,分为急性、亚急性和慢性炎症。胆道感染多数因胆道梗阻、胆汁淤积所致,胆道结石是导致梗阻的主要原因,而反复感染可促进结石形成并进一步加重胆道梗阻。

(二) ICD-10 分类知识点

1. 胆石症分类于 K80,不伴有结石的胆囊炎、胆管炎及胆道梗阻主要分类于 K81-K83。

K80　胆石症

　　K80.0　胆囊结石伴有急性胆囊炎

　　K80.1　胆囊结石伴有其他胆囊炎

　　K80.2　胆囊结石不伴有胆囊炎

　　　胆囊石病

　　　胆石症

　　　胆囊(复发性)绞痛　　　　　　　} 未特指或不伴有胆囊炎

　　　胆石(嵌塞):

　　　●胆囊管

　　　●胆囊

　　K80.3　胆管结石伴有胆管炎

　　K80.4　胆管结石伴有胆囊炎

　　K80.5　胆管结石不伴有胆管炎或胆囊炎

　　　胆总管结石病

　　　胆石(嵌塞)的:

　　　●胆管 NOS　　　　　　} 未特指或不伴有胆管炎或胆囊炎

　　　●胆总管

　　　●肝管

　　　肝的:

　　　●胆石症

　　　●(复发性)绞痛

　　K80.8　胆石症,其他的

K81　胆囊炎

　　不包括:伴有胆石症(K80.-)

K82　胆囊的其他疾病

　　K82.0　胆囊梗阻

　　　闭塞

　　　狭窄　　} 胆囊管或胆囊不伴有结石的

　　　缩窄

不包括：伴有胆石症（K80.-）

K83　胆道的其他疾病

K83.0　胆管炎

不包括：胆管炎伴有肝脓肿（K75.0）

胆管炎伴有胆总管结石（K80.3-K80.4）

慢性非化脓性破坏性胆管炎（K74.3）

K83.1　胆管梗阻

闭塞

狭窄 } 胆管不伴有结石的

缩窄

不包括：伴有胆石症（K80.-）

2. 编码注意事项　分类 K80 胆石症需注意合并编码的问题，胆石症不伴有胆管或胆囊感染编码于 K80.2 和 K80.5；伴有胆管或胆囊感染分类于 K80.0，K80.1，K80.3 及 K80.4。从 K81、K82.0、K83.0、K83.1 的不包括提示可知，三者伴有胆石症时，均应分类于 K80。胆石症与胆囊炎或胆管炎的合并编码，见表 11-2。

表 11-2　胆石症与胆囊炎或胆管炎的合并编码

炎症	胆石症	
	胆囊结石 K80.2	胆管结石 K80.5
胆囊炎 K81	K80.0/K80.1	K80.4
胆管炎 K83.0	–	K80.3

注："–" 表示两者无合并编码，胆囊结石一般不引起胆管炎

当同时存在多种胆石症、胆囊炎、胆管炎这种较复杂的情况时，需仔细查找第三卷，以合并到准确亚目。

案例 4-1

【基本信息】

性别：男	年龄：53 岁	住院天数：8 天
入院科室：肝胆外科		出院科室：肝胆外科

【诊断信息】

诊断类别	诊断名称	疾病编码
出院主要诊断	胆囊结石	K80.200
出院其他诊断	胆总管结石	K80.500
	胆囊炎	K81.900

【编码问题】胆囊结石 K80.200、胆总管结石 K80.500、胆囊炎 K81.900

本案例是胆囊结石、胆总管结石和胆囊炎三者同时存在的情况，胆囊结石原编码于

K80.2 胆囊结石不伴有胆囊炎,胆总管结石原编码于 K80.5 胆管结石不伴有胆管炎或胆囊炎,与其他诊断存在胆囊炎的情况相悖。查询第三卷,应分别合并编码至 K80.1 胆囊结石伴有胆囊炎及 K80.4 胆管结石伴有胆囊炎,以表达胆囊炎症和多种胆石症同时存在的情况。

编码查找过程:

主导词:胆囊炎

　　—伴有

　　——结石,石头在

　　———胆囊内 K80.1

核对第一卷:K80.1 胆囊结石伴有其他胆囊炎

编码查找过程:

主导词:胆囊炎

　　—伴有

　　——结石,石头在

　　———胆总管(肝总管)内　K80.4

核对第一卷:K80.4 胆管结石伴有胆囊炎

【案例最终编码】

诊断类别	诊断名称	原始编码	修正编码	ICD 名称
出院主要诊断	胆囊结石	K80.200	K80.1	胆囊结石伴有其他胆囊炎
出院其他诊断	胆总管结石	K80.500	K80.4	胆管结石伴有胆囊炎
	胆囊炎	K81.900		

案例 4-2

【基本信息】

性别:男	年龄:42 岁	住院天数:9 天
入院科室:肝胆外科		出院科室:肝胆外科

【诊断信息】

诊断类别	诊断名称	疾病编码
出院主要诊断	胆管结石	K80.500
出院其他诊断	急性胆管炎	K83.001
	急性胆囊炎	K81.000

【编码问题】胆管结石 K80.500,急性胆管炎 K83.001,急性胆囊炎 K81.000

本案例是胆管结石和急性胆囊炎、胆管炎同时存在的情况,原主要编码胆管结石 K80.5 胆管结石不伴有胆管炎或胆囊炎,与其他诊断存在急性胆囊炎、胆管炎的情况相悖。查找第三卷,应合并编码至 K80.4 胆管结石伴有胆囊炎。

编码查找过程:

主导词:胆管炎

  —伴有结石,胆管

  ——和胆囊炎 K80.4

核对第一卷:K80.4 胆管结石伴有胆囊炎

【案例最终编码】

诊断类别	诊断名称	原编码	修正编码	ICD 名称
出院主要诊断	胆管结石	K80.500	K80.4	胆管结石伴有胆囊炎
出院其他诊断	急性胆管炎	K83.001		
	急性胆囊炎	K81.000		

案例 4-3

【基本信息】

性别:男	年龄:54 岁	住院天数:7 天
入院科室:肝胆外科		出院科室:肝胆外科

【诊断信息】

诊断类别	诊断名称	疾病编码
出院主要诊断	胆囊结石	K80.200
出院其他诊断	急性胆囊炎	K81.000
	急性胆管炎	K83.001

【编码问题】 胆囊结石 K80.200、急性胆囊炎 K81.000、急性胆管炎 K83.001

本案例为胆囊结石和急性胆囊炎、胆管炎同时存在的情况,原主要编码 K80.2 胆囊结石不伴有胆囊炎,与其他诊断存在急性胆囊炎、胆管炎的情况相悖。查找第三卷,主导词胆囊胆管炎(另见胆囊炎,急性)K81.0,更换主导词为胆囊炎,胆囊结石和急性胆囊炎、胆管炎应合并编码至 K80.0 胆囊结石伴有急性胆囊炎。

编码查找过程:

主导词:胆囊胆管炎(另见胆囊炎,急性)K81.0

主导词:胆囊炎

  —急性

  ——伴有

  ———结石,石头在

  ————胆囊内 K80.0

核对第一卷:K80.0 胆囊结石伴有急性胆囊炎

【案例最终编码】

诊断类别	诊断名称	原编码	修正编码	ICD 名称
出院主要诊断	胆囊结石	K80.200	K80.0	胆囊结石伴有急性胆囊炎
出院其他诊断	急性胆囊炎	K81.000		
	急性胆管炎	K83.001		

案例五

【基本信息】

性别:女	年龄:13 岁	住院天数:11 天
入院科室:消化科		出院科室:消化科

【诊断信息】

诊断类别	诊断名称	疾病编码
出院主要诊断	克罗恩病(A1b,L3,B2,G0,中重度活动)	K50.900
出院其他诊断	急性失血性贫血	D62.x00

【编码问题】克罗恩病(A1b,L3,B2,G0,中重度活动)K50.900

一、知识点回顾

(一)编码相关临床知识点

克罗恩病(Crohn disease,CD)是一种慢性炎性肉芽肿性疾病,多见于末端回肠和邻近结肠,但从口腔至肛门各段消化道均可受累,呈节段性或跳跃式分布。特征性临床表现为发作性腹痛、腹泻,伴有间歇期不等的无症状期。也可伴有发热、贫血、乏力等全身表现,以及关节、皮肤、眼、口腔黏膜等肠外损害。本病可发生于任何年龄段,多发生于青少年。其主要并发症为肠梗阻、便血、穿孔和潜在恶性变。CD 临床分型主要有蒙特利尔分型和巴黎分型(表 11-3),临床较多采用蒙特利尔分型。

表 11-3 CD 的临床分型

项目	蒙特利尔分型		巴黎分型	
确诊年龄(A)	A1	≤ 16 岁	A1a	<10 岁
			A1b	10~17 岁
	A2	17~40 岁	A2	17~40 岁
	A3	>40 岁	A3	>40 岁

续表

项目	蒙特利尔分型			巴黎分型	
病变部位（L）	L1	回肠末段	L1	远端 1/3 回肠 ± 局限回盲部疾病	
	L2	结肠	L2	结肠	
	L3	回结肠	L3	回结肠	
	L4*	上消化道	L4a*	上部近端至 Treitz 韧带	
			L4b	上部近端至 Treitz 韧带和近端至远端 1/3 回肠	
疾病行为（B）	B1**	非狭窄非穿透	B1**	非狭窄非穿透	
	B2	狭窄	B2	狭窄	
	B3	穿透	B3	穿透	
			B2B3	穿透和狭窄病变，在相同或者不同时期	
	P***	肛周病变型	P***	肛周病变型	
生长情况（G）			G0	没有生长延迟的依据	
			G1	生长延迟	

注：*：两种分类系统的 L4 和 L4a/L4b 可与 L1 至 L3 同时存在；**：B1 随时间推移可发展为 B2 或 B3 ；***：P 为肛周病变，可与 B1~B3 同时存在

（二）ICD-10 分类知识点

K50 克罗恩病的分类轴心为解剖部位，编码时应尽量编码至特异亚目，分类结构如下。

K50　克罗恩病［局限性肠炎］

　　K50.0　小肠克罗恩病

　　K50.1　大肠克罗恩病

　　K50.8　其他的克罗恩病

　　K50.9　未特指的克罗恩病

二、编码问题解析

本案例主要诊断克罗恩病（A1b，L3，B2，G0，中重度活动）编码 K50.9，为未特指的克罗恩病。结合上述临床知识点，本案例克罗恩病采用的是巴黎分型，A1b 表示患者年龄为10~17 岁，L3 表示病变部位为回结肠，B2 表示肠腔存在狭窄，G0 表示没有生长延迟的依据。因此从临床给出的诊断已明确克罗恩病发病部位在回结肠，既包括小肠病变也包括大肠病变，查询第三卷，应编码于 K50.8 大肠和小肠的克罗恩病。

编码查找过程：

主导词：克罗恩病

　　—小肠（十二指肠、回肠或空肠）

　　——伴有大肠 K50.8

核对第一卷:K50.8 其他的克罗恩病
              大肠和小肠克罗恩病

【案例最终编码】

诊断类别	诊断名称	原编码	修正编码	ICD名称
出院主要诊断	克罗恩病(A1b,L3,B2,G0,中重度活动)	K50.900	K50.8	大肠和小肠克罗恩病
出院其他诊断	急性失血性贫血	D62.x00	D62	急性出血后贫血

第三节 手术案例分析

案例一

【基本信息】

性别:女	年龄:65岁	住院天数:11天
入院科室:肝胆外科		出院科室:肝胆外科

【诊断信息】

诊断类别	诊断名称	疾病编码
出院主要诊断	胆管结石伴梗阻性黄疸	K80.500
出院其他诊断	胰管狭窄	K86.804

【手术操作信息】

手术分类	手术及操作名称
手术	经内镜逆行胰胆管造影(ERCP)
手术	内镜下取石术
手术	内镜下胆道金属支架置入术
手术	胰管塑料支架置入术

【手术记录】

手术记录(部分)

手术名称:经内镜逆行胰胆管造影(ERCP),内镜下取石术,经内镜胆道金属支架置入术,胰管塑料支架置入术。

手术经过:

十二指肠镜经口进镜顺利,镜下食管、胃未见异常,十二指肠镜通过幽门达到十二指肠降段,见十二指肠乳头大小及形态正常。弓刀配合导丝逆行插管进入胆总管,造影见胆总管中段狭窄,长约 3.5cm,远端胆管稍扩张。留置胆管导丝选择行胰管插管成功,造影见胰头段胰管狭窄,远端胰管稍扩张。以扩张探条扩张主胰管,沿导丝安置胰管塑料支架一根。弓刀切开十二指肠乳头约 0.3cm,用胆道球囊 1 大气压扩张胆总管中段狭窄,以取石球囊清扫出黄色泥沙样结石置入肠道。沿导丝安置胆道覆膜金属支架一根于胆道内,上段进入肝内胆管,下段留于肠道约 2cm,见胆汁引流通畅。检查局部无出血,顺利退镜术毕。送回病房,禁食补液。

一、手术主要操作步骤

步骤 1:十二指肠镜下,弓刀配合导丝逆行插管进入胆总管,造影见胆总管中段狭窄。

步骤 2:留置胆管导丝选择行胰管插管成功,造影见胰头段胰管狭窄。

步骤 3:扩张探条扩张主胰管,沿导丝安置胰管塑料支架一根。

步骤 4:切开十二指肠乳头,用胆道球囊 1 大气压扩张胆总管中段狭窄,以取石球囊清扫出黄色泥沙样结石置入肠道。

步骤 5:导丝安置胆道覆膜金属支架一根于胆道内。

二、手术编码步骤

手术 1:十二指肠镜下,逆行插管行胆总管造影及胰管造影术(步骤 1 和步骤 2)

(一) 知识点回顾

1. **编码相关临床知识点** 内镜逆行胰胆管造影术(endoscopic retrograde cholangiopancreatography,ERCP):通过口腔将十二指肠镜插至十二指肠降部,经十二指肠乳头进入胆管、胰管进行造影及其他诊疗操作。ERCP 技术一直是诊断胆管、胰管病变的金标准,现已从单纯的诊断性技术发展为以治疗为主的综合性技术。治疗性 ERCP 包括十二指肠乳头括约肌切开及扩张术;胆管、胰管结石碎石取石术;胆管、胰管狭窄扩张术;鼻胆管、鼻胰管引流术;胆管支架、胰管支架置入引流术等。

2. **ICD-9-CM-3 分类知识点**

胰管、胆管造影分类于亚目 51.1 胆管诊断性操作,包括:

  51.10 内镜逆行胰胆管造影术[ERCP]

  51.11 内镜逆行胆管造影术[ERC]

  52.13 内镜逆行胰管造影术[ERP]

三者互不包括,51.10 为胰胆管造影,51.11 仅为胆管造影,52.13 仅为胰管造影,编码时需明确逆行造影的位置,编码到正确细目。

ERCP/ERC 下常见胆管部操作及编码包括:

  51.14 其他闭合性[内镜的]胆管或奥狄括约肌活组织检查

  51.15 奥狄括约肌的压力测量

  51.64 内镜下胆管或奥狄括约肌病损的切除术或破坏术

  51.84 内镜下壶腹和胆管扩张术

51.85 内镜括约肌切开术和十二指肠乳头切开术

51.86 内镜下鼻胆管引流管置入

51.87 内镜下支架(管)置入至胆管

51.88 内镜去除胆管结石

ERCP/ERP 下常见胰管部操作及编码包括:

52.14 闭合性[内镜的]胰管活组织检查

52.21 内镜下胰管病损或胰管组织的切除术或破坏术

52.93 内镜下胰管支架(管)置入

52.94 内镜下胰管结石去除术

52.97 内镜下鼻胰引流管置入

52.98 内镜下胰管扩张

(二) 手术编码实操

本案例患者在十二指肠镜下,逆行插管进入胆总管行造影,后行胰管插管造影,胆管胰管均造影为内镜逆行胰胆管造影术 ERCP,应编码至 51.10。

编码查找过程:

主导词:内镜检查

　　　　—胆道(手术)

　　　　— —经逆行性胰胆管造影术(ERCP)51.10

核对类目表:51.10 内镜逆行胰胆管造影术[ERCP]

手术 2:主胰管扩张术(步骤 3)

十二指肠镜下主胰管扩张术编码至 52.98 内镜下胰管扩张。

编码查找过程:

主导词:扩张

　　　　—胰腺管

　　　　— —内镜 52.98

核对类目表:52.98 内镜下胰管扩张

手术 3:胰管塑料支架置入术(步骤 3)

(一) 知识点回顾

1. **编码相关临床知识点**　胰管支架置入术是扩张胰管直径、通畅引流的有效手段,不仅用于慢性胰腺炎合并胰管狭窄、胰腺假性囊肿、胰腺外伤后胰管破裂、胰瘘、胰源性腹水、胰腺恶性肿瘤、胰腺分裂症、胰管结石等治疗,也可以用作预防经内镜逆行性胰胆管造影术后急性胰腺炎的发生。胰管支架按材质分为塑料胰管支架、全覆膜自膨胀金属支架、可降解胰管支架。塑料支架在临床上得到广泛应用,具有稳定性好、排斥性低等优点;但存在不能适应胰管生理弯曲及后期需要再次手术取出等弊端。自膨胀金属支架较塑料支架管径大,支撑能力更强、置管较易、通畅时间较长,但其缺点是需要通过手术二次取架;可降解支架克服了上述两种支架的缺点,管径大且可在规定时间于胰管内降解,无须二次手术,是目前的研究热门。

2. ICD-9-CM-3 分类知识点

胰管支架置入编码分类于 52.9 胰腺其他手术,胰管支架植入入路有切开、内镜下,主导词为"插入"。

　　52.92　胰管套管置入术

　　　　　不包括:经内镜入路的胰管套管置入术(52.93)

　　52.93　内镜下胰管支架(管)置入术

　　　　　胰管套管或支架置入,经分类于 51.10~51.11,52.13 操作

即在 ERCP/ERC/ERP 下置入胰管支架或套管应分类于 52.93。

(二) 手术编码实操

患者在十二指肠镜下逆行胰胆管造影术时置入塑料胰管支架一根,应编码至 52.93 内镜下胰管支架(管)置入术。

编码查找过程:

主导词:插入

　　　　—支架(支架植入)

　　　　——胰腺管

　　　　———内镜的 52.93

核对类目表:52.93 内镜下胰管支架(管)置入术

手术 4:十二指肠乳头切开术(步骤 4)

内镜下乳头括约肌切开术(endoscopic sphincteropapillotomy,EST)是在 ERCP 诊断技术的基础上发展起来的一种内镜治疗方法,在内镜下用高频电刀切开十二指肠乳头括约肌及胆总管末端部分,此项技术目前已广泛应用于胆管结石,胆管末端良性狭窄,急性胆源胰腺炎等胰胆疾病的治疗。

本案例患者于十二指肠镜下行十二指肠切开术编码至 51.85 内镜括约肌切开术和十二指肠乳头切开术。

编码查找过程:

主导词:乳头切开术(胰)

　　　　—内镜的 51.85

核对类目表:51.85 内镜括约肌切开术和十二指肠乳头切开术

手术 5:胆总管狭窄胆道球囊扩张术(步骤 4)

内镜下胆总管球囊扩张术编码至 51.84 内镜下壶腹和胆管扩张。

编码查找过程:

主导词:扩张

　　　　—胆管

　　　　——内镜的 51.84

核对类目表:51.84 内镜下壶腹和胆管扩张

手术 6：胆道结石取石球囊清扫术（步骤 4）

胆管取石术入路有切开、内镜下、腹腔镜下以及经皮的，主导词为"去除"；经体外休克波的，主导词"碎石术"。

胆管取石术相关编码如下：

51.41　胆总管探查术，用于去除结石

51.49　其他胆管切开术，用于解除梗阻

51.88　内镜去除胆管结石

　　　　腹腔镜的去除胆道结石

51.96　经皮抽吸胆总管结石

51.98　其他经皮胆管操作

　　　　通过原有的"T"形管或其他管经皮胆管内镜检查用于：

　　　　去除结石，除外胆总管结石

98.52　胆囊和 / 或胆管体外休克波碎石［ESWL］

本案例为十二指肠镜下用取石球囊清除胆管结石，应编码至内 51.88 内镜去除胆管结石。

编码查找过程：

主导词：去除

　　　　—结石

　　　　——胆管

　　　　———内镜的 51.88

核对类目表：51.88 内镜去除胆管结石

手术 7：胆道覆膜金属支架置入术（步骤 5）

（一）知识点回顾

1. 编码相关临床知识点　胆道支架是缓解胆道梗阻、畅通引流的治疗手段。包括塑料支架、金属支架（裸支架、覆膜支架、放射性支架、药物洗脱支架）及可降解支架等。塑料支架的优点是费用低、操作简单、发生阻塞时易于拆除和替换，但再阻塞发生率高，一般 3 个月左右就会因再阻塞而更换，容易引起胆管炎。金属支架的优点是支架通畅时间长、再阻塞发生率低，但是其费用较高，且植入后不易移除。支架植入的途径：①经皮经肝途径，如经皮经肝穿刺胆道引流术；②经内镜途径，如内镜下胆道塑料支架引流术、内镜下胆道金属支架引流术。

2. ICD-9-CM-3 分类知识点

胆道支架置入入路包括切开、经内镜、经皮，主导词为"插入"。

胆道支架置入术编码：

　　　51.43　胆总管肝管的导管置入，用于减压术

　　　51.87　内镜下支架（管）置入至胆管

　　　51.98　其他的经皮胆管操作

（二）手术编码实操

本案例在十二指肠镜下通过导丝置入胆道覆膜金属支架,应编码至 51.87 内镜下胆管支架置入。

编码查找过程：

主导词：插入

　　—支架

　　——胆管

　　———内镜的 51.87

核对类目表：51.87 内镜下支架（管）置入至胆管

【案例最终编码】

手术分类	手术及操作名称	ICD 编码	ICD 名称
手术	经内镜逆行胰胆管造影	51.87	内镜下支架（管）置入至胆管
手术	内镜下取石术	51.88	内镜去除胆管结石
手术	内镜下胆道金属支架置入术	52.93	内镜下胰管支架（管）置入术
手术	胰管塑料支架置入术	52.98	内镜下胰管扩张
		51.85	内镜括约肌切开术和十二指肠乳头切开术
		51.84	内镜下壶腹和胆管扩张
		51.10	内镜逆行胰胆管造影术［ERCP］

治疗性 ERCP 常同时伴有多个手术,不可仅凭手术名称编码,需仔细阅读手术记录防止编码遗漏,同时,在编码时还需注意同时进行的相关操作均是在内镜下进行的。

案例二

【基本信息】

性别：男	年龄：77 岁	住院天数：7 天
入院科室：普外科		出院科室：普外科

【诊断信息】

诊断类别	诊断名称	疾病编码
出院主要诊断	右侧腹股沟直疝	K40.901
出院其他诊断	原发性高血压 3 级高危	I10.x00x031

【手术操作信息】

手术分类	手术及操作名称
手术	右侧腹股沟疝无张力修补术

一、知识点回顾

(一) 编码相关临床知识点

手术治疗是腹股沟疝唯一的治愈手段,腹股沟疝手术术式包括:①单纯疝囊高位结扎术,主要用于儿童的腹股沟疝修补。②传统的疝修补术,前壁修补 Ferguson 法,后壁修补 Bassini 法、Halsted 法、McVay 法、Shouldice 法。③无张力修补术,是疝手术治疗的主要手段,无张力修补术是用人工材料(聚乙烯、聚酯等高分子材料)修补腹壁缺损处,由于不强行缝合缺损处周边组织,不存在张力问题。根据入路又分为开放性和腔镜下,开放性的包括平片无张力疝修补术(Lichtenstein 手术)、网塞充填式无张力疝修补术(Rutkow 手术)、Stoppa 手术等;腔镜下的包括经腹膜前途径 TAPP、完全经腹膜外途径 TEP、腹腔内铺网技术 IOPM、单纯疝环缝合 RCT、单疝缝合法。腔镜疝修补术对于中青年或对美容有要求的患者,尤其是双侧腹股沟疝和复发疝具有优势,对于年龄较大或是合并症较多者宜采用开放性无张力疝修补。

(二) ICD-9-CM-3 分类知识点

腹股沟疝修补术编码分类于 17.1-17.2 和 53.0-53.1 中。亚目 17.1 和 17.2 分类腹腔镜下的腹股沟疝修补术,亚目 53.0 和 53.1 分类开放性和其他的腹股沟修补术。

17.1　腹腔镜单侧腹股沟疝修补术

　　17.11　腹腔镜腹股沟直疝修补术,伴有移植物或假体
　　　　　　腹腔镜腹股沟直疝和斜疝修补术,伴有移植物或假体

　　17.12　腹腔镜腹股沟斜疝修补术,伴有移植物或假体

　　17.13　腹腔镜腹股沟疝修补术,伴有移植物或假体 NOS

17.2　腹腔镜双侧腹股沟疝修补术

　　17.21　腹腔镜双侧腹股沟直疝修补术,伴有移植物或假体

　　17.22　腹腔镜双侧腹股沟斜疝修补术,伴有移植物或假体

　　17.23　腹腔镜双侧腹股沟疝修补术,一侧为直疝,另一侧为斜疝,伴有移植物或假体

　　17.24　腹腔镜双侧腹股沟疝修补术,伴有移植物或假体 NOS

53.0　其他腹股沟疝单侧修补术

　　53.00　腹股沟疝单侧修补术 NOS
　　　　　　腹股沟疝缝合术 NOS

　　53.01　其他和开放性腹股沟直疝修补术
　　　　　　腹股沟直疝与斜疝

　　53.02　其他和开放性腹股沟斜疝修补术

　　53.03　用移植物或假体的其他和开放性腹股沟直疝修补术

　　53.04　用移植物或假体的其他和开放性腹股沟斜疝修补术

　　53.05　用移植物或假体的腹股沟疝修补术 NOS

53.1 其他双侧腹股沟疝修补术

53.10 双侧腹股沟疝修补术 NOS

53.11 其他和开放性双侧腹股沟直疝修补术

53.12 其他和开放性双侧腹股沟斜疝修补术

53.13 其他和开放性双侧腹股沟疝修补术,一侧直疝和一侧斜疝

53.14 用移植物或假体的其他和开放性双侧腹股沟直疝修补术

53.15 用移植物或假体的其他和开放性双侧腹股沟斜疝修补术

53.16 用移植物或假体的其他和开放性双侧腹股沟疝修补术,一侧直疝和一侧斜疝

53.17 用移植物或假体的双侧腹股沟疝修补术 NOS

疝修补术编码时应注意以下情况:①疝的单双侧;②术式为腹腔镜下、开放式、其他;③腹股沟疝的类型为直疝、斜疝、直疝与斜疝、一侧直疝一侧斜疝;④是否使用移植物或假体进行修补。根据以上几种情况总结腹股沟疝手术分类对应编码,见表 11-4。

表 11-4 腹股沟疝手术分类对应编码

类型		伴有移植物或假体		不伴有移植物或假体
		腹腔镜	其他或开放性	
单侧	直疝	17.11	53.03	53.01
	斜疝	17.12	53.04	53.02
	直疝和斜疝	17.11	53.03	53.01
	NOS	17.13	53.05	53.00
双侧	直疝	17.21	53.14	53.11
	斜疝	17.22	53.15	53.12
	一侧直一侧斜	17.23	53.16	53.13
	NOS	17.24	53.17	53.10

二、手术编码实操

手术记录(部分)

手术名称:右侧腹股沟无张力修补术。

手术经过:

患者今日在硬膜外麻醉下行右侧腹股沟无张力修补术,患者取平卧位,麻醉显效后,留置尿管,常规消毒铺巾,选取右侧耻骨结节与左髂前上棘连线中点上两横指至耻骨结节做一6cm切口,逐层分离皮肤及皮下组织,暴露精索,悬吊精索,逐层分离出疝囊,见疝囊位于腹壁下动脉内侧,符合腹股沟直疝诊断,打开腹横筋膜,显露腹膜外脂肪,还纳疝内容物,充分分离疝囊周围腹横筋膜下组织间隙,取补片,适当裁剪后,将补

片下份置入间隙内,上份超过联合肌腱约 2cm,内侧达耻骨结节,下端过耻骨梳韧带约 3cm,外侧超过同侧腹直肌外缘约 2cm,补片上份侧边开口,包绕精索后缝合关闭,将上份平片铺平,2-0 Prolene 线间断分别于耻骨梳韧带、联合腱、腹沟韧带、腹横肌等周边组织缝合并固定,生理盐水冲洗术区后,安置负压引流管,逐层缝合。

(一) 手术主要操作步骤

步骤 1:切开皮肤及皮下,分离疝囊。
步骤 2:还纳疝内容物,分离疝囊周围组织间隙。
步骤 3:取补片,适当裁剪后,将补片置入组织间隙,调整位置,将补片缝合固定。
步骤 4:安置负压引流管,逐层缝合。

(二) 手术编码步骤

患者诊断右侧腹股沟直疝,行右侧腹股沟无张力修补术(步骤 1-4)。手术为开放性手术,术中使用补片进行腹股沟直疝的修补,应编码至 53.03 用移植物的开放性腹股沟直疝修补术。

编码查找过程:
主导词:修补术
  —疝
  ——腹股沟的(单侧)
  ———直接的(单侧的)
  ————伴假体或移植物 53.03
核对类目表:53.03 用移植物或假体的其他和开放性腹股沟直疝修补术

【案例最终编码】

手术分类	手术及操作名称	ICD 编码	ICD 名称
手术	右侧腹股沟无张力修补术	53.03	用移植物或假体的其他和开放性腹股沟直疝修补术

案例三

【基本信息】

性别:女	年龄:5 天	住院天数:30 天
入院科室:普外科		出院科室:普外科

【诊断信息】

诊断类别	诊断名称	疾病编码
出院主要诊断	先天性小肠闭锁(Ⅳ型)	Q41.800

续表

诊断类别	诊断名称	疾病编码
出院其他诊断	新生儿肺炎	P23.900
	35 周早产儿	P07.300
	新生儿高胆红素血症	P59.901
	房间隔缺损	Q21.100
	低钾血症	P74.302

【手术操作信息】

手术分类	手术及操作名称
手术	肠闭锁切除术
手术	肠吻合术
手术	剖腹探查术

手术编码实操

手术记录(部分)

手术名称:肠闭锁切除术,肠吻合术,剖腹探查术。

手术发现:

1. 小肠可见两处闭锁:一处闭锁位于距屈氏韧带约 40cm 处的空肠,闭锁两端的肠管均呈盲袋,两端间有索带相连,肠系膜保持连续性,索带长约 5cm,闭锁近段肠袢有明显扩张(直径约 5cm),充血水肿明显,远段肠袢则细小瘪缩(直径约 1cm);另一处距屈氏韧带约 95cm 处,此处闭锁为肠管长约 2cm,近远端肠管直径均为 1cm。

2. 注水试验:在闭锁一、二段肠管中段注水通畅,小肠远端肠管注入生理盐水后可见生理盐水自肛门口排出。

3. 术中共切除小肠肠管约 30cm,术后共剩余小肠约 130cm。

4. 阑尾位于右下腹,直径 0.4cm,长约 4.0cm。

手术经过:

麻醉显效后,取平卧位,常规皮肤消毒铺巾。取右侧经腹直肌切口长约 4.0cm,逐层切皮肤、皮下、腹直肌前鞘,分离腹直肌,打开腹直肌后鞘和腹膜,进入腹腔,洗手,术中所见如上述。

进入腹腔后,检查全部小肠及结肠。找到闭锁段肠袢近远端后,切除第一处闭锁近端肥厚的肠管约 15cm,远端约 5cm,在第二处肠管近远端分别切除 3cm,处理系膜;向第一、二段闭锁中段肠管内置管注入温生理盐水,通畅;再向第二段闭锁远端小肠注水,肛门口留置纱条,直到远端肠管充盈,将远端肠管的内容物冲出肛门口,见纱布上有肠内容物及被浸湿。分别在第一、二处闭锁近、远端肠管对拢,采用间断全层及浆肌层吻合切口,检查吻合无渗漏,通过性好。关闭肠系膜裂隙。顺结肠带找到阑尾,离断结扎阑尾系膜血管,于阑尾根部结扎阑尾,切除,电凝处理阑尾残端后行荷包缝合,包埋。

温生理盐水 250ml 充分冲洗腹腔至清亮,注入防粘连冲洗液,清点纱布器械无误后,检查腹腔内无活动性出血,可吸收线逐层关腹至皮下,吻合皮肤,常规辅料包扎伤口。术毕,患儿带管转入 NICU 进一步治疗。

(一) 手术主要操作步骤

步骤 1:开腹探查,共找到两处闭锁,切除第一处闭锁近端肥厚的肠管约 15cm,远端约 5cm;在第二处肠管近远端分别切除 3cm,处理系膜。

步骤 2:分别在第一、二处闭锁近、远端肠管对拢,吻合切口。

步骤 3:顺结肠带找到阑尾,离断结扎阑尾系膜血管,于阑尾根部结扎阑尾,切除。

冲洗腹腔至清亮,注入防粘连冲洗液 3m,清点检查结束后关腹。

(二) 手术编码步骤

手术 1:肠闭锁切除,肠吻合术(步骤 1 和步骤 2)

1. 知识点回顾

(1)编码相关临床知识点:先天性肠闭锁(congenital intestinal atresia)指从十二指肠到直肠间发生的肠道先天性闭塞,是较常见的一种消化道畸形。最多见于回肠,其次是十二指肠和空肠,结肠闭锁较少见。根据肠管外观连续性有无中断、肠系膜有无缺损及肠管形态进行分类。Ⅰ型:肠管外形连续性未中断,仅肠腔有一个或多个隔膜使肠腔完全闭锁。Ⅱ型:闭锁两侧均为盲端,其间有一条纤索带连接,其毗邻的肠系膜完整。Ⅲa 型:闭锁两盲端完全分离,无纤维索相连,毗邻的肠系膜有一"V"形缺损。Ⅲb 型:两盲端系膜缺损,远侧小肠如刀削下的苹果皮样呈螺旋状排列(apple-peel 闭锁)。小肠系膜缺如,小肠长度明显短缩。Ⅳ型:为多发性闭锁,各闭锁段间有索带相连,酷似一串香肠;部分闭锁肠系膜有"V"形缺损。

确诊后应尽早手术,十二指肠闭锁可在切除后行十二指肠、十二指肠吻合术或十二指肠、空肠吻合术。空、回肠闭锁则在切除两侧盲端后行端端吻合。结肠闭锁多先做结肠造瘘,二期行关瘘、吻合术。

(2)ICD-9-CM-3 分类知识点

1)小肠及大肠肠切除术的分类结构

45.6 小肠的其他切除术

  45.61 小肠多节段部分切除术

  45.62 小肠其他部分切除术

  45.63 小肠全部切除术

17.3 腹腔镜大肠部分切除术

  17.31 腹腔镜多段大肠切除术

  17.32 腹腔镜盲肠切除术

  17.33 腹腔镜右半结肠切除术

  17.34 腹腔镜横结肠切除术

  17.35 腹腔镜左半结肠切除术

  17.36 腹腔镜乙状结肠切除术
  17.39 其他腹腔镜大肠部分切除术
45.7 开放性和其他部分大肠切除术
  45.71 开放性和其他大肠多节段切除术
  45.72 开放性和其他盲肠切除术
  45.73 开放性和其他右半结肠切除术
  45.74 开放性和其他横结肠切除术
  45.75 左半结肠切除术
  45.76 开放性和其他乙状结肠切除术
  45.79 其他和未特指大肠部分切除术
45.8 腹内全结肠切除术

2)编码注意事项:肠部分切除术分类时应注意区分切除的范围和入路,尤其是多节段的肠切除,小肠多节段部分切除应分类于45.61。大肠多节段切除术应分类于45.71或17.31,编码时需仔细阅读手术记录。

2. 手术编码分析 本案例患者为新生儿,诊断为多处肠狭窄(Ⅳ型),手术记录中可见患者小肠有两处闭锁。一处闭锁位于距屈氏韧带约40cm处的空肠,闭锁两端的肠管均呈盲袋,两端间有索带相连,闭锁近段肠袢有明显扩张(直径约5cm),远段肠袢则细小瘪缩(直径约1cm)。另一处距屈氏韧带约95cm处,此处闭锁为肠管长约2cm,近远端肠管直径均为1cm。两处闭锁相隔较远。术中患者切除第一处闭锁近端肥厚的肠管约15cm,远端约5cm;在第二处肠管近远端分别切除3cm。分别在第一、二处闭锁近、远端肠管对拢,吻合切口。实际上将患者两处闭锁分别切除,分别吻合,共切除两段小肠,为小肠的多节段部分切除,应编码至45.61。开腹探查术为手术必经步骤,吻合采用的是端对端的小肠吻合术,在此均应省略编码。

编码查找过程:
主导词:切除术
  —肠
  ——小的
  ———节段的
  ————多的 45.61
核对类目表:45.61 小肠多节段部分切除术

手术2:阑尾切除术(步骤3)
阑尾切除术分类结构:
47.0 阑尾切除术
  47.01 腹腔镜下阑尾切除术
  47.09 其他阑尾切除术
47.1 附带阑尾切除术
  47.11 腹腔镜下附带阑尾切除术
  47.19 其他的附带阑尾切除术

编码阑尾切除术首先应区分是因阑尾自身的疾患进行的切除,还是做其他腹腔手术时附带切除,前者分类于 47.0 阑尾切除术,后者分类于 47.1 附带阑尾切除术。其次,应区分手术方式是开腹还是腔镜下,以分类到准确细目。

本案例患者阑尾正常,无疾病,在肠闭锁切除时附带切除,应属于附带阑尾切除术,且本案例的手术为开腹性手术,应编码至 47.19 其他的附带阑尾切除术。

编码查找过程:

主导词:阑尾切除术

　　　　—附带的 47.19

核对类目表:47.19 其他的附带阑尾切除术

手术 3:冲洗腹腔注入防粘连冲洗液(步骤 4)

类目 47 阑尾手术及类目 45 肠切开术、切除术和吻合术下均提示另编码:任何粘连屏障物质的使用或给予(99.77)。本案例于腹腔注入防粘连冲洗液,应编码 99.77。

编码查找过程:

主导词:注射(进入)(皮下)(静脉内)(局部作用或全身作用)

　　　　—屏障物,粘连 99.77

核对类目表:99.7 使用或应用粘连屏障物

【案例最终编码】

手术分类	手术及操作名称	ICD 编码	ICD 名称
手术	肠闭锁切除术	45.61	小肠多节段部分切除术
手术	肠吻合术	47.19	其他的附带阑尾切除术
手术	剖腹探查术	99.77	使用或应用粘连屏障物

案例四

【基本信息】

性别:男	年龄:20 岁	住院天数:5 天
入院科室:消化科		出院科室:消化科

【诊断信息】

诊断类别	诊断名称	疾病编码
出院主要诊断	直肠息肉	K62.100
出院其他诊断	便秘	K59.000

【手术操作信息】

手术分类	手术及操作名称
手术	内镜下直肠息肉电凝术

一、知识点回顾

(一) 编码相关临床知识点

肠息肉(intestinal polyps)是一种从黏膜表面突出到肠腔内的隆起状病变。肠息肉可发生在肠道的任何部位,可为单个或多个,直径自数毫米至数厘米,有蒂或无蒂。小肠息肉症状常不明显,可表现为反复的腹痛和肠道出血;结直肠息肉多见于乙状结肠及直肠,可表现为肠道刺激症、便血、肠梗阻、肠套叠。其治疗方法,有蒂者内镜下可摘除或圈套蒂切除,直径 ≥ 2cm 的广基腺瘤样息肉或癌变者多采用腹腔镜下或开腹肠段切除。

(二) ICD-9-CM-3 分类知识点

1. 小肠息肉的切除或破坏术按病损切除或破坏术分类

(1)十二指肠息肉

    45.30　内镜下十二指肠病损切除术或破坏术

    45.31　十二指肠病损的其他局部切除术

    45.32　十二指肠病损的其他破坏术

(2)小肠息肉(除外十二指肠)

    45.33　小肠病损或小肠组织的局部切除术,除外十二指肠

    45.34　小肠病损的其他破坏术,除外十二指肠

2. 大肠息肉切除或破坏术按病损切除或破坏术分类

    45.41　大肠病损或大肠组织的切除术

    45.42　内镜下大肠息肉切除术

    45.49　大肠病损的其他破坏术

3. 直肠息肉切除或破坏术有独立的手术编码

    48.36　直肠[内镜的]息肉切除术

不同部位的肠息肉的切除或破坏术由于术式不同分类不同(表 11-5)。直肠息肉分类特殊,各类术式均编码至 48.36。

表 11-5　肠息肉切除或破坏术编码汇总

部位术式	切除	其他破坏术	内镜下切除或破坏术
十二指肠	45.31	45.32	45.30
小肠(除外十二指肠)	45.33	45.34	45.33/45.34
大肠	45.41	45.49	45.42
直肠	48.36	48.36	48.36

二、手术编码实操

手术记录(部分)

手术名称:内镜下直肠息肉电凝术。

手术发现:

无痛技术支持下从肛门进镜至回盲部,回盲瓣呈唇形。退镜观察:所见升结肠、横结肠、降结肠及乙状结肠黏膜光滑,血管纹理清晰,直肠距肛 10cm 见一短蒂息肉,顺利圈套后予以电凝电切 15W×4 次,顺利切除息肉,残蒂无出血,黏膜无损伤。肛周无特殊。所摘除息肉送检。

术中,患者于内镜下圈套后电凝切除直肠息肉,应编码至 48.36 内镜下直肠息肉切除术。

编码查找过程:

主导词:破坏

 —病损(局部的)

 ——直肠(局部的)

 ———息肉 48.36

核对类目表:48.36 直肠[内镜的]息肉切除术

【案例最终编码】

手术分类	手术及操作名称	ICD 编码	ICD 编码名称
手术	内镜下直肠息肉电凝术	48.36	直肠[内镜的]息肉切除术

案例五

【基本信息】

性别:男	年龄:57 岁	住院天数:16 天
入院科室:胃肠外科		出院科室:胃肠外科

【诊断信息】

诊断类别	诊断名称	疾病编码
出院主要诊断	胃体恶性肿瘤	C16.200　M8000/3
出院其他诊断	十二指肠溃疡	K26.900
	脂肪肝	K76.000
	胆囊结石	K80.200
	(胃)低分化癌,浸及胃壁全层,脉管未见明确癌侵犯	M8000/3

【手术操作信息】

手术操作分类	手术及操作名称
手术	腹腔镜下胃癌根治术
手术	Roux-en-Y 吻合
手术	淋巴结清扫术
手术	腹腔灌注化疗

一、知识点回顾

(一) 编码相关临床知识点

胃癌(gastric carcinoma)是最常见的恶性肿瘤,在我国消化道恶性肿瘤中居第一位。好发部位以胃窦为主,占一半左右,其次是胃底贲门部,胃体较少。大体分为早期胃癌,即病变仅限于黏膜或黏膜下层,不论病灶大小或有无淋巴结转移;进展期胃癌,指癌组织浸润深度超过黏膜下层。胃癌可根据 TNM 分期法进行临床分期,现根据 TNM 的不同组合可将胃癌分为 I ~ Ⅳ 期临床病理分期。

胃癌可直接浸润、淋巴转移、血行转移、腹膜种植转移。其中淋巴转移是胃癌的主要转移途径,进展期胃癌的淋巴结转移率高达 70%。引流胃的区域淋巴结有 16 组,按照它们距胃的距离,可分为 3 站。第一站为胃旁淋巴结,按照贲门右、贲门左、胃小弯、胃大弯、幽门上、幽门下淋巴结的顺序编为 1~6 组。7~16 组淋巴结原则上按照动脉分支排序,分别为胃左动脉旁、肝总动脉旁、腹腔动脉旁(7~9 组),脾门、脾动脉旁(10~11 组),肝十二指肠韧带内、胰后、肠系膜上动脉旁、结肠中动脉旁(12~15 组),腹主动脉旁淋巴结(16 组)。

胃癌由原发部位经淋巴网向第一站(N1)胃周淋巴结转移,继之癌细胞随支配胃的血管,沿血管周围淋巴结向心性转移至第二站(N2),并可向更远的第三站淋巴结(N3)转移。不同部位胃癌的淋巴结的分站组合各不相同(表 11-6)。胃癌的淋巴结转移通常是循序逐步渐进,但也可发生跳跃式淋巴转移,即第一站无转移而第二站有转移。

表 11-6 不同部位胃癌各站淋巴结的划分

淋巴结站别	全胃	窦部	体部	贲门部
N1	1,2,3,4,5,6	3,4,5,6	1,3,4,5,6,	1,2,3,4
N2	7,8,9,10,11	1,7,8,9	2,7,8,9,10,11	5,6,7,8,9,10,11
N3	12,13,14	2,10,11,12,13,14	12,13,14	12,13,14

外科手术是胃癌的主要治疗手段,也是目前能治愈胃癌的唯一方法,分为姑息性手术和根治性手术两种。

1. **姑息性手术** 为原发灶无法切除,针对由于胃癌导致的梗阻、穿孔等并发症而作的手术。

2. **根治性手术** 原则为彻底切除胃癌原发灶,按临床分期标准清除胃周围的淋巴结,重建消化道。

(1)胃切除范围：要求切断线距肿瘤肉眼边缘5cm以上；远侧部癌应切除十二指肠第一部3~4cm，近侧部癌应切除食管下端3~4cm。

(2)淋巴结清扫：淋巴结清除范围以D(dissection)表示，以N表示胃周淋巴结站别。第一站淋巴结未全部清除者为D_0，第一站淋巴结全部清除为D_1，第二站淋巴结完全清除称为D_2，依次为D_3。

胃癌手术的根治度分为A、B、C三级。A级：D>N，手术清扫的淋巴结站别，超越有转移的淋巴结站别，效果好。B级：D=N，清扫淋巴结的范围等同于有转移的淋巴结站别，或切缘1cm内有癌细胞浸润，也属根治性手术，但其根治程度及疗效较A级差。C级：仅切除原发灶部分转移灶，尚有肿瘤残余，属于非根治性手术。

(3)手术方式：根据肿瘤部位、进展程度及临床分期来确定。

1)早期胃癌由于病变局限且较少淋巴结转移，施行D_1胃切除术就可获得治愈性切除，可行腹腔镜或开腹胃部分切除术。

2)进展期胃癌标准治疗是D_2淋巴结清扫的胃切术。远端胃癌可行根治性胃大部切除术，消化道重建可选Billroth Ⅰ式胃十二指肠吻合或Billroth Ⅱ式、传统离断Roux-en-Y式，以及非离断式Roux-en-Y胃空肠吻合术。胃体与胃近端癌可行根治性全胃切除术，消化道重建常行食管空肠Roux-en-Y吻合。近端胃癌也选用根治性近端胃切除，胃食管吻合。

毕Ⅰ式(图11-1)是胃与十二指肠吻合，比较符合原来的生理状况，但要注意吻合口不得有张力。如果吻合前判断有张力，应选择毕Ⅱ式或Roux-en-Y术式。毕Ⅱ式(图11-2)为十二指肠断端缝闭，胃和空肠吻合，分为结肠前和结肠后方式，又按是否将整个残胃断端与空肠端侧吻合分为全口胃空肠吻合和半口胃空肠吻合。毕Ⅱ式解决了吻合口张力的问题，但碱性消化液途经胃，可能造成碱性反流性胃炎及残胃癌的情况。

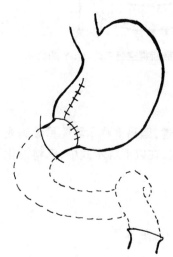

图11-1　Billroth Ⅰ式胃十二指肠吻合

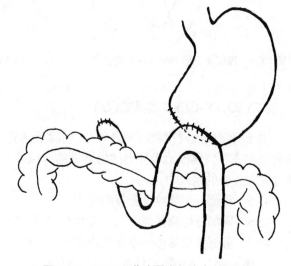

图11-2　Billroth Ⅱ式胃空肠吻合(结肠前)

传统离断胃空肠Rou-en-Y术(图11-3)是胃大部切除后，十二指肠断端关闭，取Treitz

韧带远端 10~15cm 空肠横断,远断端与残胃吻合,近断端与距前胃肠吻合口 45~60cm 的远断端空肠行端侧吻合。此术式可防止胆胰液流入残胃招致的反流性胃炎,但可能发生 Roux 潴留综合征。

非离断式 Roux-en-Y 吻合术(图 11-4),综合了 Billroth Ⅱ式与传统离断 Roux-en-Y 式的思路,在 Billroth Ⅱ式的基础上加做空肠侧侧吻合及输入袢肠管结扎,从而既保证了消化液流动方向,又避免了离断空肠。

3)扩大的胃癌根治术:是指包括胰体、尾及脾的根治性胃大部切除或全胃切除,适用胃癌侵及邻近组织或器官;有肝、结肠等邻近脏器浸润可行联合脏器切除术。

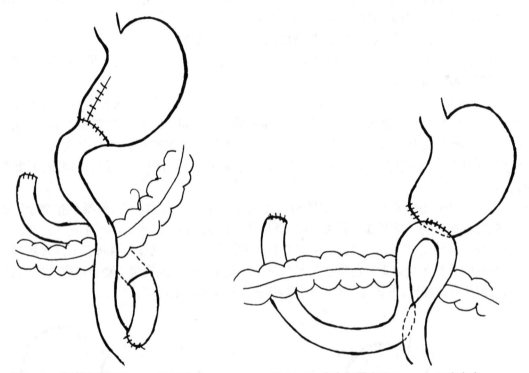

图 11-3　传统胃空肠 Rou-en-Y 吻合术　　　图 11-4　非离断胃空肠 Rou-en-Y 吻合术

(二) ICD-9-CM-3 编码知识点

由于病损较大,行器官全部(部分)切除后需要进行重建,编码重建术需要另编码或合并编码来完成。胃癌根治术分类结构常见的有以下几种术式,在以下各式中,已将消化道重建合并在各自的编码中:

43.5　　胃部分切除伴食管胃吻合术

43.6　　胃部分切除伴胃十二指肠吻合术(毕Ⅰ)

43.7　　胃部分切除伴胃空肠吻合术(毕Ⅱ,Roux-en-Y 胃肠吻合)

43.99　胃全部切除术伴食管十二指肠吻合术

　　　　全胃切除伴食管空肠吻合术

二、手术编码实操

手术记录（部分）

手术名称：腹腔镜下胃癌根治术，Roux-en-Y 吻合，区域淋巴结清扫术，腹腔灌注化疗。

手术经过：

全麻满意后，取平卧"人"字位，常规消毒铺巾、导尿，脐孔置入 10mm troca 作为光源气腹孔，两侧同一水平旁开 10cm 分别开一小孔置入 5mm troca 作为操作孔，左侧锁骨中线肋缘下 3cm 开小孔置入 12mm troca 作为主刀操作孔，右侧对应位置小孔置入 5mm troca 作为助手操作孔。

术中探查示：肿瘤位于胃体大弯侧，大小约 3cm×3cm，质硬，探查腹壁、肠系膜、网膜、肝脏脏面、脾脏等未见明显结节生长，估计能根治切除，遂行胃癌根治术。

超声刀辅助分离：胃钳、肠钳向两侧牵开结肠系膜及大网膜，于横结肠网膜带处打开大网膜前叶，右至结肠肝曲，左至脾曲，分离大网膜后叶及横结肠系膜前叶，直至胰腺上缘。于肠系膜上静脉右侧副结肠静脉根部向上分离，显露右结肠静脉干。继向胃侧分离至胃网膜右静脉，于胰十二指肠下前静脉汇入处上方凝断胃网膜右静脉。向上翻起幽门，沿胰腺上缘分离，显露胃网膜右动脉，于根部（合成夹及钛夹结扎血管）凝断，并清扫周围脂肪、纤维组织和淋巴结（6 组）。沿胰腺上缘剪开肝总动脉前浆膜，锐性分离肝总动脉，向内直达腹腔动脉及脾动脉起始部。于胃胰韧带底部切开腹膜，显露腹腔动脉，并分离出胃左血管。显露胃左动、静脉，于其根部结扎（合成夹及钛夹结扎血管）切断，并清扫周围脂肪、纤维组织和淋巴结（7、8、9 组）。向上牵开左肝内侧叶，胃窦、十二指肠向下牵引，于肝缘下横行切开肝十二指肠韧带前叶浆膜，锐性分离十二指肠球部上缘（5 组），显露肝总动脉、肝固有动脉、胃右动脉和胃十二指肠动脉汇合处。于胃右动脉根部（合成夹及钛夹结扎血管）凝断，并清扫周围脂肪、纤维组织和淋巴结（12 组）。将胃体向右下方牵引，向上牵开左肝外侧叶，沿肝下切断小网膜（3 组）并清扫门右侧脂肪淋巴组织（1 组）。继而于大弯侧脾脏附近向上游离，根部结扎切断胃网膜左血管（合成夹及钛夹结扎血管）。完成腹腔镜下操作。

撤去腹腔镜器械后，取中上腹正中切口约 5cm 进腹，使用直线切割闭合器 +1 钉离断胃大部 - 十二指肠，距屈氏韧带远端约 20cm 处切开小肠系膜，使用直线切割闭合器 +1 钉离断小肠，远端置入 26# 吻合器抵钉座，近端小肠盲端和远端小肠约 40cm 处对系膜缘开窗，置入直线切割闭合器行空肠空肠侧侧吻合（1 钉），并用切割闭合器封闭残端（1 钉）；打开胃前壁，稀碘伏冲洗、消毒，将吻合器置入胃内，于胃体大弯侧距肿瘤 15cm 处行胃、空肠端侧吻合，使用直线切割闭合器 +2 钉将胃离断，移除标本，将胃管置入胃空肠吻合口下端。使用可吸收缝线将所有吻合口全部单纯间断缝合加固，将十二指肠残端行浆肌层包埋。术后标本予患者家属过目后送病检。

检查术野无活动性出血，防粘连液 2 袋及洛铂 80mg 溶液冲洗、浸泡腹腔，于肝胃间隙处置引流管一根由右侧腹壁引出。清点器械纱布无误后逐层关腹。手术顺利，术中出血约 50ml，术中未输血，术后安返病房。

（一）手术主要操作步骤

步骤 1：腹腔镜探查后，超声刀分离肠系膜大网膜，凝断胃网膜右动脉根部；并清扫周围脂肪、纤维组织和淋巴结（6 组）。

步骤 2：结扎切断胃左动、静脉根部，并清扫周围脂肪、纤维组织和淋巴结（7、8、9 组）。

步骤 3：锐性分离十二指肠球部上缘（5 组），结扎凝断胃右动脉根部，并清扫周围脂肪、纤维组织和淋巴结（12 组）。

步骤 4：肝下切断小网膜（3 组）并清扫门右侧脂肪淋巴组织（1 组）。

步骤 5：撤去腹腔镜器械，中上腹正中切口约 5cm 进腹。

步骤 6：离断胃大部 - 十二指肠，距屈氏韧带远端约 20cm 处切开小肠系膜，近端小肠盲端和远端小肠约 40cm 处对系膜缘开窗，行空肠空肠侧侧吻合，封闭残端。

步骤 7：胃体大弯侧距肿瘤 15cm 处行胃、空肠端侧吻合。

步骤 8：将胃离断，移除。

步骤 9：防粘连液 2 袋及洛铂 80mg 溶液冲洗、浸泡腹腔。

（二）手术编码步骤

手术 1：腹腔镜下，网膜分离、各血管结扎、各组淋巴结及周围组织清扫（步骤 1~4）

胃血供丰富，即使在远端胃大部切除术中处理大部分血管，仍可通过残余的胃短血管保证胃的血供。案例中在腹腔镜下网膜分离及对各血管结扎是进行胃大部切除的必要操作步骤，省略编码。

术中对淋巴结及周围组织进行根治清扫，编码至 40.59 其他淋巴结根治性切除术。

编码查找过程：

主导词：切除
　　　—淋巴，淋巴的
　　　——结
　　　———根治性 40.50
　　　————特指部位 NEC40.59

核对类目表：40.59 其他淋巴结根治性切除术

手术 2：撤去腹腔镜器械，中上腹正中切口约 5cm 进腹（步骤 5）

此步骤为腹腔镜中转开腹后又进行手术，应编码腹内的具体手术和 54.11。

编码查找过程：

主导词：腹腔镜检查 54.11

核对类目表：54.11 腹腔镜检查

手术 3：胃大部切除后移除，进行空肠空肠侧侧吻合，封闭残端小肠；行胃、空肠端侧吻合术（步骤 6~8）

本案例患者进行了胃大部切除术、胃空肠吻合术、空肠侧侧吻合术，属于非离断式 Roux-en-Y 吻合。分别编码至 43.7 胃大部分切除伴胃空肠吻合术编码至，45.91 小肠 - 小肠侧侧吻合术。

编码查找过程：

主导词：胃切除术（部分）（大部）

 —伴

 ——胃空肠吻合术 43.7

核对类目表：43.7 胃部分切除术伴胃空肠吻合术

主导词：吻合术

 —肠

 ——小肠与小肠 45.91

核对类目表：45.91 小肠 - 小肠吻合术

手术 4：使用防粘连液 2 袋冲洗腹腔（步骤 9）

类目 43 胃切开术和切除术及类目 45 肠切开术、切除术和吻合术均提示另编码：任何粘连屏障物质的使用或给予（99.77），此处需编码 99.77，编码查找步骤略。

手术 5：使用洛铂 80mg 溶液冲洗腹腔（步骤 9）

洛铂化学名称为是 1,2 二氨甲基 - 环丁烷 - 乳酸合铂，是铂类化疗药物。用化疗药物冲洗、浸泡腹腔，编码 54.97 腹膜腔注入局部作用的治疗性物质和 99.25 注射或输注癌瘤化学治疗药物。

编码查找过程：

主导词：灌注

 —为了

 ——化学疗法 NEC　99.25

核对类目表：99.25 注射或输注癌瘤化学治疗药物

99.2 亚目下提示另编码：腹膜内（腔）（54.97）

主导词：注射

 —腹腔

 ——局部作用的治疗性物质 54.97

核对类目表：54.97 腹膜腔注入局部作用的治疗性物质

【案例最终编码】

手术分类	手术及操作名称	ICD 编码	ICD 编码名称
手术	腹腔镜下胃癌根治术	43.7	胃部分切除伴胃空肠吻合术
手术	Roux-en-Y 吻合	45.91	小肠 - 小肠吻合术
手术	淋巴结清扫术	40.59	其他淋巴结根治性切除术
手术	腹腔灌注化疗	54.97	腹膜腔注入局部作用的治疗性物质
		54.21	腹腔镜检查
		99.25	注射或输注癌瘤化学治疗药物
		99.77	使用或应用粘连屏障物

（陈佳旭）

第十二章

皮肤和皮下组织疾患

第一节 概 述

本章主要分类皮肤及皮下组织疾患,编码分类于 L00-L99。

本章包括下列各节:

L00-L08　皮肤和皮下组织感染

L09-L14　大泡性疾患

L20-L30　皮炎和湿疹

L40-L45　丘疹鳞屑性疾患

L50-L54　荨麻疹和红斑

L55-L59　辐射有关的皮肤和皮下组织疾患

L60-L75　皮肤附件的疾患

L80-L99　皮肤和皮下组织的其他疾患

不包括:

起源于围生期的某些情况(P00-P96)

某些传染病和寄生虫病(A00-B99)

妊娠、分娩和产褥期的并发症(O00-O99)

先天性畸形、变形和染色体异常(Q00-Q99)

内分泌、营养和代谢疾病(E00-E90)

损伤、中毒和外因的某些其他后果(S00-T98)

肿瘤(C00-D48)

症状、体征和临床与实验室异常所见,不可归类在他处者(R00-R99)

系统性结缔组织疾病(M30-M36)

本章提供的星号类目:

L14*　分类于他处的疾病引起的大泡性疾患

L45*　分类于他处的疾病引起的丘疹鳞屑性疾患

L54*　分类于他处的疾病引起的红斑

L62*　分类于他处的疾病引起的甲疾患

L86*　分类于他处的疾病引起的皮肤角化病

L99*　分类于他处的疾病引起的皮肤和皮下组织的其他疾患

第二节　疾病案例分析

案例一

【基本信息】

性别:男	年龄:3岁7月	住院天数:6天
入院科室:耳鼻喉科		出院科室:耳鼻喉科

【诊断信息】

诊断类别	诊断名称	疾病编码
出院主要诊断	耳后化脓性淋巴结炎	I88.900
出院其他诊断	接触性皮炎	L25.900
	汗疱疹	L30.100

【编码问题】耳后化脓性淋巴结炎 I88.9、接触性皮炎 L25.900

编码问题 1:耳后化脓性淋巴结炎 I88.9

一、知识点回顾

(一) 编码相关临床知识点

淋巴结(lymph nod)是结构最完备的外周免疫器官,广泛分布于全身非黏膜部位的淋巴通道汇集处。身体浅表部位的淋巴结常位于凹陷隐蔽处(如颈部、腋窝、腹股沟等);内脏的淋巴结多成群分布于器官门附近,沿血管干排列,如肺门淋巴结。组织或器官的淋巴液均引流至局部淋巴结,局部淋巴结肿大或疼痛通常提示引流区域内的器官或组织发生炎症或其他病变。

淋巴结肿大按其分布可分为局限性和全身性淋巴结肿大,病因及临床表现如下:

1. 局限性淋巴结肿大

(1)非特异性淋巴结炎:由引流区域的急、慢性炎症所引起。如急性化脓性扁桃体炎、齿龈炎可引起颈部淋巴结肿大。急性炎症初始,肿大的淋巴结柔软、有压痛,表面光滑、无粘连,肿大至一定程度即停止。慢性炎症时,淋巴结较硬,最终淋巴结可缩小或消退。

(2)单纯性淋巴结炎:为淋巴结本身的急性炎症。肿大的淋巴结有疼痛,呈中等硬度,有触痛,多发生于颈部淋巴结。

(3)淋巴结结核：肿大的淋巴结常发生于颈部血管周围，多发性，质地稍硬，大小不等，可相互粘连，或与周围组织粘连，如发生干酪性坏死，则可触及波动感。晚期破溃后形成瘘管，愈合后可形成瘢痕。

(4)恶性肿瘤淋巴结转移：恶性肿瘤转移所致肿大的淋巴结，质地坚硬，或有橡皮样感，表面可光滑或突起，与周围组织粘连，不易推动，一般无压痛。

2. 全身性淋巴结肿大　病因分为感染性疾病和非感染性疾病，后者又分为结缔组织疾病和血液系统疾病。

(二) ICD-10 分类知识点

淋巴结炎（除外 HIV、结核、梅毒等引起的情况）主要分类于 I88 非特异性淋巴结炎和 L04 急性淋巴结炎，分类结构如下：

I88　非特异性淋巴结炎
　　I88.0　非特异性肠系膜淋巴结炎
　　　　　肠系膜淋巴结炎（急性）（慢性）
　　I88.1　慢性淋巴结炎，除外肠系膜
　　I88.8　其他非特异性淋巴结炎
　　I88.9　未特指的非特异性淋巴结炎
　　　　　淋巴结炎 NOS
L04　急性淋巴结炎
　　L04.0　面、头和颈部急性淋巴结炎
　　L04.1　躯干急性淋巴结炎
　　L04.2　上肢急性淋巴结炎
　　L04.3　下肢急性淋巴结炎
　　L04.8　其他部位的急性淋巴结炎
　　L04.9　未特指的急性淋巴结炎

在分类淋巴结炎时，首先应区分淋巴结炎是单纯的淋巴结炎症，还是由引流区域的急、慢性炎症所引起的非特异性淋巴结炎。前者分类于 L04，后者分类于 I88。

二、编码问题解析

本案例耳后化脓性淋巴结炎编码 I88.9，为未特指的非特异性淋巴结炎，需查看病历明确引起淋巴结炎的具体病因。

查房记录（部分）

诊断及诊断依据：

耳后化脓性淋巴结炎：患者，男，3 岁 7 月，因"发现左耳后包块 9 天，逐渐增大伴红肿 5 天"入院。查体：左耳后可扪及包块，表面皮肤有红肿，边界较清，质地较软，基底固定，活动度差，有明显波动感，触之疼痛，无血管源性搏动。外周血常规白细胞升高、中性为主。彩超提示左耳后含液性病变。空针穿刺抽出脓性液体，故诊断。

从诊断依据可见，患儿急性起病，左耳后可扪及包块，表面皮肤有红肿，触之疼痛。外周血常规白细胞高，彩超示左耳后含液性病变，空针穿刺抽出脓性液体。从诊断依据未见有其他的引流区域器官或组织发生炎症或其他病变的描述。结合上述临床知识点，本案例应为单纯性淋巴结炎，不应分类于 I88 非特异性淋巴结炎。查看第三卷，正确编码应为 L04.0 面、头和颈部急性淋巴结炎。

编码查找过程：

主导词：淋巴结炎

　　—化脓性（另见　淋巴结炎，急性）L04.9

主导词：淋巴结炎

　　—急性

　　— —头部 L04.0

核对第一卷：L04.0 面、头和颈部急性淋巴结炎

编码问题 2：接触性皮炎 L25.900

一、知识点回顾

（一）编码相关临床知识点

接触性皮炎（contact dermatitis）是由于接触某些外源性物质后，在皮肤黏膜接触部位发生的急性或慢性炎性反应。根据发病机制可分为刺激性和变应性接触性皮炎。某些物质在低浓度时为致敏物，在高浓度时则为刺激物或毒性物质。

刺激性接触性皮炎（irritant contact dermatitis）：接触物本身具有强烈刺激性（如接触强酸、强碱等化学物质）或毒性，任何人接触后均可发病。某些刺激性小的物质，一定浓度下接触一段时间也可治病。本类接触性皮炎的共同特点：①任何人接触后均可发病；②无潜伏期；③皮损多限于直接接触部位，边界清楚；④停止接触后皮损可消退。

变应性接触性皮炎（allergic contact dermatitis）：为典型的Ⅳ型超敏反应，接触物为致敏因子，本身并无刺激性或毒性，多数人接触后不发病，仅有少数人接触经过一定时间的潜伏期，在接触部位的皮肤黏膜发生超敏反应性炎症。本类接触性皮炎的共同特点：①有一定潜伏期，首次接触后不发生反应，经过 1~2 周后如再次接触同样致敏物质后发病；②皮损往往呈广泛性、对称性分布；③易反复发作；④皮肤斑贴试验阳性。

（二）ICD-10 分类知识点

接触性皮炎分类于 L23-L25，主要分类轴心为发病机制和引起过敏的物质。主要分类结构为：

L23　变应性接触性皮炎

　　L23.0　金属引起的变应性接触性皮炎

　　L23.1　粘贴剂引起的变应性接触性皮炎

　　L23.2　化妆品引起的变应性接触性皮炎

  L23.3 药物接触皮肤引起的变应性接触性皮炎

  L23.4 染料引起的变应性接触性皮炎

  L23.5 其他化学产品引起的变应性接触性皮炎

  L23.6 食物接触皮肤引起的变应性接触性皮炎

  L23.7 植物引起的变应性接触性皮炎,除外食物

  L23.8 其他物质引起的变应性接触性皮炎

  L23.9 未特指原因的变应性接触性皮炎

 L24 刺激性接触性皮炎

  L24.0 去污剂引起的刺激性接触性皮炎

  L24.1 油脂类引起的刺激性接触性皮炎

  L24.2 溶剂类引起的刺激性接触性皮炎

  L24.3 化妆品引起的刺激性接触性皮炎

  L24.4 药物接触皮肤引起的刺激性接触性皮炎

  L24.5 其他化学产品引起的刺激性接触性皮炎

  L24.6 食物接触皮肤引起的刺激性接触性皮炎

  L24.7 植物引起的刺激性接触性皮炎,除外食物

  L24.8 其他物质引起的刺激性接触性皮炎

  L24.9 未特指原因的刺激性接触性皮炎

 L25 未特指的接触性皮炎

  L25.0 化妆品引起的未特指的接触性皮炎

  L25.1 药物接触皮肤引起的未特指的接触性皮炎

  L25.2 染料引起的未特指的接触性皮炎

  L25.3 其他化学产品引起的未特指的接触性皮炎

  L25.4 食物接触皮肤引起的未特指的接触性皮炎

  L25.5 植物引起的未特指的接触性皮炎,除外食物

  L25.8 其他物质引起的未特指的接触性皮炎

  L25.9 未特指原因的未特指的接触性皮炎

  编码接触性皮炎时,首先应明确是变应性还是刺激性,其次,需明确引起接触性皮炎的物质。变应性接触性皮炎及刺激性接触性皮炎的区别及其编码,见表 12-1。

表 12-1 变应性、刺激性接触性皮炎的区别及其编码

	变应性接触性皮炎	刺激性接触性皮炎
危险人群	遗传易感性,少数人	任何人
应答机制	(Ⅳ型)迟发型超敏反应	非免疫性,表皮理化性质改变
接触物特性	低分子量半抗原(如金属、甲醛)	无机或有机类刺激物
起病方式	通常再次接触后 12~48 小时,一旦致敏通常迅速发作	随表皮屏障的丧失而逐渐加重
分布	身体任何部位,泛发	直接接触部位发病
疾病编码	L23	L24

二、编码问题解析

本案例其他诊断接触性皮炎,编码 L25.9 为未特指原因的未特指的接触性皮炎,未表达其性质属于刺激性还是变应性以及引起皮炎的具体物质,需查看病历明确。

皮肤科应邀会诊记录(部分)

患者因"发现左耳包块 9 天入院,渐增大伴红肿 5 天"入院,目前诊断:耳后化脓性淋巴结炎。入院后一天手掌、手臂出现粟粒状丘疹,不伴有瘙痒,请我科会诊。查体手掌、手臂有边界不清红斑、粟粒大小丘疹、水疱。追问病史,患者入院前一天于家中有接触新鲜芒果汁史,未进食芒果汁。目前皮疹考虑接触性皮炎。处理:1. 白天樟脑乳膏外用 1 次,晚上地奈德软膏外用 1 次;2. 避免接触芒果;3. 避免受热、保持凉爽。

从上述病历记录可知,患者为接触芒果后引起的接触性皮炎。芒果皮炎(mango dermatitis)是一种因食用或接触芒果所导致的接触性皮肤反应,属于变应性皮炎。芒果的抗原成分为单羟基苯或二羟基苯,其机制可能为芒果抗原结合于 LCs 表面的特异性 IgE 抗体,递呈至 Th1 及 Th2 细胞引起 IgE 介导的迟发型超敏反应。

因此,本案例接触性皮炎为变应性,过敏物质为芒果。查看第三卷,本案例接触性皮炎应编码至 L23.6 食物接触皮肤引起的变应性接触性皮炎。

编码查找过程:
主导词:皮炎
 —由于
 ——食物(内服的)
 ———接触皮肤
 ————变应性 L23.6
核对第一卷:L23.6 食物接触皮肤引起的变应性接触性皮炎

【案例最终编码】

诊断类别	诊断名称	原编码	修正编码	ICD 名称
出院主要诊断	耳后化脓性淋巴结炎	I88.900	L04.0	面、头和颈部的急性淋巴结炎
出院其他诊断	接触性皮炎	L25.900	L23.6	食物接触皮肤引起的变应性接触性皮炎
	汗疱疹	L30.100	L30.1	汗疱疹

案例二

【基本信息】

性别:女	年龄:67 岁		住院天数:8 天
入院科室:烧伤整形科		出院科室:烧伤外科	

【诊断信息】

诊断类别	诊断名称	疾病编码
出院主要诊断	压疮	L89.9
出院其他诊断	一氧化碳中毒迟发性脑病	G92.x02
	一氧化碳中毒后遗症	T97.x01

【编码问题】压疮 L89.9

一、知识点回顾

（一）编码相关临床知识点

褥疮（pressure ucler）：又称压疮或压力性损伤，是指皮肤或皮下组织由于压力，或者复合剪切力和 / 或摩擦力而导致的皮肤、皮下组织和肌肉的局限性损伤，经常发生在骨隆突的部位。

褥疮分期：1989 年美国国家压疮专家咨询组（National Pressure Ulcer Advisory Panel，NPUAP）将压疮分为四期。

（1）Ⅰ期为无法返白的红斑、完整的皮肤，预示皮肤溃疡损伤。

（2）Ⅱ期为部分皮肤和 / 或真皮的缺损，临床表现为浅表的溃疡、缺损、水疱。

（3）Ⅲ期为全皮层的缺失，伴有广泛的破坏、深度可达皮下组织，但不突破筋膜层。临床表现为深部溃疡。

（4）Ⅳ期为全皮层的缺失，伴有广泛的破坏、组织坏死或危及肌肉、骨或支撑结构，潜行和窦道也可出现。

1989 年 NPUAP 分期与 ICD-10 关于褥疮的分期相符。2016 年 NPIAP（NPUAP 后更名为 NPIAP）将褥疮分期更新为六期。目前临床多按此进行分期。

（1）Ⅰ期压力性损伤：皮肤完整，局部红斑。此级别皮肤完整，局部区域有无法返白的红斑。

（2）Ⅱ期压力性损伤：部分皮层缺损可达真皮层。此级别部分皮层缺损并可达真皮层，伤口床呈现粉红色或红色，组织湿润。可以是充满浆液完整的或破掉的水疱，不会看到皮下脂肪和深部组织，也不会有肉芽组织、腐肉及焦痂。

（3）Ⅲ期压力性损伤：全层皮层缺损。此级病灶已呈现全层皮层受损状态，在伤口中可见皮下脂肪和肉芽组织，且常会呈现卷状的伤口边缘。少许会出现腐肉和 / 或焦痂。不会暴露筋膜、肌肉、肌腱、韧带、软骨和 / 或骨头。

（4）Ⅳ期压力性损伤：全皮层及组织缺损。此级全层皮层及组织受损，伤口处裸露或直接可触及其筋膜、肌肉、肌腱、韧带、软骨或骨头，伤口可见到腐肉和 / 或痂。

（5）无法分级压力性损伤：全皮层及组织缺损因腐肉或焦痂覆盖导致伤口无法确认分级。如果清除腐肉或焦痂则会显现为第 3 级或第 4 级压力性损伤。

（6）深部组织压力性损伤：皮肤可能完整或不完整，局部存在有持续性无法返白的深红色、褐色或紫色的皮肤变色，或是表皮分离，显示出暗黑色的伤口床或充血的水疱。伤口变化快,之后才会显现出真正的组织受伤范围,也有可能快速恢复,不造成任何组织损伤,变化后才能进一步进行分级。

(二) ICD-10 分类知识点

1. 褥疮分类于 L89,分类轴心为褥疮分期,分类结构如下:

L89　受压区褥疮

　　　注:对于存在不同分期多个部位的褥疮,仅使用一个编码以指出最高分期。

　　L89.0　受压区 I 期褥疮

　　L89.1　受压区 II 期褥疮

　　L89.2　受压区 III 期褥疮

　　L89.3　受压区 IV 期褥疮

　　L89.9　未特指的受压区褥疮

2. 编码注意事项

(1)ICD 分类按四期进行分期,与褥疮的传统分期相符,但目前临床采用的是新的六期分期,在编码时需注意查看病历并与临床医师沟通,调整到正确的编码亚目中,褥疮分期与 ICD 编码对照见表 12-2。

表 12-2　褥疮分期与 ICD 编码对照表

NPIAP 现分期	NPUAP 原分期	ICD 分期	ICD 编码
I 期	I 期	I 期	L89.0
II 期	II 期	II 期	L89.1
III 期	III 期	III 期	L89.2
IV 期	IV 期	IV 期	L89.3
无法分级压力性损伤	III / IV 期	III / IV 期	L89.2/L89.3
深部组织压力性损伤	需临床判断	需临床判断	L89.-

(2)L89 类目下面明确注释,"对于存在不同分期多个部位的褥疮,仅使用一个编码以指出最高分期"。但在实际工作中,为更好地体现患者褥疮情况,如果患者发生多处不同分期的褥疮,可以在不同分期下按发生部位扩展编码,并作为选择性附加编码,以详细体现患者实际病情。

二、编码问题解析

本案例压疮,编码于 L89.9 未特指的受压区褥疮,未表达压疮分期的情况,需查看病历。

查房记录(部分)

　　诊断及诊断依据:

　　压疮:患者系老年女性,因"卧床 9 个月,骶尾部皮肤破溃、渗液 4 个月"入院,起病缓,主要表现为长期卧床后出现骶尾部皮肤破溃、渗液,查体:骶尾部可见大小约

5cm×6cm 大小椭圆形皮肤缺损,疮底见大量灰白色坏死筋膜组织,伴黄色渗液及少许脓性分泌物,无明显异物,创缘发红,局部皮温稍高,局部压痛明显,未及波动感,为Ⅳ期压疮。右侧大转子区见直径 2cm 大小皮肤表皮破溃,左侧大转子区见约 3cm×2cm 大小皮肤表皮破溃,疮周稍红,局部轻压痛,无明显渗液及脓性分泌物,未及波动感,为Ⅱ期压疮,双足背动脉可,故诊断。

从诊断依据示,患者发生了两处不同分期的压疮,即"骶尾部压疮Ⅳ期、双侧大转子压疮Ⅱ期",原编码分类于 L89.9 未特指的受压区褥疮不正确。查看第三卷,骶尾部压疮Ⅳ期应分类于 L89.3,双侧大转子压疮Ⅱ期分类于 L89.1。根据 L89 类目下注释应编码最高分期 L89.3,但在实际编码工作中,为了充分反应患者的实际病情情况,L89.1 可作为选择性附加编码。

编码查找过程:

主导词:压迫

 —褥疮[压疮](慢性)

  ——分期

  ———Ⅱ L89.1

  ———ⅣL89.3

 核对第一卷:L89.3 受压区Ⅳ期褥疮

     L89.1 受压区Ⅱ期褥疮

【案例最终编码】

诊断类别	诊断名称	原编码	修正编码	ICD 名称
出院主要诊断	压疮	L89.900	L89.3	受压区Ⅳ期褥疮
出院其他诊断			L89.1	受压区Ⅱ期褥疮
	一氧化碳中毒迟发性脑病	G92.x02	G92	中毒性脑病
	一氧化碳中毒后遗症	T97.x01	T97	主要为非药用物质毒性效应的后遗症

案例三

【基本信息】

性别:女	年龄:2 岁	住院天数:5 天
入院科室:皮肤科		出院科室:皮肤科

【诊断信息】

诊断类别	诊断名称	疾病编码
出院主要诊断	阿司匹林药物反应	T88.700
出院其他诊断	川崎病恢复期	Z54.800
	麻疹样红斑型药疹	L27.000

【编码问题】阿司匹林药物反应 T88.7

一、知识点回顾

在进行此类案例编码之前,应首先分析产生不良反应的性质,确定是中毒还是有害效应。中毒是指给错物品或用错方法,或者过量服用药物对机体引起的有害反应;有害效应是指恰当使用治疗量或预防剂量的正确药物引起的过敏等不良反应。两者编码方法不同。

1. **中毒**　应编码中毒性质编码(T36-T65);临床表现编码 A00-R99;中毒的外部原因 X、Y 编码。其中中毒性质编码为主要编码,临床表现及外因编码为附加编码。

2. **有害效应**　需编码临床表现,选择性附加第二十章编码说明引起有害效应的药物。当有害效应没有出现特指的临床表现时,编码至 T88.7 药物和药剂未特指的有害效应。对于不明原因的有害效应编码至 T78.-。

本案例涉及的主要类目包括 T88 和 L27,分类结构如下:

T88　手术和医疗的其他并发症,不可归类在他处者

　　T88.0　免疫接种后的感染

　　T88.1　免疫接种后的其他并发症,不可归类在他处者

　　T88.2　麻醉引起的休克

　　T88.3　麻醉引起的恶性高热

　　T88.4　插管失败或困难

　　T88.5　麻醉的其他并发症

　　T88.6　适当应用正确物质或药剂的有害效应引起的过敏性休克

　　T88.7　药物和药剂未特指的有害效应

　　　　　不包括:药物和药剂特指的有害效应(A00-R99,T80-T88.6,T88.8)

　　T88.8　手术和医疗其他特指的并发症,不可归类在他处者

　　T88.9　手术和医疗未特指的并发症

L27　内服物质引起的皮炎

　　L27.0　药物和药剂引起的全身性皮疹

　　L27.1　药物和药剂引起的局限性皮疹

　　L27.2　摄入食物引起的皮炎

　　L27.8　其他内服物质引起的皮炎

　　L27.9　未特指的内服心物质引起的皮炎

二、编码问题解析

本案例中阿司匹林药物反应编码 T88.7,为药物和药剂未特指的有害效应,其亚目下明确注释“不包括:药物和药剂特指的有害效应(A00-R99,T80-T88.6,T88.8)”,即当药物和药剂的正确使用引起了可以明确分类于其他章特指的表现时,不应归类至此。查看病历资料。

出院记录（部分）

　　患者入院前半个月，因发热在某院内科诊断为"川崎病"，住院治疗 11 天后好转出院，未再发热，出院后遵医嘱服用阿司匹林。3 天前患者无明显原因再次出现发热，2 天前患者面颈部出现芝麻大小红色斑疹，压之褪色，皮疹蔓延至躯干、四肢并融合成斑片，伴瘙痒剧烈，无触痛、破溃、渗出、脱屑，不伴眼红、口唇皲裂及口腔疼痛。结合患者起病前有明确的阿司匹林用药病史，及其皮疹特点，考虑为服用阿司匹林所致的麻疹样红斑型药疹。目前川崎病处于恢复期。

　　入院后暂停服用阿司匹林，给予抗炎、抗过敏及对症治疗。患者原有皮疹基本消退，无新发皮疹，无发热、腹痛，好转出院。

　　病历记录明确指出患者是因诊断川崎病后遵医嘱服用阿司匹林，导致全身麻疹样红斑型药物皮疹，属于正确使用治疗量或预防剂量的药物不良反应。即本案例为药物的有害效应，且具体的临床表现明确为全身药物性皮疹。因此，不应分类至 T88.7 药物和药剂未特指的有害效应。

　　查看第三卷，正确编码应为 L27.0 药物和药剂引起的全身性皮疹。本案例为阿司匹林的药物反应，外因明确，可以选择性使用外因编码 Y45.1 水杨酸盐类的有害效应表明引发皮疹的具体药物。

编码查找过程：

主导词：皮炎

　　　　—由于

　　　　——药物和药剂（恰当使用正确的物质）（全身性）L27.0

查看第三卷第三部分药物和化学制剂表，查找外因编码。

主导词：阿司匹林，在治疗中使用的有害效应 Y45.1

核对第一卷：L27.0 药物和药剂引起的全身性皮疹

　　　　　　Y45.1 水杨酸盐类的有害效应

【案例最终编码】

诊断类别	诊断名称	原编码	修正编码	ICD 名称
出院主要诊断	阿司匹林药物反应	T88.700	L27.0	药物和药剂引起的全身性皮疹
出院其他诊断	川崎病恢复期	Z54.800	Z54.8	其他治疗后恢复期
	麻疹样红斑型药疹	L27.000		
损伤中毒编码			Y45.1	水杨酸盐类的有害效应

　　假设，该患者是由于意外过量服用或误服阿司匹林出现全身性药物皮疹。编码应为：主要编码：T39.0 水杨酸盐类中毒；其他编码：L27.0 药物和药剂引起的全身性皮疹；损伤与中毒外因编码：X40.-（非阿片类镇痛药、解热药和抗风湿药的意外中毒及暴露于该类物质）。

第三节 手术案例分析

案例一

【基本信息】

性别:男	年龄:19 岁	住院天数:10 天
入院科室:烧伤整形科		出院科室:烧伤整形科

【诊断信息】

诊断类别	诊断名称	疾病编码
出院主要诊断	左面部瘢痕挛缩	L90.502
出院其他诊断	额部扩张器置入术后	Z97.800
	蚕豆病	D55.001

【手术操作信息】

手术类别	手术名称
手术	左面部瘢痕切除
手术	额部扩张器取出术
手术	扩张皮瓣转移术

【手术记录】

手术记录(部分)

手术名称:左面部瘢痕切除、额部扩张器取出术,扩张皮瓣转移术。

手术发现:

左面部瘢痕挛缩,7.5cm×5cm。额部正中皮肤扩张器植入后,扩张皮肤充分,触之较前变软,皮肤色泽正常。扩张器完整,未见漏口及缺损。

手术经过:

麻醉显效后,取平卧位,常规皮肤消毒铺巾。沿左面部瘢痕边缘外做切口,切开皮肤,分离皮下,完整切除病变皮肤,创面止血。于额部扩张器表面皮肤设计以左侧颞浅动脉额支为蒂的横椭圆形皮瓣,长 10cm、宽 6cm,蒂宽 3cm、蒂长 4.5cm,按切口线切开皮肤、皮下,于扩张囊膜外剥皮瓣,蒂部保留扩张囊膜,完整取出扩张器,生理盐水冲洗扩张囊,供瓣区创口皮下包膜"井"字切开,创面止血,皮下置一 150ml 负压引流装置引流管并缝合固定于额部皮肤,供瓣区 5-0 可吸收线间断缝合皮下,6-0 可吸线间断缝合皮肤;将皮瓣转移至左面部及下睑创面,5-0 可吸收线间断缝合皮下,6-0 可吸收线间断缝合皮肤,蒂部成皮管,左侧面部扩张皮瓣覆盖区冲洗后留置三条橡皮引流条。伤口外涂莫匹罗星,无菌敷料包扎固定。手术结束,转移皮瓣血供好。

一、手术主要操作步骤

步骤 1：沿左面部瘢痕，完整切除病变皮肤。

步骤 2：取经额部扩张器扩张后表面皮肤为椭圆形皮瓣，以左侧颞浅动脉额支为蒂，蒂部保留扩张的纤维囊膜。

步骤 3：取出皮肤扩张器，供瓣区创口皮下包膜"井"字切开，缝合额部皮肤、皮下，皮下置一负压引流装置。

步骤 4：将皮瓣转移至左面及下睑创面，缝合皮肤、皮下。蒂部缝合成皮管。

二、手术编码步骤

手术 1：面部瘢痕切除术（步骤 1）

瘢痕切除应按照皮肤病损切除进行编码。面部瘢痕切除术编码至 86.3 皮肤和皮下组织的病损切除术。

编码查找过程：

主导词：切除

　　　　—病损

　　　　— —皮肤 86.3

核对类目表：86.3 皮肤和皮下组织的病损或组织其他局部切除术或破坏术

手术 2：扩张皮肤取带蒂皮瓣行皮瓣移植术（步骤 2 和步骤 4）

(一) 编码相关临床知识点

皮瓣移植术是指具有血液供应的皮肤及其皮下组织的移植，按移植方法可分为带蒂皮瓣移植与游离皮瓣移植。带蒂皮瓣移植其特点是皮瓣移植过程中经一个或两个蒂部与身体相连，由蒂部提供皮瓣的血液供应，皮瓣形成与转移过程中，都需要相连接。待皮瓣在受区建立了新的血液循环系统后（3 周左右），即可行二期手术将蒂部切断，结束皮瓣的移植过程。按血液循环的供应不同分为任意皮瓣、管状皮瓣、轴型皮瓣等。根据设计皮瓣的类型不同，有些皮瓣移植无须再行断蒂手术。游离皮瓣移植其实是将自体轴型皮瓣完全游离，通过精密的显微外科手术，将皮瓣的静脉、动脉与缺损区的静脉、动脉吻合，以保证该皮瓣的血液供应与回流。游离皮瓣移植适用于严重毁损性烧伤，软组织严重缺损的创面，无法采用局部带蒂皮瓣修复的患者。

(二) ICD-9-CM-3 分类知识点

本案例涉及的主要手术编码为 86.7 带蒂皮瓣的移植或皮瓣移植，在分类时应注意类目 86 皮肤和皮下组织下面列出的不包括，在涉及以下部位的皮肤和皮下组织手术时，不应分类至类目 86。

86　皮肤和皮下组织手术

　　不包括：下列部位的皮肤：

　　　　肛门 (49.01-49.99)

　　　　乳房 (乳房切除术部位)(85.0-85.99)

　　　　耳 (18.01-18.9)

　　　　眉 (08.01-08.99)

　　　　眼睑 (08.01-08.99)

　　　　女性会阴 (71.01-71.9)

　　　　唇 (27.0-27.99)

　　　　鼻 (21.00-21.99)

　　　　阴茎 (64.0-64.99)

　　　　阴囊 (61.0-61.99)

　　　　外阴 (71.01-71.9)

86.7　带蒂皮瓣的或皮瓣移植

　　86.70　带蒂皮瓣或皮瓣移植 NOS

　　86.71　带蒂皮瓣或皮瓣移植物的切割术和修补术

　　86.72　带蒂皮瓣移植物前徙术

　　86.73　手的带蒂皮瓣或皮瓣移植物附着术

　　86.74　其他部位的带蒂皮瓣或皮瓣移植物附着术

　　86.75　带蒂皮瓣或皮瓣移植的修复术

　　根据皮瓣移植的过程,分为准备、转移、修复三大部分：准备部分包括 86.71 带蒂皮瓣或皮瓣移植物的切割术和修补术,86.72 带蒂皮瓣移植物前徙术；转移部分包括 86.73 手的带蒂皮瓣或皮瓣移植物附着术,86.74 其他部位的带蒂皮瓣或皮瓣移植物附着术；当皮瓣需要修复时(清创、去脂、修整等)编码 86.75 带蒂皮瓣或皮瓣移植的修复术(图 12-1)。

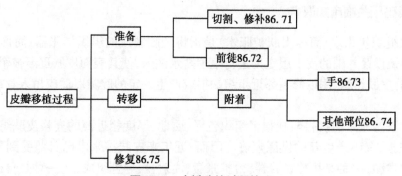

图 12-1　皮瓣移植过程编码

　　皮瓣移植术的编码规则：皮瓣的供区(取皮瓣区)和受区(受损区,接受皮瓣区)均应编码；供区编码包括 86.71、86.72,受区编码包括 86.73、86.74。在仅行皮瓣移植术时受区编码为主要手术编码。

(三) 手术编码实操

手术记录示患者取经额部扩张器扩张后表面皮肤为椭圆形皮瓣,以左侧颞浅动脉额支为蒂,将皮瓣转移至左面及下睑创面缝合。供区直接缝合皮肤和皮下。本案例是以血管为蒂的带蒂皮瓣移植术,供区是额部,受区是左面部及下睑,供区的带蒂皮瓣制备及受区的皮瓣附着均应编码。本案例扩张皮瓣转移术应编码供区编码 86.71 带蒂皮瓣的制备、受区编码 86.74 面部及下睑带蒂皮瓣附着术。

编码查找过程:

1. 供区皮瓣的制备

主导词:移植物,移植术

  —皮瓣(前移的)(旋转的)(滑动的) —另见移植物,皮肤,蒂

主导词:移植物,移植术

  —皮肤

  — —蒂(皮瓣)(管)

  — — —制备(切断)86.71

2. 受区皮瓣的附着

主导词:移植物,移植术

  —皮肤

  — —蒂(皮瓣)(管)

  — — —附着至部位(前移的)(双)(旋转的)(滑动的)86.74

核对类目表:86.71 带蒂皮瓣或皮瓣移植物的切割术和修补术

      86.74 其他部位的带蒂皮瓣或皮瓣移植物附着术

手术 3: 皮肤扩张器取出术(步骤 3)

(一) 编码相关临床知识点

皮肤软组织扩张术(简称皮肤扩张术)是指将硅胶制成的组织扩张器(简称扩张器)经手术埋植于缺损区外围的皮下层定期进行生理盐水注入,使其表面皮肤逐渐被牵伸扩张,提供"额外"的皮肤组织,用以修复邻近组织缺损或产生一定的腔隙以适应植入骨或者膺复体的需要。

由于皮肤扩张术能提供与缺损区组织色泽、质地、厚度相近似的充裕皮肤组织,既可以修复组织缺损,又不产生新的供区痕迹。因而,近年来皮肤扩张术已日益受到重视。扩张器分为两种类型:一种是可控扩张器,由扩张囊、注射盘、导管组成;另一种是自行膨胀扩张器,利用囊壁内外渗透压差使其逐渐膨胀。目前前者使用更多。

皮肤扩张术分为两期:第一期,切开皮下埋植扩张器,皮肤切口位于日后将形成皮瓣的游离缘或原有瘢痕缘。创口愈合稳定后定期注入生理盐水。第二期,在皮肤达到临床要求时进行第二次手术。经原切口取出扩张器,切除缺损区瘢痕或病变组织,利用扩张的皮肤形成局部皮瓣,修复缺损区。

（二）手术编码实操

皮肤扩张器的置入和去除分别编码 86.93、86.05。

编码查找过程：

1. 组织扩张器置入

主导词：插入

　　　—组织扩张器（皮肤）NEC 86.93

2. 组织扩张器取出

主导词：去除

　　　—组织扩张器（皮肤）NEC 86.05

核对类目表：86.93　组织扩张器置入

　　　　　86.05　皮肤和皮下组织切开术伴异物或装置去除

本案例患者额部正中皮肤扩张器植入后，患者于术中取出组织扩张器，额部扩张器取出术应编码 86.05 皮肤和皮下组织切开术伴异物或装置去除，编码查找过程如上。

【案例最终编码】

手术类别	手术及操作名称	ICD 编码	ICD 名称
手术	左面部瘢痕切除	86.3	皮肤和皮下组织的病损或组织其他局部切除术或破坏术
手术	扩张皮瓣转移术	86.74	其他部位的带蒂皮瓣或皮瓣移植物附着术
手术		86.71	带蒂皮瓣或皮瓣移植物的切割术和修补术
手术	额部扩张器取出术	86.05	皮肤和皮下组织切开术伴异物或装置去除

案例二

【基本信息】

性别：男	年龄：20 岁	住院天数：7 天
入院科室：烧伤整形科		出院科室：烧伤整形科

【诊断信息】

诊断类别	诊断名称	疾病编码
出院主要诊断	右手第 2、3、4 手指增生性瘢痕挛缩	L90.502
出院其他诊断	右手第 2、3、4 手指瘢痕伴并指	M20.002
	右手浅表瘢痕	L90.501

【手术操作信息】

手术分类	手术及操作名称
手术	右手 2、3、4 指瘢痕松解术
手术	邻近皮瓣成形

续表

手术分类	手术及操作名称
手术	3 指全厚植皮术
手术	2~3,3~4 指蹼 Z 成形术
手术	2、3 指指骨克氏针内固定术

【手术记录】

手术记录（部分）

手术名称：右手 2、3、4 指瘢痕松解术,邻近皮瓣成形,3 指全厚植皮术,2~3、3~4 指蹼 Z 成形术,2、3 指指骨克氏针内固定术。

手术发现：

右手第 2、3 指指腹瘢痕挛缩,瘢痕呈淡褐色,质地稍硬,稍高出皮面,表面凹凸不平,近侧指间关节欠伸约 20°,右手第 4 指指腹瘢痕挛缩,瘢痕呈淡褐色,质地稍硬,稍高出皮面,表面凹凸不平,近侧指间关节欠伸约 10°~15°。右手 2、3,3、4 指并指,指蹼狭窄,位置较正常指蹼前移,局部可见瘢痕增生。右手背可见 5cm×4cm 片状浅痕,近肤色,质软,基本平于皮面。

手术经过：

麻醉显效后,取平卧位,常规皮肤消毒巾,右上肢驱血压力 190mmHg。于右手 2、3、4 指瘢痕挛缩最明显处设计连续 Z 形切口切开,松解,使皮肤松弛、指间关节伸直,无肌腱骨骼暴露。克氏针固定 2、3 指于略过伸位。转移邻近皮瓣覆盖 2、3、4 指大部分创面,3 指指腹残留少量创面留待植皮。手术刀手工切取腕部全厚皮片相应面积,供皮区创缘游离后直接缝合,敷料包扎。将全厚皮片植于 3 指指腹残留创面,敷料加压包扎。于 2、3,3、4 指蹼设计 Z 形切口切开,形成个三角皮瓣对嵌缝合,使指蹼开大并略为加深。术手绷带固定。术毕,术指指端血供好。

一、手术主要操作步骤

步骤 1：右手 2、3、4 指瘢痕挛缩最明显处设计连续 Z 形切口切开,松解皮肤。

步骤 2：克氏针固定 2、3 指于略过伸位。

步骤 3：转移带蒂皮瓣覆盖 2、3、4 指大部分创面。

步骤 4：取腕部全厚皮片,植皮于 3 指指腹残留创面,敷料加压包扎。

步骤 5：于 2、3,3、4 指蹼设计 Z 形切口切开,形成一个三角皮瓣对嵌缝合。

二、手术编码步骤

手术 1：指瘢痕 Z 形切开松解（步骤 1）

（一）编码相关临床知识点

Z 成形术又称相对三角形皮瓣易位术，或对三角形皮瓣成形术。是一种简单而且效果良好的整复手术方法，应用广泛，是治疗或预防瘢痕挛缩的基本方法之一。主要是运用皮肤组织的松弛性，重新配置和改变组织的牵引方向，从而解除挛缩畸形，或恢复错位的组织。Z成形术的基本方法是以挛缩线作为纵轴分别在轴的末端，各向相对方向伸出一臂，形成大小、形状完全相同的两个三角形。一般使双臂与轴之间保持 60° 角，并使双臂相互平行。将两个三角形皮瓣切开剥离后，互换位置予以缝合，即可使挛缩得到松解，并因切口方向的改变，而具有防止复发的效果（图 12-2）。

对于轻度的瘢痕挛缩畸形，采用 Z 成形术或三瓣成形术可以使畸形得到较满意的矫正，但对于较严重的瘢痕挛缩，则还需要游离植皮等其他操作。

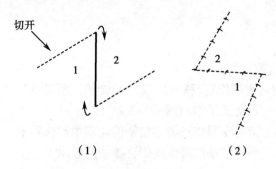

图 12-2 Z 成形术位置互换示意图

（二）手术编码实操

患者 2、3、4 指指腹瘢痕挛缩，行 2、3、4 指瘢痕 Z 形切开松解术，以"Z 型成形术"为主导词查找，编码至 86.84 皮肤瘢痕或蹼状挛缩松弛术。

编码查找过程

主导词：Z 型成形术

　　—皮肤（瘢痕）（蹼状挛缩）86.84

核对类目表：86.84 皮肤瘢痕或蹼状挛缩松弛术

手术 2：2、3 指克氏针固定术（步骤 2）

编码骨内固定术时，需注意是否伴有骨折的复位，本案例指骨内固定术未进行骨折复位，编码至 78.59 其他骨内固定不伴骨折复位术。

编码查找过程：

主导词：固定

　　　—骨

　　　——内的（不伴骨折复位）

　　　———特指部位 NEC 78.59

核对类目表：78.59 其他骨内固定不伴骨折复位术

手术 3：邻近皮瓣转移术（步骤 3）

本案例患者转移邻近皮瓣覆盖 2、3、4 指大部分创面，供区是缺损部位邻近部位的皮瓣，受区是 2、3、4 指的创面。在手术案例一中，已经介绍过关于皮瓣移植的编码方式，皮瓣的供区（取皮瓣区）和受区（受损区，接受皮瓣区）均应编码；本案例中邻近皮瓣转移术应编码供区编码 86.71，受区编码 86.73。

编码查找过程：

1. 供区皮瓣的制备

主导词：移植物，移植术

  —皮肤

  ——蒂（皮瓣）（管）

  ———制备（切断）86.71

2. 受区皮瓣的附着

主导词：移植物，移植术

  —皮肤

  ——蒂（皮瓣）（管）

  ———附着至部位（前移的）（双）（旋转的）（滑动的）

  ————手（交叉手指）（囊袋）86.73

核对类目表：86.71 带蒂皮瓣或皮瓣移植物的切割术和修补术

      86.73 手的带蒂皮瓣或皮瓣移植物附着术

手术 4：取腕部全厚皮片，行 3 指全厚皮片移植术（步骤 4）

（一）编码相关临床知识点

皮肤是人体最大的器官，皮肤分为表皮和真皮。真皮下面为皮下组织。表皮由上皮细胞构成，可分四层：生发层、棘细胞层、颗细胞层和角质层。真皮由胶原纤维、弹力纤维和网状纤维三种纤维组成。胶原纤维和弹力纤维给皮肤以韧性和弹性，能耐受一般的摩擦和挤压。因此皮肤移植后，植皮区的功能和外形是否良好，与移植皮片所包含真皮组织的厚度有密切关系。皮片包含真皮组织越厚，则植皮区的功能和外形恢复越优良。

皮肤游离移植是外科治疗中最基本最常用的一种方法。根据皮肤移植的厚度，目前最常用的分为刃厚皮片、中厚皮片及全厚皮片及带真皮下血管网皮片四种。

1. **刃厚皮片** 刃厚皮片（表层皮片）是最薄的一种皮片，仅含表皮层和部分真皮乳突层。由于刃厚皮片成活后缺点较多，故临床应用受到限制。目前这类皮片主要用于暂时地消灭创面。

2. **中厚皮片** 中厚皮片（断层皮片）的厚度包括表皮和部分真皮相当于全层皮肤厚度的 1/3~3/4。按其厚度又分为薄、厚两种。中厚皮片兼有刃厚皮片和全厚皮片的优点，而为整复外科应用最广泛的一种皮片。

3. **全厚皮片** 全厚皮片包括皮肤的全层组织。这是游离植皮中效果最好的一种皮片。在移植中供皮区已无皮组织残留，如是小面积全厚皮片切下后，必须将创面予以直接缝合。如需要较大面积的全厚皮片移植时，则须另取表层皮片或中厚皮片覆盖供皮区，所以供皮区的量有一定的限制。

4. **真皮下血管网皮片** 真皮下血管网皮片包括全层皮肤及真皮下的血管网,并常带有少量皮下脂肪组织,是游离皮片中最厚的一种。是一种介于全厚皮片与皮瓣之间的皮肤组织,用于对于某些部位或畸形,有时全厚皮片显得太薄,而常用的皮瓣又显得臃肿的情况。

游离皮肤移植与皮瓣移植的区别如表 12-3。

表 12-3 游离皮肤移植及皮瓣移植的区别

项目	游离皮肤移植	皮瓣移植
移植物	皮片:刃厚,中厚,全厚,真皮下血管网	皮瓣:皮肤连同皮下组织构成的组织块
是否与供皮区分离	是	是 / 否
手术次数	一次	一次或多次
适用情况	体表浅层软组织缺损	深部缺损、洞穿性损伤、器官再造
手术编码	86.6	86.7
主导词	移植物,移植术	

(二) ICD-9-CM-3 分类知识点

1. 本节涉及手术编码 86.6 游离皮肤移植,仍需注意类目 86 皮肤和皮下组织手术的不包括(见手术案例一,手术 2)。86.6 有两个分类轴心,一为部位轴心,包括手、其他部位、毛发,在部位编码时,除毛发移植外还需结合移植皮片厚度来进行编码(表 12-4);另一轴心为类型,包括异体、同种和人工皮肤。亚目 86.6 分类结构如下:

86.6 游离皮肤移植

    包括:皮肤切除术用于自体移植

    86.60 游离皮肤移植 NOS

    86.61 手的全层皮肤移植

        不包括:异种移植物(86.65)

                同种移植物(86.66)

    86.62 手的其他皮肤移植

        不包括:异种移植物(86.65)

                同种移植物(86.66)

    86.63 其他部位全层皮肤移植术

        不包括:异种移植物(86.65)

                同种移植物(86.66)

    86.64 毛发移植

    86.65 异种移植物至皮肤

        猪皮肤移植

        猪皮移植

86.66 同种移植物至皮肤
移植物至皮肤：
供体羊膜
供体皮肤
86.67 皮肤再生移植物
人工皮肤 NOS
创建"真皮"
脱细胞处理的异体真皮
体被矩形植入
皮肤皮层的假体植入
皮肤的再生皮肤层
86.69 其他皮肤移植物至其他部位
不包括：异种移植物(86.65)
同种移植物(86.66)

表 12-4 86.6 游离皮肤移植部位编码

皮片厚度 部位	手	其他部位	毛发
其他皮肤移植 （刃厚、中厚、其他）	86.62	86.69	86.64
全层皮肤移植 （全厚、真皮下血管网）	86.61	86.63	

注：其他部位不含 86 类目下不包括中提及部位

2. 编码注意事项 在进行游离皮肤移植编码时，首先应区分自体皮肤移植、非自体皮肤移植和毛发移植；其次，再区分非自体皮肤移植的移植物类型。

（1）自体皮肤移植：部位编码为 86.61~86.63 或 86.96，值得注意的是，亚目 86.6 中已经包括皮肤切除术用于自体移植，若是在同一手术中自体皮肤切除伴移植的情况，无需编码皮肤切除用作移植物 86.91。

（2）非自体皮肤移植：①同种异体皮肤移植：编码至 86.66 同种移植物至皮肤，此编码既表明了移植，也体现了移植物类型为同种异体。②异种皮肤移植：编码至 86.65 异种移植物至皮肤，此编码既表明了移植，也体现了移植物类型为异种。③皮肤再生移植物：既要编码部位，还需编码皮肤移植物类型 86.67。如人造皮肤移植到手指，则应同时编码86.62 手的其他皮肤移植和 86.67 皮肤再生移植物，以部位编码为主要编码，移植类型为附加编码。

（3）毛发移植：其查找过程为移植物，移植术—毛囊——头皮 86.64 或者移植物，移植术—皮肤——带毛的 86.64。毛发移植编码时不用考虑移植物类型。

游离皮肤移植术编码汇总，见表 12-5。

表 12-5　游离皮肤移植编码汇总表

游离皮肤移植	部位编码	类型编码
自体	86.61~86.63, 86.69	-
同种异体	-	86.66
异种	-	86.65
皮肤再生移植物	86.61~86.63, 86.69	86.67
毛发移植	86.64	-

注:"-"表示不编码

(三) 手术编码实操

本次手术取患者自体腕部全厚皮片,植皮于 3 指指腹残留创面。属于手部全厚皮片移植术,自体移植物。本案例为指全厚皮片移植术,应编码至手的全层皮肤移植 86.61。

编码查找过程:

主导词:移植物,移植术

　　—皮肤

　　— —全层

　　— — —手 86.61

核对类目表:86.61 手的全层皮肤移植

手术 5: 2、3,3、4 指蹼 Z 形切开术(步骤 5)

该步骤属于 Z 成形术,编码方法同手术 1。手瘢痕松解 Z 成形术编码至 86.84 皮肤瘢痕或蹼状挛缩松弛术。

【案例最终编码】

手术分类	手术及操作名称	ICD 编码	ICD 编码名称
手术	右手 2、3、4 指瘢痕松解术	86.84	皮肤瘢痕或蹼状挛缩松弛术
手术	邻近皮瓣成形	86.73	手带蒂皮瓣或皮瓣移植物附着术
手术	3 指全厚植皮术	86.61	手的全层皮肤移植
手术	2、3,3、4 指蹼 Z 成形术	78.59	其他骨内固定不伴骨折复位术
手术	2、3 指指骨克氏针内固定术	86.71	带蒂皮瓣或皮瓣移植物的切割术和修补术

(陈佳旭)

第十三章

肌肉骨骼系统和结缔组织疾病

第一节 概 述

本章主要分类肌肉骨骼系统和结缔组织疾病,编码分类于 M00-M99。

本章包括下列各节:

M00-M25 关节病

M30-M36 系统性结缔组织疾患

M40-M54 背部病

M60-M79 软组织疾患

M80-M94 骨病和软骨病

M95-M99 肌肉骨骼系统和结缔组织的其他疾患

不包括:

起源于围生期的某些情况(P00-P96)

某些颞下颌关节的疾患(K07.6)

某些传染病和寄生虫病(A00-B99)

妊娠、分娩和产褥期的并发症(O00-O99)

先天性畸形、变形和染色体异常(Q00-Q99)

内分泌、营养和代谢疾病(E00-E90)

损伤、中毒和外因的某些其他后果(S00-T98)

肿瘤(C00-D48)

症状、体征和临床与实验室异常所见,不可归类在他处者(R00-R99)

本章提供的星号类目:

M01* 分类于他处的传染病和寄生虫病引起的关节的直接感染

M03* 分类于他处的疾病引起的感染后和反应性关节病

M07* 银屑病性和肠病性关节病

M09* 分类于他处的疾病引起的幼年型关节炎

M14* 分类于他处的其他疾病引起的关节病

M36* 分类于他处的疾病引起的结缔组织的系统性疾患

M49* 分类于他处的疾病引起的脊椎病

M63* 分类于他处的疾病引起的肌肉疾患

M68* 分类于他处的疾病引起的滑膜和肌腱疾患

M73* 分类于他处的疾病引起的软组织疾患

M82* 分类于他处的疾病引起的骨质疏松

M90* 分类于他处的疾病引起的骨病

本章在第一卷提供了共用部位的选择性细目表(.0-.9),除 M23 膝关节内紊乱、M40-M54 背部病(除外 M50、M51)、M99(生物力学损害,不可归类在他处者)外,其他适当类目可选择性使用。

0　　多部位

1　　肩区

锁骨	肩锁的	
肩胛骨	盂肱的	关节
	胸锁的	

2　　上臂

肱骨　　肘关节

3　　前臂

桡骨　　腕关节

尺骨

4　　手

腕骨　　这些骨之间的关节

手指

掌骨

5　　骨盆区和大腿

臀　　　髋(关节)

股骨　　骶髂关节

骨盆

6　　小腿

腓骨　　膝关节

胫骨

7　　踝和足

跖骨　　踝关节

跗骨　　足的其他关节

趾

8　　其他

头

颈

肋骨

颅骨

躯干

脊柱

9 未特指部位

第二节 疾病案例分析

案例一

【基本信息】

性别:女	年龄:9岁	住院天数:14天
入院科室:风湿免疫科		出院科室:风湿免疫科

【诊断信息】

诊断类别	诊断名称	疾病编码
出院主要诊断	皮肌炎	M33.101
出院其他诊断	系统性红斑狼疮	M32.900
	狼疮性肾炎	M32.101†N08.5*

【编码问题】皮肌炎 M33.101、系统性红斑狼疮 M32.900、狼疮性肾炎 M32.101†N08.5*
编码问题 1:皮肌炎 M33.101

一、知识点回顾

(一)编码相关临床知识点

皮肌炎(dermatomyositis,DM)和多发性肌炎(polymyositis,PM,简称多肌炎),是一组以骨骼肌受累为突出表现的获得性自身免疫性疾病。两者的特征性表现为对称性四肢近端肌无力,其中 DM 同时有特征性的皮肤改变。PM/DM 分为以下几类:原发性多肌炎;原发性皮肌炎;PM/DM 合并肿瘤;幼年 PM 或 DM;PM 或 DM 伴发其他结缔组织病(重叠综合征);包涵体肌炎等。

(二)ICD-10 分类知识点

皮肌炎和多发性肌炎均分类于 M33 皮多肌炎,在分类时,首先区分患者为皮肌炎还是多肌炎;在皮肌炎中再区分幼年型与非幼年型,其中幼年型(目前专家共识为 16 岁以内发病)应分类于 M33.0 幼年型皮肌炎。分类结构如下:

M33 皮多肌炎

M33.0　幼年型皮肌炎

M33.1　其他的皮肌炎

M33.2　多肌炎

M33.9　未特指的皮多肌炎

二、编码问题解析

本案例诊断皮肌炎编码于 M33.1，为其他的皮肌炎，查看病历进一步明确类型。

查房记录（部分）

诊断及诊断依据：

1. 皮肌炎　患者，女，9 岁，系学龄期儿童，因"反复发热，皮疹 3 个月，双膝、双足、双手关节肿痛 2 个月，左髋关节疼痛 1 天"入院，起病缓，病程长，有皮疹、关节炎、肌炎表现，查体：面部有蝶形红斑，双手可见紫红色皮疹，双手指可见溃疡，部分溃疡已愈合，多关节肿痛，肿痛在活动后加重，能自行缓解，有活动受限，伴跛行，不能下蹲，屈曲，无晨僵。四肢近远端肌力下降，结合磁共振提示肌肉炎性病变，皮肌炎抗体抗阳性自身抗体：MDA5++，抗 RO-52+++，考虑为幼年型，故诊断。

结合诊断依据，患者有皮疹、关节炎、肌炎、关节肿痛、活动受限，磁共振提示肌肉炎性病变，皮肌炎抗体阳性：自身抗体 MDA5++，抗 RO-52+++，皮肌炎诊断明确，患者发病年龄为 9 岁，为幼年型皮肌炎。查看第三卷，应分类至 M33.0 幼年型皮肌炎。

编码查找过程：

主导词：皮肌炎（急性）（慢性）

　　　　—幼年 M33.0

核对第一卷：M33.0 幼年型皮肌炎

编码问题 2：系统性红斑狼疮 M32.900、狼疮性肾炎 M32.101†N08.5*

一、知识点回顾

（一）编码相关临床知识点

系统性红斑狼疮（systemic lupus erythematosus，SLE）是一种以多系统损害为主要表现的慢性自身免疫性疾病，其血清具有以抗核抗体为代表的多种自身抗体。以女性多见。临床表现多样，早期症状不明显。包括：全身表现，如发热、疲倦、体重下降等；特征性的皮肤与黏膜表现；浆膜炎；肌肉关节表现，如关节痛、肿等；肾脏表现，27.9%~90% 的病程中会累及肾脏，表现为蛋白尿、血尿、管型尿、水肿等；心血管表现，如心包炎；肺部表现，如胸腔积液；神经系统表现，神经精神狼疮（neuropsychiatric lupus，NP-SLE）又称狼疮性脑病，如无菌性脑膜炎、意识错乱等；消化系统表现；血液系统表现；眼部表现；抗磷脂抗体综合征；继发性干燥综合征等。

(二) ICD-10 分类知识点

系统性红斑狼疮分类结构如下：

M32　系统性红斑狼疮

　　　M32.0　药物性系统性红斑狼疮

　　　　　　需要时，使用附加外因编码(第二十章)标明药物。

　　　M32.1†　系统性红斑狼疮，累及器官或系统

　　　　　　利布曼 - 萨克斯病(I39.-*)

　　　　　　狼疮性心包炎(I32.8*)

　　　　　　系统性红斑狼疮伴有：

　　　　　　● 肾受累(N08.5*,N16.4*)

　　　　　　● 肺受累(J99.1*)

　　　M32.8　其他形式的系统性红斑狼疮

　　　M32.9　未特指的系统性红斑狼疮

需注意亚目 M32.1,当系统性红斑狼疮累及相关的器官或系统时需要双重分类。

二、编码问题解析

本案例系统性红斑狼疮编码于 M32.9,为未特指的系统性红斑狼疮。结合其他诊断狼疮性肾炎,表明系统性红斑狼疮已累及肾脏,结合上述知识点,需要考虑双重分类 M32.1† 系统性红斑狼疮,累及器官或系统。查看病历明确。

查房记录(部分)

诊断及诊断依据：

2. 系统性红斑狼疮　患者,女,9 岁,起病缓,病程长,面部有蝶形红斑,双手可见紫红色皮疹,指关节稍肿胀,双手指可见溃疡,部分溃疡已愈合,多关节肿痛伴活动受限,有关节肿痛及四肢肌力下降。辅助检查：血液分析：红细胞 $3.01×10^{12}$/L ↓,血红蛋白84(g/L)↓;自身抗体全套：抗核抗体核颗粒型 1:320,抗单链 DNA 抗体阳性(+),抗nRNP/Sm(U1-nRNP)抗体阳性(++),抗 Sm 抗体阳性(++),抗 SS-A 抗体阳性(+++),抗 Ro-52 抗体阳性(+++),抗 SS-B 抗体阳性(++),抗 dsdna 抗体阳性(+),抗核小体抗体阳性(++),抗组蛋白抗体阳性(+)。入院后 24 小时尿蛋白量和尿 Addis 计数异常。结合查体及相关检查,根据 2017YEULAR/ACR SLE 评分标准,故可考虑诊断。完善SLEDAI 评分,考虑重度活动。

3. 狼疮性肾炎　患者,女,9 岁,有系统性红斑狼疮基础,门诊尿常规提示有血尿、蛋白尿,入院后 24 小时尿微量蛋白示 2.16g,提示大量蛋白尿,尿 Addis 计数：红细胞$1 300×10^3$/12h ↑,白细胞 $650×10^3$/12h ↑,提示有血尿、蛋白尿。故诊断。

根据狼疮性肾炎的诊断依据提示,患者有系统性红斑狼疮基础,门诊尿常规提示有血尿、蛋白尿,24 小时尿微量蛋白示大量蛋白尿,尿 Addis 计数异常,提示系统性红斑狼疮确已

累及肾脏。本案例需进行双重分类。查看第三卷,系统性红斑狼疮与狼疮性肾炎应双重分类至系统性红斑狼疮伴有肾炎 M32.1†N08.5*。

编码查找过程:

主导词:肾炎

　　　　—由于

　　　　——系统性红斑狼疮(慢性)M32.1†N08.5*

核对第一卷:M32.1† 系统性红斑狼疮,累及器官或系统

　　　　　　系统性红斑狼疮伴有:

　　　　　　● 肾受累(N08.5*)

编码问题 3:皮肌炎 M33.101、狼疮性肾炎 M32.101†N08.5*

一、知识点回顾

(一)编码相关临床知识点

重叠综合征是指患有两种或两种以上结缔组织病的重叠,又称重叠结缔组织病。也有以其中的一种或两种与其他结缔组织病或自身免疫性疾病发生重叠。以系统性红斑狼疮、多发性肌炎/皮肌炎和系统性硬皮病间的重叠为主。

(二)ICD-10 分类知识点

1. 系统性结缔组织疾患主要分类于 M30-M35,分类结构如下:

M30　结节性多动脉炎和有关情况

M31　其他坏死性血管病

M32　系统性红斑狼疮

M33　皮多肌炎

M34　全身性硬皮病

M35　结缔组织的其他系统性受累

　　　M35.1　其他重叠综合征

　　　　　　混合性结缔组织病

　　　　　　不包括:多脉管炎重叠综合征(M30.8)

2. 编码注意事项　根据重叠综合征的临床分型,凡是有两种及以上结缔组织病或一种或多种与自身免疫性疾病的重叠,都称为重叠综合征。在 ICD-10 编码规则中,若诊断中存在两个及以上 M30-M35 不同类目的编码,需增加重叠综合征 M35.1,并将其作为主要编码,具体的结缔组织病编码作为附加编码。除此之外,一种或多种结缔组织疾病与自身免疫性疾病同时出现,也应增加重叠综合征编码,但此种情况在临床不常见。

二、编码问题解析

本案例同时患有皮肌炎及系统性红斑狼疮两种系统性结缔组织疾患,根据编码规则,应

增加编码 M35.1 重叠综合征,并将其作为主要编码,具体的结缔组织病编码为附加编码。

编码查找过程:

主导词:综合征

　　　　—结缔组织

　　　　— —重叠 M35.1

核对第一卷:M35.1 其他重叠综合征

【案例最终编码】

诊断类别	诊断名称	原编码	修正编码	ICD 名称
出院主要诊断	皮肌炎	M33.101	M35.1	其他重叠综合征
出院其他诊断			M33.0	幼年型皮肌炎
	系统性红斑狼疮	M32.900		
	狼疮性肾炎	M32.101†N08.5*	M32.1†N08.5*	系统性红斑狼疮,累及器官或系统

案例二

【基本信息】

性别:男	年龄:58 岁	住院天数:5 天
入院科室:神经内科		出院科室:神经内科

【诊断信息】

诊断类别	诊断名称	疾病编码
出院主要诊断	颈椎病	M47.900
出院其他诊断	慢性支气管炎	J42.x00

【编码问题】颈椎病 M47.900

一、知识点回顾

(一)编码相关临床知识点

颈椎病是指因颈椎间盘退变及其继发性改变,刺激或压迫相邻脊髓、神经、血管等组织而出现一系列症状和体征的综合征。颈椎功能单位由两个相邻椎体、椎间盘、关节突关节和钩椎关节(又称 Luschka 关节或钩突)构成。颈椎由于活动度较大,因而容易退变。

1. 颈椎病的病因主要有以下三种:

(1)颈椎间盘退行性变:是颈椎病发生和发展的最基本原因。由于椎间盘退变而使椎间隙狭窄,关节囊、韧带松弛,脊柱活动时稳定性下降,进而引起椎体、关节突关节、钩椎关节、前后纵韧带及黄韧带等的变性、增生和钙化。如此形成颈段脊柱不稳定的恶性循环,最后出现脊髓、血管或神经刺激或压迫的表现。

（2）损伤：急性损伤可使原已退变的颈椎和椎间盘损害加重而诱发颈椎病；慢性损伤可加速已退变颈椎的退变过程而提前出现症状。

（3）颈椎发育性椎管狭窄：是指在胚胎或发育过程中椎弓根过短，使椎管矢状径小于正常。在此基础上，即使退行性变比较轻，也可出现压迫症状而发病。

2. 颈椎病有多种分型方式，临床上常分为以下四种基本类型：

（1）神经根型颈椎病：发病率最高并为最常见的类型。由于突出的椎间盘、增生的钩椎关节压迫相应的神经根，引起神经根性刺激症状。临床上开始多为颈肩痛，短期内加重，并向上肢放射。放射痛范围根据受压神经根不同而表现在相应皮节。皮肤可有麻木、过敏等异常，同时可有上肢肌力下降、手指动作不灵活。检查可见病侧颈部肌肉痉挛，颈肩部肌肉可有压痛，患肢活动有不同程度受限。

（2）脊髓型颈椎病：是颈椎病最严重的类型。由于颈椎退变结构压迫脊髓或供应脊髓的血管而出现的一系列症状，表现为四肢麻木无力、僵硬、双足踩棉花感、束带感，双手精细动作障碍，后期可出现大小便功能障碍。颈椎管狭窄是其重要原因，可为先天性，而继发性颈椎管狭窄占绝大多数。由于下颈段椎管相对较小（脊髓颈膨大处），且活动度大，故退变亦发生较早、较重，脊髓受压也易发生在下颈段。椎间盘突出、黄韧带褶皱、骨赘均可导致颈椎管空间减少。

（3）椎动脉型颈椎病：由于颈椎退变机械性压迫因素或颈椎节段性不稳定，使椎动脉遭受压迫或刺激，椎动脉狭窄、迂曲或痉挛造成的椎 - 基底动脉供血不足，出现头晕、恶心、耳鸣、偏头痛等症状，或转动颈椎时突发眩晕、摔倒。也可出现神经症状，表现为心悸、心律失常、胃肠功能减退等。

（4）交感型颈椎病：表现为主观症状多，客观体征少。感到颈痛、头痛、头晕、麻木发凉，易出汗或无汗，心悸，或记忆力减退、失眠等。患者职业常与长期低头、伏案工作相关。

其他分类还可再分为颈型（又称软组织型）、食管压迫型和"混合型"（即存在两种以上的类型）。

（二）ICD-10 分类知识点

1. 颈椎病在 ICD 主要分类于 M47 脊椎关节强硬和 M50 颈椎间盘疾患。两者分类轴心均为临床表现。明确为颈椎间盘疾患的分类于 M50；其他主要分类于 M47，主导词为"脊椎关节强硬"，主要分类结构如下：

M47　脊椎关节强硬

　　M47.0† 脊髓前动脉和椎动脉压迫综合征（G99.2*）

　　M47.1　其他的脊椎关节强硬伴有脊髓病

　　　　　脊髓脊椎源性压迫†（G99.2*）

　　M47.2　其他的脊椎关节强硬伴有神经根病

　　M47.8　其他的脊椎关节强硬

　　　　　颈椎关节强硬 ⎫

　　　　　腰骶关节强硬 ⎬ 不伴有脊髓病或神经根病

　　　　　胸椎关节强硬 ⎭

M47.9　未特指的脊椎关节强硬

M50　颈椎间盘疾患

包括：颈椎间盘疾患伴有颈痛

颈胸椎间盘疾患

M50.0†　颈椎间盘疾患伴有脊髓病（G99.2*）

M50.1　颈椎间盘疾患伴有神经根病

M50.2　其他的颈椎间盘移位

M50.3　其他的颈椎间盘变性

M50.8　其他的颈椎间盘疾患

M50.9　未特指的颈椎间盘疾患

2. 编码注意事项　在分类脊柱关节强硬时，需查看病历明确是否伴有动脉压迫、脊髓病、神经根病或者其他情况，以分类至正确亚目，如神经根型分类于 M47.2†G55.2*，脊髓型分类至 M47.1，椎动脉型 M47.0†G99.2*。颈椎病 ICD 编码规则：当颈椎病未特指时，假定分类至 M47.8 颈椎关节强硬不伴有脊髓病或神经根病中。

二、编码问题解析

颈椎病根据是否伴有神经根、脊髓、椎动脉压迫等分类至不同亚目，本案例颈椎病分类于 M47.9 未特指的脊椎关节强硬，需查看病历，明确其类型。

查房记录（部分）

诊断及诊断依据：

颈椎病：患者，男，58 岁，因"颈部疼痛 10 年，左上肢麻木加重 3 个月"入院，查体左臂 C_7 神经根支配区疼痛，同时伴有该区域的感觉异常及左臂无力，未发现运动损害体征。X 线检查提示颈椎骨赘显著压迫 $C_{6/7}$ 左侧椎间孔。MRI 提示椎管容积宽大，$C_{6/7}$ 椎间盘轻度膨出。故考虑为骨赘压迫引起的神经根型颈椎病，故诊断。

诊断依据示：患者查体左臂 C_7 神经根支配区疼痛，同时伴有该区域的感觉异常及左臂无力。X 线检查提示颈椎骨赘显著压迫 $C_{6/7}$ 左侧椎间孔。MRI 提示虽有椎间盘的膨出，但为轻度，且椎管容积大，说明未形成椎管狭窄和压迫，考虑为骨赘压迫 C7 神经根引起的神经根型颈椎病。因此，原编码 M47.9 未特指的脊椎关节强硬不正确。查看第三卷，正确编码应为 M47.2†G55.2* 其他的脊椎关节强硬伴有神经根病。

编码查找过程：

主导词：脊椎关节强硬

—伴有

——压迫

———神经根或神经丛 M47.2†G55.2*

核对第一卷：M47.2 其他的脊椎关节强硬伴有神经根病

【案例最终编码】

诊断类别	诊断名称	原编码	修正编码	ICD 名称
出院主要诊断	颈椎病	M47.900	M47.2†G55.2*	其他的脊椎关节强硬伴有神经根病
出院其他诊断	慢性支气管炎	J42.x00	J42	未特指的慢性支气管炎

案例三

【基本信息】

性别:女	年龄:9 岁	住院天数:25 天
入院科室:康复科		出院科室:康复科

【诊断信息】

诊断类别	诊断名称	疾病编码
出院主要诊断	右侧偏瘫	G81.900
出院其他诊断	肌萎缩	G71.801
	结核性脑膜炎后遗症	B90.002
	轻度智力低下	F70.100

【编码问题】右侧偏瘫 G81.900、肌萎缩 G71.801

编码问题 1:右侧偏瘫 G81.900

一、知识点回顾

(一)编码相关临床知识点

偏瘫为一侧肢体(上、下肢)瘫痪,常伴有同侧脑神经损伤,多见于颅内病变或脑卒中。按瘫痪的肌张力分布分为痉挛性和弛缓性。痉挛性也称上运动神经元性瘫痪、中枢性瘫痪,表现为肌张力增高、腱反射亢进、无明显的肌萎缩(可因失用引起轻度萎缩)等;弛缓性也称下运动神经源性瘫痪、周围性瘫痪,表现为肌张力减弱或消失、腱反射减弱或消失、肌肉萎缩明显。

(二)ICD-10 分类知识点

偏瘫分类于 G81,分类轴心为偏瘫的类型,分类结构如下:

G81　偏瘫

　　G81.0　松弛性偏瘫

　　G81.1　痉挛性偏瘫

　　G81.9　未特指的偏瘫

二、编码问题解析

本案例右侧偏瘫编码于 G81.9，为未特指的偏瘫。类目 G81 偏瘫有更特异的分类，需查看病历以明确。

查房记录（部分）

诊断及诊断依据：

右侧偏瘫：患者，女，9 岁，系学龄期儿童，以"诊断结核性脑膜炎 1[+] 年，现肢体活动障碍"入院。患者有结核性脑膜炎及脑积水基础疾病，现遗留右侧肢体活动障碍，右侧肢体主动活动少于左侧，可见右上肢异常姿势，右肩胛回缩，肘部屈曲状，左上肢有不自主活动，可独走，行走跛行，行走时右足足下垂，跨越步态。查体：右侧肢体肌张力升高，肌力降低，右侧肢体活动受限；踝阵挛：右侧阳性，左侧阴性，符合痉挛性偏瘫，故诊断。

本案例患者表现为右侧肢体活动障碍及姿势异常，查体可见患者右侧肢体肌张力升高，肌力降低，右侧肢体活动受限；踝阵挛实验：右侧阳性（踝阵挛阳性为一种病理反射，表示腱反射增强），左侧阴性。从上述临床知识点可知肌张力升高，腱反射亢进，属痉挛性偏瘫。因此，本案例偏瘫应编码至 G81.1 痉挛性偏瘫。

编码查找过程：

主导词：偏瘫

　　　　—痉挛性 G81.1

核对第一卷：G81.1 痉挛性偏瘫

编码问题 2：肌萎缩 G71.801

一、知识点回顾

（一）编码相关临床知识点

肌萎缩（muscular atrophy）是指由于肌肉营养不良而导致的骨骼肌体积缩小，肌纤维变细，甚至消失。病因主要有神经源性、肌肉源性、失用性和其他原因肌萎缩。

1. **神经源性肌萎缩**　是指神经肌肉接头之间的神经结构病变所引起的肌萎缩，其临床表现随病因不同而不同。如脊髓灰质炎、进行性脊肌萎缩症、颈椎病、炎症性脱髓鞘性多发性神经病。

2. **肌肉源性肌萎缩**　是指神经肌肉接头突触后膜以后，包括肌膜、线粒体、肌丝等病变所引起的肌萎缩。如进行性肌营养不良、肌炎。

除上述两种肌萎缩外，临床上还可见到由于脑血管病等上运动神经元损害引起的失用性肌萎缩，以及肌肉血管病变引起的缺血性肌萎缩等。

（二）ICD-10 分类知识点

1. 肌萎缩的病因不同，分类不同，编码需要明确具体病因，主要相关分类如下：

E10-E14 伴有第四位数 .4（如：E14.4†G73.0*）糖尿病性肌萎缩

G12 脊髓性肌萎缩和有关的综合征

G54.5 神经痛性肌萎缩

G60.0 腓侧肌萎缩

G71.8 肌肉的其他原发性疾病

M62.5 肌肉的消瘦和萎缩，不可归类在他处者

　　　失用性肌萎缩 NOS

Q79.8 先天性肌萎缩

2. 编码注意事项　第三卷查找"肌萎缩"时主导词常使用"萎缩"或"肌萎缩"，两个主导词，有两种查找结果。

编码查找过程：

1. 主导词：肌萎缩 G71.8

核对第一卷：G71.8 肌肉的其他原发性疾病

2. 主导词：萎缩

　　　　—肌肉　　M62.5

核对第一卷　　M62.5 肌肉的消瘦和萎缩，不可归类在他处者

　　　　　　失用性肌萎缩 NOS

两者之间的区别在于肌萎缩的原因，前者为肌肉的原发性疾病，而后者为不可归类他处的肌肉消瘦和萎缩，如长期失用导致的萎缩，在编码"肌萎缩"时，注意结合疾病的原因，选择正确编码。

二、编码问题解析

本案例肌萎缩，编码至 G71.8，为肌肉的其他原发性疾患，结合上述知识点，需查看病历记录明确导致患者肌萎缩的原因。

查房记录（部分）

诊断及诊断依据：

肌萎缩：患者系学龄期儿童，以"诊断结核性脑膜炎 1⁺ 年，现肢体活动障碍"入院。患者上肢肌肉容积减少，考虑系结脑后上肢长时间屈曲及运动障碍导致失用性肌肉萎缩，结合患者肌电图及神经传导，除外周围神经病变及肌源性病变可能，故诊断。

从诊断依据可知，患者有结核性脑膜炎后遗症及中枢性偏瘫基础，查体上肢肌肉容积减少，上肢长时间屈曲及运动障碍，除外周围神经病变及肌源性病变可能后，考虑为结核性脑膜炎后上肢长时间屈曲及运动障碍导致失用性肌肉萎缩。因此，本案例肌萎缩不应编码于 G71.8 肌肉的其他原发性疾病，应编码至失用性肌萎缩 M62.5。

编码查找过程：

主导词：萎缩

　　—肌肉

　　——肢（上）（下）M62.5

核对第一卷：M62.5 肌肉的消瘦和萎缩，不可归类在他处者

　　　　　　失用性肌萎缩 NOS

【案例最终编码】

诊断类别	诊断名称	原编码	修正编码	ICD 名称
出院主要诊断	右侧偏瘫	G81.900	G81.1	痉挛性偏瘫
出院其他诊断	肌萎缩	G71.801	M62.5	失用性肌萎缩
	结核性脑膜炎后遗症	B90.002	B90.0	中枢神经系统结核的后遗症
	轻度智力低下	F70.100	F70.1	轻度精神发育迟缓，显著的行为缺陷，需要加以关注或治疗

案例四

【基本信息】

性别：女	年龄：70 岁	住院天数：15 天
入院科室：骨科		出院科室：骨科

【诊断信息】

诊断类别	诊断名称	疾病编码
出院主要诊断	骨关节炎（膝）	M13.100
出院其他诊断	半月板损伤	M23.308
	高血压 2 级高危	I10.x00x027

【编码问题】骨关节炎（膝）M13.000

一、知识点回顾

（一）编码相关临床知识点

骨关节炎（osteoarthritis，OA）是一种以关节软骨退行性变和继发性骨质增生为特征的慢性关节疾病。疾病累及关节软骨或整个关节，包括软骨下骨、关节囊、滑膜和关节周围肌肉。多见于中老年人，女性多于男性。好发于负重较大的膝关节、髋关节、脊柱及远侧指间关节等部位。表现为关节疼痛、僵硬、肥大及活动受限，典型的 X 线表现为受累关节软骨下骨质硬化、囊变，关节边缘骨赘形成，受累关节间隙狭窄。本病亦称为骨关节病、退行性关节炎、增生性关节炎、老年性关节炎或肥大性关节炎等。

骨关节炎分为原发性及继发性。前者发病原因不明,与遗传和体质因素有一定的关系,多见于 50 岁以上的中老年人。后者指由于先天畸形、创伤、关节面后天性不平整、关节不稳定、关节畸形引起的关节面对合不良如膝内翻等原因,在关节局部原有病变的基础上发生的骨关节炎。

膝关节骨关节炎临床及放射学诊断标准:

1. 近 1 个月内大多数时间有膝关节疼痛。

2. X 线示关节边缘骨赘。

3. 关节液实验室检查白细胞增多。

4. 年龄 ≥ 40 岁。

5. 晨僵<30 分钟。

6. 膝关节活动时有摩擦声。

满足 1+2 条或 1+3+5+6 条,或 1+4+5+6 条者,可诊断膝关节骨关节炎。

(二) ICD-10 分类知识点

1. 骨关节病主要分类结构

M00-M03　感染性关节病

　　　　　注:本节包括由于微生物引起的关节病

M05-M14　炎性多关节病

　　　　　M05　血清反应阳性的类风湿性关节炎

　　　　　M06　其他类风湿性关节炎

　　　　　M07*　银屑病性和肠病性关节病

　　　　　M08　幼年型关节炎

　　　　　M09*　分类于他处的疾病引起的幼年型关节炎

　　　　　M10　痛风

　　　　　M11　其他结晶性关节病

　　　　　M12　其他特指的关节病

　　　　　M13　其他关节炎

　　　　　M14*　分类于他处的其他疾病引起的关节病

M15-M19　关节病

　　　　　注:本节使用的骨关节炎这一术语是关节病或骨关节病的同义词。这一术语一直被沿用,它的临床意义通常是指没有找出根本的或决定性的情况。

　　　　　M15　多关节病

　　　　　　　　包括:提及一个以上部位的关节病

　　　　　　　　不包括:累及双侧的单一关节(M16-M19)

　　　　　M16　髋关节病

　　　　　M17　膝关节病

　　　　　　　　M17.0　原发性双侧膝关节病

　　　　　　　　M17.1　其他的原发性膝关节病

　　　　　　　　M17.2　创伤后双侧膝关节病

　　　　　　　M17.3　其他的创伤后膝关节病

　　　　　　　M17.4　其他的继发性双侧膝关节病

　　　　　　　M17.5　其他的继发性膝关节病

　　　　　　　M17.9　未特指的膝关节病

　　　　　M18　第一腕掌关节的关节病

　　　　　M19　其他关节病

2. 编码注意事项

（1）在分类关节病时，首先需区分是感染性关节病、非感染性关节病或非炎性关节病，分别分类于 M00-M03、M05-M14、M15-M19。

（2）M15-M17 小节注释：本节使用的骨关节炎这一术语是关节病或骨关节病的同义词。在本节中，三个主导词"骨性关节炎""骨关节病""关节病"可以替换查找，尤其注意主导词"关节病"，应选择"关节病（非炎症性）（变形性）（变性）"而不是"关节病（炎症性）（另见关节炎）"。

（3）M15 多关节病类目下的不包括示：累及双侧的单一关节（M16-M19），即若关节病累及的是双侧的同一关节，如双侧膝关节、双侧髋关节，虽是两个关节但仍属单关节病，而非多关节病。

二、编码问题解析

本案例为老年患者，诊断膝部骨关节炎分类于 M13.1 单关节炎，不可归类在他处者。查看病历以明确有无炎症性表现。

查房记录（部分）

诊断及诊断依据：

骨关节炎（膝）：患者，女，70 岁，因"反复双膝痛 7 年，加重 1 个月入院"。患者有双膝关节疼痛病史，7 年前于行走时出现双膝关节疼痛，关节打软，行走及上下楼梯、天气变化时加重，休息时缓解，晨起或久坐后有关节僵硬感，活动数分钟后减轻。1 个月前于行走时出现双膝关节疼痛加重，关节打软加剧，如厕、上下楼梯活动受限，无发热、食欲不振、消瘦等全身症状，X 线检查示膝内侧关节间隙和髌股关节间隙变窄，关节边缘有骨赘形成，故诊断。

首先，诊断依据示：患者女，70 岁，发病时间长达 7 年，进展缓慢，临床表现为功能障碍，关节打软，膝关节症状活动后加重，休息后可缓解；有关节僵硬感，但活动数分钟后减轻；X 线检查示关节边缘有骨赘形成；结合上述临床知识点，膝关节骨关节炎诊断明确，诊断依据中无炎症性关节病描述。因此，本案例膝部骨关节炎应属于非炎症性的骨关节炎，应分类至 M15-M19。其次，结合病史，患者无引起继发性骨关节炎的原因疾病，故应分类为原发性，同时病变累及双侧。因此，本案例应编码至 M17.0 原发性双侧膝关节的骨性关节炎。

编码查找过程：

主导词：骨性关节炎（另见关节病）

主导词:关节病
　　　—膝—见膝关节病
主导词:膝关节病
　　　—原发性(单侧)
　　　——双侧 M17.0
核对第一卷:M17.0 原发性双侧膝关节病

【案例最终编码】

诊断类别	诊断名称	原编码	修正编码	ICD 名称
出院主要诊断	骨关节炎(膝)	M13.100	M17.0	原发性双侧膝关节病
出院其他诊断	半月板损伤	M23.308	M23.3	其他的半月板紊乱
	高血压 2 级高危	I10.x00x027	I10	特发性(原发性)高血压

案例五

【基本信息】

性别:男	年龄:37 岁	住院天数:6 天
入院科室:骨科		出院科室:骨科

【诊断信息】

诊断类别	诊断名称	疾病编码
出院主要诊断	左手示指中节指骨远端陈旧性骨折	T92.203
出院其他诊断	上呼吸道感染	J06.900

【手术操作记录】

手术记录(部分)

手术名称:左手示指指骨截骨矫形克氏针内固定术。

手术发现:左手示指中节指骨远端陈旧性骨折畸形愈合,指骨向掌侧成角约 15°。

【编码问题】左手示指中节指骨远端陈旧性骨折 T92.203

一、知识点回顾

(一) 编码相关临床知识点

1. 骨折畸形愈合指骨折愈合位置未达到功能复位的要求,存在成角、选择或重叠畸形。

2. 骨折不连接指骨折已经超过其愈合通常所需要的时间尚未愈合,且经再度延长治疗时间后(通常骨折后 8 个月),仍达不到骨性愈合,骨折修复过程完全停止,不经治疗则不能产生骨性连接。

3. 骨折延迟愈合指骨折经过治疗,超过其愈合通常所需要的时间(不同部位骨折其通常愈合时间不一样,通常 4~8 个月),骨折端仍未连接愈合。仍有继续愈合的能力,针对病因治疗后可愈合。

(二) ICD-10 分类知识点

骨折后的随诊医疗,常见情况有:

1. 取出骨折内固定装置,编码 Z47.0 涉及骨折板和其他内固定装置的随诊医疗。
2. 去除外固定装置,编码 Z47.8 其他特指的矫形外科的随诊医疗。
3. 骨折畸形愈合行矫正治疗,编码 M84.0 骨折连接不正。
4. 骨折不连接行对症处理,编码 M84.1 骨折不连接[假关节]。
5. 骨折延迟愈合行对症处理,编码 M84.2 骨折延迟愈合。
6. 各类明确的后遗畸形行矫形治疗,根据临床表现编码具体存在的畸形,如:后天性肘内翻 M21.1,后天性足外翻 M21.0。

二、编码问题分析

本案例诊断示指中节指骨远端陈旧性骨折,编码于 T92.2 为腕和手水平骨折后遗症,属后遗症类目。根据分类规则,后遗症编码一般不能作为主要编码,从手术操作信息可知,患者本次行"左手示指指骨矫形克氏针内固定术",属于针对后遗症进行了手术治疗的情况与后遗症的编码不符,需查看病历明确主要治疗的情况。

> **查房记录(部分)**
>
> 诊断及诊断依据:
>
> 左手示指中节指骨远端陈旧性骨折:患者,男,37 岁,因"车门夹伤左手示指 1⁺ 年,活动障碍 5 个月"入院,入院 1+ 年前患者左手示指不慎被门夹伤,致左手示指肿痛、不敢活动,不伴出血,伤后未行特殊处理,病程中患者左手示指仍有肿胀,5 个月前左手示指远节指间关节出现活动障碍,逐渐加重。查体:左手示指远节指间关节屈曲畸形,关节僵硬,伸直及屈曲活动受限,无疼痛,感觉可,血供可。辅助检查:X 线检查左手示指中节指骨远端陈旧性骨折畸形愈合,故诊断。

从上述病历资料可见,患者入院 1 年前左手示指外伤,未予特殊处理,5 个月前出现指间关节活动障碍。查体可见左手示指远节指间关节屈曲畸形,关节僵硬,活动受限,X 线检查及手术记录中明确描述左手示指中节指骨远端陈旧性骨折畸形愈合,指骨向掌侧成角约 15°,行"左手示指指骨截骨矫形克氏针内固定术"手术治疗。即本案例实为治疗指骨骨折后畸形愈合。

结合上述临床知识点,骨折畸形愈合为骨折的连接不正,在分类中主导词为"连接不正,骨折"。示指指骨陈旧性骨折畸形愈合,应分类至 M84.0 骨折连接不正。原主要编码 T92.2 腕和手水平骨折后遗症作为附加编码,表示病因。

编码查找过程:

主导词:连接不正,骨折 M84.0

核对第一卷:M84.0 骨折连接不正

【案例最终编码】

诊断类别	诊断名称	原编码	修正编码	ICD 名称
出院主要诊断	左手示指中节指骨远端陈旧性骨折	T92.203	M84.0	骨折连接不正
出院其他诊断	上呼吸道感染	J06.900	J06.9	未特指的急性上呼吸道感染
			T92.2	腕和手水平骨折后遗症

第三节　手术案例分析

案例一

【基本信息】

性别:男	年龄:59 岁	住院天数:10 天
入院科室:骨科		出院科室:骨科

【诊断信息】

诊断类别	诊断名称	疾病编码
主要诊断	腰椎间盘突出症伴神经根病	M51.100†G55.1*

【手术信息】

手术分类	手术及操作名称
手术	后路钉棒系统内固定加椎体间植骨融合术
手术	神经根粘连松解
手术	椎管、神经根管扩大减压术
手术	硬膜外病变切除(腰 3/4、4/5 椎间盘突出)切除术

一、知识点回顾

脊柱融合术又称脊柱关节固定术,是通过外科手术,将一个或多个椎体节段达到骨性连接,以防止由于节段性不稳定造成的两个椎骨之间的异常移动,最大限度地改善或恢复脊柱功能。脊椎融合术已用于许多脊柱疾病的治疗,包括脊柱结核及其他感染、骨折、先天性和发育性畸形、关节炎性和其他退行性疾病和椎间盘疾病。脊柱融合术包括了骨移植和骨内固定术,按其手术适应证不同,手术的方式、融合的部位与手术入路各不相同。

常见的腰椎的融合方法有,传统融合手术:前路腰椎椎体间融合(anterior lumbar

interbody fusion, ALIF)、经椎间孔腰椎体间融合术(transforaminal lumbar interbody fusion, TLIF)、后路腰椎椎体间融合术(posterior lumbar interbody fusion, PLIF)、腰后路融合术(posterior spinal fusion, PSF)、环形融合(360°融合);微创融合手术:微创经椎间孔腰椎体间融合术、微创直接外侧腰椎椎体间融合术。PLIF与TLIF是应用较广泛的技术,PLIF手术采用后路手术入路,包含彻底的椎间盘切除、终板准备并应用结构性植骨块或融合器行椎间融合,可使用辅助后路的内固定器械。TLIF手术由PLIF手术改良而来,通过单侧的、比PLIF更靠外侧的路径达到椎间融合区域,并结合使用椎弓根螺钉固定。

椎间融合术通过将椎间融合器植入腰椎间隙来提高腰椎前柱的承载能力。为了实现有效的融合,通常在使用椎间融合器的同时也会增加辅助内固定装置,常用的辅助固定方式包括椎弓根钉棒系统、椎体侧板和棘突板等。融合器结构各异,包括圆形、锥形、矩形和月牙形等。通常融合器形状的选择与手术入路相关,如前路腰椎椎体间融合(ALIF)采用的椭圆形融合器、后路腰椎椎体间融合术(PLIF)采用的长方体融合器和经椎间孔腰椎体间融合术(TLIF)采用的月牙形融合器。融合材料通常包括钛合金、PEEK、碳纤维增强PEEK、钽合金、同种或自体骨等。

二、手术编码实操

手术记录(部分)

手术名称:后路钉棒系统内固定加椎体间植骨融合术,神经根粘连松解术,椎管、神经根管扩大减压术,硬膜外病变(腰3/4、4/5椎间盘突出)切除术。

手术发现:

腰3/4椎间盘向椎管内突出,呈中央型,纤维环无破裂,关节增生内聚,两侧侧隐窝狭窄。腰4/5椎间盘向椎管内突出,呈中央偏右型,大约1.0cm×0.5cm×0.5cm,腰5椎体后上缘骨质撕裂,纤维环破裂,髓核脱出如花生米样大,并游离到右侧腰脊神经根腋后侧,右侧腰5脊神经根受压,紧张,并充血水肿,神经根周围静脉丛异常增粗,与组织粘连明显,小关节突增生内聚,侧隐窝狭窄,黄韧带稍肥厚。

手术经过:

麻醉成功后取俯卧位,腹侧放置支架,透视确定病椎椎弓根并做好标记,常规消毒,铺无菌巾,取腰椎后正中切口,自腰2至腰5棘突长约10cm,切开皮肤、皮下、筋膜层,沿两侧棘突及椎板骨面剥离棘旁肌至小关节突外侧并牵开,显露腰3至腰5椎板间隙,选腰3、4、5上关节突入字缝顶点为进针点,并沿椎弓根锥孔,放置定位针,术中透视见定位针位置好,于腰4、5定位的进针点用开路器开路,各拧入两枚万向椎弓根螺钉,安装预弯的连接杆,稍撑开,再次透视见钉棒系统位置良好,次全咬除腰3~5右侧及腰3、4左侧的椎板骨质,咬除相应黄韧带及小关节突内侧部分骨质,使椎管及神经根管解压,检查腰3/4、4/5椎间盘如术中发现所见。将右侧腰4、5神经根及硬膜牵向中央并保护好,电凝止血,松解神经根周围组织粘连,直视下予切除腰3/4、4/5椎间盘及其髓核,检查见神经根已松解,然后用绞刀清除腰3、4、5相应的上下软骨板至骨皮质,将咬下的棘突椎板骨块修整后填充于11号椎体间融合器内,并将融合器植于腰3、4、5椎体间,检查见融合器无滑脱趋势,透视见钉棒及融合器位置良好。装横连器,经皮放置引流胶管,有效止血,硬脊膜上涂聚乳酸防粘连胶预防粘连,清点器械用品无误,分层缝合切口,包扎,术毕。

(一) 手术主要操作步骤

步骤 1：患者俯卧位,取腰椎后正中切口,于腰 4、5 各拧入两枚万向椎弓根螺钉,安装预弯的连接杆,钉棒系统位置良好。

步骤 2：次全咬除腰 3~5 右侧及腰 3、4 左侧的椎板骨质,咬除相应黄韧带及小关节突内侧部分骨质,使椎管及神经根管解压。

步骤 3：松解神经根周围组织粘连。

步骤 4：直视下予切除腰 3/4、4/5 椎间盘及其髓核。

步骤 5：绞刀清除腰 3、4、5 相应的上下软骨板至骨皮质,将咬下的棘突椎板骨块修整后填充于 11 号椎体间融合器内,并将融合器植于腰 3、4、5 椎体间。

(二) 手术编码步骤

手术 1：腰 4、5 椎椎弓根动力稳定装置置入术(步骤 1)

1. **与编码相关临床知识点**　椎弓根螺钉是有效固定胸腰椎的主要方式,椎弓根螺钉铆钉于脊锥最结实的部分,其不仅可用于单纯的固定,还可用于控制单独的脊椎,常被用来矫正脊柱畸形和脱位。

2. **ICD-9-CM-3 分类知识点**　椎弓根螺钉及连杆构成的钉棒系统置入应分类于亚目 84.8 脊柱后路运动保护装置的置入、置换和修复术中,每个细目都有不包括的情况,在编码时需注意核对,其分类结构如下：

84.8　脊柱后路运动保护装置的置入、置换和修复术

包括：任何在同一水平的椎骨关节面切除术(部分的,全部的)

另编码：任何同时进行的外科减压术(椎间孔切开术,椎板切除术,椎板切开术),如已实施(03.09)

84.80　棘突装置的置入或置换

84.81　棘突装置的修复术

84.82　椎弓根动力稳定装置的置入或置换术

不包括：初次置入椎弓根螺钉伴脊柱融合——省略编码

椎骨关节面置换装置的置入或置换术(84.84)

棘突装置的置入或置换术(84.80)

置换脊柱融合术中使用的椎弓根螺钉(78.59)

84.83　椎弓根动力稳定装置的修复术

84.84　椎骨关节面置换装置的置入或置换术

84.85　椎骨关节面置换装置的修复术

3. **手术编码分析**　本案例中,于腰 4、5 拧入椎弓根螺钉,装上预弯的连接杆,应编码 84.82 椎弓根动力稳定装置的置入术。

编码查找过程:

主导词:插入

　　　—脊柱

　　　— —椎弓根动力稳定装置 84.82

核对类目表:84.82 椎弓根动力稳定装置的置入或置换术

通过核对类目表可见在 84.82 的亚目下明确描述不包括初次置入椎弓根螺钉伴脊柱融合——省略编码。从手术记录可知该案例为初次置入且伴脊柱融合的患者,因此虽然在进行的手术步骤中明确有椎弓根钉的置入,但按照手术编码规则应省略此编码。

手术 2:次全咬除腰 3~5 右侧及腰 3、4 左侧椎板骨质,行椎管及神经根管解压术,腰 3/4、4/5 椎间盘及髓核切除术(步骤 2、4)

1. **ICD-9-CM-3 分类知识点**

椎间盘切除术分类于亚目 80.50 和 80.51,编码时需仔细阅读亚目下的说明。

80.50　椎间盘切除术或破坏术,未特指的

80.51　椎间盘切除术

　　　去除疝出的髓核

　　　水平:

　　　　颈的

　　　　胸的

　　　　腰(腰骶部)的

　　　椎板切开或半椎板切除的椎间盘切除术

　　　椎间盘切除术伴同一水平的脊髓神经根减压术

　　　对任何切除部位的不同水平伴有脊髓神经根减压术,需要编附加编码

　　　另编码:同时进行的脊柱融合(81.00-81.09)

　　　　　　纤维环修补术(80.53-80.54)

80.51 包括椎板切开或椎板切除的椎间盘切除术,以及椎间盘切除术伴同一水平的脊髓神经根减压。在编码时需注意查看椎间盘切除术中所行减压是否属于同一水平的脊髓神经根减压,若不属同一水平则需要进行附加编码。

2. **手术编码分析**　手术记录中可知患者为右侧腰 5 脊神经根受压,术中咬除腰 3~5 右侧及腰 3、4 左侧的椎板,同时切除腰 3/4、4/5 椎间盘及其髓核,使椎管及神经根管解压,为伴椎板切除的椎间盘切除术,并且此处属于椎间盘切除伴同一水平的脊髓神经根减压,因此根据编码知识点无需附加神经根减压术及椎板切除术编码。

本案例中切除腰 3~5 右侧及腰 3、4 左侧的椎板,切除腰 3/4、4/5 椎间盘及其髓核,进行解压应编码至 80.51 椎间盘切除术。

编码查找过程:

主导词:椎板切除术(减压)(用于探查)

　　　—伴

　　　— —椎间盘(髓核)疝出切除术 80.51

核对类目表:80.51 椎间盘切除术

核对后示 80.51 需另编码：同时进行的脊柱融合(81.00-81.09)和纤维环修补术(80.53-80.54)，脊柱融合将于手术 4 进行详细介绍，此处未进行纤维环修补术。

手术 3：神经根周围组织粘连松解术(步骤 4)

案例中松解神经根周围粘连应编码至 03.6 脊髓和神经根粘连的松解术。

编码查找过程：

主导词：松解

　　　　—粘连

　　　　——神经(周围的)NEC

　　　　———根，脊髓的 03.6

核对类目表：03.6 脊髓和神经根粘连的松解术

手术 4：脊柱融合术(步骤 5)

1. ICD-9-CM-3 分类知识点

脊柱融合术为双轴心分类，分别为融合部位和融合方法(入路)，脊柱融合术分类结构：

81.0　脊柱融合术

　　　包括：脊柱关节固定术用：

　　　　　骨移植术

　　　　　内固定

　　　81.00　脊柱融合 NOS

　　　81.01　寰 - 枢脊柱融合

　　　　　　前路、经口或后路的颅颈融合

　　　　　　前路、经口或后路的 $C_1 \sim C_2$ 融合

　　　　　　前路、经口或后路的枕骨 C_2 融合

　　　81.02　前柱其他颈(椎)融合，前路法

　　　　　　C_2 水平或低于 C_2 水平的关节固定术：

　　　　　　　前路椎体融合

　　　　　　　前外侧路法

　　　81.03　后柱其他颈融合，后路法

　　　　　　C_2 水平或低于 C_2 水平的后外侧路关节

　　　81.04　前柱背和背腰融合，前路法

　　　　　　胸或胸腰区的关节固定术：

　　　　　　　前路椎间融合术

　　　　　　　前外侧路法

　　　　　　　外腔法

　　　81.05　背和背腰(脊柱)融合，后路法

　　　　　　胸或胸腰区的关节固定术，后路法

　　　81.06　前柱腰和腰骶部融合，前路法

　　　　　　前路腰椎体融合(ALIF)

　　　　　腰或腰骶部区的关节固定术：

　　　　　　　前路(椎体)法

　　　　　　　前外侧路法

　　　　　　　腹膜后的

　　　　　　　经腹膜的

　　　　　　　直接外侧椎间融合术

　　　　　　　极外侧椎间融合

　　81.07　后柱腰和腰骶部融合,后路法

　　　　　小关节融合

　　　　　后外侧路法

　　　　　横突法

　　81.08　前柱腰和腰骶部融合,后路法

　　　　　腰或腰骶部区的关节固定术,后路椎间融合

　　脊柱融合术分类时,首先按照部位分为颈椎融合 81.01-81.03,胸椎胸腰椎融合 81.04、81.05 以及腰椎腰骶椎融合 81.06-81.08。其次,每个部位中又按照融合的入路分为前路和后路,以及按融合的部位又分为前柱和后柱。

　　前柱融合是指相邻椎体融合,即椎骨间植入螺纹状椎体融合器(cage)、钛网等和移植骨,通常先将融合器内填充骨质置入椎骨间,后将融合器周围植骨(图 13-1)。前柱可使用前路、侧路或后路方法。后柱融合是椎骨后部结构的融合,包括椎弓根、椎板、关节突、横突或"沟"的融合,是在脊柱关节表面使用钛网、钢板、椎弓根钉棒等材料进行固定,同时还伴有脊柱关节间植骨。后柱可使用后路、后侧路或侧横路方法。当患者既进行了前柱融合又进行了后柱融合时,应使用多个编码进行表达。脊柱融合术 ICD 编码总结如下(表 13-1)。

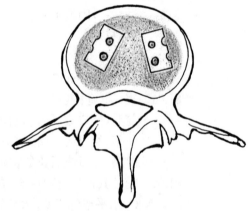

图 13-1　椎间融合器植入示意图

表 13-1　脊柱融合术编码

手术编码	脊椎	柱	入路
81.01	枕骨,C_1,C_2	前柱/后柱	前路、经口、后路
81.02	C_2 或低于 C2 水平	前柱	前路、前外侧路
81.03	C_2 或低于 C2 水平	后柱	后路、后外侧路
81.04	背和背腰(胸椎间和胸腰椎)	前柱	前路、前外侧路、外腔法
81.05	背和背腰(胸椎间和胸腰椎)	前柱/后柱	后路法
81.06	腰和腰骶(腰椎和腰骶椎)	前柱	前路、前外侧路、腹膜后、经腹膜、直接外侧融合、极外侧融合
81.07	腰和腰骶(腰椎和腰骶椎)	后柱	后路、后外侧路、横突法、小关节融合
81.08	腰和腰骶(腰椎和腰骶椎)	前柱	后路

2. 手术编码分析　通过手术记录描述：清除腰 3、4、5 相应的上下软骨板至骨皮质，将咬下的棘突椎板骨块修整后填充于 11 号椎体间融合器内，并将融合器植于腰 3、4、5 椎体间，可以看出本案例患者进行了腰 3、4、5 椎体间的融合，融合部位为腰椎前柱（椎体）。同时，在手术记录中表述患者取俯卧位，消毒铺巾后取腰椎后正中切口，自腰 2~5 棘突长约10cm，切开皮肤，显示手术为后入路。因此，本案例脊柱融合术应编码至 81.08 前柱腰和腰骶部融合，后路法。

编码查找过程：

主导词：融合术

　　　　—脊椎的，NOS（伴移植）（伴内固定）（伴辅助装置）

　　　　——腰的，腰骶的

　　　　———前柱（椎体）

　　　　————后路法 81.08

核对类目表：81.08 前柱腰和腰骶部融合，后路法

亚目 81.0 另编码包括：任何椎体脊椎融合装置的置入（84.51）

　　　　　　　　　　　任何重组骨形态形成蛋白的置入（84.52）

　　　　　　　　　　　任何（局部）采集骨的切除用于移植（77.70-77.79）

　　　　　　　　　　　融合椎骨的总数（81.62-81.64）

（1）任何椎体脊椎融合装置的置入（84.51）

患者于腰 3、4、5 椎体间使用了 11 号椎体间融合器，故需编码 84.51 椎体脊椎融合装置的置入

编码查找过程：

主导词：插入

　　　　—脊柱

　　　　——椎体脊椎融合术装置 84.51

核对类目表：84.51 椎体脊椎融合装置的置入

（2）任何重组骨形态形成蛋白的置入（84.52）

重组骨形态形成蛋白（BMP）是一种能够诱导动物或人体间充质细胞分化为骨、韧带、肌腱和神经组织，与胚胎骨骼形成有关的蛋白质。包括重组人骨形态发生蛋白，经胶原蛋白海绵、珊瑚、陶瓷和其他载体的重组骨形态形成蛋白的置入。手术时常需要和移植骨混合植入。本案例未采用重组骨形态蛋白的置入，无须编码。

（3）任何（局部）采集骨的切除用于移植（77.70-77.79）

此编码表示以脊柱植骨融合为目的而进行的取骨。在案例中，将咬下的棘突椎板骨块修整后填充于 11 号椎体间融合器内，其咬下的骨质目的是暴露术野和椎管减压，这种情况不需编码。如果是为了骨移植而进行专门的取骨术，如为骨移植做的髂骨取骨术，此时应编码。本案例不是以植骨为目的进行的取骨，无须编码。

（4）融合椎骨的总数（81.62-81.64），分类结构：

81.62 2~3 个椎体融合或再融合

81.63 4~8 个椎体融合或再融合

81.64 9 个或更多椎体的融合或再融合

该编码表示融合的椎体数量,特别注意当患者同时进行了椎间融合和后柱关节表面融合时的计数,应按实际融合的椎体数算。如:腰 3-5 行椎体融合,同时腰 2-3-4-5 行后柱的关节表面融合,融合椎体数应为 4,而不是简单将两者相加。

本案例患者融合了腰 3、4、5 椎体,共 3 个椎骨,应编码至 81.62 2~3 个椎骨融合或再融合。

编码查找过程:

主导词:融合术

　　　　—脊椎的,NOS(伴移植)(伴内固定)(伴辅助装置)

　　　　——椎骨数量 - 见编码 81.62

核对类目表:81.62 2~3 个椎骨融合或再融合

【案例最终编码】

手术分类	手术及操作名称	ICD 编码	ICD 名称
手术	后路钉棒系统内固定加椎体间植骨融合术	81.08	前柱腰和腰骶部融合,后路法
手术	硬膜外病变切除(腰 3/4、4/5 椎间盘突出)切除术	80.51	椎间盘切除术
手术	神经根粘连松解术	03.6	脊髓和神经根粘连的松解术
手术	椎管、神经根管扩大减压术	84.51	椎体脊椎融合装置的置入
手术		81.62	2~3 个椎骨融合或再融合

案例二

【基本信息】

性别:男	年龄:68 岁	住院天数:13 天
入院科室:骨科		出院科室:骨科

【诊断信息】

诊断类别	诊断名称	疾病编码
主要诊断	双侧股骨头缺血坏死	M87.800

【手术信息】

手术分类	手术及操作名称
手术	双侧全髋关节置换术

【手术记录】

手术记录(部分)

手术名称:双侧全髋关节置换术。

手术发现:

右侧股骨头缺血坏死,中央区塌陷,髋臼周围见大量骨赘增生,髋臼内可见硬化骨伴囊性病变。左侧股骨头缺血坏死,中央区见囊性变,股骨头变扁,软骨部分缺损,髋臼周围见大量骨赘增生,髋臼内可见硬化骨伴囊性病变。

手术经过:

患者麻醉满意后,患者取左侧卧位,体位架固定,常规消毒铺巾,做右髋后外侧切口长约8cm,逐层切开皮肤、皮下、阔筋膜,于大粗隆后方钝性分离臀中肌及臀大肌,在大转子方显露外旋肌群。在转子间窝处切断外旋肌群(梨状肌、上孖肌、下孖肌、闭孔内肌),保护坐骨神经,切开关节囊。充分清理关节腔周围软组织及骨赘,行股骨颈截骨后取出股骨头,清除髋臼内盂唇及髋臼周围软组织,植入52mm髋臼杯,并安装36mm×52mm聚乙烯内衬,屈曲内收右下肢暴露股骨颈截骨处,清理梨状肌窝处软组织后用开槽器开槽并用股骨髓腔锉扩髓,植入股骨柄,并安装36mm陶瓷头。复位髋关节,检查髋关节稳定性满意。大量生理盐水冲洗手术视野充分止血,放置负压引流管,创面清洁敷料清理切口,依解剖层次关闭手术切口,最后无菌敷料加压包扎伤口,术后常规透视示假体位置满意。

患者取右侧卧位,体位架固定,常规消毒铺巾,做左髋后外侧切口长约8cm,同上法处理左侧。

一、手术主要操作步骤

步骤1:患者左侧卧位,右髋切口,分离肌群,切开关节囊。

步骤2:清理关节腔,行股骨颈截骨后取出股骨头;清除髋臼内唇盂及髋臼周围软组织,植入52mm髋臼杯,并安装36mm×52mm聚乙烯内衬。

步骤3:暴露股骨颈截骨处,清理梨状肌窝处软组织后用开槽器开槽并用股骨髓腔锉扩髓,植入股骨柄,并安装36mm陶瓷头。

步骤4:复位髋关节,检查髋关节稳定性满意。关闭手术切口,加压包扎,术后常规透视示假体位置满意。

步骤5:患者取右侧卧位,左侧髋切口,同法处理左髋。

二、手术编码步骤

手术:行左右髋关节全髋关节置换术(手术步骤1~5)

(一)编码相关临床知识点

人工髋关节置换是指用生物相容性和机械性能良好的金属材料等制成的一种类似人体骨关节的假体,利用手术方法用人工关节置换被疾病或损伤所破坏的关节面,其主要目的是缓解关节疼痛、矫正畸形、恢复和改善关节的运动功能。适合于治疗多种非手术治疗无效的髋关节疾病,包括退行性、炎性、创伤性、缺血性、发育性和代谢性的髋部病变。

人工全髋关节假体包括股骨假体和髋臼假体。根据人工关节的固定方式,可分为骨水泥固定型和非骨水泥固定型,根据患者情况也可采用混合型固定,即髋臼使用压配固定型或螺旋固定型非骨水泥固定型假体,股骨炳使用骨水泥固定型假体,同时结合现代骨水泥技术进行固定。

股骨假体的主要功能是替换因关节炎或坏死而被切除的股骨头和颈部,最终目的是通过恢复股骨头的旋转中心,获得生物力学上牢固、稳定的髋关节。股骨假体有3种主要类型,即骨水泥固定型、适于骨长入的多孔表面无骨水泥固定型及紧压配合无骨水泥固定型。股骨假体按其股骨柄的形态、股骨柄表面处理情况、是否带有颈领、其固定的部位等再分型,以适用于不同的临床状况。

髋臼假体主要按固定方式分为骨水泥固定型和非骨水泥固定型假体。非骨水泥固定假体按形态分为球面压配固定型假体和螺旋固定型假体。

最初用于骨水泥固定的髋臼假体为厚壁的聚乙烯帽,表面有沟槽以增加髋臼在骨水泥套内的稳定性,现在假体设计仍然在变化,但其使用寿命并未得到实质性的增加。于是临床中开始倾向于大多数患者采用非骨水泥固定髋臼假体。但全聚乙烯假体使用简单、价格低廉、通常用于老年及活动要求低的患者。

目前大多数髋臼假体使用外径范围为 40~75mm 的金属外杯,配伍组配式聚乙烯内衬,该组合可以使医生根据患者需求选择各种大小的股骨头,直径范围可达 22~40mm（图 13-2）。

人工髋关节材料要求有足够的力学强度、极佳的耐腐蚀性能及良好的生物相容性。常用的材料有金属(不锈钢、钛和钛合金、钴铬钼合金等)、高分子材料(聚乙烯、高交联聚乙烯等)、陶瓷(羟基磷灰石、氧化铝、氧化锆等)。

人工关节的接触界面承受了重力和肌肉收缩所产生的不断变化的应力,是假体最重要的功能部分。所以对界面材料要求更低的摩擦性和磨损性,目前使用较多的界面材料有金属、聚乙烯、陶瓷等,由此组成的摩擦界面组合包括金属 - 金属、金属 - 聚乙烯、陶瓷 - 聚乙烯、陶瓷 - 陶瓷、陶瓷 - 金属等。金属股骨头对超高分子量聚乙烯髋臼杯界面假体组合仍是目前临床上应用最为普遍的材料组合。金属 - 金属、陶瓷 - 陶瓷等其他形式也在研究发展中。

髋关节置换术包括全髋关节置换术、半髋关节置换术、髋关节表面置换术、髋关节置换修正术等。

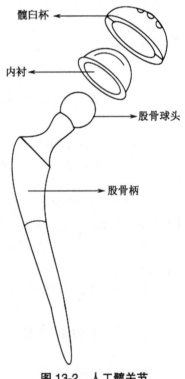

髋臼杯

内衬

股骨球头

股骨柄

图 13-2 人工髋关节

1. **全髋关节置换术** 使用人工关节同时替代髋臼及股骨头,以往认为 60~75 岁患者最适宜做全髋关节置换术,但现在年龄范围已被放宽到高龄和年轻的患者,年轻患者更容易面临翻修的可能。

2. **半髋关节置换术** 为部分髋关节置换,常单纯置换髋关节股骨端,其适应证包括移位的股骨颈骨折和髋关节翻修术中髋臼大量融骨性骨缺损的补救措施。半髋关节置换假体常见的有单极头、双极头,临床上常采用后者。

3. **髋关节表面置换术** 手术通过切除受损的髋关节关节面并代之以相应的表面型置换假体,换的范围较小,保留股骨头、颈结构和股骨近端骨量,使髋关节的骨量和功能得到最大程度的保留,适合年轻、活动较多、对关节活动度高且骨质良好的患者。仅置换股骨头表面的半髋表面置换,治疗效果并不理性,已被逐渐废弃。

4. 髋关节置换修复术 也叫髋关节翻修术,指人体关节行人工关节置换术后,因各种原因出现松动、下沉、磨损、感染等改变,需再次手术进行新的关节置换手术。

(二) ICD-9-CM-3 编码知识点

髋关节置换相关手术,分类于 81.5 下肢关节置换术、00.7 髋关节的其他操作以及 00.8 膝关节和髋关节的其他操作,分类如下:

1. 全髋关节置换术分类于 81.51,主导词"置换""植入"。

81.51　全部髋关节置换
　　　　双股骨头和髋臼用假体置换
　　　　髋关节全部重建术
　　　　另编码:任何明确类型轴面(00.74-00.78)

2. 半髋关节置换术分类于 81.52,主导词"置换""植入"。

81.52　髋关节部分置换
　　　　双极内用假体
　　　　另编码:任何明确类型轴面(00.74-00.78)

3. 髋关节表面置换术分类于 00.85-00.87,其分类轴心为表面置换的部位,在编码时需注意其置换部位。主导词"置换术"。

00.85　髋关节表面置换,全部,髋臼和股骨头
　　　　髋关节表面成形术,全部

00.86　髋关节表面置换,部分的,股骨头
　　　　髋关节表面成形术,NOS
　　　　髋关节表面成形术,部分的,股骨头

00.87　髋关节表面置换,部分的,髋臼
　　　　髋关节表面成形术,部分的,髋臼

4. 髋关节翻修术分类于 00.70-00.73 及 81.53,主导词"修复术""植入"。

00.70　髋关节置换修复术,双髋臼和股骨成分
　　　　全髋关节修复术
　　　　另编码任何:
　　　　填充物(水泥)(关节)去除(84.57)
　　　　轴面类型(00.74-00.78)

00.71　髋关节置换修复术,髋臼部分
　　　　部分的,仅髋臼成分
　　　　同时伴:
　　　　　　髋杯和衬垫调换
　　　　　　股骨头调换
　　　　另编码:任何轴面类型(00.74-00.78)

00.72　髋关节置换修复术,股骨部分

部分的,仅股骨成分

同时伴:

髋臼衬垫更换

股骨干和股骨头更换

另编码:任何轴面类型(00.74-00.78)

81.53　髋关节置换修正术 NOS

髋置换修正术,未指出替换的部分(髋臼的,股骨的或两者)

另编码任何:

去除填充物(水泥)(关节)(84.57)

轴面类型(00.74-00.78)

5. 在编码全髋关节置换、半髋关节置换以及髋关节置换修补术时,需要求进行另编码轴面类型 00.74-00.78,其具体细目如下:

00.74　髋轴面,金属与聚乙烯

00.75　髋轴面,金属与金属

00.76　髋轴面,陶瓷与陶瓷

00.77　髋轴面,陶瓷与聚乙烯

00.78　髋轴面,陶瓷与金属

轴面是临床上所指的人工关节接触界面,即在人工髋关节中,股骨头假体与髋臼假体之间的摩擦面。在编码时需注意阅读手术记录,若在手术记录上并未说明轴面类型,可查看手术耗材表中人工髋关节假体的产品标签材料栏中相应材料说明。对于没有中文材料说明的情况,常使用英文字母表示,常见的有 T(钛合金)、PE(聚乙烯)、C(钴铬钼合金或陶瓷)、M(金属)等,对于英文字母所代表的的材质,因器械厂家的不同而略有差异,所以在不清楚时应与临床沟通确定。另外,在编码全髋关节翻修或者髋关节翻修 NOS 时,注意是否另编码 84.57填充物(水泥)(关节)去除。

(三) 手术编码分析

本案例中患者行双侧全髋关节置换术(手术步骤 1~5),应编码至全部髋关节置换 81.51。

编码查找过程:

主导词:置换

—髋(部分)(伴固定装置)(伴假体)(伴牵引)

——全部 81.51

核对类目表:81.51 全部髋关节置换

另编码:任何轴面类型(00.74-00.77)

根据 81.51 另编码提示查看手术记录,本案例患者清除髋臼内唇盂及髋臼周围软组织,植入 52mm 髋臼杯,并安装 36mm×52mm 聚乙烯内衬。下肢暴露股骨颈截骨处,清理后用开槽器并用股骨腔锉扩髓,植入股骨柄,并安装 36mm 陶瓷头。轴面为髋关节内衬与股骨头接触面,即轴面类型为聚乙烯内衬与陶瓷头,应编码 00.77 髋轴面,陶瓷与聚乙烯。

编码查找过程：

主导词：轴面，髋置换

　　　　—陶瓷与聚乙烯 00.77

核对类目表：00.77 髋轴面，陶瓷与聚乙烯

【案例最终编码】

手术类别	手术及操作名称	ICD 编码	ICD 名称
手术	双侧全髋关节置换术	81.51	全部髋关节置换
手术		00.77	髋轴面，陶瓷与聚乙烯

（陈佳旭）

第十四章

泌尿生殖系统疾病

第一节 概 述

本章主要用于分类泌尿生殖系统的疾病,编码分类于 N00-N99。本章内容合并于妊娠、分娩及产褥期情况时应优先分类于第十五章。

本章包括下列各节:

N00-N08 肾小球疾病

N10-N16 肾小管间质疾病

N17-N19 肾衰竭

N20-N23 尿石病

N25-N29 肾和输尿管的其他疾患

N30-N39 泌尿系统的其他疾病

N40-N51 男性生殖器官疾病

N60-N64 乳房疾患

N70-N77 女性盆腔器官炎性疾病

N80-N98 女性生殖道非炎性疾患

N99 泌尿生殖系统的其他疾患

不包括:

起源于围生期的某些情况(P00-P96)

某些传染病和寄生虫病(A00-B99)

妊娠、分娩和产褥期的并发症(O00-O99)

先天性畸形、变形和染色体异常(Q00-Q99)

内分泌、营养和代谢疾病(E00-E90)

损伤、中毒和外因的某些其他后果(S00-T98)

肿瘤(C00-D48)

症状、体征和临床与实验室异常所见,不可归类在他处者(R00-R99)

本章提供的星号类目:

N08* 分类于他处的疾病引起的肾小球疾患

N16* 分类于他处的疾病引起的肾小管 - 间质疾患

N22* 分类于他处的疾病引起的泌尿道结石

N29* 分类于他处的疾病引起的肾和输尿管的其他疾患

N33* 分类于他处的疾病引起的膀胱疾患

N37* 分类于他处的疾病引起的尿道疾患

N51* 分类于他处的疾病引起的男性生殖器官疾患

N74* 分类于他处的疾病引起的女性盆腔炎性疾患

N77* 分类于他处的疾病引起的外阴阴道溃疡和炎症

泌尿系统（urinary system）由肾、输尿管、膀胱和尿道组成。主要功能是排出机体新陈代谢过程中产生的废物和多余的水，保持机体内环境的平和和稳定。肾形成尿液，输尿管输送尿液至膀胱，膀胱为储存尿液的器官，尿液经尿道排出体外。

生殖系统（reproductive system）包括内生殖器和外生殖器两部分（表 14-1），功能是繁殖后代和形成并保持第二性征。

表 14-1　生殖系统分布概况

性别	内生殖器			外生殖器
	生殖腺	生殖管道	附属腺	
男性生殖系统	睾丸	附睾、输精管、射精管、男性尿道	精囊、前列腺、尿道球腺	阴囊、阴茎
女性生殖系统	卵巢	输卵管、子宫、阴道	前庭大腺	会阴

第二节　疾病案例分析

案例一

【基本信息】

性别：男	年龄：23 岁	住院天数：16 天
入院科室：肾脏内科		出院科室：肾脏内科

【诊断信息】

诊断类别	诊断名称	疾病编码
出院主要诊断	原发性肾病综合征	N04.900
出院其他诊断	慢性肾衰竭	N18.900
	肾性高血压	I15.102
	低钙血症	E83.503
病理诊断	符合局灶节段性肾小球硬化症，非特殊型	

【编码问题】肾病综合征 N04.900、慢性肾衰竭 N18.900

一、知识点回顾

(一) 编码相关临床知识点

1. **肾小球疾病**　是一组以血尿、蛋白尿、水肿、高血压、肾功能损害等为主要临床表现，病变通常累及双侧肾小球的常见疾病。根据病因可分为原发性、继发性和遗传性三大类，原发性肾小球疾病是指病因不明者；继发性肾小球疾病是指继发于全身性疾病的肾小球损害；遗传性肾小球疾病是指遗传基因突变所致的肾小球疾病。原发性肾小球疾病有多种临床分型，包括急性肾小球肾炎、急进性肾小球肾炎、慢性肾小球肾炎、无症状性血尿和/或蛋白尿、肾病综合征。

2. **肾病综合征**(nephrotic syndrome, NS)　是指大量蛋白尿(成人>3.5g/d)，低白蛋白血症(<30g/L)，明显水肿和/或高脂血症等一组临床综合征候群。肾病综合征根据病因可分为原发性和继发。肾病综合征的分类和常见病因，见表 14-2。

表 14-2　肾病综合征的分类和常见病因

分类	儿童	青少年	中老年
原发性	微小病变型肾病	系膜增生性肾小球肾炎 微小病变型肾病 局灶节段性肾小球硬化 系膜毛细血管性肾小球肾炎	膜性肾病
继发性	过敏性紫癜肾炎 乙型肝炎病毒相关性肾炎 狼疮肾炎	狼疮肾炎 过敏性紫癜肾炎 乙型肝炎病毒相关性肾炎	糖尿病肾病 肾淀粉样变性 骨髓瘤性肾病 淋巴瘤或实体肿瘤性肾病

3. **慢性肾脏病**(chronic kidney disease, CKD)　是指肾脏损伤或肾小球滤过率(glomerular filtration rate, GFR)$<60ml/(min \cdot 1.73m^2)$，时间 ≥3 个月，对健康产生影响的肾脏结构和功能异常。单纯 GFR 轻度下降(60~89ml/min)而无肾损害表现者，不能认为存在慢性肾脏病。目前国际上公认的慢性肾脏病分期依据肾脏病预后质量倡议(Kidney Disease Outcomes Quality Initiative, K/DOQI)制定的指南按肾小球滤过率分为 1~5 期，CKD 的进展过程中 GFR 可逐渐下降，最终至慢性肾衰竭表(14-3)，其中 CKD 5 期又称终末期肾病，此时应接受透析或肾移植治疗。

4. **慢性肾衰竭**(chronic renal failure, CRF)　指 CKD 引起的 GFR 下降及与此相关的代谢紊乱和临床症状组成的综合征，是各种 CKD 持续进展至后期的共同结局。CRF 代表 CKD 中 GFR 下降至失代偿期的那一部分群体，主要为 CKD4~5 期。

(二) ICD-10 分类知识点

1. 肾小球疾病相关的主要分类结构
(1)N00-N08　肾小球疾病

N00　急性肾炎综合征

N01　急进型肾炎综合征

N02　复发性或持续性血尿

N03　慢性肾炎综合征

N04　肾病综合征

N05　未特指的肾炎综合征

N06　孤立性蛋白尿伴有特指的形态学损害

N07　遗传性肾病,不可归类在他处者

N08*　分类于他处的疾病引起的肾小球疾患

N00-N06 为原发性肾小球疾病,N07 为遗传性肾小球疾病,N08* 为继发性肾小球疾病。

(2)N00-N07 共用亚目:

.0　轻微的肾小球异常

极微的病理改变损害

.1　局灶性和节段性肾小球损害

局灶性和节段性:

● 透明变性

● 硬化

局灶性肾小球肾炎

.2　弥漫性膜性肾小球肾炎

.3　弥漫性肾小球膜性增生性肾小球肾炎

.4　弥漫性毛细血管内增生性肾小球肾炎

.5　弥漫性肾小球膜毛细血管性肾小球肾炎

膜性增生性肾小球肾炎,Ⅰ和Ⅲ型或 NOS

.6　密集沉积物病

膜性增生性肾小球肾炎,Ⅱ型

.7　弥漫性新月形肾小球肾炎

毛细血管外肾小球肾炎

.8　其他

增生性肾小球肾炎 NOS

.9　未特指

N00-N07 共用亚目是对形态学改变的分类,通常情况下不应使用亚目 .0-.8,除非这些情况被特别标明(例如:通过肾活检或者尸体检查)。

2. N18　慢性肾衰竭

包括:慢性尿毒症

弥漫型硬化性肾小球肾炎

不包括:慢性肾衰竭伴有高血压(I12.0)

N18.0　肾终末期疾病

N18.8　其他的慢性肾衰竭

N18.9　未特指的慢性肾衰竭

3. 慢性肾脏疾病分期及对应的 ICD 编码（表 14-3）

表 14-3　K/DOQI 对慢性肾脏病的分期及 ICD 编码一览表

肾脏病分期	特征	GFR[*]	防治目标-措施	ICD 编码
1	正常或升高	≥90	CKD 病因诊治，缓解症状；保护肾，延缓 CKD 进展	N18.8
2	轻度降低	60~89	评估、延缓 CKD 进展；降低 CVD（心血管病）风险	N18.8
3a	轻到中度降低	45~59	延缓 CKD 进展	N18.8
3b	中到重度降低	30~44	评估、治疗并发症	N18.8
4	重度降低	15~29	综合治疗；肾脏替代治疗准备	N18.8
5	终末期肾脏病（ESRD）	<15 或者透析	适时肾脏替代治疗	N18.0

[*]单位 $[\,ml/(min \cdot 1.73m^2)\,]$

二、编码问题解析

编码问题 1：肾病综合征 N04.900

本案例主要诊断为肾病综合征，编码 N04.9 未特指的肾病综合征。从病理诊断可以看出该患者在本次住院期间进行了肾脏穿刺活检术，肾穿刺病理结果显示符合局灶节段性肾小球硬化症，非特殊型。即本案例肾病综合征有明确的形态学改变，为局灶节段性肾小球硬化症，因此，使用亚目 .9 不正确。查看第三卷，本例肾病综合征应编码为 N04.1（肾病综合征，局灶性和节段性肾小球损害）。

编码查找过程：

主导词：肾病（肾炎性）（先天性）（爱泼斯坦）（综合征）N04.-

核对第一卷：N04 肾病综合征［亚目见 N00 的前面］

  .1　局灶性和节段性肾小球损害

   局灶性和节段性：

    ● 透明变性

    ● 硬化

   局灶性肾小球肾炎

编码问题 2：慢性肾衰竭 N18.900

> **查房记录（部分）**
>
> 诊断及诊断依据：
>
> 慢性肾衰竭：患者，青年男性，起病急，病程长。因"确诊肾病综合征 3 年，水肿、少尿 10 天"入院。患者有慢性肾脏病基础，此次有水肿、少尿、高血压等表现，肾功能提示尿素氮及肌酐明显升高，故慢性肾衰竭诊断明确。患者 GFR<10ml/min，入院后立即予以血液透析治疗，故诊断为终末期肾衰竭。

本案例慢性肾衰竭原编码于 N18.9 未特指的慢性肾衰竭,结合诊断依据提示有慢性肾脏病基础,入院时肾功能明显异常,且 GFR<10ml/min,符合 K/DOQI 慢性肾脏病 5 期标准,故诊断为终末期肾衰竭。查看第三卷,应编码于更特异的亚目 N18.0 肾终末期疾病。

编码查找过程:

主导词:衰竭

—肾

— —慢性

— — —肾终末期 N18.0

核对第一卷:N18.0 肾终末期疾病

【案例最终编码】

诊断类别	诊断名称	原编码	修正编码	ICD 名称
出院主要诊断	原发性肾病综合征	N04.900	N04.1	肾病综合征,局灶性和节段性肾小球损害
出院其他诊断	慢性肾衰竭	N18.900	N18.0	肾终末期疾病
	肾性高血压	I15.102	I15.1	继发于其他肾疾患的高血压
	低钙血症	E83.503	E83.5	钙代谢紊乱

案例二

【基本信息】

性别:女	年龄:32 岁	住院天数:11 天
入院科室:泌尿外科		出院科室:泌尿外科

【诊断信息】

诊断类别	诊断名称	疾病编码
出院主要诊断	右侧输尿管结石	N20.100
出院其他诊断	右肾积脓	N13.600
	双侧肾结石	N20.000
	泌尿道感染	N39.000

【编码问题】右侧输尿管结石 N20.100、右肾积脓 N13.600、双侧肾结石 N20.000、泌尿道感染 N39.000

一、知识点回顾

(一) 编码相关临床知识点

1. **尿石症** 又称尿路结石(urolithiasis),可分为上尿路结石和下尿路结石,前者是肾结石和输尿管结石,后者是膀胱结石和尿道结石。身体的代谢异常、尿路的梗阻、感染、异物和药物的使用都是结石形成的常见病因。尿路结石的常见并发症包括尿路感染、继发急性肾盂肾炎、肾积水、肾积脓、尿路梗阻和尿毒症等。

2. 尿路感染(urinary tract infection,UTI) 是指病原体在尿路中生长、繁殖的感染性疾病。尿路感染常见病原体主要有细菌、真菌、支原体、衣原体、病毒等,主要细菌为革兰氏阴性杆菌,其中大肠埃希杆菌最为常见,其次为克雷伯杆菌、变形杆菌、柠檬酸杆菌属等。通常根据感染发生的部位可分为上尿路感染和下尿路感染,肾盂肾炎、输尿管炎为上尿路感染;膀胱炎、尿道炎为下尿路感染。根据患者有无基础疾病可分为复杂性尿路感染和单纯性尿路感染。

3. 肾积脓(pyonephrosis) 指肾实质感染所致广泛的化脓性病变,或尿路梗阻后肾盂肾盏积水感染而形成一个积聚脓液的囊腔,多在上尿路结石、肾结核、肾盂肾炎、肾积水、手术史等疾病的基础上并发化脓性感染而形成,属于上尿路感染。

(二) ICD-10 分类知识点

1. 尿石症相关主要分类结构

N13 梗阻性和反流性尿路病

不包括:肾和输尿管结石不伴有肾盂积水(N20.-)

肾盂和输尿管先天性梗阻性缺陷(Q62.0-Q62.3)

梗阻性肾盂肾炎(N11.1)

N13.0 肾盂积水伴有输尿管肾盂连接处梗阻

不包括:伴有感染(N13.6)

N13.1 肾盂积水伴有输尿管狭窄,不可归类在他处者

不包括:伴有感染(N13.6)

N13.2 肾盂积水伴有肾和输尿管结石梗阻

不包括:伴有感染(N13.6)

N13.3 其他和未特指的肾盂积水

不包括:伴有感染(N13.6)

N13.4 输尿管积水

不包括:伴有感染(N13.6)

N13.5 输尿管纽结和狭窄不伴有肾盂积水

不包括:伴有感染(N13.6)

N13.6 肾积脓

在 N13.0-N13.5 中的情况伴有感染

梗阻性尿路病伴有感染

需要时,使用附加编码(B95-B97)标明传染性病原体。

N13.7 与膀胱 - 输尿管反流有关的尿路病

膀胱输尿管反流:

- NOS
- 伴有瘢痕

不包括：与反流有关的肾盂肾炎（N11.0）

  N13.8 其他梗阻性和反流性尿路病

  N13.9 未特指的梗阻性和反流性尿路病

    尿路梗阻 NOS

 N20 肾和输尿管结石

  不包括：伴有肾盂积水（N13.2）

  N20.0 肾结石

   鹿角状结石

  N20.1 输尿管结石

  N20.2 肾结石伴有输尿管结石

  N20.9 未特指的泌尿系结石

 N21 下泌尿道结石

  包括：伴有膀胱炎和尿道炎

  N21.0 膀胱结石

  N21.1 尿道结石

  N21.8 其他的下泌尿道结石

  N21.9 未特指的下泌尿道结石

 N22* 分类于他处的疾病引起的泌尿道结石

 N23 未特指的肾绞痛

2. 编码注意事项

(1)鹿角状结石形成于肾脏,通过输尿管落到膀胱,分类于 N20 肾结石中。

(2)尿路结石的编码需要注意是否伴有积水、感染等并发症,是否存在合并编码。

(3)N13.6、N39.0 泌尿系感染需要时使用附加编码(B95-B97)表明传染性病原体。

二、编码问题解析

  编码问题：右侧输尿管结石 N20.100、右肾积脓 N13.600、双侧肾结石 N20.000、泌尿道感染 N39.000

查房记录(部分)

诊断及诊断依据：

1. 肾输尿管结石 患者因腹痛入院,入院后腹部 X 线及泌尿系超声提示输尿管结石,右侧输尿管上段走行扭曲,全程较左侧稍扩张,双侧肾小结石,故诊断。

2. 肾积脓 患者以发热、腹痛为主要表现,入院后泌尿系超声示右侧肾脏增大,结构模糊,可见黏稠含液性病变,尿培养找到大肠埃希菌,故诊断。

3. 尿路感染 患者病程中有发热、少尿表现,有肾积脓基础,结合尿常规提示白细胞(+++),尿培养找到大肠埃希菌,结合泌尿系超声,故诊断。

【辅助检查结果】

姓名:×× ×	性别:女	年龄:32 岁
就诊类型:住院	病案号:×× ×	病区:泌尿外科
送检项目:尿培养	临床诊断:输尿管结石	条码号:×× ×
标本种类:尿液	采样时间:×× ×	床位号:×× ×

涂片:革兰氏染色找到大肠埃希菌。

涂片:未找到真菌孢子及菌丝

报告时间:×× ×	送检部门:泌尿外科	检查者:×× ×	审核者:×× ×

本案例首页诊断表明该患者存在输尿管结石、肾结石,同时合并肾积脓与尿路感染。查看第一卷肾结石伴有输尿管结石应分类于 N20.2,而 N20 类目下明确注释"不包括:伴有肾盂积水 N13.2",提示 N20.2 伴有肾积水的情况应分类至 N13.2。结合前述临床知识点及诊断依据,本案例肾积脓是尿路梗阻后肾盂肾盏积水感染形成,肾结石伴有肾积脓的情况应合并编码至 N13.2。

进一步查看 N13.2 肾盂积水伴有肾和输尿管结石梗阻下注释"不包括:伴有感染 (N13.6)",提示梗阻性尿路病伴有感染时应分类至 N13.6。结合本案例尿路感染诊断明确,通过查看第三卷,应将四个疾病诊断合并编码至 N13.6 肾积脓,不应分开编码。

编码查找过程:

主导词:结石

  —输尿管(嵌顿性)(复发性)

  ——伴有

  ———结石,肾

  ————伴有肾积水

  —————伴有感染 N13.6

核对第一卷:N13.6 肾积脓

    需要时,使用附加编码(B95-B97)表明传染性病原体。

根据辅助检查报告结果及诊断依据,患者尿培养提示大肠埃希菌感染,可选择性附加编码 B96.2(大肠埃希菌作为分类于其他章节疾病的原因)。

编码查找过程:

主导词:感染

  —大肠埃希菌 NEC

  ——作为分类于他处疾病的原因 B96.2

核对第一卷:B96.2 大肠埃希菌作为分类于其他章节疾病的原因

【案例最终编码】

诊断类别	诊断名称	原编码	修正编码	ICD 名称
出院主要诊断	右侧输尿管结石	N20.100	N13.6	肾积脓
出院其他诊断	右肾积脓	N13.600	B96.2	大肠埃希菌作为分类于其他章节疾病的原因
	双侧肾结石	N20.000		
	泌尿道感染	N39.000		

案例三

【基本信息】

性别:女		年龄:75 岁	住院天数:12 天
入院科室:妇科			出院科室:妇科

【诊断信息】

诊断类别	诊断名称	疾病编码
出院主要诊断	子宫脱垂Ⅲ度	N81.301
出院其他诊断	阴道前壁膨出Ⅲ度	N81.101
	阴道后壁膨出Ⅲ度	N81.601
	冠状动脉粥样硬化性心脏病	I25.103

【编码问题】子宫脱垂Ⅲ度 N81.301、阴道前壁膨出Ⅲ度 N81.101、阴道后壁膨出Ⅲ度 N81.601

一、知识点回顾

(一)编码相关临床知识点

盆底功能障碍性疾病包括盆腔脏器脱垂、压力性尿失禁、女性性功能障碍和粪失禁等,主要是女性盆底支持组织因退化、创伤等因素导致其支持薄弱引起。

盆腔脏器脱垂是指盆腔器官脱出于阴道内或阴道外,分为阴道前壁脱垂(又称膀胱膨出)、阴道后壁脱垂(又称直肠膨出)、子宫脱垂、阴道穹窿脱垂。国外多采用盆腔器官脱垂定量分期(pelvic organ prolapse quantitation,POP-Q),分为Ⅰ~Ⅳ度。我国沿用的传统分度是根据 1981 年部分省、市、自治区"两病"(子宫脱垂与尿瘘)科研协作组的意见,将子宫阴道脱垂分为 3 度(表 14-4)。其中脱垂Ⅰ度、Ⅱ度指不完全性脱垂,Ⅲ度指完全性脱垂。

表 14-4　我国子宫阴道脱垂的传统分度

分度	子宫脱垂		阴道前壁脱垂 (膀胱膨出)	阴道后壁脱垂 (直肠膨出)
	轻型	重型		
Ⅰ度	宫颈外口距处女膜<4cm,未达处女膜缘	宫颈已达处女膜缘,阴道口可见子宫颈	阴道前壁形成球状物,向下突出,达处女膜缘,但仍在阴道内	阴道后壁达处女膜缘,但仍在阴道内
Ⅱ度	宫颈脱出阴道口,宫体仍在阴道内	部分宫体脱出阴道口	阴道前壁展平或消失,部分阴道前壁突出于阴道口外	阴道后壁部分脱出阴道口
Ⅲ度	宫颈与宫体全部脱出阴道口外		阴道前壁全部突出于阴道口外	阴道后壁全部脱出于阴道口外

（二）ICD-10 分类知识点

1. 女性生殖器脱垂主要分类结构

N81　女性生殖器脱垂
　　不包括：卵巢、输卵管的脱垂和疝（N83.4）
　　　　　　　生殖器脱垂合并妊娠、临产、或分娩（O34.5）
　　　　　　　子宫切除术后阴道穹窿脱垂（N99.3）

　　N81.0　女性尿道膨出
　　　　不包括：尿道膨出伴有膀胱膨出（N81.1）
　　　　　　　　尿道膨出伴子宫脱垂（N81.2-N81.4）

　　N81.1　膀胱膨出
　　　　阴道（前）壁脱垂 NOS
　　　　不包括：膀胱膨出伴有子宫脱垂（N81.2-N81.4）

　　N81.2　子宫阴道不完全性脱垂

　　N81.3　完全性子宫阴道脱垂

　　N81.4　未特指的子宫阴道脱垂

　　N81.5　阴道小肠膨出
　　　　不包括：伴子宫脱垂的阴道小肠膨出（N81.2-N81.4）

　　N81.6　直肠膨出
　　　　阴道后壁脱垂
　　　　不包括：直肠脱垂（K62.3）
　　　　　　　　伴有子宫脱垂的直肠膨出（N81.2-N81.4）

　　N81.8　其他的女性生殖器脱垂

　　N81.9　未特指的女性生殖器脱垂

2. 编码注意事项　类目 N81 含有大量"不包括"说明，亚目之间存在相互包含关系，在编码过程中尤其需要注意合并编码的使用。

（1）当 N81.0 女性尿道膨出并发 N81.1 膀胱脱垂，应合并编码为 N81.1 膀胱膨出伴有尿道膨出。

（2）当 N81.0、N81.1、N81.5、N81.6 并发 N81.2-N81.4 子宫脱垂，应合并编码至 N81.2-N81.4。

二、编码问题解析

从本案例诊断可以看出，该患者同时存在阴道前壁、子宫、阴道后壁的Ⅲ度脱垂，分别编码于 N81.1、N81.3 和 N81.6，表明宫体、宫颈、阴道前壁和阴道后壁全部脱垂于阴道口外，属于完全性脱垂。临床医生习惯对各个部位的脱垂分别书写诊断，从上述 ICD 知识点可以看出，在分类时需要注意合并编码的使用。

查看第一卷，N81.1 膀胱膨出，亚目下注释"不包括膀胱膨出伴有子宫脱垂（N81.2-N81.4）"，即膀胱膨出（阴道前壁脱垂）伴有子宫脱垂Ⅲ度时应合并编码至完全性子宫阴道脱垂 N81.3。同样，N81.6 直肠膨出，亚目下注释"不包括伴有子宫脱垂的直肠膨出

（N81.2-N81.4）"，即直肠膨出（阴道后壁脱垂）伴有子宫脱垂Ⅲ度时应合并编码至完全性子宫阴道脱垂 N81.3。因此本案例子宫、阴道前壁、阴道后壁Ⅲ度脱垂三个疾病诊断应合并编码至 N81.3 完全性子宫阴道脱垂。

编码查找过程：

主导词：脱出

  —阴道（前）（壁）

  ——伴有子宫脱垂

  ———完全性 N81.3

核对第一卷：N81.3 完全性子宫阴道脱垂

     Ⅲ度子宫脱垂

【案例最终编码】

诊断类别	诊断名称	原始编码	修正编码	ICD 名称
出院主要诊断	子宫脱垂Ⅲ度	N81.301	N81.3	完全性子宫阴道脱垂
出院其他诊断	阴道前壁膨出Ⅲ度	N81.101		
	阴道后壁膨出Ⅲ度	N81.601		
	冠状动脉粥样硬化性心脏病	I25.103	I25.1	动脉硬化性心脏病

案例四

【基本信息】

性别：女	年龄：33 岁	住院天数：15 天
入院科室：妇科		出院科室：妇科

【诊断信息】

诊断类别	诊断名称	疾病编码
出院主要诊断	子宫内膜异位症	N80.900
出院其他诊断	子宫腺肌病	D26.100
	子宫内膜息肉	N84.001
病理诊断	子宫内膜呈分泌期改变，间质蜕膜样变。子宫内膜息肉。子宫腺肌病。（左卵巢）子宫内膜异位囊肿	

【部分病历记录】

入院记录（部分）

入院 16 个月前因体检发现右侧附件包块于门诊定期随访；10 个月前复查妇科彩超，提示右侧附件包块较前增加，输卵管积液，子宫直肠凹陷及子宫直肠表面见紫蓝色结节，遂入院行"右侧输卵管切除术、右侧卵巢切除术"治疗，术后服药至今。入院前 1 天患者复查妇科彩超，提示左侧附件区囊性包块，为进一步治疗入院。

【编码问题】 子宫内膜异位症 N80.900、子宫腺肌病 D26.100、编码遗漏

一、知识点回顾

(一) 编码相关临床知识点

子宫内膜异位性疾病包括子宫内膜异位症(endometriosis,EMT)和子宫腺肌病(adenomyosis),两者均由具有生长功能的异位子宫内膜所致,临床上可并存。

1. 子宫内膜异位症　是指子宫内膜组织(腺体和间质)出现在子宫体以外的部位,简称内异症。异位内膜可侵犯全身任何部位,但绝大多数位于盆腔脏器和壁腹膜,以卵巢、宫骶韧带最常见,其次为子宫及其他脏腹膜、阴道直肠隔等部位。手术治疗以切除病灶、恢复解剖为主。根据发生的部位不同,分为不同病理类型:

(1) 卵巢型内异症:卵巢最易被异位内膜侵犯。分为:①微小病变型;②典型病变型,又称为囊肿型,称为卵巢子宫内膜异位囊肿,俗称"卵巢巧克力囊肿"。

(2) 腹膜型内异症:分布于盆腔腹膜和各脏器表面,以子宫骶骨韧带、直肠子宫凹陷和子宫后壁下段浆膜最为常见。分为:①色素沉着型;②无色素沉着型。

(3) 深部浸润型内异症:指病灶浸润深度 ≥5mm 的内异症。

(4) 其他部位的内异症:包括瘢痕内异症,以及其他少见的远处内异症,如肺、胸膜等部位的内异症。

2. 子宫腺肌病　是当子宫内膜腺体及间质侵入子宫肌层时,成为子宫腺肌病。多发生于 30~50 岁经产妇,约 15% 同时合并内异症,约半数合并子宫肌瘤。少数腺肌病病灶呈局限性生长形成结节或团块,似肌壁间肌瘤,称为子宫腺肌瘤。对药物治疗无效者应行全子宫切除术。

(二) ICD-10 分类知识点

1. 子宫内膜异位症分类结构

N80　子宫内膜异位症

　　N80.0　子宫的子宫内膜异位症

　　N80.1　卵巢的子宫内膜异位症

　　N80.2　输卵管的子宫内膜异位症

　　N80.3　盆腔腹膜的子宫内膜异位症

　　N80.4　直肠阴道隔和阴道的子宫内膜异位症

　　N80.5　肠的子宫内膜异位症

　　N80.6　皮肤瘢痕的子宫内膜异位症

　　N80.8　其他的子宫内膜异位症

　　N80.9　未特指的子宫内膜异位症

2. 编码注意事项　子宫内膜异位症分类轴心为解剖部位,编码时不能笼统编码为 N80.9,需要结合病历记录明确具体位置,选择更特异的亚目编码。

二、编码问题解析

编码问题 1:子宫内膜异位 N80.900

本案例诊断为子宫内膜异位症,编码于 N80.9 未特指的子宫内膜异位,属于笼统编码,需要查看病理诊断与病历记录明确发生部位。病理诊断提示(左卵巢)子宫内膜异位囊肿,由此可见该患者的子宫内膜异位的部位在卵巢,属于卵巢型内异症,应编码至 N80.1 卵巢的子宫内膜异位症。

编码查找过程:

主导词:子宫内膜异位症

　　　—卵巢 N80.1

核对类目表:卵巢的子宫内膜异位症

编码问题 2:子宫腺肌病 D26.100

结合临床知识点可知子宫腺肌病是子宫内膜腺体及间质侵入子宫肌层,属于子宫的子宫内膜异位症,有可能发展为子宫腺肌瘤。但病理结果提示本例患者为子宫腺肌病,没有诊断子宫腺肌瘤,故不应编码 D26.1 子宫体良性肿瘤,正确编码应为 N80.0 子宫的子宫内膜异位症。

编码查找过程

主导词:子宫内膜异位症

　　　—子宫 N80.0

核对类目表:N80.0 子宫的子宫内膜异位症

编码问题 3:编码遗漏

器官的缺失可以体现患者身体某些功能的缺失或者异常情况,应在诊断中使用编码表达器官的缺失情况。器官的后天性缺失编码在 Z90,类目下注释:"包括:身体一部分 NEC 在手术后或创伤后的缺失",从患者入院记录得知,患者既往已切除右侧输卵管与右侧卵巢。本案例属于后天性卵巢和输卵管缺失,应编码至 Z90.7 生殖器官后天性缺失。

编码查找过程:

主导词:缺失

　　　—卵巢(后天性)Z90.7

　　　—输卵管(后天性)Z90.7

核对类目表:Z90.7 生殖器官后天性缺失

【案例最终编码】

诊断类别	诊断名称	原编码	修正编码	ICD 名称
出院主要诊断	子宫内膜异位症	N80.900	N80.1	卵巢的子宫内膜异位症
出院其他诊断	子宫腺肌病	D26.100	N80.0	子宫的子宫内膜异位症
	子宫内膜息肉	N84.001	N84.0	子宫体息肉
			Z90.7	生殖器官后天性缺失
病理诊断	子宫内膜呈分泌期改变,间质蜕膜样变。子宫内膜息肉。子宫腺肌病。(左卵巢)子宫内膜异位囊肿			

第三节 手术案例分析

案例一

一、编码相关临床知识点

尿路结石的治疗分为病因治疗、药物治疗及手术治疗:

1. **病因治疗** 找到结石形成的原因,对原因进行治疗。

2. **药物治疗** 结石<0.6cm、表面光滑、结石以下尿路无梗阻时可采用药物排石治疗。

3. **手术治疗** 上尿路结石的手术治疗方式包括体外冲击波碎石术(extracorporeal shock wave lithotripsy,ESWL)、经皮肾镜碎石取石术(percutaneous nephrolithotomy,PCNL)、输尿管镜碎石取石术(ureteroscopic lithotripsy,URL)、腹腔镜输尿管切开取石术(laparoscopic ureterolithotomy,LUL)及开放手术治疗(肾盂切开取石术、肾实质切开取石术、肾部分切除术、肾切除术、输尿管切开取石术);下尿路结石的手术治疗方式包括经尿道膀胱镜取石碎石术、耻骨上膀胱切开取石术及尿道切开取石等。

二、ICD-9-CM-3 分类知识点

泌尿系结石临床手术名称及 ICD 编码对照,见表 14-5。

表 14-5 尿路结石主要手术及 ICD 编码对照表

结石部位	临床手术名称	对应 ICD 手术名称	编码
上尿路	体外冲击波碎石术(ESWL)	肾、输尿管和/或膀胱体外休克波碎石(ESWL)	98.51
	经皮肾镜碎石取石术(PCNL)	经皮肾造口术不伴碎裂术	55.03
		经皮肾造口术伴碎裂术	55.04
		经皮肾(肾盂)抽吸术	55.92
		超声泌尿系结石碎裂术	59.95
	输尿管镜碎石取石术(URL)	经尿道输尿管或肾盂结石去除不伴有切开术	56.0
	腹腔镜输尿管切开取石	输尿管切开术	56.2
	肾盂切开取石术	肾盂切开术	55.11
	肾实质切开取石	肾石切除术	55.01
	肾部分切除术	部分肾切除术	55.4
	肾切除术	全部肾切除术	55.5
	输尿管切开取石术	输尿管切开术,为了去除结石	56.2

续表

结石部位	临床手术名称	对应 ICD 手术名称	编码
下尿路	经尿道膀胱镜取石碎石	膀胱结石切除术	57.19
	耻骨上膀胱切开取石术	经尿道膀胱清除术	57.0
	尿道结石切开取石术	尿道结石切开去除术	58.0
	非切开性去除尿道结石	非切开性去除尿道结石	58.6

案例 1-1

【基本信息】

性别:男	年龄:32 岁	住院天数:11 天
入院科室:泌尿外科		出院科室:泌尿外科

【诊断信息】

诊断类别	诊断名称	疾病编码
出院主要诊断	输尿管结石合并肾积水	N13.202

【手术操作信息】

手术类别	手术及操作名称
手术	左输尿管结石切开取石术
手术	输尿管支架管置入术

【手术实操】

手术记录(部分)

手术名称:左输尿管结石切开取石术 + 输尿管支架管置入术。

手术发现:结石位于左侧输尿管上段,结石大小约 1cm。

手术经过:

全身麻醉满意后取右侧卧位,腰部垫枕,常规消毒铺巾,取左侧腰部斜切口,长约 15cm,依次切开皮肤、皮下脂肪、肌肉、腰背筋膜,向前方推开腹腔,进入腹膜后间隙,可见左侧输尿管位于腹膜后的腰大肌前方,用手指沿输尿管触摸扪及输尿管结石后,仔细游离输尿管结石上下缘输尿管,于结石上方输尿管吊 12 号尿管,防止结石滑走,输尿管周围放置纱布垫,纵行切开输尿管约 1.5cm,取石钳取出结石,检查见结石完整取出,表面不规则,直径约 1cm。结石取出后可见大量尿液流出,探查输尿管无结石残留。在斑马导丝引导下经输尿管切口置入 F6 输尿管支架管 1 根,4-0 可吸收缝线间断缝合关闭输尿管切口。冲洗手术野,止血海绵贴于创面止血满意后,留置腹膜后引流管 1 根,再次核对患者及清点器械纱布无误后,逐层缝合关闭切口,术毕。

1. 手术主要操作步骤

步骤 1:切开腹腔,进入腹膜后间隙,找到输尿管,游离输尿管。纵行切开输尿管,取石钳取出结石。

步骤 2：导丝引导下经输尿管切口置入输尿管支架，可吸收缝线间断缝合关闭输尿管切口。

2. 手术编码步骤

手术 1：输尿管结石切开取石术（步骤 1）

本案例为输尿管结石，结合步骤 1 中纵行切开输尿管，去除结石，患者采用的手术方式为开腹经输尿管切开去除结石。应编码为 56.2（输尿管切开术，为了去除结石）。

编码查找过程：

主导词：去除

     —结石

     — —输尿管（经切开）56.2

核对类目表：56.2 输尿管切开术，为了去除结石

手术 2：输尿管支架置入（步骤 2）

本案例在斑马导丝引导下经输尿管切口置入支架。应编码至 59.8 输尿管支架置入。

编码查找过程：

主导词：导管插入术

     —输尿管（至肾）59.8

核对类目表：59.8 输尿管支架置入

        另编码：任何输尿管切开术 56.2

【案例最终编码】

手术类别	手术及操作名称	ICD 编码	ICD 名称
手术	左输尿管结石切开取石术	56.2	输尿管切开术，为了去除结石
手术	输尿管支架管置入术	59.8	输尿管支架置入

案例 1-2

【基本信息】

性别：女	年龄：40 岁	住院天数：15 天
入院科室：泌尿外科		出院科室：泌尿外科

【诊断信息】

诊断类别	诊断名称	疾病编码
出院主要诊断	右侧输尿管结石	N20.100

【手术操作信息】

手术类别	手术及操作名称
手术	输尿管镜下钬激光碎石取石术
手术	输尿管支架置入术

【手术实操】

> **手术记录（部分）**
>
> 手术名称：右侧输尿管镜下钬激光碎石取石＋输尿管支架置入。
>
> 术中所见：右侧输尿管下段结石，直径约 11mm×10mm×9mm，局部输尿管水肿。
>
> 手术经过：
>
> 麻醉满意后，截石位，术野常规消毒铺巾。顺利置入 F8/9.8 输尿管镜入膀胱。右侧输尿管开口水肿，在斑马导丝引导下，入镜于右侧输尿管腔内，缓慢进镜，见输尿管下段管腔内结石一枚，大小约 11mm×10mm×9mm，结石周围输尿管黏膜水肿。能量 1.0J，频率 10Hz，行钬激光碎石至 2mm 以下后见大量尿液引流出，钳夹取出碎石至膀胱腔内，经斑马导丝引导于右侧输尿管内留置输尿管支架管一根。退镜，膀胱腔内留置 F16 双腔气囊导尿管一根，术毕。

1. 手术主要操作步骤

步骤 1：导丝引导下入镜于输尿管腔内，见输尿管下段管腔内结石一枚，钬激光碎石至 2mm 以下，钳夹取出碎石至膀胱腔内。

步骤 2：右侧输尿管内经斑马导丝留置输尿管支架一根。

步骤 3：膀胱腔内留置双腔气囊导尿管一根。

2. 手术编码步骤

手术 1：输尿管镜下钬激光碎石取石术（步骤 1）

编码查找过程：

主导词：碎石术

      —输尿管 56.0

核对类目表：56.0 经尿道输尿管和肾盂梗阻去除

              去除：输尿管或肾盂结石不伴切开术

手术 2：输尿管支架置入（步骤 2）

编码查找过程：

主导词：导管插入术

      —输尿管（至肾）59.8

核对类目表：59.8 输尿管导管插入术

           输尿管支架置入

本案例手术最终编码应为输尿管镜下钬激光碎石取石术 56.0 和输尿管支架置入术 59.8。

手术 3：导管插入术（步骤 3）

编码查找过程：

主导词：导管插入术

      —膀胱，留置的 57.94

核对类目表：57.94 留置导尿管的置入术

【案例最终编码】

手术类别	手术及操作名称	ICD 编码	ICD 名称
手术	输尿管镜下钬激光碎石取石术	56.0	输尿管或肾盂结石去除不伴切开术
手术	输尿管支架置入术	59.8	输尿管支架置入
手术		57.94	留置导尿管的置入术

案例二

【基本信息】

性别：女	年龄：52 岁	住院天数：20 天
入院科室：泌尿外科		出院科室：泌尿外科

【诊断信息】

诊断类别	诊断名称	疾病编码
出院主要诊断	左肾癌	C64.x00
出院其他诊断	横结肠转移	C78.504
	痛风	M10.900
	肺气肿	J43.900
病理诊断	肾细胞癌	M83120/3

【手术操作信息】

手术分类	手术名称
手术	左肾根治性切除＋横结肠远端封闭近端造瘘术

一、ICD-9-CM-3 分类知识点

1. 结肠造口术分类于 46.1,细目分类轴心为造口持续时间。

46.1　结肠造口术

　　另编码：任何同时进行的结肠部分切除术(45.49,45.71-45.79,45.8)

　　不包括：襻式结肠造口术(46.03)

　　46.10　结肠造口术 NOS

　　46.11　暂时性结肠造口术

　　46.13　永久性结肠造口术

　　46.14　结肠造口的延迟性切开

2. 肾切除术主要分类于 55.3-55.5,亚目分类轴心为切除范围。

55.3　肾病损或肾组织的切除术或破坏术

55.4　部分肾切除术

　　另编码：任何同时进行的输尿管切除术(56.40-56.42)

55.5　全部肾切除术

另编码：任何同时进行的切除术：

　　　　　肾上腺(07.21-07.3)

　　　　　部分膀胱(57.6)

　　　　　淋巴结(40.3,40.52-40.59)

3. 大肠切除术主要分类结构如下

17.3　腹腔镜大肠部分切除术

　　　不包括：其他和开放性部分切除术(45.71-45.79)

45.4　大肠病损或大肠组织的局部切除术或破坏术

45.52　大肠段分离术

　　　　结肠部分切除用于间置术

45.7　开放性和其他部分大肠切除术

　　　另编码：任何同时进行的非端对端吻合(45.92-45.94)

　　　　　肠造口术(46.10-46.39)

45.8　腹内全部结肠切除术

　　　盲肠、结肠、乙状结肠切除术

　　　不包括：结肠直肠切除术(48.41-48.69)

4. 编码注意事项

(1)肿瘤手术的假定分类：没有指出哪一种手术方式时，假定为病损切除；恶性肿瘤发生的部位在手术时至少要做器官的全切术，则分类到该器官的切除术中。

(2)肿瘤根治术编码方法：①以"切除术"为主导词查找，部分名称可以直接查到编码，索引中查不到编码者按器官全切术进行编码；②某器官未做器官移植时不适合全切术，则按该器官的大部(或部分)切除术分类。

二、手术编码实操

手术记录（部分）

手术名称： 左肾根治性切除＋横结肠远端封闭近端造瘘术。

手术发现： 左肾肿瘤体积巨大，活动度差，长约14cm，横向侵犯横结肠、横结肠系膜，部分横结肠紧密粘连于肿瘤表面，结肠病变处与胰体、尾粘连严重。

手术经过：

麻醉显效后，患者平卧位，作左上腹剑突下至脐，脐至左下腹L形切口20cm，逐层切开，进入腹腔，探查(见手术发现)。分离肿瘤与周围粘连组织，胰腺、脾脏分离过程艰难，出血较多，术中予以输血治疗，后成功分离胰腺体、胃部及脾门，在肾周筋膜外游离肾上下极以及肾脏前后侧，暴露肾蒂，上两把肾蒂钳，横断肾蒂，肾蒂残端分别用双粗线缝扎、单粗线缝扎。完全游离后，将肿瘤及患肾拉出切口外，钝性分离输尿管至远端近膀胱处并横断，远端结扎。切除与肿瘤粘连段横结肠，约20cm。观察结肠断端情况，考虑断端血供尚可，术中与家属沟通本次手术暂行近端结肠造瘘，远端关闭，拟Ⅱ期关闭造瘘口。仔细检查手术创面，彻底止血后，用生理盐水冲洗创面，清点手术器械无误，切口放置引流管一根，逐层缝合切口，术毕。

（一）手术主要操作步骤

步骤 1：开腹探查，分离肿瘤与周围粘连，完全游离肾，横断肾蒂，切除肿瘤及左肾，分离输尿管至远端近膀胱处并横断，远端结扎。

步骤 2：切除与肿瘤粘连段横结肠，约 20cm。

步骤 3：近端横结肠造瘘，远端关闭。

（二）手术编码步骤

手术 1：左肾切除术（步骤 1）

根据手术记录，该案例在手术中完整切除肿瘤及肾脏，输尿管从近膀胱处离断，该患者在肾切除的同时切除输尿管，因此需要编码单侧肾和输尿管的切除术。

编码查找过程：

主导词：肾输尿管切除术（伴膀胱返折）55.51

核对类目表：55.51 肾输尿管切除术

本案例左肾切除术应编码至 55.51 肾输尿管切除术。

手术 2：横结肠部分切除术（步骤 2）

编码查找过程：

主导词：切除术（部分）

　　　—横结肠

　　　——开放和其他 45.74

核对类目表：45.7 开放性和其他部分大肠切除术

　　　　　　　另编码：任何同时进行的：非端对端的吻合术（45.92-45.94）

　　　　　　　　　　　　肠造口术（46.10-46.39）

　　　45.74　开放性和其他横结肠切除术

手术 3：结肠造口术（步骤 3）

步骤 3 显示本案例在结肠切除术后进行了近端横结肠造瘘，拟Ⅱ期关闭造瘘口，故属于暂时性结肠造口。查看手术卷，结肠造口术应编码至 46.11 暂时性结肠造口术。

编码查找过程：

主导词：结肠造口术（回肠升结肠）（回肠横结肠）（会阴的）（横的）

　　　—暂时性 46.11

核对类目表：46.11 暂时性结肠造口术

【案例最终编码】

手术分类	手术名称	ICD 编码	ICD 名称
手术	左肾根治性切除	55.51	肾输尿管切除术
手术	横结肠远端封闭近端造瘘术	45.74	开放性和其他横结肠切除术
手术		46.11	暂时性结肠造口术

案例三

【基本信息】

性别：女	年龄：40 岁	住院天数：18 天
入院科室：妇科		出院科室：妇科

【诊断信息】

诊断类别	诊断名称	疾病编码
出院主要诊断	左卵巢癌透明细胞腺癌（Ⅲc 期）	C56.x00
出院其他诊断	盆腔广泛转移	C79.811
	盆腔淋巴结转移	C77.500
	肝转移	C78.700
	第三次化疗后	Z54.200
病理诊断	（左侧卵巢）高级别恶性肿瘤，倾向于透明细胞腺癌伴大量变性、坏死；（左输卵管、右宫旁、肝包膜下病灶，横膈、盆腔腹膜、大网膜）见癌组织，左盆腔淋巴结转移。	M83100/3

【手术操作信息】

手术及操作类型	手术及操作名称
手术	腹腔镜下卵巢癌根治术
手术	腹腔镜下肝表面转移灶切除术
手术	腹腔镜下肿瘤细胞减灭术

一、知识点回顾

（一）编码相关临床知识点

1. **卵巢肿瘤** 是常见的妇科肿瘤，任何年龄段都可能发生，它的主要并发症有蒂扭转、破裂、感染和恶变。卵巢肿瘤主要组织学类型为上皮性肿瘤、生殖细胞肿瘤、性索-间质肿瘤及转移性肿瘤。卵巢恶性肿瘤早期病变不易发现，晚期病例缺乏治疗手段，致死率居妇科恶性肿瘤首位。卵巢恶性肿瘤的转移特点是盆、腹腔内广泛转移灶，包括横膈、大网膜、腹腔脏器表面、壁腹膜等，以及腹膜后淋巴结转移。横膈为转移的好发部位，尤其右膈下淋巴丛密集、最易受侵犯。血行转移少见，晚期可转移到肺、胸膜及肝实质。

卵巢肿瘤主要治疗手段是手术，恶性肿瘤应在手术后根据病理结果决定是否接受辅助性治疗，化疗和 / 或放射治疗是主要的辅助性治疗。卵巢恶性肿瘤的手术大致分为治疗性、姑息性和诊断性手术三类：

（1）治疗性手术：切除原发肿瘤外，可见转移也尽量切除干净，早期患者通常切除全子宫、双侧附件、大网膜、阑尾、盆腔和腹主动脉旁淋巴结；晚期患者行肿瘤细胞减灭术，尽量彻底切除肿瘤。

细胞减灭术：是指将原发灶及转移灶等所有肉眼可见的病灶彻底切除，使最大病灶的直径<2cm，最大程度地减小肿瘤负荷、增强化疗药物的细胞毒作用、切除耐药细胞克隆而减少诱导耐药的发生、增强患者免疫力等。

（2）姑息性手术：切除大块肿瘤，解除大量腹水产生，改变患者症状及生活质量。

（3）诊断性手术：手术取活检确定病理诊断、肿瘤分期、评估治疗效果等。

2. 女性盆部淋巴结　包括骶淋巴结、髂总淋巴结、髂内淋巴结、髂外淋巴结。

（二）ICD-9-CM-3 分类知识点

1. 卵巢切除术的主要分类结构

65.2　卵巢病损或卵巢组织的局部切除术或破坏术

65.3　单侧卵巢切除术

　　65.31　腹腔镜下单侧卵巢切除术

　　65.39　其他单侧卵巢切除术

65.4　单侧卵巢 - 输卵管切除术

　　65.41　腹腔镜下单侧输卵管 - 卵巢切除术

　　65.49　其他单侧输卵管 - 卵巢切除术

65.5　双侧卵巢切除术

　　65.51　其他一次手术切除双侧卵巢

　　65.52　残留卵巢其他切除

　　65.53　腹腔镜下一次手术切除双侧卵巢

　　65.54　腹腔镜下残留卵巢切除术

65.6　双侧卵巢 - 输卵管切除术

　　65.61　其他一次手术切除双侧卵巢和输卵管

　　65.62　其他残留卵巢和输卵管切除术

　　65.63　腹腔镜下一次手术切除双侧卵巢和输卵管

　　65.64　腹腔镜下残留卵巢和输卵管切除术

2. 输卵管手术的主要分类结构

66.2　双侧输卵管内镜下破坏术或闭合

66.3　其他双侧输卵管破坏术或闭合术

66.4　单侧输卵管全部切除术

66.5　双侧输卵管全部切除术

　　不包括：双侧输卵管全部切除术伴卵巢切除术（65.61-65.64）

66.6　其他输卵管切除术

3. 子宫切除术主要分类结构

68.2　子宫病损或组织的切除术或破坏术

68.3　经腹子宫次全切除术

68.4　经腹子宫全部切除术

　　另编码：任何同时进行的：输卵管和卵巢去除（65.31-65.64）

68.5　阴道子宫切除术

　　另编码：任何同时进行的：输卵管和卵巢去除(65.31-65.64)

　　　　　　　　　　　　　　膀胱膨出或直肠膨出的修补术(70.50-70.52)

68.6　经腹根治性子宫切除术

　　另编码：任何同时进行的：淋巴结清扫术(40.3,40.5)

　　　　　　　　　　　　　　输卵管和卵巢去除(65.31-65.64)

68.7　根治性阴道的子宫切除术

　　另编码：任何同时进行的：淋巴结清扫术(40.3,40.5)

　　　　　　　　　　　　　　输卵管和卵巢去除(65.31-65.64)

68.8　盆腔脏器去除术

　　卵巢、输卵管、子宫、阴道、膀胱和尿道去除(伴乙状结肠和直肠去除)

　　另编码：任何同时进行的：结肠造口术(46.12-46.13)

　　　　　　　　　　　　　　淋巴结清扫术(40.3,40.5)

　　　　　　　　　　　　　　和尿路转流术(56.51-56.79)

68.9　其他和未特指子宫切除术

69.1　子宫和支持结构病损或组织的切除术或破坏术

4. 编码注意事项

(1)卵巢癌根治术无定式切除范围,彻底手术的范围包括双侧附件(输卵管和卵巢),子宫、大网膜、阑尾切除和盆腔及腹膜后淋巴结清扫。对于肿瘤在盆腔有广泛种植转移的患者主张尽可能做肿瘤细胞减灭术。卵巢癌的手术编码应视其具体的手术范围进行逐一编码。

(2)主导词"切除术"在 ICD-9-CM-3 的索引表中区分切除术与部分切除术,在查找过程中要注意区分切除的范围,精准选择主导词。

(3)内部脏器手术的编码需要区分单侧与双侧,分类于不同的编码。

(4)子宫切除术在编码中需注意切除范围,区分病损切除、次全切除、全部切除,阴道子宫切除与根治性切除。

二、手术编码实操

手术记录(部分)

　　手术名称：腹腔镜下卵巢癌根治术＋腹腔镜下肿瘤细胞减灭术、腹腔镜下肝表面转移灶切除术、盆腔粘连松解术。

　　手术发现：腹腔内少量淡血性腹水,左侧卵巢病灶约 10cm×9cm×7cm,灰白色,表面可见菜花状赘生物,与左侧盆壁,左侧阔韧带,左侧骶韧带及直肠广泛粘连,子宫前位,正常大小,右侧卵巢及双侧输卵管外未见明显异常;乙状结肠与左盆腔腹膜状粘连固定,横膈表面见散在白色结节状病灶,大小约 0.2~0.8cm,肝 S7 段包膜下见一大小约 1cm×1cm 灰白色病灶,腹膜、肠系膜、大网膜、肠管、胃表面未见明显异常。

　　手术经过：

　　1. 麻醉诱导成功,患者取头低脚高截石位,常规消毒铺巾,导尿。

　　2. 纵行切开脐孔上 2cm 处皮肤切口长约 10mm 给予气腹针穿刺,CO₂ 气腹形成,气腹维持压力 12mmHg,置入腹腔镜,切开左侧腹皮肤 10mm、左下腹 5mm、右侧腹 5mm、右下腹 5mm,在腹腔镜监控下分别穿刺器进入腹腔,顺利,置入操作器械。

3. 超声刀分离盆腔、膀胱、输尿管、肠粘连,回复盆腔正常结构,用超声刀打开左侧骨盆漏斗韧带腹膜,游离卵巢血管,并探查明确左侧输尿管走行,生物夹 3 枚,闭合左侧骨盆漏斗韧带,超声刀电凝切断左侧卵巢骨盆韧带;同法处理右侧骨盆漏斗韧带。用超声刀结合双极电凝切断右侧圆韧带,超声刀边凝边切开右侧子宫韧带前叶及后叶;同法处理左侧圆韧带及子宫阔韧带前叶及后叶。打开膀胱子宫腹膜返折,分开膀胱与子宫粘连,下推膀胱尚顺利,于宫旁子宫下部水平,分离左侧宫旁组织,暴露子宫血管,双极结合超声刀电凝切断左侧子宫动静脉,同法处理右侧子宫动静脉,同时小心仔细保护双侧输尿管。双极电凝、超声刀电切右侧骶主韧带,约 1cm,同法处理左侧骶主韧带,过程中切除盆底腹膜及阔韧带后叶种植病灶,行肿瘤细胞减灭。沿阴道穹窿处用单极环形电凝阴道各壁,切除 1cm,完整切除子宫。装入标本袋中,经阴道完整取出子宫和双侧附件。

4. 暴露腹主动脉,沿肠系膜下动脉起始水平清除腹主动脉旁左右侧淋巴结及骶前淋巴结;暴露右侧髂总动脉,于右侧髂总动脉起始处开始组建依次清扫右髂总、右髂外、右腹股沟深、右髂内、右闭孔淋巴结。同法处理左侧盆腔淋巴结。同时保护生殖股神经、闭孔神经及输尿管。沿横结肠系膜自结肠脾曲至结肠肝曲完整切除大网膜组织,过程顺利,将标本装袋后自阴道取出。

5. 探查见横膈表面散在病灶,大小约 0.2~0.8mm,肝 S7 段包膜下见一大小约 1cm×1cm 病灶。请肝胆外科台上会诊,考虑肝脏面种植转移,切开剑突下皮肤 10mm、左上腹 5mm,在腹腔镜监控下,分别用 10mm、5mm 穿刺器穿刺进入腹腔,顺利,置入操作器械。横膈表面散在 0.5cm 以下小病灶予以双极结合单极电灼,横膈 0.5cm 以上病灶及肝 S7 段包膜下 1cm×1cm 予以切除。标本装袋后自剑突下穿刺孔取出。

6. 消毒阴道 3 遍后,重建气腹,充分暴露阴道,用 2-0 导刺线缝合阴道残端,手术创面大,轻微渗血,给予止血纱 2 张放于创面预防出血。术毕检查盆腹腔无明显出血,残留病灶小于 0.5cm。盆腹腔注入透明质酸 40ml 预防粘连,给予右下腹安置 22 号盆腔引流管一根,清点敷料器械无误后,常规退镜关腹,关闭切口,术毕。

(一) 手术主要操作步骤

步骤 1:盆腔、膀胱、输尿管、肠粘连松解。

步骤 2:腹腔镜下切除双侧输卵管、双侧卵巢、全子宫,盆底腹膜及阔韧带后叶种植病灶,行肿瘤细胞减灭。

步骤 3:腹腔淋巴结(腹主动脉左右,骶前,右侧髂总、髂内、髂外、腹股沟深及闭孔淋巴结)和左侧盆腔淋巴结清扫。

步骤 4:横结肠脾曲至肝区大网膜切除。

步骤 5:腹腔镜监控下横膈表面散在 0.5cm 以下小病灶予以双极结合单极电灼,横膈 0.5cm 以上病灶予以切除。

步骤 6:腹腔镜监控下对肝 S7 段包膜下 1cm×1cm 病灶予以切除。

步骤 7:防粘连、腹腔冲洗、置引流管关腹。

(二) 手术编码步骤

手术 1：粘连松解术（步骤 1）

通过对手术记录的阅读，明确患者存在盆腔、膀胱、输尿管、肠的粘连，术中予以分离，需要分别进行编码。

编码查找过程：

主导词：松解

　　　　—粘连

　　　　— —腹的

　　　　— — —腹腔镜的 54.51

　　　　— —肠

　　　　— — —腹腔镜的 54.51

　　　　— —输尿管

　　　　— — —腹腔镜的 59.03

　　　　— —膀胱（颈的）（腔内）

　　　　— — —外部的

　　　　— — — —腹腔镜的 59.12

核对类目表：54.5　腹膜粘连松解术

　　　　　　　　包括：胆管、肠、肝、盆腔腹膜、腹膜、脾、子宫

　　　　　　54.51　腹腔镜下腹膜粘连松解术

　　　　　　59　泌尿道其他手术

　　　　　　　　另编码：任何粘连屏障物质的使用或给予（99.77）

　　　　　　59.03　腹腔镜下肾周或输尿管周围粘连的其他松解术

　　　　　　59.12　腹腔镜下膀胱周围粘连松解术

手术 2：腹腔镜下卵巢、输卵管切除术（步骤 2）

对于某些身体或者器官的手术是需要区分单双侧的，本案例患者是卵巢癌患者，给予的手术方式为在腹腔镜下进行双侧卵巢切除术与双侧输卵管切除术，同时需要关注另编码和不包括的说明。

编码查找过程：

主导词：卵巢切除术（单侧的）

　　　　—双侧的（同期手术）

　　　　— —伴输卵管切除术

　　　　— — —腹腔镜 65.63

核对类目表：65.63 腹腔镜下一次手术切除双侧卵巢和输卵管

手术 3：腹腔镜下子宫切除术（步骤 2）

子宫切除术有不同的手术方式，在编码过程中需要阅读手术记录，明确手术目的、入路和切除范围，区分病损切除 / 部分切除 / 次全切除 / 全部切除。本案例在腹腔镜下沿阴道穹

窿处完整切除子宫,为腹腔镜下的子宫全部切除术,同时进行了卵巢和输卵管的切除。

编码查找过程：

主导词：子宫切除术,NOS

　　　—腹腔镜的

　　　——腹的

　　　———根治性(全部)(TLRH)68.61

核对类目表：68.61 腹腔镜下根治性腹的子宫切除术

　　　　　　　　另编码：任何同时进行的输卵管和卵巢去除术(65.31-65.64)

手术 4：盆底腹膜、阔韧带后叶转移灶减灭术(步骤 2)

肿瘤减灭术是对病灶的最大程度的切除,主导词应为"切除术"。

编码查找过程：

主导词：切除术

　　　—病损

　　　——腹膜 54.4

　　　——韧带(关节)

　　　———阔 69.19

核对类目表：54.4 腹膜组织的切除术或破坏术

　　　　　　病损：网膜

　　　　　　　　　腹膜

　　　　　　69.19 子宫和支持结构的其他切除术或破坏术

手术 5：淋巴结清扫术(步骤 3)

淋巴结清扫的主要分类轴心是切除范围,其次是部位,分类于不同的细目。本案例术中涉及腹主动脉旁、骶前淋巴结、髂总、髂外、髂内、闭孔、腹股沟深和盆腔淋巴结。女性盆腔淋巴结包括髂总、髂外、髂内、闭孔和骶前淋巴结,应分别予以编码。

编码查找过程：

主导词：切除术

　　　—淋巴,淋巴的

　　　——结(单纯)

　　　———腹股沟

　　　————根治性 40.54

　　　———髂的

　　　————根治性 40.53

　　　———主动脉周的

　　　————根治性 40.52

核对类目表：40.52　主动脉旁淋巴结根治性切除术

　　　　　　40.53　髂淋巴结根治性切除术

　　　　　　40.54　根治性腹股沟根治性切除术

手术 6：大网膜切除术（步骤 4）

术中将横结肠脾曲至肝区大网膜切除。

编码查找过程：

主导词：网膜切除术 54.4

核对类目表：54.4 腹膜组织的切除术或破坏术

　　　　　　　病损：网膜

手术 7：横膈病损烧灼、切除术（步骤 5）

患者横膈表面散在病灶，考虑转移，予以切除，术中对大小不同的病灶采用了不同的术式，小于 0.5cm 的病灶采用烧灼术，大于 0.5cm 的病灶采用切除术。

编码查找过程：

主导词：烧灼术 - 另见破坏，病损，按部位

　　　　破坏（无对应部位，再次转换主导词）

　　　　切除

　　　　—病损

　　　　——横膈 34.81

核对类目表：34.81 横膈病损切除或横膈组织切除术

手术 8：腹腔镜下肝种植转移灶切除术（步骤 6）

腹腔镜监控下对于肝 S7 段包膜下 1cm × 1cm 予以切除。

编码查找过程：

主导词：切除术

　　　　—病损

　　　　——肝 50.29

核对类目表：50.29 肝病损的其他破坏术

　　　　　　　不包括：腹腔镜的肝病和肝组织切除（50.25）

核对过程中发现，腹腔镜的肝病和肝组织切除应编码至 50.25 肝病损或肝组织的腹腔镜下切除术。

【**案例最终编码**】

手术类别	手术及操作名称	ICD 编码	ICD 名称
手术	腹腔镜下卵巢癌根治术	65.63	腹腔镜下一次手术切除双侧卵巢和输卵管
手术	腹腔镜下肝表面转移灶切除术	68.41	经腹子宫全部切除术
手术	腹腔镜下肿瘤细胞减灭术	50.25	肝病损或肝组织的腹腔镜下切除术
		34.81	横膈病损切除或横膈组织切除术
		69.19	子宫和支持结构的其他切除术或破坏术
		54.4	腹膜组织的切除术或破坏术
		59.12	腹腔镜下膀胱周围粘连松解术
		40.52	主动脉旁淋巴结根治性切除术

续表

手术类别	手术及操作名称	ICD 编码	ICD 名称
		40.53	髂淋巴结根治性切除术
		40.54	腹股沟淋巴结根治性切除术
		54.51	腹腔镜下肠粘连松解术
		54.51	腹腔镜下腹膜粘连松解术
		59.03	腹腔镜下肾周或输尿管周围粘连的其他松解术
		99.77	任何粘连屏障物质的使用或给予

案例四

【基本信息】

性别:女		年龄:45 岁		住院天数:10 天
入院科室:妇科				出院科室:妇科

【诊断信息】

诊断类别	诊断名称	疾病编码
出院主要诊断	右侧卵巢巧克力囊肿	N80.100
出院其他诊断	绝育	Z30.200
	左侧卵巢输卵管缺失	Z90.700

【手术操作信息】

手术类别	手术及操作名称
手术	腹腔镜下右侧卵巢囊肿剔除术
手术	右侧卵巢输卵管结扎术
手术	肠粘连松解术
手术	盆腔粘连松解术
手术	取环

一、知识点回顾

(一)编码相关临床知识点

1. 卵巢巧克力囊肿是指子宫异位内膜侵犯卵巢,典型病变型,又称卵巢子宫内膜异位囊肿。因囊肿周期性出血,囊内压增大,囊壁易反复破裂,破裂后囊内容物刺激腹膜发生局部炎症反应和组织纤维化,导致卵巢与邻近器官、组织紧密粘连,造成囊肿固定、不动,手术时囊肿极易破裂。卵巢巧克力囊肿的手术入路可经腹与经腹腔镜进行,手术方式有:

(1)卵巢切除术:包括患侧卵巢切除或行患侧卵巢输卵管切除术两种。

（2）卵巢楔形切除术：切除卵巢的范围应足够大，一般主张是卵巢的 2/3~3/4。

（3）卵巢囊肿挖除术：将卵巢囊肿从卵巢中挖除，保留了健康卵巢组织，是治疗卵巢囊肿最常用的方法。

（4）卵巢囊肿开窗术：将囊肿切开，不进行缝合，放回原位。手术方式简单易行，但复发率高。

2. 输卵管绝育术是一种安全、永久性节育措施，绝育方式可经腹、经腹腔镜或经阴道操作。目前常用的方法为经腹输卵管结扎术或腹腔镜下输卵管绝育。经腹输卵管结扎的方法有抽芯包埋法、输卵管银夹法和输卵管折叠结扎切除法。经腹腔镜绝育术主要为输卵管夹闭和双极电凝法烧灼输卵管。

（二）ICD-9-CM-3 分类知识点

1. 卵巢囊肿与卵巢肿瘤手术方式基本一致。

2. 女性绝育术包括输卵管结扎术、切断术和化学药物粘堵或栓堵术。查找编码时，主导词用"结扎术"或"破坏"。临床上手术名称中常省略手术的方式，只写明是绝育术，将会被分类到不明确的 66.39 女性绝育术 NOS 中。

二、手术编码实操

手术记录（部分）

手术名称：腹腔镜下右侧卵巢囊肿剔除术＋右侧输卵管结扎术＋肠粘连松解术＋盆腔粘连松解术＋取环术。

手术发现：子宫大小正常，大网膜与右侧盆壁粘连；右侧卵巢增大 10cm×10cm×10cm，表面紫蓝色；与盆腔、肠管粘连；左侧卵巢输卵管缺如；右侧输卵管外观正常，伞部可见。

手术经过：

1. 麻醉诱导成功，患者取头低脚高膀胱截石位，倾斜 15°，常规消毒铺巾。脐孔处气腹针穿刺，CO_2 气腹形成，气腹压力维持 14mmHg。

2. 脐轮上缘皮肤横行切开 10mm，予以气腹针穿刺，进入腹腔，充入 CO_2 气体，压力腹压力维持 12~14mmHg。放入腹腔镜探查盆、腹腔，右侧阑尾穿刺点及左中线旁边 5cm 作第二、三、四穿刺孔为 5mm 的 2 个，10mm 的 1 个，探查见手术发现。

3. 双极电凝钳电凝大网膜与右侧盆壁粘连带，再予双极电凝钳电凝右侧卵巢与肠管及盆腔粘连，松解粘连。带 9 号长针头经腹壁刺孔入右侧卵巢注射缩宫素 10U，单极纵形切开右侧卵巢至囊肿表面，吸出褐色囊液，分离出一囊肿组织置于腹壁下，给予双极电凝钳电凝切口止血。用双极电凝钳电凝右侧输卵管峡部，剪断；观察无出血。脐孔上缘皮用无菌取物袋从脐孔处取出卵巢囊肿组织，10mm 套管针穿刺套管再次进入腹腔，观察无出血。低分子右旋糖酐冲洗盆腔，胶原蛋白海绵止血，透明质酸钠预防粘连，放尽 CO_2，拔除各套管，脐孔上缘皮肤切口皮内缝合，余切口钳夹 5 分钟。

4. 术后常规消毒会阴、阴道，行取环术。子宫前位，术前探宫深 8cm，术中取出一宫形环，过程顺利，术毕。

（一）手术主要操作步骤

步骤 1：腹腔镜探查盆、腹腔，切开卵巢囊肿表面，吸出囊液，分离囊肿组织，从脐孔处取出。

步骤 2：双极电凝钳电凝大网膜与右侧盆壁粘连、右侧卵巢与肠管及盆腔粘连，松解粘连。

步骤 3：电凝钳电凝右侧输卵管峡部，剪断。

步骤 4：透明质酸预防粘连。

步骤 5：术后常规消毒会阴、阴道，取环术。

（二）手术编码步骤

手术 1：腹腔镜下右侧卵巢囊肿剔除术（步骤 1）

从该患者的手术记录来看，手术过程中切开囊壁，吸尽囊液，然后对囊肿进行了剥除并取出。

编码查找过程：

主导词：切除术

  —囊肿

  ——卵巢

  ———腹腔镜 65.25

核对类目表：65.25 其他腹腔镜下卵巢局部切除术和破坏术

手术 2：肠粘连松解术 + 盆腔粘连松解术（步骤 2）

术中见大网膜与右侧盆壁粘连、右侧卵巢与肠管及盆腔粘连，行双极电凝钳电凝粘带，松解粘连。

编码查找过程：

主导词：松解术

  —粘连

  ——肠

  ———腹腔镜的 54.51

  ——腹膜（骨盆）

  ———腹腔镜的 54.51

  ——卵巢

  ———腹腔镜的 65.81

核对类目表：54.51 腹腔镜下腹膜粘连松解术

      65.81 腹腔镜下卵巢和输卵管粘连松解术

手术 3：右侧输卵管结扎术（步骤 β）

本案例中患者在手术中对右侧输卵管峡部电凝钳电凝，同时切断输卵管，行输卵管绝育。

编码查找过程:

主导词:电凝术

  —输卵管(病损)

  ——用于管结扎—见结扎,输卵管

转换主导词:结扎

  —输卵管(双侧)(残留)(孤立的)

  ——单侧 66.92

核对类目表:66.92 单侧输卵管破坏和闭合

     不包括:孤立输卵管破坏和闭合(66.21-66.39)

  手术记录示该患者左侧卵巢输卵管缺失,剩余为孤立输卵管。核对 66.92 亚目下注释"不包括:孤立输卵管破坏和闭合 66.21-66.39",因此不应编码至 66.92。而本案例采用的是内镜下操作,所以应编码至 66.22 双侧输卵管内镜下结扎术和切断术。

核对类目表:66.2 双侧输卵管内镜下破坏术和闭合

     包括:内镜下孤立输卵管破坏术

  66.22 双侧输卵管内镜下结扎术和切断术

手术 4:粘连屏障物质的使用(步骤 4)

  99.77 使用或应用粘连屏障物,查找步骤略。

手术 5:取环术(步骤 5)

本案例术中取出一宫形环一个,属于宫内节育器,应编码子宫内避孕装置去除。

编码查找过程:

主导词:去除

  —装置(治疗性)

  ——子宫内避孕 97.71

核对类目表:97.71 取除子宫内避孕装置

【案例最终编码】

手术类别	手术及操作名称	ICD 编码	ICD 名称
手术	腹腔镜下右侧卵巢囊肿剔除术	65.25	其他腹腔镜下卵巢局部切除术和破坏术
手术	右侧卵巢输卵管结扎术	66.22	双侧输卵管内镜下结扎术和切断术
手术	肠粘连松解术	54.51	腹腔镜下腹膜粘连松解术
手术	盆腔粘连松解术	65.81	腹腔镜下卵巢和输卵管粘连松解术
手术	取环	97.71	取除子宫内避孕装置
		99.77	使用或应用粘连屏障物

案例五

【基本信息】

性别:女	年龄:75 岁	住院天数:12 天
入院科室:妇科		出院科室:妇科

【诊断信息】

诊断类别	诊断名称	疾病编码
主要诊断	子宫脱垂Ⅲ度	N81.300
其他诊断	阴道前壁膨出Ⅲ度	
	阴道后壁膨出Ⅲ度	

【手术操作信息】

手术类别	手术及操作名称
手术	经阴道前盆底重建术
手术	经阴道后盆底重建术
手术	会阴成形术

一、知识点回顾

(一)编码相关临床知识点

子宫脱垂重在预防,手术治疗主要用于脱垂超出处女膜(Ⅱ、Ⅲ度子宫脱垂)的有症状的盆腔器官脱垂患者。手术的主要目的是缓解症状,恢复正常的解剖位置和脏器功能,有满意的性功能并能够维持效果,常用的手术方法包括:

1. **曼氏手术(manchester 手术)** 包括阴道前后壁修补、主韧带缩短及宫颈部分切除术。适用于年龄较轻、宫颈延长的子宫脱垂患者。

2. **经阴道子宫全切除及阴道前后壁修补术** 适用于年龄较大、无需考虑生育功能的患者,但重度子宫脱垂患者的术后复发概率较高。

3. **阴道封闭术** 分为阴道半封闭术(又称 LeFort 手术)和阴道全封闭。术后失去性交功能,故仅适用于年老体弱不能耐受较大手术者。

4. **阴道前后壁修补术** 重度有症状的阴道前后壁膨出患者应行阴道前后壁修补术,加用医用合成网片或生物补片来达到加强局部修复、减少复发的作用。

5. **盆底重建手术** 重建主要针对中盆腔的建设,通过吊带、网片和缝线把阴道穹窿组织或宫骶韧带悬吊固定于骶骨前、骶棘韧带,也可自身宫骶韧带缩短缝合术。子宫可以切除或保留,可以经阴道或经腹腔镜或开腹完成。目前应用较多的是子宫/阴道前固定术、髓棘韧带固定术、高位韧带悬吊术和经阴道植入网片盆底重建手术。有子宫脱垂者应在行子宫切除的同时顶端重建,以免术后发生穹窿膨出和肠膨出。

子宫脱垂合并压力性尿失禁的患者应同时行膀胱颈悬吊手术或悬带吊术。

(二) ICD-9-CM-3 分类知识点

修补术、建造术、成形术、再造术、整形术、重建术、矫正术、扩张术、裂伤缝合术、闭合术、造瘘术、松解术、移植术等术式是相互关联的,即可以互为交叉索引。当用其中某个术式做主导词查不到编码时,可以按照对手术方法的了解转换成其他适当术式作为主导词查找。

二、手术编码实操

手术记录(部分)

手术名称:经阴道前盆底重建术 + 经阴道后盆底重建术 + 会阴体成形术。

术中所见:阴道壁粗糙,前壁及后壁全部膨出于阴道口外;宫颈萎缩,完全脱出于阴道口外;宫体小,完全脱出于阴道口外。

手术过程:

1. 麻醉诱导成功后,患者取截石位,常规消毒、铺巾、导尿。

2. 经阴道前盆底重建术 鼠齿钳夹持尿道横沟下 2cm 并向外牵引,于阴道前壁黏膜下注射生理盐水 120ml 形成水垫。纵行切开阴道前壁黏膜,上达尿道横沟,下达宫颈上 2cm,向两侧分离膀胱阴道间隙,感间隙不清,分离粘连,上推膀胱,继续向两侧分离阴道膀胱间隙,上达耻骨降支,下达坐骨棘,做双侧皮肤穿刺切口,穿刺器自右上切口穿入,经闭孔前下缘转向内侧,穿入阴道膀胱间隙,推出套环,将前盆修复网片(聚丙烯)一条引导带穿入套环中,退出套环,退出穿刺器,同法处理左侧;穿刺器自右下切口穿入,右手引导下经闭孔后下缘向坐骨棘方向推进,于坐骨棘前内侧穿过盆腔筋膜腱弓进入膀胱阴道间隙,将一条引导带穿入套环中,退出套环,退出穿刺器,同法处理左侧。中丝线间断缝合将前盆修复网片固定于膀胱阴道黏膜上,修剪多余阴道壁组织,缝合阴道黏膜下组织及阴道前壁。

3. 经阴道后盆底重建术 于阴道后壁黏膜下注射生理盐水 80ml 形成水垫,纵行切开阴道后壁脱垂黏膜,上缘达宫颈下 2cm,向两侧分离直肠阴道间隙,感间隙不清,小心分离粘连,做双侧皮肤穿刺切口,穿刺锥自肛门左下侧切口穿入,向坐骨棘方向推送,于坐骨棘后内侧穿过骶棘韧带转向直肠阴道间隙,将后盆修复网片(聚丙烯)一条引导带穿入套环中,退出套环,退出穿刺器,同法处理右侧,中丝线间断缝合将后盆修复网片固定于宫颈上,缝合阴道黏膜下组织及阴道前黏膜。反复检查膀胱、直肠无损。

4. 会阴体成形术 暴露会阴体,两把鼠齿钳夹两侧会阴体下缘,生理盐水皮下注射水垫,横行剪开陈旧会阴体裂伤,修剪整齐,钳夹肛提肌,间断缝合加固,连续缝合阴道后壁,对合处女膜缘,U 型缝合会阴体,间断缝合。检查膀胱直肠无损。术毕保留尿管。

5. 调整网片前后松紧适中,收紧皮肤外引导带,检查膀胱、直肠无损后缝合皮肤穿刺孔。

6. 检查阴道壁创面无明显出血渗血,因阴道创面深,阴道壁薄,故给予 2 张斯泰可覆盖阴道前后壁伤口止血,5 张油纱填塞阴道,拟 48 小时后取出。清点纱布器械无误后,术毕。

(一) 手术主要操作步骤

步骤 1：阴道前壁黏膜下注射生理盐水形成水垫,纵行切开阴道前壁黏膜,分离粘连。做皮肤穿刺切口,将前盆腔修复网片植入阴道膀胱间隙,间断缝合网片固定于膀胱阴道黏膜,修剪多余阴道壁组织,缝合。

步骤 2：阴道后壁黏膜下注射生理盐水形成水垫,纵行切开阴道后壁脱垂黏膜,分离粘连。做皮肤穿刺切口,将前盆腔修复网片植入直肠阴道间隙,间断缝合网片固定于宫颈上,缝合,缝合阴道黏膜下组织及阴道前黏膜。

步骤 3：生理盐水皮下注射水垫,横行剪开陈旧性会阴裂伤,钳夹肛提肌,间断缝合加固,连续缝合阴道后壁,对合处女膜缘,U 型缝合会阴体,间断缝合。

(二) 手术编码步骤

手术 1：经阴道前盆底重建术 + 经阴道后盆底重建术(步骤 1、2)

切开阴道前壁脱垂黏膜,网片植入阴道膀胱间隙,切开阴道后壁脱垂黏膜,网片植入直肠阴道间隙,修剪缝合阴道壁、阴道黏膜下组织和阴道前黏膜,即同时对阴道前壁膨出和阴道后壁膨出采取了对应的手术。

编码查找步骤：

主导词：重建术(整形的) —另见建造术和修补术,按部位

　　　　无法查到合适的部位

转换主导词：修补术

　　　　　　—阴道,阴道(穹窿断端)(壁)NEC

　　　　　　——前的

　　　　　　———伴有后部修补

　　　　　　————伴有移植物或假体 70.53

核对类目表：70.53 用移植物或假体的膀胱膨出和直肠膨出修补术

　　　　　　使用附加编码：如果使用生物学物质(70.94)或人造物质(70.95)

该患者术中使用盆底修复网片 2 张(聚丙烯),应增加编码 70.95 人造移植物或假体的置入术。

手术 2：会阴体成形术(步骤 3)

编码查找步骤：

主导词：会阴成形术 71.79

核对类目表：71.79 外阴和会阴的其他修补术

【案例最终编码】

手术类别	手术及操作名称	ICD 编码	ICD 名称
手术	经阴道前盆底重建术	70.53	用移植物或假体的膀胱膨出和直肠膨出修补术
手术	经阴道后盆底重建术	71.79	外阴和会阴的其他修补术
手术	会阴成形术	70.95	人造移植物或假体的置入术

(汤婷婷)

第十五章

妊娠、分娩和产褥期

第一节 概　述

本章为强烈优先分类章,编码分类于 O00-O99。本章是以发病时所处的生理时期为主要分类轴心,对发生于妊娠、分娩和产褥期的疾病或并发症的分类,因此编码时首先应明确疾病发生所处的生理时期。本章与临床的书写习惯差异较大,编码时容易与其他章编码混用。本章主要主导词为"妊娠""分娩""产褥期"。

本章包括下列各节:

O00-O08　流产结局的妊娠

O10-O16　妊娠、分娩和产褥期的水肿、蛋白尿和高血压疾患

O20-O29　主要与妊娠有关的其他孕产妇疾患

O30-O48　与胎儿和羊膜腔及可能的分娩问题有关的孕产妇医疗

O60-O75　产程和分娩的并发症

O80-O84　分娩

O85-O92　主要与产褥期有关的并发症

O94-O99　其他产科情况,不可归类在他处者

不包括:

人类免疫缺陷病毒[HIV]病(B20-B24)

损伤、中毒和外因的某些其他后果(S00-T98)

产科破伤风(A34)

产后垂体坏死(E23.0)

产褥期骨软化症(M83.0)

高危妊娠监督(Z35.-)

正常妊娠监督(Z34.-)

编码注意事项:

● 除本章明确的"不包括"以外,可分类于其他章节的疾病并发于妊娠、分娩和产褥期一般都应分类至本章,部分疾病编码不能一步查到,需要在第三卷进行二步法转码操作。

● 本章分类是动态的,疾病所处的生理时期不同,编码会有所不同(表 15-1)。

表 15-1　与生理时期相关的主要疾病及编码

疾病	不同生理时期对应的编码
流产结局的并发症	流产后即时并发症与流产后过时并发症(O00-O08)
孕产妇高血压	高血压发生于妊娠前(O10-O11);妊娠引起的高血压(O13-O14)
子痫	妊娠期(O15.0);分娩期(O15.1);产褥期(O15.2)
妊娠期剧吐	22 周末前(O21.0-O21.1);22 周末后(O21.2)
静脉并发症	流产结局(O00-O07,O08.7);妊娠期(O22);分娩和产褥期(O87)
妊娠期糖尿病	糖尿病发生于妊娠前(O24.0-O24.3);糖尿病发生于妊娠期(O24.4)
麻醉并发症	流产结局(O00-O08);妊娠期(O29);产程和分娩期(O74);产褥期(O89)
胎儿宫内窘迫	入产程前(O36.3);入产程后(O68.-)
梗阻性分娩	入产程前(O32-O34);入产程后(O64-O66)
胎膜早破	在 24 小时内产程开始(O42.0);24 小时后产程开始(O42.1);
假临产	妊娠 37 整周之前(O47.0);妊娠 37 整周之后(O47.1)
妊娠出血	妊娠早期出血(O20);产前出血 NEC(O46);产时出血(O67);产后出血(O72)
子宫破裂	产程开始前(O71.0);产程中(O71.1)
产科栓塞	流产结局(O00-O07,O08.2);非流产结局(O88)
产科死亡	妊娠、产程和分娩、产褥期(O95);分娩后 42 天以上至 1 年内(O96);分娩后 1 年或以上(O97)

第二节　疾病案例分析

案例一

一、编码相关临床知识点

流产是指胚胎或胎儿尚未具有生存能力而妊娠终止者。不同国家和地区对流产妊娠周数有不同的定义。我国仍将妊娠未达到 28 周、胎儿体重不足 1 000g 而终止者,称为流产。

流产分类:

* 按流产发生时间

早期流产:流产发生于妊娠 12 周之前者。

晚期流产:流产发生在妊娠 12 周或之后者。

* 按流产方式

自然流产:按自然流产发展的不同阶段,分为先兆流产、难免流产、不全流产、完全流产。此外还有 3 种特殊情况：稽留流产、复发性流产、流产合并感染。

人工流产：包括手术流产、药物流产等。

- 按是否完全流产

不完全流产：指部分妊娠物排出宫腔，还有部分残留于宫腔内或嵌顿于宫颈口，或胎
儿排出后胎盘滞留宫腔或嵌顿于宫颈口，影响子宫收缩，导致出血，甚至
休克。

完全流产：指妊娠物已全部排出，阴道流血逐渐停止，腹痛逐渐消失。妇科检查宫颈
口已关闭，子宫接近正常大小。

二、ICD-10 分类知识点

1. 流产结局的妊娠，编码分类于 O00-O08，分类结构为：

O00　异位妊娠

O01　葡萄胎［水泡状胎块］

O02　受孕的其他异常产物

O03　自然流产

O04　医疗性流产

O05　其他流产

O06　未特指的流产

O07　企图流产失败

O08　流产、异位妊娠和葡萄胎妊娠后的并发症

2. O03-O06 具有共用亚目，亚目为双轴心分类。轴心一：流产的完全性和不完全性，轴心二：流产的并发症。不完全性流产分类于亚目 .0- 亚目 .4，完全性流产分类于亚目 .5- 亚目 .9。

.0　不完全性，并发生殖道和盆腔感染

.1　不完全性，并发延迟或过度出血

.2　不完全性，并发栓塞

.3　不完全性，伴有其他和未特指的并发症

.4　不完全性，无并发症

.5　完全性或未特指，并发生殖道和盆腔感染

.6　完全性或未特指，并发延迟或过度出血

.7　完全性或未特指，并发栓塞

.8　完全性或未特指，伴有其他和未特指的并发症

.9　完全或未特指，无并发症

3. **流产并发症分类**

- 即时并发症：指患者在同一次住院医疗期间内发生的并发症。
- 过时并发症：指患者经流产医疗出院后产生的并发症，并因此再住院治疗并发症。

即时和过时并发症的判断标准为流产和并发症是否处在同一个治疗期间。

4. O00-O08 并发症编码规则（表 15-2）。

表 15-2　O00-O08 并发症编码规则一览表

发生并发症类目	即时并发症	过时并发症
O00-O02	O08（附加编码）	O08（主要编码）
O03-O06	共用亚目 .0-.8（O08 可作附加编码补充）	O08（主要编码）
O07	亚目本身 .0-.8	-
O08	附加编码	主要编码

案例 1-1

【基本信息】

性别：女	年龄：36 岁	住院天数：10 天
入院科室：妇产科		出院科室：妇产科

【诊断信息】

诊断类别	诊断名称	疾病编码
出院主要诊断	异位妊娠	O00.900
出院其他诊断	盆腔腹膜炎	N73.500

【编码问题】异位妊娠 O00.900、盆腔腹膜炎 N73.500

一、知识点回顾

（一）编码相关临床知识点

异位妊娠（ectopic pregnancy）是指受精卵在子宫体腔以外着床，习惯称宫外孕。异位妊娠以输卵管妊娠最为常见（占 95%），除此，还包括卵巢妊娠、腹腔妊娠、宫颈妊娠、阔韧带妊娠、剖宫产瘢痕部位妊娠、子宫残角妊娠。

（二）ICD-10 分类知识点

1. 异位妊娠编码分类于 O00，分类轴心是异位妊娠发生的部位，分类结构为：

O00.0　腹腔妊娠

O00.1　输卵管妊娠

O00.2　卵巢妊娠

O00.8　其他的异位妊娠

O00.9　未特指的异位妊娠

2. 流产、异位妊娠和葡萄胎妊娠后的并发症编码分类于 O08，分类轴心是并发症，分类结构为：

O08.0　流产、异位妊娠和葡萄胎妊娠后生殖道和盆腔感染

O08.1　流产、异位妊娠和葡萄胎妊娠后的延迟或过度出血

O08.2　流产、异位妊娠和葡萄胎妊娠后的栓塞

O08.3　流产、异位妊娠和葡萄胎妊娠后的休克

O08.4　流产、异位妊娠和葡萄胎妊娠后的肾衰竭

O08.5　流产、异位妊娠和葡萄胎妊娠后的代谢疾患

O08.6　流产、异位妊娠和葡萄胎妊娠后的盆腔器官和组织损伤

008.7　流产、异位妊娠和葡萄胎妊娠后的其他静脉并发症

O08.8　流产、异位妊娠和葡萄胎妊娠后的其他并发症

O08.9　流产、异位妊娠和葡萄胎妊娠后的未特指的并发症

二、编码问题解析

编码问题 1：异位妊娠 O00.900

第一卷示 O00.9 为未特指的异位妊娠，即异位妊娠的发生部位不明确。在 ICD 分类中 O00 的分类轴心是异位妊娠发生的部位，进一步查看病历资料，明确其发生部位。

查房记录（部分）

诊断及诊断依据：

1. 异位妊娠　36 岁女性，生育年龄，停经 40 天，妇科检查：子宫正常大小，左侧附件区增厚，有压痛；HCG 11 425mIU/ml；妇科彩超：1. 子宫内膜厚 1cm，宫腔未见明显孕囊；左侧附件区混合性回声 3.0cm×2.4cm，内可见卵黄囊。故诊断。

2. 盆腔腹膜炎　患者有异位妊娠基础，有下腹痛表现，查体：下腹部压痛，腹部 CT 提示盆腔腹膜炎，炎症指标显著升高，故诊断。

手术记录（部分）

手术名称：左侧输卵管切除术。

手术发现：

腹腔见游离积血约 300ml，大网膜悬挂粘连于前腹壁，左侧输卵管壶腹部至伞端膨大，表面呈蓝紫色，伞端见血凝块附着，见活动性出血；右侧输卵管外观未见异常，双侧卵巢外观未见异常。

患者妇科彩超示：宫腔未见明显孕囊，左侧附件区混合性回声 3.0cm×2.4cm，内可见卵黄囊，表明异位妊娠发生于左侧附件区（卵巢和输卵管）。进一步查看手术记录，手术发现示：左侧输卵管壶腹部至伞端膨大，右侧输卵管外观未见异常，双侧卵巢外观未见异常，表明异位妊娠确切的发生部位是左侧输卵管；同时手术发现还提示：腹腔见游离积血约 300ml，伞端见血凝块附着，见活动性出血，表明输卵管妊娠并发了破裂出血。查看第三卷，本案例异位妊娠应编码至 O00.1 输卵管妊娠。

编码查找过程：

主导词：妊娠（单胎）（子宫）

　　—输卵管（伴有流产）（伴有破裂）O00.1

核对第一卷：O00.1 输卵管妊娠

　　　　　　输卵管破裂，由于妊娠

　　　　　　输卵管流产

编码问题 2：盆腔腹膜炎 N73.500

第一卷示 N73.5 为女性未特指的盆腔腹膜炎，N70-N77 女性盆腔器官炎性疾病小节下明确表明"不包括：并发：流产、异位妊娠或葡萄胎妊娠（O00-O07，O08.0），妊娠、分娩和产褥期（O23.-，O75.3，O85，O86.-）"，由于本案例主要诊断为异位妊娠，故需进一步查看病历，明确盆腔腹膜炎是否继发于异位妊娠。上述病历记录中诊断依据提示：本案例患者的盆腔腹膜炎是在异位妊娠基础上发生的，考虑为异位妊娠后的并发症，符合 N70-N77 下的不包括。按 ICD 分类规则，本案例盆腔腹膜炎应强烈优先分类至本章，不应将其分类到泌尿生殖系统疾病章（N00-N99），故编码 N73.5 不正确。查看第三卷，本案例盆腔腹膜炎正确编码应为 O08.0 流产、异位妊娠和葡萄胎妊娠后生殖道和盆腔感染。

编码查找过程：

主导词：流产（完全）（不完全）

　　—并发于

　　——盆腔腹膜炎（以流产为结局的妊娠并发症，随后发生）O08.0

核对第一卷：O08.0 流产、异位妊娠和葡萄胎妊娠后生殖道和盆腔感染

【案例最终编码】

诊断类别	诊断名称	原编码	修正编码	ICD 名称
出院主要诊断	异位妊娠	O00.900	O00.1	输卵管妊娠
出院其他诊断	盆腔腹膜炎	N73.500	O08.0	流产、异位妊娠和葡萄胎妊娠后生殖道和盆腔感染

案例 1-2

【基本信息】

性别：女	年龄：30 岁	住院天数：6 天
入院科室：产科		出院科室：产科

【诊断信息】

诊断类别	诊断名称	疾病编码
出院主要诊断	胎儿先天性心脏病	I51.900
出院其他诊断	引产	O06.900

【编码问题】 胎儿先天性心脏病 I51.900、引产 O06.900、主要诊断选择错误

一、知识点回顾

1. 临床引产　是指妊娠 12 周后,因母体或胎儿方面的原因,须用人工方法诱发子宫收缩而结束妊娠。引产包含分娩性质的引产和流产性质的引产(图 15-1)。

2. 流产主要诊断选择　流产是指胚胎或胎儿尚未具有生存能力而妊娠终止者,不同国家和地区对流产妊娠周数有不同的定义。我国将妊娠未达到 28 周、胎儿体重不足 1 000g 而终止者,称为流产;而澳大利亚将流产定义为在胎儿具备存活能力之前,即妊娠周数小于 20 周和 / 或胎儿重量小于 400g,采用任何方式,排出或提取受孕产物。

终止妊娠的原因和终止妊娠二者如何确定主要诊断是长期以来困扰我国编码员的一个难题。由于我国对此种情况还未有具体分类规则,故可参考澳大利亚的编码规则。《疾病和有关健康问题的国际统计分类,第十次修订本,澳大利亚修订本,第九版》中第 1511 条规定:如果终止妊娠是由于一致或可疑的胎儿畸形、其他的胎儿或胎盘问题,抑或是由于母体的情况造成的,编码规则依照胎儿是否存在存活能力分类:①终止妊娠发生在胎儿有存活能力之前(妊娠周数小于 20 周和 / 或胎儿重量小于 400g),选择流产作为主要诊断;②终止妊娠(不包括胎死宫内)发生在胎儿有存活能力之后(妊娠周期至少 20 周和 / 或胎儿重量至少 400g),选择终止妊娠的原因作为主要诊断。

我国流产定义的妊娠周数是 28 周,即胎儿是否具有存活能力的界定时间是妊娠 28 周,故依照胎儿是否存在存活能力分类:①妊娠周数未达 28 周和 / 或胎儿体重不足 1 000g 终止妊娠,选择流产作为主要诊断;②妊娠周数超过 28 周和 / 或胎儿体重超过 1 000g 终止妊娠,选择终止妊娠的原因作为主要诊断。

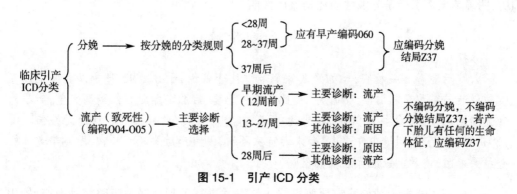

图 15-1　引产 ICD 分类

二、编码问题解析

编码问题 1:胎儿先天性心脏病 I51.900

入院记录(部分)

主诉:停经 23⁺³ 周,发现胎儿心脏畸形 1 周。

现病史:平素月经规律,停经 40 天测尿 HCG(+),之后经 B 超确诊宫内早孕。孕早期有恶心、呕吐、厌食等早孕反应，停经近5月起自感胎动自今。孕期规律外院产检，行无创基因检查未见明显异常。1周前，孕妇于某院行系统彩超提示"胎儿心脏发育异常"，胎儿心脏彩超提示"先天性心脏病：肺静脉异位引流（混合型）"。为进一步诊治，孕妇于某院复查胎儿心脏彩超提示"完全性肺静脉异位引流（混合型，左肺静脉 - 垂直静脉 - 右上腔静脉 - 右房，右肺静脉 - 冠状静脉窦 - 右房），不除外房间隔发育异常，左房测值小"。孕妇现 23^{+3} 周，无腹痛、腹胀，无阴道流血、流液，于今日至门诊就诊，要求引产入院。

本案例入院记录示患者妊娠 23^{+3} 周，因发现胎儿严重先天性心脏病来院引产。第一卷示 I51.9 为未特指的心脏病，此编码表示的是孕妇患有心脏病，而非胎儿，编码与本案例实际情况相悖，明显错误。查看第三卷，本案例胎儿先天性心脏病应编码至 O35.8 为其他（可疑）胎儿异常和损害给予的孕产妇医疗。

编码查找过程：

主导词：妊娠（单胎）（子宫）

　　—影响处理，由于

　　——胎儿（可疑的）

　　———异常或损害

　　————特指的 NEC O35.8

核对第一卷：O35.8 为其他（可疑）胎儿异常和损害给予的孕产妇医疗

编码问题 2：引产 O06.900

上述入院记录示患者妊娠 23^{+3} 周，因胎儿先天性心脏病来院引产。首先需进一步查看病历，明确本案例引产是分娩性质还是流产性质。

出院记录（部分）

诊疗经过：

　　入院后完善相关检查，孕妇及其家属要求终止妊娠，于6月15日予以乳酸依沙吖啶注射液羊膜腔穿刺引产，于6月17日顺娩一死婴，后胎盘胎膜自然剥离完整，男婴外观无畸形，胎儿胎盘共重900g，脐带无缠绕、打结及扭转，产后检查软产道无裂伤。现产妇一般情况可，阴道少许流血，余未诉特殊不适，复查产后彩超无异常，胎儿染色体检查结果未回，请示上级医师后准其出院。

上述病历资料提示孕妇及家属要求终止妊娠并进行了利凡诺羊膜腔穿刺引产，娩出一死婴，可见此患者的引产属于流产性质的引产，故应该选择流产编码 O03-006。第一卷示 O06.9 为未特指的流产（完全性或未特指，无并发症），O06 类目表达的是流产的原因不明确，故 O06 编码在医院中不应被使用。本案例是因胎儿先天性心脏病来院终止妊娠，引产方式为利凡诺羊膜腔穿刺，属于医疗性流产；上述病历资料还提示胎儿、胎盘及胎膜完全娩出，且患者无流产并发症，提示为无并发症的完全性流产。查看第三卷，本案例引产应编码至 O04.9 医疗性流产（完全性或未特指，无并发症）。

编码查找过程：

主导词：流产（完全）（不完全）

—合法（人工）O04.-

核对第一卷：本案例患者属于完全性流产且无并发症，故亚目选择 .9（完全性或未特指，无并发症）。

O04.9 医疗性流产（完全性或未特指，无并发症）

编码问题 3：主要诊断选择错误

本案例患者妊娠 23^{+3} 周，因胎儿先天性心脏病来院引产，且引产属于流产性质的引产，根据引产 ICD 分类规则：妊娠 13~27 周流产患者，以流产为主要诊断，流产原因为其他诊断，故本案例主要诊断应为流产，主要编码 O04.9 医疗性流产（完全性或未特指，无并发症），附加编码 O35.8 为其他（可疑）胎儿异常和损害给予的孕产妇医疗。

【案例最终编码】

诊断类别	诊断名称	原编码	修正编码	ICD 名称
出院主要诊断	胎儿先天性心脏病	I51.900	O04.9	医疗性流产（完全性或未特指，无并发症）
出院其他诊断	引产	O06.900	O35.8	为其他（可疑）胎儿异常和损害给予的孕产妇医疗

案例二

【基本信息】

性别：女	年龄：29 岁	住院天数：5 天
入院科室：妇产科		出院科室：妇产科

【诊断信息】

诊断类别	诊断名称	疾病编码
出院主要诊断	妊娠合并高血压	O10.001
出院其他诊断	子痫前期	O14.900
	妊娠合并胆汁淤积	O26.606
	瘢痕子宫	N85.801
	G_2P_1 孕 31^{+4} 周	O26.900x406

【编码问题】 妊娠合并高血压 O10.001、子痫前期 O14.900、瘢痕子宫 N85.801

一、知识点回顾

（一）编码相关临床知识点

高血压是以体循环动脉压升高为主要临床表现的心血管综合征，在未使用降压药的情况下收缩压 ≥140mmHg 和 / 或舒张压 ≥90mmHg，可分为原发性高血压和继发性高血压。

妊娠期高血压疾病是妊娠与血压升高并存的一组疾病，包括妊娠期高血压、子痫前期、子痫，以及慢性高血压并发子痫前期和妊娠合并慢性高血压（表 15-3）。

表 15-3　妊娠期高血压疾病分类与临床表现

分类	临床表现
妊娠期高血压	妊娠 20 周后出现高血压，收缩压 ≥140mmHg 和 / 或舒张压 ≥90mmHg，于产后 12 周内恢复正常；尿蛋白（–）
子痫前期	妊娠 20 周后出现收缩压 ≥140mmHg 和 / 或舒张压 ≥90mmHg，伴有尿蛋白 ≥0.3g/24h，或随机尿蛋白（+） 或虽无蛋白尿，但合并下列任何一项者： • 血小板减少（血小板 $<100 \times 10^9$/L） • 肝功能损害（血清转氨酶水平为正常值 2 倍以上） • 肾功能损害（血肌酐水平大于 1.1mg/dl 或为正常值 2 倍以上） • 肺水肿 • 新发生的中枢神经系统异常或视觉障碍
子痫	子痫前期基础上发生不能用其他原因解释的抽搐
慢性高血压并发子痫前期	慢性高血压妇女妊娠前无蛋白尿，妊娠 20 周后出现蛋白尿；或妊娠前有蛋白尿，妊娠后蛋白尿明显增加，或血压进一步升高，或出现血小板减少 $<100 \times 10^9$/L，或出现其他肝肾功能损害、肺水肿、神经系统异常或视觉障碍等严重表现
妊娠合并慢性高血压	妊娠 20 周前收缩压 ≥140mmHg 和 / 或舒张压 ≥90mmHg（除外滋养细胞疾病），妊娠期无明显加重；或妊娠 20 周后首次诊断高血压并持续到产后 12 周以后

子痫前期又称先兆子痫。子痫前期 - 子痫是一种动态性疾病，病情可呈持续性进展。"轻度"子痫前期只代表诊断时的状态，任何程度的子痫前期都可能导致严重不良预后。因此，目前临床上不再诊断"轻度"子痫前期，而诊断为子痫前期，以免造成对病情的忽视，将伴有严重表现的子痫前期诊断为"重度"子痫前期，以引起临床重视。

重度子痫前期的诊断标准为子痫前期伴有下面任何一种表现：

- 收缩压 ≥160mmHg，或舒张压 ≥110mmHg（卧床休息，两次测量间隔至少 4 小时）。
- 血小板减少（血小板 $<100 \times 10^9$/L）。
- 肝功能损害（血清转氨酶水平为正常值 2 倍以上），严重持续性右上腹或上腹疼痛，不能用其他疾病解释，或二者均存在。
- 肾功能损害（血肌酐水平大于 1.1mg/dl 或无其他肾脏疾病时肌酐浓度为正常值 2 倍以上）。
- 肺水肿。
- 新发生的中枢神经系统异常或视觉障碍。

（二）ICD-10 分类知识点

1. 妊娠期高血压疾病分类结构

O10　原有的高血压并发于妊娠、分娩和产褥期

O10.0 原有特发性高血压并发于妊娠、分娩和产褥期

O10.1 原有高血压心脏病并发于妊娠、分娩和产褥期

O10.2 原有高血压肾脏病并发于妊娠、分娩和产褥期

O10.3 原有高血压心脏和肾脏病并发于妊娠、分娩和产褥期

O10.4 原有继发性高血压并发于妊娠、分娩和产褥期

O10.9 原有未特指高血压并发于妊娠、分娩和产褥期

O11 原有高血压性疾患，并发蛋白尿

在 O10.- 中的情况并发蛋白尿增加

并发先兆子痫

O13 妊娠［妊娠引起的］高血压，不伴有有意义的蛋白尿

妊娠高血压 NOS

轻度先兆子痫

O14 妊娠［妊娠引起的］高血压，伴有有意义的蛋白尿

O14.0 中度先兆子痫

O14.1 重度先兆子痫

O14.9 未特指的先兆子痫

O15 子痫

O15.0 妊娠期子痫

O15.1 分娩期子痫

O15.2 产褥期子痫

O15.9 时间阶段未特指的子痫

O16 未特指的孕产妇高血压

O10-O11 与 O13-O14 主要分类轴心是高血压病因（是原有还是妊娠引起）及是否有蛋白尿，故在编码妊娠高血压时，需先明确高血压病因。O10-O11 是妊娠合并原有高血压相关疾病编码；O13-O14 是妊娠引起高血压相关疾病编码；O16 是不能明确高血压病因及情况的分类；O15 分类轴心是子痫发生的时期，此类目包括：伴随在 O10-O14 和 O16 情况后发生的惊厥、子痫伴有妊娠引起或原有的高血压，即 O15 类目不区分伴有的高血压是原有还是妊娠引起。

2. **瘢痕子宫相关的 ICD 分类**（表 15-4）

表 15-4 瘢痕子宫相关 ICD 编码

与瘢痕子宫有关的情况	ICD 编码
瘢痕子宫不合并妊娠	N85.8 其他特指的子宫非炎性疾患
子宫瘢痕处妊娠	O00.8 其他的异位妊娠
妊娠合并瘢痕子宫，未进入产程（未引发梗阻性分娩）	O34.2 为以前的子宫手术瘢痕给予的孕产妇医疗
妊娠合并瘢痕子宫，进入产程（引发梗阻性分娩）	O65.5 母体盆腔器官异常引起的梗阻性分娩
瘢痕子宫（以前剖宫产后）的阴道分娩	O75.7 以前剖宫产术后的阴道分娩

二、编码问题解析

编码问题 1：妊娠合并高血压 O10.001、子痫前期 O14.900

本案例出现了妊娠合并高血压与子痫前期诊断，表明患者在妊娠期间合并有高血压且出现了子痫前期的情况。从 ICD 编码来看，O10.0 为原有特发性高血压并发于妊娠、分娩和产褥期，O14.9 为未特指的先兆子痫，前者表明高血压是原发性的，而后者表明高血压是妊娠引起的，两编码表达的高血压病因相悖。故需查看病历，明确本案例患者高血压病因。

查房记录（部分）

诊断及诊断依据：

1. 妊娠合并高血压　患者孕 28 周发现血压升高，孕前无高血压病史，当时检查血压约 140/85mmHg，未正规口服降压药。今患者孕 31^{+4} 周，我院检查血压仍升高，多次测量血压值波动在 160~175/85~99mmHg。故诊断。

2. 子痫前期　患者有妊娠合并高血压基础，尿常规示：尿蛋白 2.3g/24h。故诊断。

3. 妊娠合并胆汁淤积　患者 5 天前出现皮肤瘙痒，肝肾功示：总胆汁酸 46.5μmol/L、肝酶明显增高。故诊断。

4. 瘢痕子宫　患者 2 年前经剖宫产分娩一男婴，查体可见下腹壁瘢痕，故诊断。

5. G$_2$P$_1$ 孕 31^{+4} 周　孕妇平素月经规律，行经期 5 天，月经周期 28 天，末次月经 5-10。既往经剖宫产分娩一男婴，现在孕 31^{+4} 周。故诊断。

查房记录示：患者孕前无高血压病史，孕 28 周发现血压升高，孕 31^{+4} 周检查血压仍升高，多次测量血压值波动在 160~175/85~99mmHg，尿蛋白 2.3g/24h。由此可见，患者高血压是由妊娠引起而非原发性的，编码 O10.0 不正确。子痫前期属于妊娠期高血压的继发情况，根据 ICD 分类合并编码原则，本案例不应将妊娠合并高血压与子痫前期分别编码。本案例患者子痫前期诊断依据为：多次测量血压值波动在 160~175/85~99mmHg，尿蛋白 2.3g/24h，符合前述重度子痫前期的诊断标准。故本案例妊娠合并高血压与子痫前期应合并编码至 O14.1 重度先兆子痫。

编码查找过程：

主导词：妊娠（单胎）（子宫）

　　　—并发

　　　——先兆子痫

　　　———重度 O14.1

核对第一卷：O14.1　重度先兆子痫

主导词：高血压

　　　—妊娠（妊娠诱发的）（不伴有中度蛋白尿）

　　　——伴有重度蛋白尿或白蛋白尿（和水肿）（另见先兆子痫）

　　　先兆子痫

　　　—重度 O14.1

核对第一卷：O14.1 重度先兆子痫

编码问题2：瘢痕子宫 N85.801

第一卷示 N85.8 为其他特指的子宫非炎性疾患，上述病历资料示本案例患者瘢痕子宫是既往行的剖宫产手术，现妊娠 31^{+4} 周，处于孕期且本次住院未分娩。查看第三卷，本案例瘢痕子宫应编码至 O34.2 为以前的子宫手术瘢痕给予的孕产妇医疗。

编码查找过程：

主导词：瘢痕（粘连）（挛缩）（疼痛）（不良）

　　　　—由于

　　　　——以前的剖宫产术，并发于妊娠或分娩 O34.2

核对第一卷：O34.2 为以前的子宫手术瘢痕给予的孕产妇医疗

【案例最终编码】

诊断类别	诊断名称	原编码	修正编码	ICD 名称
出院主要诊断	妊娠合并高血压	O10.001	O14.1	重度先兆子痫
出院其他诊断	子痫前期	O14.900		
	妊娠合并胆汁淤积	O26.606	O26.6	妊娠、分娩和产褥期的肝疾患
	瘢痕子宫	N85.801	O34.2	为以前的子宫手术瘢痕给予的孕产妇医疗
	G$_2$P$_1$ 孕 31^{+4} 周	O26.900x406	O26.9	未特指的与妊娠有关的情况

案例三

【基本信息】

性别：女	年龄：34 岁	住院天数：3 天
入院科室：妇产科		出院科室：妇产科

【诊断信息】

诊断类别	诊断名称	疾病编码
出院主要诊断	妊娠糖尿病	O24.900
出院其他诊断	妊娠合并甲状腺功能减退	O99.215
	G$_1$P$_1$ 39^{+3} 周孕头位顺产	O80.000
	单胎活产	Z37.000x001
		O26.900x506

【编码问题】妊娠糖尿病 O24.900

一、知识点回顾

(一) 编码相关临床知识点

糖尿病(diabetes mellitus,DM)是一组由多病因引起以慢性高血糖为特征的代谢性疾病,是由于胰岛素分泌和/或利用缺陷引起。糖尿病分型包括1型糖尿病、2型糖尿病、妊娠糖尿病及其他特殊类型(糖尿病具体知识点见第四章内分泌、营养和代谢性疾病)。

妊娠合并糖尿病有两种情况,一种为孕前糖尿病的基础上合并妊娠,又称糖尿病合并妊娠;另一种为妊娠期才出现的糖尿病,称为妊娠期糖尿病。妊娠合并糖尿病中90%以上为妊娠期糖尿病,其患者的糖代谢异常大多于产后能恢复正常,但将来患2型糖尿病的机会会增加。

(二) ICD-10分类知识点

妊娠期糖尿病编码分类于O24,分类轴心为糖尿病类型,分类结构为:

O24　妊娠期糖尿病

　　O24.0　原有的胰岛素依赖型糖尿病

　　O24.1　原有的非胰岛素依赖型糖尿病

　　O24.2　原有与营养不良有关的糖尿病

　　O24.3　原有的未特指的糖尿病

　　O24.4　妊娠期发生的糖尿病

　　O24.9　未特指的妊娠期糖尿病

在编码妊娠合并糖尿病时,需先明确糖尿病发生在妊娠前还是妊娠后,前者分类于亚目.0-亚目.3,后者分类于亚目.4。发生在妊娠前者还需再明确糖尿病类型,进而分类至正确的亚目。

二、编码问题解析

本案例诊断为妊娠糖尿病,需查看病历明确糖尿病发生在妊娠前还是妊娠后。

查房记录(部分)

诊断及诊断依据:

1. 妊娠糖尿病　孕妇既往无糖尿病病史,孕期行口服75g葡萄糖耐量试验(OGTT)示5.5—12.1—10.6mmol/L,故诊断。

2. 妊娠合并甲状腺机能减退　孕期查甲功示TSH 5.62μIU/ml,予以口服优甲乐75μg,每天一次治疗,故诊断。

3. G_1P_0 39^{+3}周孕临产　已婚育龄期女性,有明确停经、胎动史,孕期多次复查B超提示宫内单活胎,现孕妇妊娠39^{+3}周,今晨孕妇无明显诱因出现阴道血性分泌物,2小时前孕妇出现下腹阵痛,间隔4~5分钟,每次持续20秒左右,无阴道流液等不适。阴道检查:先露-1,胎膜未破,宫颈容受100%,宫口开大2cm,宫颈位置中,宫颈质软,宫颈无水肿。故诊断。

诊断依据示孕妇既往无糖尿病病史,孕期 75g OGTT 示血糖 5.5-12.1-10.6mmol/L(75g OGTT 的诊断标准:空腹及服糖后 1 小时、2 小时的血糖值分别低于 5.1mmol/L、10.0mmol/L、8.5mmol/L。任何一点血糖值达到或超过上述标准即诊断为妊娠期糖尿病。),由此可见本案例孕妇糖尿病是在妊娠后发生的。第一卷示 O24.9 为未特指的妊娠期糖尿病,此编码与实际情况不符。查看第三卷,本案例妊娠糖尿病应编码至 O24.4 妊娠期发生的糖尿病。

编码查找过程:

主导词:糖尿病(性),多尿症(已控制的)(家族性)(严重的)

　　　　—并发于妊娠、分娩或产褥期(母体)

　　　　——出现于妊娠中 O24.4

核对第一卷:O24.4　妊娠期发生的糖尿病

【案例最终编码】

诊断类别	诊断名称	原编码	修正编码	ICD 名称
出院主要诊断	妊娠糖尿病	O24.900	O24.4	妊娠期发生的糖尿病
出院其他诊断	妊娠合并甲状腺功能减退	O99.215	O99.2	内分泌、营养和代谢疾病并发于妊娠、分娩和产褥期
	G_1P_1 39^{+3} 周孕头位顺产	O80.000	O80.0	头位顺产
	单胎活产	Z37.000x001	Z37.0	单一活产
		O26.900x506	O26.9	未特指的与妊娠有关的情况

案例四

【基本信息】

性别:女	年龄:40 岁	住院天数:5 天
入院科室:妇产科		出院科室:妇产科

【诊断信息】

诊断类别	诊断名称	疾病编码
出院主要诊断	G_2P_1 38^{+4} 周孕引产	O04.900
出院其他诊断	死胎	Z37.100
		O26.900x505

【编码问题】死胎 Z37.100、G_2P_1 38^{+4} 周孕引产 O04.900

一、知识点回顾

(一) 编码相关临床知识点

死胎是指妊娠 20 周后胎儿在宫内死亡。死产是指胎儿在分娩过程中死亡。

(二) ICD-10 分类知识点

死胎编码为 O36.4 为胎儿宫内死亡给予的孕产妇医疗。死产分类至分娩结局 Z37,表示死产的编码包括:

Z37.1　单一死产

Z37.3　双胎,一为活产,一为死产

Z37.4　双胎,均为死产

Z37.6　其他多胎产,某些为活产

Z37.7　其他多胎产,均为死产

胎死宫内是一种疾病情况,不属于分娩也不属于流产,不应有分娩方式、分娩结局和流产编码,只需对胎死宫内编码即可。

二、编码问题解析

第一卷示 Z37.1 为单一死产,属于分娩结局,此编码是配合正常分娩使用的。但本案例诊断为死胎,需查看病历资料,明确胎儿死亡时期。

首次病程记录(部分)

初步诊断:$G_2P_1 38^{+4}$ 周孕胎死宫内。

诊断依据:

$G_2P_1 38^{+4}$ 周孕胎死宫内:患者为育龄期妇女,有明确的停经史,多次 B 超示宫内孕,现妊娠 38^{+4} 周,行 B 超检查示:胎心、胎动无,提示:宫内单死胎。故诊断。

诊断依据示患者胎儿为胎死宫内,不是在分娩过程中死亡的,不应编码 Z37.1 死产编码,查看第三卷,本案例死胎应编码至 O36.4 为胎儿宫内死亡给予的孕产妇医疗。根据胎死宫内编码规则:胎死宫内不应有分娩方式、分娩结局和流产编码,故删除编码 O04.9 医疗性流产(完全性或未特指,无并发症)、Z37.1 单一死产。引产在操作编码中体现。

编码查找过程:

主导词:妊娠(单胎)(子宫)

　　　　—并发

　　　　——胎儿死亡 O36.4

核对第一卷:O36.4　为胎儿宫内死亡给予的孕产妇医疗

【案例最终编码】

诊断类别	诊断名称	原编码	修正编码	ICD 名称
出院主要诊断	$G_2P_1 38^{+4}$ 周孕引产	O04.900	O36.4	为胎儿宫内死亡给予的孕产妇医疗
出院其他诊断	死胎	Z37.100		
		O26.900x505	O26.9	未特指的与妊娠有关的情况

案例五

一、早产相关临床知识点

妊娠达到及超过 28 周(196 日),胎儿及附属物从临产开始至全部从母体娩出的过程称为分娩。足月产是指妊娠达到 37 周至 41^{+6} 周(259~293 日)分娩者;过期产是指妊娠达到及超过 42 周(≥ 294 日)期间分娩者;早产是指妊娠达到 28 周但不足 37 周分娩者,此时娩出的新生儿称为早产儿。

早产分为自发性早产和治疗性早产,前者又分为胎膜完整早产和未足月胎膜早破早产。治疗性早产是指由于母体或胎儿的健康原因不允许继续妊娠,在未达到 37 周时采取引产或剖宫产终止妊娠。

早产的主要临床表现是子宫收缩,最初为不规则宫缩,常伴有少许阴道流血或血性分泌物,以后可发展为规则宫缩,其过程与足月临产相似。临床上,早产可分为先兆早产和早产临产两个阶段。先兆早产指有规则或不规则宫缩,伴有宫颈管进行性缩短。早产临产需符合下列条件:①出现规则宫缩(20 分钟 ≥ 4 次,或 60 分钟 ≥ 8 次),伴有宫颈的进行性改变;②宫颈扩张 1cm 以上;③宫颈容受 ≥ 80%。生理性子宫收缩一般不规则、无痛感,且不伴有宫颈管缩短和宫口扩张等改变,也称为假早产。

二、ICD-10 分类知识点

O60 早产分类轴心为是否分娩与是否自然临产,分类结构如下:

O60 早产

分娩(自然)开始于妊娠 37 整周以前

O60.0 早产不伴有分娩

O60.1 提前自然临产伴有早产

O60.2 提前自然临产伴有足月产

O60.3 早产不伴有自然临产

在临床上早产产妇的病历常会下一些新生儿的诊断(如早产儿)而不会下早产诊断,在编码时需注意:① 37 整周前的分娩均应编码早产,这与临床对早产的定义不同;②不应将产下的新生儿情况表达在产妇的病历首页上,新生儿的情况可以增加新生儿首页或附页或在新生儿记录中去表达。

案例 5-1

【基本信息】

性别:女	年龄:27 岁	住院天数:5 天
入院科室:妇产科		出院科室:妇产科

【诊断信息】

诊断类别	诊断名称	疾病编码
出院主要诊断	妊娠期糖尿病	O24.400
出院其他诊断	妊娠 35^{+3} 周 G_1P_0 先兆早产	O26.900x502

【编码问题】 编码遗漏、主要诊断选择错误

本案例妊娠 35^{+3} 周 G_1P_0 先兆早产编码 O26.9，此编码表达的是该孕妇孕周，并没有表达出该孕妇先兆早产的情况，仅从首页诊断看，本案例遗漏了先兆早产编码。进一步查看病历资料，明确本案例孕妇相关情况。

出院记录（部分）

入院情况：患者因"停经 35^{+3} 周，血糖升高 1 个月，下腹胀痛 1 天。"收入院。入院时查体：生命体征平稳，专科检查：宫高 30cm，腹围 92cm，胎方位为头，未入盆，胎心 145 次/min，律齐，有不规律宫缩。骨盆外测量值 24-26.5-18.5-9。阴道检查：宫口未开，宫颈管消退 30%，先露头，S-3，胎膜未破。彩超提示：头位，宫内单活胎。双顶径 86mm，头围 305mm，腹围 307mm，胎心、胎动有，胎盘位于前壁，其下缘远离宫颈内口，成熟度Ⅱ级，羊水指数 168mm，脐动脉血流测定：S/D：1.93；RI：0.48。心电图示：窦性心律，电轴不偏，ST-T 未见异常。

入院诊断：1. 妊娠期糖尿病；2. 妊娠 35^{+3} 周 G_1P_0 先兆早产。

诊疗经过：患者入院后经硫酸镁抑制宫缩、地塞米松促胎肺成熟治疗，目前无明显腹胀腹痛，无阴道流血流液，大小便正常。查体：生命体征平稳，心肺未闻及明显异常，腹部未扪及确切宫缩，专科检查：宫口未开，胎膜未破。胎心监护反应型，未见宫缩。复查彩超：头位，宫内单活胎。

出院诊断：1. 妊娠期糖尿病；2. 妊娠 35^{+3} 周 G_1P_0 先兆早产。

出院情况：患者无明显腹胀腹痛，无阴道流血流液，大小便正常。查体：生命体征平稳，心肺未闻及明显异常，腹部未扪及确切宫缩，专科检查：宫口未开，胎膜未破。胎心监护反应型，未见宫缩。

出院医嘱：1. 自数胎动，若胎动异常、腹胀腹痛、阴道流血流液，请及时就诊；2. 定期产检，若有不适，门诊就诊。

上述病历资料示：患者因"停经 35^{+3} 周，血糖升高 1 个月，下腹胀痛 1 天"入院，入院检查提示有不规律宫缩，宫口未开，宫颈管消退 30%，诊疗经过提示患者入院后经硫酸镁抑制宫缩、地塞米松促胎肺成熟治疗，出院医嘱提示定期产检。由此可见，本案例孕妇临床表现为先兆早产，并无分娩。查看第三卷，先兆早产应编码至 O60.0 早产不伴有分娩。

编码查找过程：

主导词：分娩（单胎）（对母体）

　　—早发［早产］NEC

　　— —不伴有分娩 O60.0

核对第一卷：O60.0　早产不伴有分娩

本次住院主要针对先兆早产进行了治疗，根据主要诊断选择原则，本案例主要诊断应为

先兆早产,编码于 O60.0 早产不伴有分娩。

【案例最终编码】

诊断类别	诊断名称	原编码	修正编码	ICD 名称
出院主要诊断	妊娠期糖尿病	O24.400	O60.0	早产不伴有分娩
出院其他诊断	妊娠 35^{+3} 周 G_1P_0 先兆早产	O26.900x502	O24.4	妊娠期发生的糖尿病
			O26.9	未特指的与妊娠有关的情况

案例 5-2

【基本信息】

性别:女	年龄:28 岁	住院天数:9 天
入院科室:妇产科		出院科室:妇产科

【诊断信息】

诊断类别	诊断名称	疾病编码
出院主要诊断	经剖宫产术分娩	O82.800
出院其他诊断	重度子痫前期	O14.100
	妊娠合并贫血	O99.008
	系统性红斑狼疮	M32.900
	低蛋白血症	E77.801
	$G_1P_134^{+4}$ 周孕单活产已产	O26.900x501

【编码问题】主要诊断选择错误、诊断遗漏、系统性红斑狼疮 M32.900、低蛋白血症 E77.801

一、ICD-10 分类知识点

1. O80-O84 分娩,分类结构为:

O80　单胎顺产

　　O80.0　头位顺产

　　O80.1　臀位顺产

　　O80.8　其他的单胎顺产

　　O80.9　未特指的单胎顺产

O81　借助产钳和真空吸引器的单胎分娩

　　O81.0　低位产钳术

　　O81.1　中位产钳术

　　O81.2　中位产钳术伴有旋转

　　O81.3　其他和未特指的产钳术

　　　　O81.4　借助真空吸引器分娩

　　　　O81.5　同时借助产钳和真空吸引器分娩

　　O82　经剖宫产术的单胎分娩

　　　　O82.0　经选择性剖宫产术的分娩

　　　　O82.1　经急症剖宫产术的分娩

　　　　O82.2　经剖宫产子宫切除术的分娩

　　　　O82.8　经其他剖宫产术的单胎分娩

　　　　O82.9　经未特指的剖宫产术分娩

　　O83　其他助产的单胎分娩

　　　　O83.0　胎臀牵引术

　　　　O83.1　其他臀位助产

　　　　O83.2　其他手法助产的分娩

　　　　O83.3　腹腔妊娠中能活胎儿的分娩

　　　　O83.4　毁胎手术分娩

　　　　O83.8　其他特指助产的单胎分娩

　　　　O83.9　未特指的助产的单胎分娩

　　O84　多胎分娩

　　　　O84.0　多胎分娩均为顺产

　　　　O84.1　多胎分娩均借助产钳和真空吸引器

　　　　O84.2　多胎分娩均经剖宫产术

　　　　O84.8　其他的多胎分娩

　　　　O84.9　未特指的多胎分娩

2. O80-O84 编码规则

- 在有分娩活动发生的情况下,O80-O84 可以作为选择性附加编码。
- 只有当没有可分类于第 15 章妊娠、分娩和产褥期其他情况的编码时,O80-O84 才能作主要编码。
- 对于 O81-O84 分娩方法的操作性情况,其操作名称用手术编码反映。
- O84 多胎分娩,如果各个胎儿分娩方式不同,可附加编码 O80-O83 表明每个胎儿的分娩方式。
- 当本次住院过程存在分娩情况时,必须附加编码 Z37 分娩结局。

3. O98-O99 分类结构

　　O98　可归类在他处的孕产妇的传染病和寄生虫病并发于妊娠、分娩和产褥期

　　　　O98.0　结核并发于妊娠、分娩和产褥期

　　　　O98.1　梅毒并发于妊娠、分娩和产褥期

　　　　O98.2　淋病并发于妊娠、分娩和产褥期

　　　　O98.3　主要为性传播模式的其他感染并发于妊娠、分娩和产褥期

　　　　O98.4　病毒性肝炎并发于妊娠、分娩和产褥期

　　　　O98.5　其他病毒性疾病并发于妊娠、分娩和产褥期

　　　　O98.6　原虫性疾病并发于妊娠、分娩和产褥期

O98.8　孕产妇其他的传染病和寄生虫病并发于妊娠、分娩和产褥期

O98.9　孕产妇未特指的传染病或寄生虫病并发于妊娠、分娩和产褥期

O99　可归类在他处的孕产妇的其他疾病并发于妊娠、分娩和产褥期

O99.0　贫血并发于妊娠、分娩和产褥期

O99.1　血液和造血器官的其他疾病及涉及免疫机制的某些疾患并发于妊娠、分娩和产褥期

O99.2　内分泌、营养和代谢疾病并发于妊娠、分娩和产褥期

O99.3　精神障碍和神经系统疾病并发于妊娠、分娩和产褥期

O99.4　循环系统疾病并发于妊娠、分娩和产褥期

O99.5　呼吸系统疾病并发于妊娠、分娩和产褥期

O99.6　消化系统疾病并发于妊娠、分娩和产褥期

O99.7　皮肤和皮下组织的疾病并发于妊娠、分娩和产褥期

O99.8　其他特指的疾病和情况并发于妊娠、分娩和产褥期

4. 本章优先编码规则　当由于妊娠加重了分类于他章的疾病，使其成为产科医疗的原因时，本章要优先编码，其他章的疾病可作为选择性附加编码。判断是否应归于此章的标准：

- 凡孕产妇到产科医疗的疾病

- 主要医疗操作有产科医师参与

- 未在产科就医的一些重要的孕产妇情况

对于那些微小的伴随疾病，如皮炎等，可归类于相应的身体系统章；对于妊产妇发生的损伤、中毒情况应分类于第十九章（S00-T98）。

二、编码问题解析

编码问题 1：主要诊断选择错误、诊断遗漏

本案例主要诊断为经剖宫产术分娩，编码 O82.8 经其他剖宫产术的单胎分娩。根据 O80-O84 编码规则：只有当没有可分类于本章其他情况的编码时，O80-O84 才可作主要编码，但本案例存在重度子痫前期、妊娠合并贫血等分类于本章的其他情况，故主要诊断选择不正确。进一步查看病历，明确本案例主要诊断。

术前小结（部分）

手术前诊断：1. 重度子痫前期；2. 妊娠合并贫血；3. 系统性红斑狼疮；4. 低蛋白血症 5.G_1P_0 34^{+4} 周孕宫内单活胎头位待产。

诊断依据：①育龄期已婚女性，平素月经规律，有确切的停经及胎动史；②查体：腹部膨隆与孕周相符，可扪及胎肢胎体，闻及胎心音；腹部未扪及宫缩，宫口未开；③彩超等检查支持诊断；④3 年前因反复多关节疼痛，伴脱发，光过敏，某院诊断"系统性红斑狼疮"，长期口服泼尼松片 12.5mg，每日一次，羟氯喹片 100mg，每日一次，双嘧达莫片 2 片，每日三次；孕 3 个月加用阿司匹林肠溶片 0.1g，每日一次至今；既往无高血压病史，孕 20 周后发生，多次测血压高，最高达 160/90mmHg，尿蛋白 +++，全身水肿；入院后查

> 白蛋白 18.6g/L,血红蛋白 80g/L。
>
> 手术指征:重度子痫前期,孕 34⁺⁴ 周,病重,沟通后患方同意行剖宫产。
>
> 拟行手术名称:子宫下段剖宫产术。

术前小结示:本案例产妇进行剖宫产的指征是重度子痫前期,故主要诊断应选择重度子痫前期。既往无高血压史,孕 20 周后发生,重度子痫前期分类于 O14.1,编码正确。该产妇进行剖宫产时孕周为 34⁺⁴ 周,不足 37 整周,应属于早产分娩,本案例遗漏早产诊断,同时病历资料提示产妇没有任何早产临产表现。查找第三卷,增加早产编码 O60.3 早产不伴有自然临产。

编码查找过程:

主导词:分娩(单胎)(对母体)

　　—早发[早产]NEC

　　— —不伴有自然临产(剖宫产)(引产)O60.3

核对第一卷:O60.3 早产不伴有自然临产

本案例产妇经剖宫产分娩一活婴,根据编码规则:当存在分娩时,必须附加分娩结局 Z37 编码,本案例遗漏分娩结局编码。首页诊断示单活产,查看第三卷,增加分娩结局编码 Z37.0 单一活产。

编码查找过程:

主导词:分娩的结局

　　—单胎

　　— —活产 Z37.0

核对第一卷:Z37.0 单一活产

编码问题 2:系统性红斑狼疮 M32.900、低蛋白血症 E77.801

第一卷示 M32.9 为未特指的系统性红斑狼疮,E77.8 为其他糖蛋白代谢紊乱,两个疾病都分类于其他身体系统章节,且编码涉及的两章节下明确注释"不包括:妊娠、分娩和产褥期的并发症(O00-O99)"。本案例患者为孕产妇,且在产科进行医疗,按本章优先编码规则,M32.9 与 E77.8 应转码至 O 编码。查看第三卷,系统性红斑狼疮应编码至 O99.8(其他特指的疾病和情况并发于妊娠、分娩和产褥期),低蛋白血症应编码至 O99.2(内分泌、营养和代谢疾病并发于妊娠、分娩和产褥期)。

编码查找过程:

主导词:妊娠(单胎)(子宫)

　　—并发

　　— —在下列类目中的情况

　　— — —E50-E89 O99.2

　　— — —M00-M82 O99.8

核对第一卷:O99.2 内分泌、营养和代谢疾病并发于妊娠、分娩和产褥期

　　　　　O99.8 其他特指的疾病和情况并发于妊娠、分娩和产褥期

【案例最终编码】

诊断类别	诊断名称	原编码	修正编码	ICD 名称
出院主要诊断	经剖宫产术分娩	O82.800	O14.1	重度先兆子痫
出院其他诊断	重度子痫前期	O14.100	O60.3	早产不伴有自然临产
	妊娠合并贫血	O99.008	O99.0	贫血并发于妊娠、分娩和产褥期
	系统性红斑狼疮	M32.900	O99.8	其他特指的疾病和情况并发于妊娠、分娩和产褥期
	低蛋白血症	E77.801	O99.2	内分泌、营养和代谢疾病并发于妊娠、分娩和产褥期
	$G_1P_134^{+4}$ 周孕单活产已产	O26.900x501	O82.8	经其他剖宫产术的单胎分娩情况
			Z37.0	单一活产
			O26.9	未特指的与妊娠有关的情况

案例六

【基本信息】

性别:女	年龄:34 岁		住院天数:6 天
入院科室:妇产科		出院科室:妇产科	

【诊断信息】

诊断类别	诊断名称	疾病编码
出院主要诊断	臀先露	O32.101
出院其他诊断	产钳助产分娩	O81.000
	单胎活产	Z37.000x001
	$G_1P_139^{+5}$ 周孕	O26.900x506

【编码问题】臀先露 O32.101

一、知识点回顾

(一) 编码相关临床知识点

分娩全过程即总产程,是指从规律宫缩开始至胎儿、胎盘娩出的全过程。临床上分为三个产程:第一产程,又称宫颈扩展期,指从规律宫缩开始到宫颈口全开(10cm);第二产程,又称胎儿娩出期,指从宫口开全至胎儿娩出;第三产程,又称胎盘娩出期,指从胎儿娩出到胎盘娩出。

异常分娩,又称难产,其影响因素包括产力、产道、胎儿及社会因素,任何一个或一个以上的因素发生异常及四个因素间相互不能适应,而使分娩进程受到阻碍,称异常分娩。

胎位异常是造成难产的主要原因,包括臀先露、肩先露等。

（二）ICD-10 分类知识点

1. O32-O34 **分类结构**

O32　为已知或可疑胎儿先露异常给予的孕产妇医疗

　　O32.0　为不稳定产式给予的孕产妇医疗

　　O32.1　为臀先露给予的孕产妇医疗

　　O32.2　为横产式和斜产式给予的孕产妇医疗

　　O32.3　为面先露、额先露和颏先露给予的孕产妇医疗

　　O32.4　为足月头高给予的孕产妇医疗

　　O32.5　为多胎妊娠伴有一个或多个胎儿先露异常给予的孕产妇医疗

　　O32.6　为复合先露给予的孕产妇医疗

　　O32.8　为胎儿其他先露异常给予的孕产妇医疗

　　O32.9　为胎儿先露异常给予的未特指的孕产妇医疗

O33　为已知或可疑胎盆不称给予的孕产妇医疗

　　O33.0　为骨盆骨变形引起的胎盆不称给予的孕产妇医疗

　　O33.1　为均小骨盆引起的胎盆不称给予的孕产妇医疗

　　O33.2　为骨盆入口狭窄引起的胎盆不称给予的孕产妇医疗

　　O33.3　为骨盆出口狭窄引起的胎盆不称给予的孕产妇医疗

　　O33.4　为母体和胎儿混合性原因的胎盆不称给予的孕产妇医疗

　　O33.5　为特大胎儿引起的胎盆不称给予的孕产妇医疗

　　O33.6　为脑积水胎儿引起的胎盆不称给予的孕产妇医疗

　　O33.7　为其他胎儿变形引起的胎盆不称给予的孕产妇医疗

　　O33.8　为其他原因的胎盆不称给予的孕产妇医疗

　　O33.9　为未特指的胎盆不称给予的孕产妇医疗

O34　为已知或可疑盆腔器官异常给予的孕产妇医疗

　　O34.0　为子宫先天性畸形给予的孕产妇医疗

　　O34.1　为子宫体肿瘤给予的孕产妇医疗

　　O34.2　为以前的子宫手术瘢痕给予的孕产妇医疗

　　O34.3　为宫颈机能不全给予的孕产妇医疗

　　O34.4　为宫颈其他异常给予的孕产妇医疗

　　O34.5　为妊娠子宫其他异常给予的孕产妇医疗

　　O34.6　为阴道异常给予的孕产妇医疗

　　O34.7　为外阴和会阴异常给予的孕产妇医疗

　　O34.8　为盆腔器官其他异常给予的孕产妇医疗

　　O34.9　为盆腔器官未特指的异常给予的孕产妇医疗

2. O64-O66 **分类结构**

O64　胎儿的胎位不正和先露异常引起的梗阻性分娩

　　O64.0　胎头旋转不全引起的梗阻性分娩

　　O64.1　臀先露引起的梗阻性分娩

O64.2 面先露引起的梗阻性分娩

O64.3 额先露引起的梗阻性分娩

O64.4 肩先露引起的梗阻性分娩

O64.5 复合先露引起的梗阻性分娩

O64.8 其他胎位不正和先露异常引起的梗阻性分娩

O64.9 未特指的胎位不正和先露异常引起的梗阻性分娩

O65 母体骨盆异常引起的梗阻性分娩

O65.0 变形骨盆引起的梗阻性分娩

O65.1 均小骨盆引起的梗阻性分娩

O65.2 骨盆入口狭窄引起的梗阻性分娩

O65.3 骨盆出口和中腔狭窄引起的梗阻性分娩

O65.4 未特指的胎盆不称引起的梗阻性分娩

O65.5 母体盆腔器官异常引起的梗阻性分娩

O65.8 其他母体骨盆异常引起的梗阻性分娩

O65.9 未特指的母体骨盆异常引起的梗阻性分娩

O66 其他梗阻性分娩

O66.0 肩难产引起的梗阻性分娩

O66.1 双胎交锁引起的梗阻性分娩

O66.2 特大胎儿引起的梗阻性分娩

O66.3 胎儿的其他异常引起的梗阻性分娩

O66.4 未特指的试产失败

O66.5 未特指的真空吸引器和产钳应用失败

O66.8 其他特指的梗阻性分娩

O66.9 未特指的梗阻性分娩

3. O32-O34 与 O64-O66 编码规则

- 当第一产程开始时,还存在 O32、O33、O34 中影响分娩的情况,发生了梗阻性分娩,并采用手术或其他助产方式帮助分娩,此时应分类于 O64、O65、O66 梗阻性分娩的适当亚目中。
- 采用手术分娩或其他方式助产不一定是梗阻性分娩,应注意根据具体情况分类。

二、编码问题解析

第一卷示 O32.1 为臀先露给予的孕产妇医疗,臀先露属于胎位异常,可造成难产。编码时需考虑臀先露是否引发了梗阻性分娩,进一步查看病历资料,明确产程开始后是否仍存在臀先露影响分娩的情况。

入院记录(部分)

专科检查:

宫高 35cm,估计胎儿体重 3 500g,腹部未扪及宫缩,先露臀,胎心 142 次 /min。阴道检查：先露臀，宫口未开，高位－3，宫颈容受，宫颈中位，质中，胎膜未破，盆骨外测量未见明显异常。

分娩记录（部分）

产妇于 9∶00 出现规律宫缩，于 23∶00 宫口开全，因胎位为臀先露，行臀助产术，侧切会阴，并在产钳助产下顺娩一活女婴儿。胎儿娩出 10 分钟后胎盘自然娩出。

上述病历资料示：产妇未进入产程前胎位为臀先露，第一产程开始后仍存在臀先露，且因此行臀助产术，侧切会阴，并在产钳助产下分娩。由此可见，本案例产妇在产程开始后仍存在臀先露并影响分娩，编码时需按梗阻性分娩处理，故 O32.1 编码不正确。查看第三卷，本案例臀先露应编码至 O64.1 臀先露引起的梗阻性分娩。

编码查找过程：

主导词：分娩（单胎）（对母体）

　　　—梗阻性

　　　——被或由于

　　　———臀（位）先露 O64.1

核对第一卷：O64.1　臀先露引起的梗阻性分娩

【案例最终编码】

诊断类别	诊断名称	原编码	修正编码	ICD 名称
出院主要诊断	臀先露	O32.101	O64.1	臀先露引起的梗阻性分娩
出院其他诊断	产钳助产分娩	O81.000	O81.0	低位产钳术
	单胎活产	Z37.000x001	Z37.0	单一活产
	$G_1P_139^{+5}$ 周孕	O26.900x506	O26.9	未特指的与妊娠有关的情况

案例七

【基本信息】

性别：女	年龄：37 岁	住院天数：5 天
入院科室：妇产科		出院科室：妇产科

【诊断信息】

诊断类别	诊断名称	疾病编码
出院主要诊断	胎儿窘迫	O36.302
出院其他诊断	脐带绕颈 1 周	O69.101
	$G_1P_139^{+4}$ 周孕剖宫产已产	O82.100
	单胎活产	Z37.000x001
		O26.900x506

【编码问题】胎儿窘迫 O36.302、诊断遗漏

一、知识点回顾

（一）编码相关临床知识点

胎儿窘迫（fetal distress）是指胎儿在子宫内因急性或慢性缺氧危及其健康和生命的综合征。急性胎儿窘迫多发生在分娩期，临床表现为产时胎心率异常（如胎心率晚期减速或变异减速、胎心过缓）、羊水胎粪污染、胎动异常、酸中毒；慢性胎儿窘迫常发生在妊娠晚期，临床表现为胎动减少或消失、产前电子胎心监护异常、胎儿生物物理评分低、胎儿多普勒超声血流异常，但临产后常表现为急性胎儿窘迫。

（二）ICD-10 分类知识点

1. 胎儿窘迫分类结构

O36   为其他已知可疑的胎儿问题给予的孕产妇医疗
      不包括：产程和分娩并发胎儿应激反应［窘迫］
      O36.3   为胎儿缺氧体征给予的孕产妇医疗
O68   产程和分娩并发胎儿应激反应［窘迫］
      O68.0   产程和分娩并发胎儿心率异常
      O68.1   产程和分娩并发在羊水中伴有胎粪
      O68.2   产程和分娩并发胎儿心率异常并在羊水中伴有胎粪
      O68.3   产程和分娩并发胎儿应激反应的生物化学证据
      O68.8   产程和分娩并发胎儿应激反应的其他证据
      O68.9   产程和分娩并发胎儿未特指的应激反应

2. O36.3 与 O68 编码规则

胎儿窘迫发生在产程开始前，编码 O36.3 为胎儿缺氧体征给予的孕产妇医疗；胎儿窘迫并发于产程中，编码 O68 产程和分娩并发胎儿应激反应［窘迫］。

二、编码问题解析

编码问题 1：胎儿窘迫 O36.302

本案例首页中出现分娩方式与分娩结局诊断，表明患者本次住院已娩出胎儿，故需考虑胎儿窘迫发生在产程开始前还是产程开始后。进一步查看病历资料，明确胎儿窘迫发生的时间。

入院记录（部分）

专科检查：

宫高 36cm，估计胎儿体重 3500g，腹部未扪及宫缩，先露头，胎心 135 次 /min。阴道检查：先露头，宫口未开，高位 –3，宫颈容受，宫颈中位，质中，胎膜未破，盆骨外测量未见明显异常。

术前小结（部分）

术前诊断：1. 胎儿宫内窘迫；2.G_1P_0 39^{+4} 周孕临产。

诊断及诊断依据：

胎儿宫内窘迫？ 现孕妇宫缩较强，宫口大开 4cm，先露高 –1，今已行人工破膜，见羊水清亮、无异味，产程中反复吸氧后复查胎心监护均提示早期减速，不排除胎儿窘迫可能，故考虑诊断。

处理：现胎儿宫内窘迫不除外，与家属沟通后，同意行急诊剖宫产终止妊娠。

上述病历资料示：入院时孕妇宫口未开、无宫缩，胎心率 135 次 /min；现孕妇宫缩较强，宫口已开，产程中反复吸氧后复查胎心监护均提示早期减速，表明胎儿窘迫发生在产程开始后，且表现为胎儿心率异常。第一卷示 O36.3 为胎儿缺氧体征给予的孕产妇医疗，此编码表示胎儿窘迫发生在产程开始前，与上述分析结果相悖，故编码不正确。查看第三卷，本案例胎儿宫内窘迫应编码至 O68.0 产程和分娩并发胎儿心率异常。

编码查找过程：

主导词：分娩（单胎）（对母体）

　　　—并发（被）

　　　——胎儿

　　　———心率异常 O68.0

核对第一卷：O68.0 产程和分娩并发胎儿心率异常

编码问题 2：诊断遗漏

【手术操作信息】

手术类别	手术及操作名称
手术	经阴道试产失败后的剖宫产术

手术信息示：手术名称为"经阴道试产失败后的剖宫产术"，可见该产妇进行剖宫产前进行了阴道试产且失败了，故遗漏诊断试产失败。查看第三卷，试产失败应编码至 O66.4 未特指的试产失败。

编码查找过程：

主导词：分娩（单胎）（对母体）

　　　—剖宫产（为）

　　　——失败

　　　———试产 NEC O66.4

核对第一卷：O66.4 未特指的试产失败

　　　　　　试产失败，以后通过剖宫产分娩

【案例最终编码】

诊断类别	诊断名称	原编码	修正编码	ICD 名称
出院主要诊断	胎儿窘迫	O36.302	O68.0	产程和分娩并发胎儿心率异常
出院其他诊断	脐带绕颈 1 周	O69.101	O69.1	产程和分娩并发脐带绕颈并伴有受压

续表

诊断类别	诊断名称	原编码	修正编码	ICD 名称
出院其他诊断	G_1P_1 39 周孕剖宫产已产	O82.100	O66.4	未特指的试产失败
	单胎活产	Z37.000x001	O82.1	经急症剖宫产术的分娩
		O26.900x506	Z37.0	单一活产
			O26.9	未特指的与妊娠有关的情况

案例八

【基本信息】

性别:女	年龄:34 岁	住院天数:8 天
入院科室:妇产科		出院科室:妇产科

【诊断信息】

诊断类别	诊断名称	疾病编码
出院主要诊断	产后出血	O72.100
出院其他诊断	胎盘植入	O73.000x007
	失血性贫血	D62.x00
	妊娠合并凝血功能异常	O99.105
	剖宫产分娩	O84.200
	双胎活产	Z37.200
	$G_4P_2 37^{+4}$ 周孕已产	O26.900x504

【编码问题】产后出血 O72.100、胎盘植入 O73.000x007、失血性贫血 D62.x00、诊断遗漏

一、知识点回顾

（一）编码相关临床知识点

1. **产后出血**（postpartum hemorrhage,PHH）　指胎儿娩出后 24 小时内,阴道分娩者出血量 ≥ 500ml,剖宫产者 ≥ 1 000ml。产后出血是分娩严重并发症,是我国孕产妇死亡的首要原因。

产后出血的病因包括:

- 子宫收缩乏力。
- 胎盘因素:胎盘滞留、胎盘植入、胎盘部分残留。
- 软产道裂伤。
- 凝血功能障碍。

2. **胎盘植入**　是指胎盘组织不同程度地侵入子宫肌层的一组疾病。根据胎盘绒毛侵入子宫肌层深度分为：①胎盘粘连（placenta accreta）：胎盘绒毛黏附于子宫肌层表面；②胎盘植入：胎盘绒毛深入子宫肌壁间；③穿透性胎盘植入（placenta percreta）：胎盘绒毛穿过子宫肌层到达或超过子宫浆膜面。也可根据植入面积分为完全性和部分性胎盘植入。

胎盘植入无典型临床表现与体征。临床诊断主要依据高危因素结合超声和/或磁共振检查，确诊需根据手术中或分娩时所见或分娩后的病理学诊断。胎盘植入主要表现为胎儿娩出后超过 30 分钟，胎盘仍不能自行剥离，伴或不伴阴道流血，行徒手取胎盘时剥离困难或发现胎盘与子宫壁粘连紧密无缝隙；或行剖宫产时发现胎盘植入，甚至穿透子宫肌层。

（二）ICD-10 分类知识点

1. 产后出血分类结构

O72　产后出血

O72.0　第三产程出血
与胎盘滞留、嵌顿或粘连有关的出血
胎盘滞留 NOS

O72.1　其他的即刻产后出血
胎盘娩出后的出血
产后出血（无张力的）NOS

O72.2　延迟性和继发性产后出血
与部分胎盘或胎膜滞留有关的出血
分娩后妊娠产物的滞留 NOS

O72.3　产后凝血缺陷
产后：
● 纤维蛋白原缺乏血症
● 纤维蛋白溶解

2. 胎盘和胎膜滞留不伴有出血分类结构

O73　胎盘和胎膜滞留不伴有出血

O73.0　胎盘滞留不伴有出血
胎盘植入不伴有出血

O73.1　部分胎盘和胎膜滞留不伴有出血
分娩后妊娠产物滞留不伴有出血

3. **编码注意事项**　分类胎盘植入时，应注意区分是否伴有出血，伴有出血分类于 O72.0，不伴有出血应分类于 O73.0。

二、编码问题解析

编码问题 1：产后出血 O72.100、胎盘植入 O73.000x007

第一卷示 O72.1 为其他的即刻产后出血，O72 产后出血的分类轴心是出血发生的时间及病因，查看病历资料，明确本案例患者产后出血发生的时间及出血病因。

术后首次病程记录（部分）

产妇于 12 月 1 日在硬膜外麻醉下行子宫下段横切口剖宫产术＋宫腔纱条填塞术＋子宫捆绑术。娩出两活男婴后，立即予缩宫素宫体注射，胎盘无自然剥离征象，检查胎盘，胎盘部分植入子宫壁，遂用手剥离胎盘，胎盘大部分剥离，少许残留。术中因子宫大、子宫收缩差，子宫前壁、宫底部及双侧壁胎盘植入面出血明显，立即予以麦角新碱及卡前列素氨丁三醇注射液宫体注射。子宫收缩仍乏力，胎盘植入面仍出血，遂行宫腔纱条填置术，并常规缝合子宫切口，子宫切口创面无出血。再次按摩子宫，子宫收缩仍乏力，立即行子宫捆绑术，子宫收缩仍未见明显好转，再次予以麦角新碱宫体注射，子宫双侧底侧壁予以多个"8"字缝合压迫止血，并立即与产妇家属沟通进一步治疗方案：行双侧子宫动脉介入手术。清理盆腔，检查双侧附件外观未见明显异常，留置腹腔引流管一根，盆腔注入医用透明质酸预防粘连，关腹。术毕，术中出血约 1 300ml，补液 2 700ml，术中输血：红细胞悬液 400ml 及血浆 200ml。术后产妇立即转入介入室行双侧子宫动脉栓塞术，胎儿安返病房。

术后首次病程记录示：胎盘部分植入子宫壁，遂用手剥离胎盘，胎盘大部分剥离，少许残留，术中因子宫大、子宫收缩差，子宫前壁、宫底部及双侧壁胎盘植入面出血明显，术中出血约 1 300ml。可见患者产后出血的原因是植入胎盘部分剥离后，已剥离面血窦开放发生严重出血，同时伴有子宫收缩乏力。出血发生时间为胎儿娩出到胎盘娩出期间，此时间段属于分娩的第三产程，故编码 O72.1 不正确。查看第三卷，产后出血编码至 O72.0。

第一卷示原编码 O73.0 为胎盘植入不伴有出血，而上述病历资料示：子宫前壁、宫底部及双侧壁胎盘植入面出血明显，即本案例实际为胎盘植入伴有出血，原编码与实际情况不符。查看第三卷，胎盘植入应编码至 O72.0。

编码查找过程：

主导词：分娩（单胎）（对母体）

　　　　—并发（被）

　　　　——出血（子宫）

　　　　———产后 NEC（无张力性）（即刻）

　　　　————第三产程 O72.0

　　　　——胎盘

　　　　———植入性（伴有出血）O72.0

核对第一卷：O72.0 第三产程出血

　　　　　　　　与胎盘滞留、嵌顿或粘连有关的出血

　　　　　　　　胎盘滞留 NOS

本案例胎盘植入为产后出血原因，根据合并编码原则，产后出血、胎盘植入应合并编码至 O72.0。

编码问题 2：失血性贫血 D62.x00

查房记录（部分）

诊断及诊断依据：

1. 产后出血 产妇术中因子宫大、子宫收缩差，子宫前壁、宫底部及双侧壁胎盘植入面出血明显，术中出血量大，约1 300ml。故诊断。

2. 胎盘植入 术中发现胎盘部分植入子宫壁。故诊断

3. 失血性贫血 产妇术中因子宫大、子宫收缩差，子宫前壁、宫底部及双侧壁胎盘植入面出血明显，术中出血量大，辅助检查：血常规：Hb 75g/L。故诊断。

第一卷示 D62 为急性出血后贫血。查看病历，失血性贫血诊断依据示：产妇术中因子宫大、子宫收缩差，子宫前壁、宫底部及双侧壁胎盘植入面出血明显，术中出血量大，辅助检查：血常规：Hb 75g/L。由此可见患者的失血性贫血是产后出血导致，且贫血发生在分娩、产褥期，故不应分类至 D 编码，应转码至 O 编码。查看第三卷，失血性贫血应编码至 O99.0 贫血并发于妊娠、分娩和产褥期。

编码查找过程：

主导词：贫血

          —并发于妊娠、分娩或产褥期 O99.0

核对第一卷：O99.0 贫血并发于妊娠、分娩和产褥期

编码问题 3：诊断遗漏

前述病历描述可知，产妇娩出两活男婴，因此，应增加编码 O30.0 双胎妊娠，以表达双胎情况。

编码查找过程：

主导词：妊娠

          —双胎 O30.0

核对第一卷：O30.0 双胎妊娠

【案例最终编码】

诊断类别	诊断名称	原编码	修正编码	ICD 名称
出院主要诊断	产后出血	O72.100	O72.0	第三产程出血
出院其他诊断	胎盘植入	O73.000x007		
			O30.0	双胎妊娠
	失血性贫血	D62.x00	O99.0	贫血并发于妊娠、分娩和产褥期
	妊娠合并凝血功能异常	O99.105	O99.1	血液和造血器官的其他疾病及涉及免疫机制的某些疾患并发于妊娠、分娩和产褥期
	剖宫产分娩	O84.200	O84.2	多胎分娩均经剖宫产术
	双胎活产	Z37.200	Z37.2	双胎，均为活产
	$G_4P_237^{+4}$ 周孕已产	O26.900x504	O26.9	未特指的与妊娠有关的情况

第三节　手术案例分析

案例一

【基本信息】

性别:女	年龄:28 岁	住院天数:9 天
入院科室:妇产科		出院科室:妇产科

【诊断信息】

诊断类别	诊断名称	疾病编码
出院主要诊断	右侧输卵管壶腹部妊娠	O00.104

【手术操作信息】

手术类别	手术及操作名称
手术	腹腔镜下输卵管妊娠去除术

一、知识点回顾

输卵管妊娠占异位妊娠的 90% 以上,妊娠部位最常见于输卵管壶腹部,其次为输卵管峡部、伞部,最少见于输卵管间质部,其治疗方式主要包括手术和药物治疗。

1. **手术治疗**　临床上根据受精卵着床部位、输卵管损伤程度、孕囊大小、是否出血及患者是否有生育要求等采用不同的手术方式进行治疗。

(1)输卵管妊娠物挤压术:适用于输卵管伞部妊娠或壶腹部远端腔内妊娠。手术方式:用手将输卵管妊娠物自妊娠部近端向远端挤压排出。ICD 编码为 66.92 单侧输卵管破坏或闭合。

编码查找过程:

主导词:挤压术

　　—输卵管—另见结扎,输卵管

　　结扎

　　—输卵管(双侧)(残留)(孤立的)

　　——单侧　66.92

核对类目表:66.92 单侧输卵管破坏或闭合

(2)输卵管开窗取胚术:此术式又可称为输卵管造口术,适用于输卵管壶腹部妊娠。手术方式:在输卵管妊娠处最突出部位纵行切开输卵管管壁至病灶两端,取出胚胎组织及血块,管腔出血部位行电凝止血,切口不予缝合。ICD 编码为 66.02 输卵管造口术。

编码查找过程:

主导词:去除

　　　—异位胎儿(自)

　　　——输卵管(经输卵管造口术)66.02

核对类目表:66.02 输卵管造口术

(3)输卵管切开缝合术:适用于输卵管壶腹部妊娠。手术方式:在输卵管妊娠处最突出部位纵行切开输卵管管壁至病灶两端,取出胚胎组织及血块,管腔出血部位行电凝止血,间断缝合切口。ICD 编码为 66.01 输卵管切开术。此术式与输卵管开窗取胚术的手术方式相似,区别仅为是否缝合输卵管切口,因此编码员在编码此两种手术时,需仔细阅读手术记录,明确输卵管切开后是否缝合,避免编码错误。

编码查找过程:

主导词:去除

　　　—异位胎儿(自)

　　　——输卵管(经输卵管造口术)

　　　———经输卵管切开术 66.01

核对类目表:66.01 输卵管切开术

(4)输卵管端 - 端吻合术:适用于输卵管峡部妊娠及壶腹部近侧段妊娠,或破裂型切口不规则者。手术方式:切除输卵管妊娠段,吻合两侧输卵管断端。ICD 编码为 66.62 输卵管切除术伴去除输卵管妊娠。

编码查找过程:

主导词:去除

　　　—异位胎儿(自)

　　　——输卵管(经输卵管造口术)

　　　———伴输卵管切除 66.62

核对类目表:66.62 输卵管切除术伴去除输卵管妊娠

(5)Gepfert 手术:适用于输卵管伞部妊娠。手术方式:于输卵管远端纵行切开输卵管管壁,取出妊娠物后,将输卵管远端像袖口样反转,将伞部缝于近端浆膜上。ICD 编码为 66.01 输卵管切开术。

编码查找过程:

主导词:去除

　　　—异位胎儿(自)

　　　——输卵管(经输卵管造口术)

　　　———经输卵管切开术 66.01

核对类目表:66.01 输卵管切开术

(6)输卵管系膜血管结扎术:适用于输卵管妊娠部位的止血。此种手术方式止血迅速,可用于输卵管妊娠破裂大出血的情况,也可为施行后续的保守性输卵管胚胎去除手术提供良好基础。手术方式:于输卵管妊娠部位分离输卵管系膜血管后,用可吸收缝线结扎妊娠部下缘的系膜血管。输卵管血管起源于卵巢动脉和子宫动脉,两者又是腹主动脉及其延续髂内动脉的分支。ICD 编码为 38.86 腹动脉的其他手术闭合。

编码查找过程：

主导词：结扎

　　—动脉

　　— —腹 38.86

核对类目表：38.86 腹动脉的其他手术闭合

（7）妊娠侧输卵管切除术：此手术为输卵管妊娠的根治性手术，适用于另一侧输卵管正常的输卵管妊娠患者或输卵管损伤严重、无生育要求及内出血并发休克的急症患者。手术方式：靠近子宫角部用双极电凝阻断血管后，切断妊娠侧输卵管及输卵管卵巢系膜，完整切除妊娠侧输卵管。ICD 编码为 66.62 输卵管切除术伴去除输卵管妊娠。

如为输卵管间质部妊娠，其根治手术除切除妊娠侧输卵管外，常需同时行同侧子宫角部楔形切除术，手术方法：完整切除患侧输卵管后，楔形切除包含妊娠组织的部分子宫角部。

同侧子宫角部楔形切除术 ICD 编码为 68.29 子宫病损的其他切除术或破坏术。故输卵管间质部妊娠根治手术编码 66.62+68.29。

编码查找过程：

主导词：去除

　　—异位胎儿（自）

　　— —输卵管（经输卵管造口术）

　　— — —伴输卵管切除 66.62

主导词：切除术

　　—病损（局部的）

　　— —子宫 68.29

核对类目表：66.62 输卵管切除术伴去除输卵管妊娠

　　　　　　68.29 子宫病损的其他切除术或破坏术

（8）子宫角部植入术：适用于输卵管间质部妊娠。手术方式为：将角部病灶楔形切除后，置入肠线作为支架，将输卵管植入其中。实际上这个手术包括输卵管妊娠部切除、子宫角部楔形切除、输卵管子宫角植入，ICD 编码分别为 66.62 输卵管切除术伴去除输卵管妊娠、68.29 子宫病损的其他切除术或破坏术、66.74 输卵管 - 子宫吻合术。

编码查找过程：

主导词：去除

　　—异位胎儿（自）

　　— —输卵管（经输卵管造口术）

　　— — —伴输卵管切除 66.62

主导词：切除术

　　—病损（局部的）

　　— —子宫 68.29

主导词：植入术

　　—输卵管（马利根罩）（硅橡胶管）（支架）

　　— —进入子宫 66.74

核对类目表：66.62 输卵管切除术伴去除输卵管妊娠

66.74 输卵管 - 子宫吻合术

68.29 子宫病损的其他切除术或破坏术

2. **药物治疗**　异位妊娠药物治疗主要采用化学药物,常用药物包括氨甲蝶呤、米非司酮等。用药方式包括全身用药和局部用药,可单独或联合手术使用。

(1)全身用药:操作方式包括肌内注射和静脉注射。ICD 编码为 99.29 注射或输注其他治疗性或预防性物质。

编码查找过程:

主导词:注射(进入)(皮下)(肌肉)(静脉内)(局部作用或全身作用)

　　　　—治疗性物质 NEC 99.29

核对类目表:99.29 注射或输注其他治疗性或预防性物质

(2)局部用药

操作方式:腔内超声引导细针穿刺输卵管妊娠囊注射氨甲蝶呤。ICD 编码为 66.95 治疗性物质吹入输卵管。

编码查找过程:

主导词:吹入法

　　　　—输卵管(空气)(染色)(气体)(盐水)

　　　　——治疗性物质 66.95

核对类目表:66.95 治疗性物质吹入输卵管

二、手术编码实操

手术记录(部分)

手术名称:腹腔镜下输卵管妊娠去除术。

手术经过:

麻醉满意后,患者取仰卧位,常规消毒腹部术野,铺无菌单。于脐部、右侧髂窝、麦氏点分别作 1.5cm、0.5cm、0.5cm 切口, 穿刺 trocai 顺利, 气腹形成, 腹腔镜下见:肠系膜与左侧腹壁部分粘连,盆腹腔可见积血及凝血块量约 50ml,子宫前位,增大如孕 45 天大小,质软,形态规则,表面光滑,右侧输卵管形态失常,壶腹部增粗大约 4cm×4cm×4cm 大小,表面呈紫蓝色;左侧输卵管外观未见异常,双侧卵巢外观未见异常。提起右侧输卵管,用单极电凝切开右侧输卵管腹侧浆膜层薄弱处至管腔,将吸引器放入输卵管管腔冲水使绒毛组织与管壁分离,取物钳完整取出绒毛组织,管腔出血处给予电凝止血。生理盐水冲洗创面及盆腹腔,镜下检查创面无活动性出血。术毕。

(一) 手术主要操作步骤

步骤 1:置入腹腔镜。

步骤 2:单极电凝切开右侧输卵管腹侧浆膜层薄弱处至管腔。

步骤 3:将吸引器放入输卵管管腔冲水使绒毛组织与管壁分离,取物钳完整取出绒毛组织,管腔出血处给予电凝止血。

（二）手术编码步骤

手术：腹腔镜下输卵管开窗取胚术（步骤1~3）

本案例患者异位妊娠去除术是在腹腔镜下切开输卵管妊娠部，钳取出胚胎组织，管腔出血处给予电凝止血。结合上述输卵管妊娠手术治疗的分析，本案例手术属于输卵管开窗取胚术。故本案例腹腔镜下异位妊娠去除术应编码至66.02输卵管造口术，编码查找过程见上述知识点。

【案例最终编码】

手术类别	手术及操作名称	ICD编码	ICD名称
手术	腹腔镜下输卵管妊娠去除术	66.02	输卵管造口术

案例二

【基本信息】

性别：女	年龄：34岁	住院天数：8天
入院科室：妇产科		出院科室：妇产科

【诊断信息】

诊断类别	诊断名称	疾病编码
出院主要诊断	胎盘植入伴出血	O72.0
	双胎妊娠	O30.0
	失血性贫血	O99.0
	妊娠合并凝血功能异常	O99.1
	剖宫产分娩	O84.2
	双胎活产	Z37.2
	$G_4P_237^{+4}$周孕已产	O26.9

【手术操作信息】

手术类别	手术及操作名称
手术	次全子宫切除术
手术	子宫下段横切口剖宫产
手术	宫腔纱条填塞术
手术	子宫捆绑术
手术	双侧子宫动脉栓塞术

【部分病历记录】

出院记录（部分）

治疗经过：

产妇于 12 月 1 日行"子宫下段横切口剖宫产术＋宫腔纱条填塞术＋子宫捆绑术"娩出两活男婴后，因子宫收缩乏力、产后出血立即转介入室行"双侧子宫动脉栓塞术"。术后产妇持续存在贫血表现，且凝血功能异常，超声示腹腔积血，考虑子宫出血，12 月 3 日开腹探查见腹腔血凝块约 500ml，子宫增大，极软，失去正常轮廓，软如面袋，右侧宫角补丁缝合处明显渗血，术中决定行"次全子宫切除术"。

一、知识点回顾

（一）编码相关临床知识点

1. 剖宫产的术式　一般有四种：

（1）子宫下段式：子宫切口在子宫下段，即在扩张了的子宫峡部。此术式最为常用。

（2）子宫体式：是在子宫体部中线做一纵行切口，取出胎儿，又叫古典式剖宫产。

（3）腹膜外剖宫产

（4）剖宫产同时做子宫切除

2. 产后出血治疗方式　产后出血治疗方式的选择主要根据产后出血的原因。

（1）子宫收缩乏力

1）按摩或按压子宫。

2）注射宫缩剂。

3）宫腔填塞：包括宫腔纱条填塞和宫腔球囊填塞。

4）子宫压缩缝合术：适用于经缩宫剂和按压子宫无效者，尤其适用于宫缩乏力导致的产后出血。常用 B-Lynch 缝合法，又称子宫捆绑术，即在子宫前后壁纵向缝扎加压子宫，从而控制子宫出血。

5）结扎盆腔血管：以上治疗无效时，可行子宫动脉上、下行支结扎，必要时行髂内动脉结扎。

6）经导管动脉栓塞术：适用于保守治疗无效的难治性产后出血且患者生命体征平稳者。手术方法：经股动脉穿刺插入导管至髂内动脉或子宫动脉，注入明胶海绵颗粒栓塞动脉。

7）切除子宫：包括次全子宫切除术或全子宫切除术

（2）胎盘因素：胎盘滞留、胎盘植入、胎盘部分残留。

1）保守治疗：包括局部切除、经导管动脉栓塞、氨甲蝶呤等治疗。

2）切除子宫。

（3）软产道裂伤：彻底止血、缝合裂伤。

（4）凝血功能障碍：尽快补充凝血因子、并纠正休克。

（二）ICD-9-CM-3 分类知识点

1. 剖宫产术分类于 74 类目，分类轴心为术式。

74　剖宫产术和胎儿取出

74.0　古典式剖宫产

74.1　低位子宫下段剖宫产

74.2　腹膜外剖宫产

74.3　输卵管外异位妊娠

74.4　其他特指类型的剖宫产

74.9　未特指类型的剖宫产

2. 子宫次全切除术分类于68.3亚目，分类轴心为术式。

68.3　经腹子宫次全切除术

68.31　腹腔镜下子宫颈上子宫切除术［LSH］

68.39　其他和未特指的腹部次全子宫切除术

二、手术编码实操

【手术记录1】

手术记录（部分）

手术名称：子宫下段横切口剖宫产＋宫腔纱条填塞术＋子宫捆绑术。

手术经过：

下腹切口长约10cm　皮下脂肪厚约3cm

子宫切口：下段横切

胎儿娩出：顺利

切口撕伤：无

子宫缝合：用2-0号线，第一层连续缝合，二层连续缝合，膀胱腹膜反折用2-0号线缝合。

关腹：顺利　皮下脂肪：缝

术中出血：量1 000ml　输血：红细胞悬液400ml及血浆200ml，输液2 700ml。

宫缩：差

特殊情况：胎儿娩出后，立即予缩宫素20IU宫体注射，胎盘无自然剥离征象，检查胎盘，胎盘部分植入子宫壁，遂用手剥离胎盘，胎盘大部分剥离，少许残留。术中因子宫大、子宫收缩差，子宫前壁、宫底部及双侧壁胎盘植入面出血明显，立即予以麦角新碱0.4mg及卡前列素氨丁三醇注射液250μg宫体注射，子宫收缩仍乏力，胎盘植入面仍出血，遂行宫腔纱条填塞术，并常规缝合子宫切口，子宫切口创面无出血，再次按摩子宫，子宫收缩仍乏力，立即行子宫捆绑术，子宫收缩仍未见明显好转，再次予以麦角新碱0.4mg宫体注射，子宫双侧底侧壁予以多个"8"字缝合压迫止血，并立即与产妇家属沟通进一步治疗方案：行双侧子宫动脉介入手术。清理盆腔，检查双侧附件外观未见明显异常，留置腹腔引流管一根，盆腔注入医用透明质酸预防粘连，逐层关腹，间断垂直褥式缝合皮肤，术毕。

(一) 手术主要操作步骤

步骤 1 : 行子宫下段横切口剖宫产,娩出双活胎男婴。

步骤 2 : 胎盘无自然剥离征象,胎盘部分植入子宫壁,用手剥离胎盘。

步骤 3 : 胎盘植入面出血,行宫腔纱条填塞术。

步骤 4 : 子宫收缩仍乏力,行子宫捆绑术。

步骤 5 : 盆腔注入医用透明质酸预防粘连。

(二) 手术编码步骤

手术 1 : 子宫下段横切口剖宫产术(步骤 1)

编码查找过程:

主导词:剖宫产术

　　　　—子宫下段 74.1

核对类目表:74.1 低位子宫下段剖宫产

本案例子宫下段横切口剖宫产术应编码至 74.1 低位子宫下段剖宫产。

手术 2 : 手取胎盘(步骤 2)

编码查找过程:

主导词:去除

　　　　—胎盘(经)

　　　　— —手法的 75.4

核对类目表:75.4 手法取出滞留的胎盘

本案例手取胎盘术应编码至 75.4 手法取出滞留的胎盘。

手术 3 : 宫腔纱条填塞术(步骤 3)

编码查找过程

主导词:填塞

　　　　—宫内(非产科)

　　　　— —分娩或流产后 75.8

核对类目表:75.8 子宫或阴道产科填塞

本案例宫腔纱条填塞术应编码至 75.8 子宫或阴道产科填塞。

手术 4 : 子宫捆绑术(步骤 4)

编码查找过程:

主导词:手术

　　　　—产科的 NEC 75.99

核对类目表:75.99 其他产科手术

本案例子宫捆绑术应编码至 75.99 其他产科手术。

手术5：注入粘连屏障物(步骤5)

编码查找过程：

主导词：注射(进入)(皮下)(肌肉)(静脉内)(局部作用或全身作用)

　　　　—粘连屏障物 99.77

核对类目表：99.77 使用或应用粘连屏障物

本案例注入粘连屏障物应编码至 99.77 使用或应用粘连屏障物。

【手术记录2】

手术记录(部分)

手术名称：DSA 引导下双侧子宫动脉栓塞术。

手术经过：

　　患者平卧 DSA 手术台,常规消毒会阴部及双侧腹股沟皮肤,铺无菌巾。用 2% 的利多卡因于右侧腹股沟上 2cm 处股动脉周围做局部浸润麻醉,穿刺针行股动脉穿刺,一次穿刺成功后缓慢放入 6F 血管鞘,在超滑导丝引导下将造影导管从右侧股动脉插入,经右侧髂外动脉、髂总动脉、腹主动脉送达左侧髂内动脉、连接高压注射器造影看清血管路径并确定栓塞血管后,在超滑导丝引导下将造影导管选择进入左侧髂内动脉、左侧子宫动脉,造影显示选择成功,从导管注入 1 400μm 明胶海绵颗粒两瓶,栓塞后造影证明栓塞成功。退出造影导管,在腹主动脉处作袢,退回右侧髂总动脉,进入右侧髂内动脉,在超滑导丝引导下将造影导管选择进入右侧子宫动脉,注入 1 400μm 明胶海绵颗粒两瓶,栓塞后造影证明栓塞成功。造影完毕后拔出导管及血管鞘,穿刺点局部压迫 30 分钟后见无明显出血后,用弹力绷带加压包扎,术毕。

(一) 手术主要操作步骤

步骤1：行股动脉穿刺,置入血管鞘,行左侧子宫动脉造影。

步骤2：注入明胶海绵颗粒栓塞左侧子宫动脉。

步骤3：左侧子宫动脉栓塞后进行造影,证明栓塞成功。

步骤4：注入明胶海绵颗粒栓塞右侧子宫动脉。

步骤5：右侧子宫动脉栓塞后进行造影,证明栓塞成功。

(二) 手术编码步骤

手术1：子宫动脉栓塞术(步骤2、4)

编码查找过程：

主导词：栓塞(经导管)

　　　　—动脉(选择性)

　　　　— —子宫(明胶海绵)(微球体)(PVA)(球形栓子)(无弹簧圈)68.25

核对类目表：68.25 子宫动脉栓塞[UAE]不伴弹簧圈

本案例双侧子宫动脉栓塞术应编码至 68.25 子宫动脉栓塞[UAE]不伴弹簧圈。

手术 2：子宫动脉造影术（步骤 1、3、5）

编码查找过程：

主导词：动脉造影术（对比）（荧光镜的）（逆行的）

　　　　—特指部位 NEC 88.49

核对类目表：88.49 其他特指部位的动脉造影

本案例子宫动脉造影术应编码至 88.49 其他特指部位的动脉造影。

【手术记录 3】

手术记录（部分）

手术名称：次全子宫切除术。

手术经过：

1. 患者取平卧位，常规消毒铺巾，取下腹部原手术瘢痕切口（横行）10cm，逐层进腹。

2. 进腹后见腹腔血凝块约 500ml，子宫增大，极软，失去正常轮廓，软如面袋，见右侧宫角补丁缝合处明显渗血，切口未见明显出血，双侧输卵管卵巢未见明显异常。

3. 冷刀锐性分离，长弯血管钳钳夹双侧宫角，以长弯血管钳钳夹右侧圆韧带内中 1/3，丝线缝扎后切断。并顺势剪开阔韧带前叶腹膜，仔细钝性分离膀胱腹膜反折处，以长弯血管钳于近子宫侧将阔韧带后叶腹膜顶穿一小孔，钳夹右侧卵巢固有韧带及输卵管峡部，切断后双重缝扎残端。同法处理左侧。以鼠齿钳钳夹并牵拉膀胱侧腹膜，钝性分离膀胱宫颈间隙，下推膀胱至宫颈内口水平。分离左侧子宫动脉周围的疏松结缔组织，在子宫峡部水平，以两 Cochrane 钳钳夹子宫血管，并于两钳之间切断，以丝线双重缝扎断端。同法处理右侧子宫动脉。上提子宫，以鼠齿钳钳夹宫颈内口处并切开，自切口环形剪开宫颈，碘伏消毒宫颈残端 3 遍，电刀电凝宫颈管黏膜，缝合宫颈残端。

4. 清点纱布器械无误，逐层关腹。术中出血 1 800ml，尿量 400ml，输红细胞悬液 1 300ml，输血浆 200ml，输液 1 000ml。

（一）手术主要操作步骤

步骤 1：分离子宫周围的组织、韧带及血管。

步骤 2：钳夹卵巢固有韧带及输卵管峡部，切断后双重缝扎残端；钳夹宫颈内口处并切开，自切口环形剪开宫颈，电刀电凝宫颈管黏膜，缝合宫颈残端。

（二）手术编码步骤

手术：次全子宫切除术（步骤 1~2）

编码查找过程：

主导词：子宫切除术，NOS

　　　　—腹的

　　　　——部分或大部的（子宫颈上的）（阴道上的）68.39

核对类目表：68.39 其他和未特指的腹部次全子宫切除术

本案例次全子宫切除术应编码至 68.39 其他和未特指的腹部次全子宫切除术。

【案例最终编码】

手术类别	手术及操作名称	ICD 编码	ICD 名称
手术	次全子宫切除术	68.39	其他和未特指的腹部次全子宫切除术
手术	子宫下段横切口剖宫产	74.1	低位子宫下段剖宫产
手术	宫腔纱条填塞术	75.8	子宫或阴道产科填塞
手术	子宫捆绑术	75.99	其他产科手术
手术	双侧子宫动脉栓塞术	68.25	子宫动脉栓塞［UAE］不伴弹簧圈
		88.49	其他特指部位的动脉造影
		75.4	手法取出滞留的胎盘
		99.77	使用或应用粘连屏障物

（宋　萍　谢冰珏）

第十六章

起源于围生期的某些情况

第一节 概　述

本章编码分类于 P00-P96,包括起源于围生期的情况但在以后发病或引起的死亡,因此本章的编码既可以用于围生期儿或者新生儿,也可以用于成年人。本章属于强烈优先分类章,当患儿存在其他章节的疾患时,需要考虑是否应优先分类于本章。本章主要主导词为"起源于围生期"。

本章包括下列各节:

P00-P04　胎儿和新生儿受母体因素及妊娠、产程和分娩并发症的影响

P05-P08　与妊娠期长短和胎儿生长有关的疾患

P10-P15　产伤

P20-P29　特发于围生期的呼吸和心血管疾患

P35-P39　特发于围生期的感染

P50-P61　胎儿和新生儿出血性和血液学疾患

P70-P74　特发于胎儿和新生儿的暂时性内分泌和代谢疾患

P75-P78　胎儿和新生儿的消化系统疾患

P80-P83　累及胎儿和新生儿体被和体温调节的情况

P90-P96　起源于围生期的其他疾患

不包括:

先天性畸形、变形和染色体异常(Q00-Q99)

内分泌、营养和代谢疾病(E00-E90)

损伤、中毒和外因的某些其他后果(S00-T98)

肿瘤(C00-D48)

新生儿破伤风(A33)

本章提供一个星号类目:

P75* 胎粪性肠梗阻

【编码相关临床知识】

1. **新生儿**　指从脐带结扎到出生后 28 天内(≤28 天)的婴儿。新生儿可按胎龄、出生体重等进行分类(表 16-1)。

表 16-1 新生儿分类

分类	名称	标准
按胎龄分类	足月儿	37 周 ≤ 胎龄 <42 周
	早产儿	胎龄 <37 周
	过期产儿	胎龄 ≥42 周
按出生体重	超低出生体重儿	出生体重 <1 000g
	极低出生体重儿	1 000g ≤ 出生体重 <1 500g
	低出生体重儿	1 500g ≤ 出生体重 <2 500g
	正常出生体重儿	2 500g ≤ 出生体重 ≤ 4 000g
	巨大儿	出生体重 >4 000g
根据出生体重和胎龄	小于胎龄儿	出生体重在同胎龄儿体重的第 10 百分位数以下的新生儿
	适于胎龄儿	出生体重在同胎龄儿体重的第 10 至第 90 百分位数之间的新生儿
	大于胎龄儿	出生体重在同胎龄儿体重的第 90 百分位数以上的新生儿
根据出生后周龄	早期新生儿	生后 1 周以内的新生儿,也属于围生儿
	晚期新生儿	出生后第 2 周开始至第 4 周末的新生儿
高危儿		已经发生或可能发生某种严重疾病而需要监护的新生儿

2. **围生期** 自妊娠 28 周(此时胎儿体重约 1 000g)至出生后 7 天。

3. **活产儿** 出生体重 ≥500g(不论胎龄大小),有呼吸、心跳、脐血管搏动或明确的肌肉收缩等任何一项生命表现者。

4. **胎龄** 从末次月经第 1 天起到分娩时为止,通常以周表示。

5. **出生体重** 出生 1 小时内的体重。

第二节 疾病案例分析

案例一

【基本信息】

性别:男	年龄:4 天	住院天数:17 天
新生儿出生体重:1 050g		
新生儿入院体重:950g		
入院科室:新生儿科		出院科室:新生儿科

【诊断信息】

诊断类别	诊断名称	疾病编码
出院主要诊断	胎龄 26^{+6} 周早产儿	P07.300
出院其他诊断	新生儿呼吸窘迫综合征	P22.000
	新生儿肺炎	P23.900
	呼吸衰竭	J96.900
	早产性黄疸	P59.000
	极低出生体重儿	P07.000
	高钠血症	E87.001

【编码问题】 胎龄 26^{+6} 周早产儿 P07.300、极低出生体重儿 P07.000、呼吸衰竭 J96.900、高钠血症 E87.001、主要诊断选择错误

一、知识点回顾

(一)编码相关临床知识点

1. **早产儿**　指胎龄<37 周(<259 天)的新生儿,其中<28 周者为极早早产儿或超未成熟儿;28~32 周者称非常早产儿;32~34 周者称中度早产儿;34 周≤胎龄<37 周者称晚期早产儿。

2. **低出生体重儿**　是指出生体重<2 500g 的婴儿,包括早产儿、足月小样儿和过期儿。低出生体重的划分标准为:出生体重 1 500~2 499g 为低出生体重;出生体重 1 000~1 499g 为极低出生体重;出生体重<1 000g 为超低出生体重。

(二)ICD-10 分类知识点

1. **早产儿分类结构**

P07.2　极度不成熟
　　　孕期小于 28 整周(小于 196 整天)

P07.3　其他早产婴儿
　　　孕期满 28 整周,但小于 37 整周(满 196 整天,但小于 259 整天)

2. **低出生体重分类结构**

P07.0　极低出生体重
　　　出生体重 999g 及以下

P07.1　其他低出生体重
　　　出生体重在 1 000~2 499g 之间

3. **编码注意事项**　低出生体重临床划分与 ICD-10 分类划分不同,临床划分为三个级别,分为:低出生体重、极低出生体重和超低出生体重;而 ICD 分类中低出生体重仅划分两个等级,即极低出生体重和其他低出生体重,因此在分类临床诊断低出生体重时,应参考新

生儿实际出生体重进行,将出生体重在 999g 及以下的新生儿分类于极低出生体重儿,编码于 P07.0;将出生体重在 1 000~2 499g 之间的新生儿分类于其他低出生体重,编码于 P07.1。

二、编码问题解析

编码问题 1:胎龄 26^{+6} 周早产儿 P07.300

本案例患者日龄 4 天,主要诊断为胎龄 26^{+6} 周早产儿,未满 28 整周,不符合 P07.3 亚目下注释孕期满 28 整周的条件。案例中胎龄 26^{+6} 周早产儿的正确编码应为 P07.2 极度不成熟。

编码查找过程:

主导词:起源于围生期的情况

　　　　—孕期

　　　　— —小于 28 周 P07.2

核对第一卷:P07.2 极度不成熟

编码问题 2:极低出生体重儿 P07.000

本案例中新生儿出生体重为 1 050g,不应分类于 P07.0 极低出生体重,根据 ICD 出生体重标准 1 000~2 499g 应为其他低出生体重。因此本案例极低出生体重儿正确编码为 P07.1 其他低出生体重。

编码查找过程:

主导词:起源于围生期的情况

　　　　—体重

　　　　— —出生时在 1 000~2 499g(低)P07.1

核对第一卷:P07.1 其他低出生体重

编码问题 3:呼吸衰竭 J96.9

本章属于强烈优先分类章,即患儿如果存在其他章节的疾患时,应首先考虑是否应分类于本章。查看第三卷,新生儿呼吸衰竭应编码于 P28.5 新生儿呼吸衰竭。

编码查找过程:

主导词:起源于围生期的情况

　　　　—衰竭

　　　　— —新生儿

　　　　— — —呼吸 P28.5

核对第一卷:P28.5 新生儿呼吸衰竭

编码问题 4:高钠血症 E87.001

新生儿期的内分泌和代谢性疾患在编码过程中需注意:第一卷中,第十六章起源于围生期的某些情况不包括,可分类于内分泌、营养和代谢疾病 E00-E90 的疾患,而第四章内分泌、营养和代谢疾病同样也不包括特发于胎儿和新生儿的暂时性内分泌和代谢疾患 P70-P74,这两个章节之间互不包括。因此新生儿期的内分泌和代谢性疾患的编码,需区分疾病持续时间及病因,新生儿的暂时性内分泌和代谢疾患编码于 P70-P74,而新生儿持续性(先天性)的内分泌和代谢疾患则编码于 E00-E99。

查房记录（部分）

诊断及诊断依据：

高钠血症：患者系 26^{+6} 周极早早产儿，日龄 4 天，有新生儿呼吸窘迫综合征基础，合并呼吸衰竭表现。结合患者血气检查结果提示血钠 150mmol/L，故诊断。

本案例患者日龄 4 天，其他诊断未合并其他代谢性疾病，同时结合诊断依据，患者系极早早产儿存在呼吸窘迫及呼吸衰竭基础疾病，在此基础上可出现一过性电解质紊乱，故高钠血症应编码于 P74.2 新生儿钠平衡失调。

编码查找过程：

主导词：起源于围生期的情况

　　—紊乱

　　——电解质

　　———新生儿，暂时性

　　————钠平衡 P74.2

核对第一卷：P74.2 新生儿钠平衡失调

编码问题 5：主要诊断选择错误

第一卷 P07 的类目下明确注释，当出生体重和胎龄均可获得时，应当优先使用出生体重。本案例出生体重和胎龄均可获得，因此主要诊断应优先选择出生体重 P07.1 其他低出生体重为主要编码。

【案例最终编码】

诊断类别	诊断名称	原编码	修正编码	ICD 名称
出院主要诊断	胎龄 26^{+6} 周早产儿	P07.300	P07.1	其他低出生体重
出院其他诊断	新生儿呼吸窘迫综合征	P22.000	P22.0	新生儿呼吸窘迫综合征
	新生儿肺炎	P23.900	P23.9	未特指的先天性肺炎
	呼吸衰竭	J96.900	P28.5	新生儿呼吸衰竭
	早产性黄疸	P59.000	P59.0	与早产有关的新生儿黄疸
	极低出生体重儿	P07.000	P07.2	极度不成熟
	高钠血症	E87.001	P74.2	新生儿钠平衡失调

案例二

【基本信息】

性别：男	年龄：3 天		住院天数：5 天
新生儿出生体重：2 495g			
新生儿入院体重：2 465g			
入院科室：新生儿科		出院科室：新生儿科	

【诊断信息】

诊断类别	诊断名称	疾病编码
出院主要诊断	新生儿高胆红素血症(病理性)	P59.901
出院其他诊断	新生儿缺氧缺血性脑病	P91.600
	房间隔缺损	Q21.100
	低体重儿	P05.001
	新生儿肺炎	P23.900

【编码问题】新生儿高胆红素血症(病理性)P59.901、低体重儿 P05.001
编码问题 1：新生儿高胆红素血症(病理性)P59.901

一、知识点回顾

(一)编码相关临床知识点

新生儿黄疸(neonatal jaundice),也称为新生儿高胆红素血症,是因胆红素在体内积聚引起的皮肤或其他器官黄染,是新生儿期最常见的临床问题。传统按血清胆红素值可分为生理性黄疸和病理性黄疸。新生儿病理性黄疸,也称为新生儿高胆红素血症(病理性),根据其发病原因分为三类:

1. 胆红素生成过多　因过多红细胞的破坏及肠 - 肝循环增加,使胆红素增多。包括红细胞增多症、血管外溶血、同族免疫性溶血、感染、肠 - 肝循环增加、母乳性黄疸、红细胞酶缺陷、红细胞形态异常以及血红蛋白病等。

2. 肝脏胆红素代谢障碍　由于肝细胞摄取和结合胆红素的功能低下,使血清未结合胆红素升高。包括缺氧和感染、Crigler-Najjar 综合征、Gillbert 综合征、Lucey-Driscoll 综合征、药物及先天性甲状腺功能减退等。

3. 胆汁排泄障碍　肝细胞排泄结合胆红素障碍或胆管受阻可致高胆红素血症,如同时有肝细胞功能受损可伴有未结合胆红素升高。包括新生儿肝炎、先天性代谢缺陷病、Dubin-Johnson 综合征、肠道外营养所致胆汁淤积及胆道闭锁等。

(二)ICD-10 分类知识点

新生儿黄疸的主要分类轴心为病因,分类结构如下:

P57　核黄疸
　　P57.0　同种免疫引起的核黄疸
　　P57.8　其他特指的核黄疸
　　P57.9　未特指的核黄疸
P58　其他过度溶血引起的新生儿黄疸
　　P58.0　挫伤引起的新生儿黄疸
　　P58.1　出血引起的新生儿黄疸

P58.2　感染引起的新生儿黄疸

P58.3　红细胞增多引起的新生儿黄疸

P58.4　自母体传给或新生儿服用的药物或毒素引起的新生儿黄疸

P58.5　吞咽母血引起的新生儿黄疸

P58.8　其他特指的过度溶血引起的新生儿黄疸

P58.9　未特指的过度溶血引起的新生儿黄疸

P59　其他和未特指原因所致的新生儿黄疸

P59.0　与早产有关的新生儿黄疸

P59.1　胆汁浓缩综合征

P59.2　其他和未特指的肝细胞损害所致的新生儿黄疸

P59.3　母乳抑制剂所致的新生儿黄疸

P59.8　其他特指原因所致的新生儿黄疸

P59.9　未特指的新生儿黄疸

二、编码问题解析

结合临床及 ICD-10 中关于黄疸的分类,新生儿黄疸分类时需要明确其黄疸的病因及临床表现。本案例出院诊断中已明确诊断了新生儿高胆红素血症(病理性),即新生儿病理性黄疸,需查阅病历进一步明确导致病理性黄疸的病因。

> **查房记录(部分)**
>
> 诊断及诊断依据:
>
> 新生儿高胆红素血症(病理性):患儿日龄 3 天,黄疸出现时间早、进展快、程度重,以皮肤黄染为主要表现,查体颜面及颈部皮肤黄染,入院查总胆红素 330.6μmol/L,故诊断。结合有胎膜早破 18^+ 小时,入院查血常规提示白细胞计数升高,考虑黄疸由感染所致。

从诊断依据可见该患儿高胆红素血症为围产期胎膜早破感染所致的感染性黄疸,因此,不应编码至 P59.9 未特指的新生儿黄疸,正确编码应为 P58.2 感染引起的新生儿黄疸。

编码查找过程:

主导词:起源于围生期

　　　—黄疸

　　　——胎儿或新生儿(生理性)

　　　———由于或与……有关

　　　————感染 P58.2

核对第一卷:P58.2 感染引起的新生儿黄疸

编码问题 2: 低体重儿 P05.001

一、知识点回顾

(一) 编码相关临床知识点

在临床上新生儿分类中,根据胎龄与出生体重之间的关系可将新生儿分为小于胎龄儿、适于胎龄儿和大于胎龄。小于胎龄儿是指出生体重在同胎龄体重的第10百分位数以下的新生儿,适于胎龄儿是指出生体重在同胎龄体重的第10~90百分位数之间的新生儿,大于胎龄儿是指出生体重在同胎龄体重的第90百分位数以上的新生儿(表16-2)。

表16-2　中国不同胎龄新生儿出生体重百分位数参考值(g)

出生胎龄(周)	P_3	P_{10}	P_{25}	P_{50}	P_{75}	P_{90}	P_{97}
24	339	409	488	588	701	814	938
25	427	513	611	732	868	1 003	1 148
26	518	620	735	876	1 033	1 187	1 352
27	610	728	860	1 020	1 196	1 368	1 550
28	706	840	987	1 165	1 359	1 546	1 743
29	806	955	1 118	1 321	1 522	1 723	1 933
30	914	1 078	1 256	1 467	1 692	1 906	2 128
31	1 037	1 217	1 410	1 637	1 877	2 103	2 336
32	1 179	1 375	1 584	1 827	2 082	2 320	2 565
33	1 346	1 557	1 781	2 039	2 308	2 559	2 813
34	1 540	1 765	2 001	2 272	2 554	2 814	3 079
35	1 762	1 996	2 241	2 522	2 812	3 080	3 352
36	2 007	2 245	2 495	2 780	3 075	3 347	3 622
37	2 256	2 493	2 741	3 025	3 318	3 589	3 863
38	2 461	2 695	2 939	3 219	3 506	3 773	4 041
39	2 589	2 821	3 063	3 340	3 624	3 887	4 152
40	2 666	2 898	3 139	3 415	3 698	3 959	4 222
41	2 722	2 954	3 195	3 470	3 752	4 012	4 274
42	2 772	3 004	3 244	3 518	3 799	4 058	4 319

注:P 代表百分位数

(二) ICD-10 分类知识点

1. 新生儿胎龄与低体重主要分类结构

P05　胎儿生长缓慢和胎儿营养不良

　　P05.0　轻于胎龄
　　　　　　通常指体重低于胎龄 10% 而身长高于胎龄 10%。
　　　　　　低体重儿
　　P05.1　小于胎龄
　　　　　　通常指体重和身长均低于胎龄。
　　　　　　小样儿
　　　　　　小样低体重儿
　　P05.2　胎儿营养不良,未提及轻于或小于胎龄
　　P05.9　未特指的胎儿生长缓慢
P07　与孕期短和低出生体重有关的疾患
　　P07.0　极低出生体重
　　　　　　出生体重 999g 及以下。
　　P07.1　其他低出生体重
　　　　　　出生体重在 1 000~2 499g 之间。
　　P07.2　极度不成熟
　　　　　　孕期小于 28 整周(小于 196 整天)。
　　P07.3　其他早产婴儿
　　　　　　孕期满 28 整周,但小于 37 整周(满 196 整天,但小于 259 整天)。

　　2. **编码注意事项**　在编码新生儿有关宫内生长发育异常情况时,应准确理解各编码内涵,仔细查看新生儿胎龄及出生体重,对照新生儿胎龄出生体重百分位数参考值,从而给予正确编码。

　　(1) P05 只考虑新生儿出生体重与同胎龄对应体重之间的关系,与孕期长短无关。

　　(2) P07.0-P07.1 只考虑出生体重,与孕期长短无关。

　　(3) 对于同一个新生儿,P05 与 P07 可以同时存在:①当新生儿出生体重小于 2 500g 即可编码 P07.0-P07.1;②如果出生体重在低于 2 500g 的基础上还小于同胎龄新生儿出生体重的第 10 百分位数,除编码 P07 以外,还应编码 P05;③轻于胎龄或者小于胎龄儿不仅适用于低出生体重儿也可用于正常出生体重儿,例如:胎龄 38 周新生儿,出生体重 2 550g,出生体重并未小于 2 500g,但相对于同胎龄第 10 百分位数的 2 695g(表 16-3)要低,应编码 P05。

二、编码问题解析

　　本案例低体重儿,编码于 P05.0 轻于胎龄,根据编码知识点,轻于胎龄通常指出生体重低于同胎龄 10% 而身长高于胎龄 10% 的新生儿,故需查看病历。

查房记录(部分)

诊断及诊断依据:

低体重儿:患儿系 37^{+1} 周新生儿,出生体重 2 495g,小于 2 500g,故诊断。

　　结合低体重儿诊断依据,患儿胎龄 37^{+1} 周,出生体重为 2 495g 与其同胎龄新生儿出

生体重的第 10 百分位数 2 493g 相比(见表 16-2),并没有低于其出生体重参考值,显然不符合临床的定义,同时诊断依据中也未提及胎龄与出生体重和身长之间的关系,也就不符合 ICD-10 中 P05.0 对于轻于胎龄的注释,不应编码至 P05.0。根据其诊断依据,本案例患儿出生体重小于 2 500g,实为低出生体重儿,同时也符合 ICD-10 中 P07.1 亚目注释下的出生体重在 1 000~2 499g 之间。因此应编码至 P07.1 其他低出生体重儿。编码查找过程略。

【案例最终编码】

诊断类别	诊断名称	原编码	修正编码	ICD 名称
出院主要诊断	新生儿高胆红素血症(病理性)	P59.901	P58.2	感染引起的新生儿黄疸
出院其他诊断	新生儿缺氧缺血性脑病	P91.600	P91.6	新生儿缺氧缺血性脑病
	房间隔缺损	Q21.100	Q21.1	房间隔缺损
	低体重儿	P05.001	P07.1	其他低出生体重
	新生儿肺炎	P23.900	P23.9	未特指的先天性肺炎

案例三

【基本信息】

性别:男	年龄:15 天	住院天数:6 天
新生儿出生体重:4 200g		
新生儿入院体重:3 840g		
入院科室:新生儿科		出院科室:新生儿科

【诊断信息】

诊断类别	诊断名称	疾病编码
出院主要诊断	新生儿胆红素脑病	P57.901
出院其他诊断	新生儿 ABO 溶血症	P55.100
	巨大儿	P08.000

【编码问题】新生儿胆红素脑病 P57.901、巨大儿 P08.000
编码问题 1:新生儿胆红素脑病 P57.901

一、知识点回顾

(一)编码相关临床知识点

新生儿溶血病(hemolytic disease of newborn,HDN)是指母子血型不合引起的同族免疫性溶血,以 ABO 血型不合最常见,RH 血型不合较少见。胆红素脑病为新生儿溶血病最严重的并发症,当血清中未结合胆红素水平过高,透过血-脑屏障,可造成中枢神经系统功能障碍,如不经治疗干预,可造成永久性损害。胆红素过高经常造成基底神经节、海马、下丘脑神经核和小脑神经元坏死,尸体解剖可见相应部位神经核黄染,故又称核黄疸。临床上胆红素脑病和核黄疸名词常通用。

(二) ICD-10 分类知识点

P55　胎儿和新生儿的溶血性疾病
　　P55.0　胎儿和新生儿的 Rh 同种免疫
　　P55.1　胎儿和新生儿的 ABO 同种免疫
　　P55.8　胎儿和新生儿其他的溶血性疾病
　　P55.9　胎儿和新生儿未特指的溶血性疾病
P57　核黄疸
　　P57.0　同种免疫引起的核黄疸
　　P57.8　其他特指的核黄疸
　　P57.9　未特指的核黄疸

二、编码问题解析

本案例患者为日龄 15 天的新生儿,临床诊断胆红素脑病,编码于 P57.9 未特指的核黄疸,需查看病历。

> **查房记录(部分)**
>
> 诊断及诊断依据:
> 　新生儿胆红素脑病:患者日龄 15 天,有新生儿 ABO 溶血病基础,黄疸进程快、程度极重,病程中以"抽搐"为主要表现,伴少吃少动,查体:颜面、颈部、躯干、四肢及手足心皮肤黄染,反应欠佳,吸吮、觅食、拥抱及握持反射均减弱。查血胆红素 420μmol/L,结合头颅 MRI 提示:T_2WI 矢状位示胼胝体部分显示欠清,双侧苍白球 T_1 信号偏高,故诊断。

根据胆红素脑病诊断依据示:"患者有 ABO 溶血症基础,黄疸进程快、程度极重",故考虑为 ABO 溶血症致使黄疸水平迅速升高从而引起脑病。因此不应将其分类于 P57.9 未特指的核黄疸,正确编码应为 P57.0 同种免疫引起的核黄疸。

编码查找过程:
主导词:起源于围生期的情况
　　—脑病(急性)(大脑)
　　——新生儿高胆红素血症性
　　———由于同种免疫(P55.- 中的情况)P57.0
核对第一卷:P57.0 同种免疫引起的核黄疸
编码问题 2:巨大儿 P08.000

一、知识点回顾

(一)编码相关临床知识点

临床上新生儿按出生体重划分为超低出生体重儿、极低出生体重儿、低出生体重儿、正常出生体重儿和巨大儿,其中对于巨大儿的界定为出生体重大于 4 000g 的新生儿。

(二)ICD-10 分类知识点

1. 新生儿胎龄与高体重主要分类结构

P08　与孕期长和高出生体重有关的疾患

　　P08.0　特大婴儿

　　　　　通常指出生体重 4 500g 及以上

　　P08.1　其他重于胎龄的婴儿

　　　　　无论孕期长短的其他重于或大于胎龄的胎儿或婴儿

　　P08.2　过期产儿,不重于胎龄

　　　　　胎儿或婴儿孕期满 42 整周或更多(294 天或更多),不重于或大于胎龄

2. 编码注意事项　ICD 分类中的巨大儿划分与临床的分类标准存在差异:ICD 巨大儿标准为>4 500g,而临床>4 000g 即可诊断为巨大儿。因此在分类巨大儿诊断时需查看新生儿出生体重,按 ICD 分类标准大于 4 500g 的新生儿才能分类至 P08.0 特大婴儿,同时 P08.0 只考虑出生体重而与孕期长短无关。

(1)P08.1 分类出生体重大于同胎龄新生儿出生体重第 90 位百分数的情况,与孕期长短无关。对于不符合 ICD 标准的巨大儿,应仔细查看胎龄体重标准,若超过同胎龄出生体重第 90 位百分数即分类于 P08.1。

(2)P08.2 用于分类孕期满 42 整周或更多,但新生儿出生体重不重于或大于胎龄第 90 位百分数的情况。

二、编码问题解析

本案例中患儿出生体重为 4 200g,符合临床对巨大儿的界定,但不符合 ICD 分类中关于巨大儿 P08.0 这一亚目下的注释,因此分类于 P08.0 不正确。

查房记录(部分)

诊断及诊断依据:

巨大儿:患者系孕 40 周足月新生儿,出生体重 4 200g,大于 4 000g,故诊断。

结合诊断依据,患者胎龄 40 周,出生体重 4 200g 大于同胎龄新生儿出生体重第 90 位百分数 3 950g(见表 16-2),正确编码应为 P08.1 其他重于胎龄的婴儿。

编码查找过程:

主导词:起源于围生期的情况

—重于胎龄 NEC（胎儿或婴儿）P08.1

核对第一卷：P08.1 其他重于胎龄的婴儿

【案例最终编码】

诊断类别	诊断名称	原编码	修正编码	ICD 名称
出院主要诊断	新生儿胆红素脑病	P57.901	P57.0	同种免疫引起的核黄疸
出院其他诊断	新生儿 ABO 溶血症	P55.100	P55.1	胎儿和新生儿的 ABO 同种免疫
	巨大儿	P08.000	P08.1	其他重于胎龄的婴儿

案例四

【基本信息】

性别：女		年龄：14 天		住院天数：3 天
新生儿出生体重：3 950g				
新生儿入院体重：4 250g				
入院科室：新生儿科			出院科室：新生儿科	

【诊断信息】

诊断类别	诊断名称	疾病编码
出院主要诊断	新生儿肺炎	P23.900
出院其他诊断	新生儿母乳性黄疸	P59.300
	胃食管反流	K21.900
	糖尿病母亲婴儿综合征	P70.100

【编码问题】新生儿肺炎 P23.900、胃食管反流 K21.900、糖尿病母亲婴儿综合征 P21.100
编码问题 1：新生儿肺炎 P23.900

一、知识点回顾

（一）编码相关临床知识点

1. 新生儿感染性肺炎（infectious pneumonia） 为新生儿常见病，是引起新生儿死亡的重要原因，可发生在宫内、分娩过程中或出生后，常由细菌、病毒或原虫等引起。

（1）宫内感染性肺炎（先天性肺炎）：系通过羊水或血行传播发病，其病理变化广泛，临床表现与出生后肺炎不同，常与产科因素密切相关。

（2）分娩过程中感染性肺炎：胎儿在分娩过程中吸入孕母阴道内被病原体污染的分泌物而发生肺炎，或因断脐不洁发生血行感染。

（3）出生后感染性肺炎：新生儿肺炎中出生后感染性肺炎发病率最高，主要由于：①接触传播：患有呼吸道感染者接触新生儿；②血行传播：脐炎、皮肤感染和败血症时，病原体经血行传播至肺而致新生儿肺炎；③医源性传播：医用器械（如暖箱、吸引器、雾化吸入器、供氧用面罩、气管插管、呼吸机管道及湿化器等）消毒不严格等均可引起。

2. **新生儿吸入综合征**　是指新生儿吸入胎粪、大量羊水、血液或吸入奶液等引起的呼吸系统病理改变。根据吸入发生的时间可分为产前、产时或产后吸入。临床上，产前或产时最常见的吸入性肺炎为胎粪吸入综合征（MAS），血液吸入较少见。

（二）ICD-10 分类知识点

新生儿肺炎主要分类结构：

P23　先天性肺炎

　　P23.0　病毒组引起的先天性肺炎

　　P23.1　衣原体性先天性肺炎

　　P23.2　葡萄球菌性先天性肺炎

　　P23.3　B 族链球菌性先天性肺炎

　　P23.4　大肠埃希菌性先天性肺炎

　　P23.5　假单胞菌性先天性肺炎

　　P23.6　其他细菌性病原体引起的先天性肺炎

　　P23.8　其他病原体引起的先天性肺炎

　　P23.9　未特指的先天性肺炎

P24　新生儿吸入综合征

　　P24.0　新生儿吸入胎粪

　　P24.1　新生儿吸入羊水和黏液

　　P24.2　新生儿吸入血液

　　P24.3　新生儿吸入奶和反流食物

　　P24.8　其他的新生儿吸入综合征

　　P24.9　未特指的新生儿吸入综合征

二、编码问题解析

根据临床知识点，引起新生儿肺炎的病因可有多种，因此在编码时需注意明确病因。

入院记录（部分）

现病史：入院前 7 小时患儿吃奶后出现呛奶、吐奶，并从鼻腔喷出奶汁，伴面色口唇发绀、呼吸困难，家属立即送入医院就诊。

结合入院记录，现病史中有明确的异物（奶汁）吸入史，但其异物吸入是否为引起肺炎的病因仍需结合诊断依据。

查房记录（部分）

诊断及诊断依据：

新生儿肺炎：患儿系新生儿，起病急，病程短，病程中有吐奶、呛奶，伴面色发绀及

> 呼吸困难,入院查体:呼吸 65 次 /min,唇周微绀,可见吸气性三凹征,双肺偶可闻及少许细湿啰音,故诊断。

通过诊断依据,本案例新生儿肺炎系由于呛奶误吸所致,因此诊断原编码 P23.9 未特指的先天性肺炎分类错误,正确编码应为 P24.3 新生儿吸入奶和反流食物。

编码查找过程:

主导词:起源于围生期

　　　　—吸入,误吸

　　　　— —奶(新生儿)P24.3。

核对第一卷:P24.3 新生儿吸入奶和反流食物

编码问题 2:胃食管反流 K21.900

本章为强烈优先分类章,原编码为 K21.9 胃 - 食管反流性疾病,查看第三卷,应编码至 P92.1 新生儿反胃和反刍。

编码查找过程:

主导词:起源于围生期

　　　　—反流,食物新生儿 P92.1。

核对第一卷:P92.1 新生儿反胃和反刍

编码问题 3:糖尿病母亲婴儿综合征 P21.100

一、知识点回顾

(一) 编码相关临床知识点

1. **妊娠合并糖尿病**　一般有两种情况:一种为孕前糖尿病(pregestational diabetes mellitus,PGDM)的基础上合并妊娠;另一种为妊娠期糖尿病(gestational diabetes mellitus,GDM),即妊娠前糖代谢正常,妊娠期才出现糖尿病。妊娠合并糖尿病孕妇中 90% 以上为 GDM,PGDM 者不足 10%。

2. **糖尿病母亲婴儿**(infants of diabetic mothers,IDMS)　糖尿病母亲血糖高,大量葡萄糖通过胎盘进入胎儿,刺激胎儿胰岛 β 细胞增生,胰岛素分泌增加,发生高胰岛素血症。高胰岛素血症和高血糖对胎儿各脏器的生长发育和内分泌代谢产生严重影响,从而引发一系列问题。包括新生儿呼吸窘迫综合征发生率增高;新生儿脱离母体高血糖环境后,体内高胰岛素血症仍存在,若不及时补充糖,极易发生低血糖症。

(二) ICD-10 分类知识点

临床上将合并有糖尿病的产妇所产下的新生儿都统称为糖尿病母亲新生儿,而不区分糖尿病的起病时期。在 ICD-10 中采用两个不同亚目分类上述糖尿病母亲新生儿:

P70.0　母亲伴有妊娠糖尿病的婴儿综合征

P70.1　糖尿病母亲的婴儿综合征

编码查找过程

主导词:起源于围生期

——糖尿病(性),多尿症(已控制的)(家族性)(使用胰岛素的)(严重的)(未控制的)

————母体并发于妊娠或分娩,影响到胎儿或新生儿 P70.1

——————发生在妊娠中的,影响到胎儿或新生儿 P70.0

在 ICD-10 分类中,糖尿病母亲的新生儿分类轴心是孕产妇糖尿病的起病时期,妊娠糖尿病母亲的新生儿分类于亚目 .0,而孕前糖尿病母亲的新生儿分类于亚目 .1。

二、编码问题解析

本案例为日龄 14 天的糖尿病母亲新生儿,由于临床上将合并有糖尿病的产妇所产下的新生儿都统称为糖尿病母亲新生儿,而不区分糖尿病的起病时期,因此在编码时需查看病历明确糖尿病的具体发病时期。

入院记录(部分)

母妊娠分娩史:无孕期感染史,无孕期手脚抽搐史;有孕期补充维生素 D 及钙剂;轻度贫血,补充铁剂治疗;无妊娠期肝内胆汁淤积;无妊娠高血压综合征,无肝炎,无结核;有妊娠期糖尿病,发生于孕 28 周,平素饮食控制、未用药物治疗,自述复查血糖可;无输血史,否认孕期用药。

结合母妊娠分娩史,患者母亲于孕 28 周发生糖尿病,为妊娠期糖尿病,因此患儿应为妊娠期糖尿病母亲新生儿,应编码至 P70.0 母亲伴有妊娠糖尿病的婴儿综合征。编码查找过程见上述知识点。

【案例最终编码】

诊断类别	诊断名称	原编码	修正编码	ICD 名称
出院主要诊断	新生儿肺炎	P23.900	P24.3	新生儿吸入奶和反流食物
出院其他诊断	新生儿母乳性黄疸	P59.300	P59.3	母乳抑制剂所致的新生儿黄疸
	胃食管反流	K21.900	P92.1	新生儿反胃和反刍
	糖尿病母亲婴儿综合征	P70.100	P70.0	母亲伴有妊娠糖尿病的婴儿综合征

案例五

【基本信息】

性别:女	年龄:9 小时	住院天数:46 天
新生儿出生体重:1 535g		
新生儿入院体重:1 500g		
入院科室:新生儿科		出院科室:新生儿科

【诊断信息】

诊断类别	诊断名称	疾病编码
出院主要诊断	新生儿呼吸窘迫综合征	P22.000
出院其他诊断	30^{+4} 周早产儿	P07.300
	低出生体重儿	P07.100
	新生儿呼吸衰竭	P28.500
	新生儿肺炎	P23.900
	新生儿败血症	P36.901
	肺动脉高压	I27.200
	新生儿窒息	R09.000
	颅内出血	P10.901

【编码问题】新生儿窒息 R09.000、颅内出血 P10.901、肺动脉高压 I27.200

编码问题 1：新生儿窒息 R09.000

一、知识点回顾

（一）编码相关临床知识点

新生儿窒息（asphyxia of newborn）是指新生儿出生后不能建立正常的自主呼吸而导致低氧血症、高碳酸血症及全身多脏器损伤，是引起新生儿死亡和儿童伤残的重要原因之一。目前我国新生儿窒息的诊断多根据 Apgar 评分系统，评价内容包括：皮肤颜色、心率、对刺激的反应、肌张力和呼吸 5 项指标，每项 0~2 分，总共 10 分（表 16-3），于出生后 1 分钟、5 分钟和 10 分钟进行。Apgar 评分 8~10 分为正常，4~7 分为轻度窒息，0~3 分为重度窒息。1 分钟评分反应窒息严重程度，5 分钟评分反应复苏效果以及有助于判断预后。

表 16-3　新生儿 Apgar 评分标准

体征	评分标准		
	0 分	1 分	2 分
皮肤颜色	青紫或苍白	身体红，四肢青紫	全身红
心率（次 /min）	无	<100	>100
弹足底或插鼻管反应	无反应	有些动作，如皱眉	四肢活动
肌张力	松弛	四肢略屈曲	四肢活动
呼吸	无	慢，不规则	正常，哭声响

（二）ICD-10 分类知识点

P21　出生窒息

P21.0　严重的出生窒息

出生时脉搏少于每分钟 100 次并逐渐下降或稳定、无呼吸或喘息、肤色差、无张力。

窒息伴有一分钟阿普加评分 0~3 分

P21.1　轻度和中度出生窒息

在一分钟内尚未形成正常呼吸，但心率在 100 次以上，某些肌肉张力存在，对刺激有某种反应。

窒息伴有一分钟阿普加评分 4~7 分

P21.9　未特指的出生窒息

二、编码问题解析

本案例原编码 R09.0 为累及循环和呼吸系统的其他症状和体征，R09.0 亚目下明确标注不包括：窒息（由于）出生 P21 和宫腔内 P20，本案例患儿仅出生 9 小时，应查看病历明确导致窒息的原因。

入院记录（部分）

现病史：患儿系第 3 胎第 2 产，因"母重度肝内胆汁淤积"行剖官产，生后 Apgar 评分 1 分钟 5 分，5 分钟 6 分，10 分钟 8 分，产重 1 535g，产前胎心正常，产时羊水性状及量正常，脐带正常、无绕颈，胎盘无异常，否认宫内窘迫史，无胎膜早破。

根据入院记录示：患儿出生前胎心正常，出生时羊水、胎盘、脐带均无异常，否认宫内窘迫史，故并无宫内窘迫证据。而 Apgar 评分是针对新生儿出生后 1 分钟、5 分钟、10 分钟时的状态所进行的评分，故根据病史考虑为出生时窒息，可排除 P20。

查房记录（部分）

诊断及诊断依据：

新生儿窒息：患儿系 30^{+4} 周早产儿，Apgar 评分 1 分钟 5 分，5 分钟 6 分。

结合新生儿窒息的诊断依据为 Apgar 评分 1 分钟 5 分（表 16-4），查看第三卷，正确编码应为 P21.1 轻度和中度的出生窒息。

编码查找过程：

主导词：起源于围生期

　　—窒息（在……期间）

　　——新生儿

　　———伴有 1 分钟阿普加评分

　　————4~7 分 P21.1

核对第一卷：P21.1 轻度和中度出生窒息

编码问题 2：颅内出血 P10.901

一、知识点回顾

（一）编码相关临床知识点

1. 新生儿颅内出血病因

（1）早产：特别是 32 周以下的早产儿。

（2）缺血缺氧：窒息缺氧导致高碳酸血症和低氧血症引起脑血管扩张和压力被动性血流，血管压力波动即可引起血管破裂出血。

（3）损伤：主要包括产伤和其他外伤，产伤是损伤的主要外因，例如胎位不正、胎儿过大、急产等。其他外伤如使用面罩加压给氧、头皮静脉穿刺、气管插管等操作时头部受压也可导致颅内出血。

（4）其他：新生儿维生素 K 缺乏、新生儿肝功能不成熟等。

2. 新生儿颅内出血分型

（1）脑室周围-脑室内出血：是早产儿颅内出血最常见的一种类型，主要见于胎龄小于 32 周，体重低于 1 500g 的早产儿。根据头颅影像学将之分为 4 级：Ⅰ级：室管膜下生发基质出血；Ⅱ级：脑室内出血，但无脑室扩大；Ⅲ级：脑室内出血伴脑室扩大；Ⅳ级：脑室扩大伴脑室旁白质损伤或脑室周围终末静脉出血性梗死。

（2）原发性蛛网膜下腔出血：尤见于早产儿，与缺氧、酸中毒、产伤等因素有关。

（3）脑实质出血：常见于足月儿，多因小静脉栓塞后毛细血管内压力增高、破裂而出血。

（4）硬膜下出血：多由于机械损伤导致硬膜下血窦及附近血管破裂而出血。

（5）小脑出血：包括原发性小脑出血、脑室内或蛛网膜下腔出血扩散至小脑、静脉出血性梗死，以及产伤引起小脑撕裂 4 种类型。

（二）ICD-10 分类知识点

新生儿颅内出血的类目主要分类轴心为病因，亚目主要分类轴心为出血部位。

1. 新生儿颅内出血分类结构

P10　产伤引起的颅内撕裂和出血

　　P10.0　产伤引起的硬膜下出血

　　P10.1　产伤引起的大脑出血

　　P10.2　产伤引起的脑室内出血

　　P10.3　产伤引起的蛛网膜下腔出血

　　P10.4　产伤引起的脑幕撕裂

　　P10.8　产伤引起的其他颅内撕裂和出血

　　P10.9　产伤引起的未特指的颅内撕裂和出血

P52　胎儿和新生儿颅内非创伤性出血

　　P52.0　胎儿和新生儿脑室内（非创伤性）出血，Ⅰ度

　　P52.1　胎儿和新生儿脑室内（非创伤性）出血，Ⅱ度

　　P52.2　胎儿和新生儿脑室内（非创伤性）出血，Ⅲ度

P52.3　胎儿和新生儿未特指的脑室内(非创伤性)出血

P52.4　胎儿和新生儿大脑内(非创伤性)出血

P52.5　胎儿和新生儿蛛网膜下(非创伤性)出血

P52.6　胎儿和新生儿小脑(非创伤性)和后颅凹出血

P52.8　胎儿和新生儿其他颅内(非创伤性)出血

P52.9　胎儿和新生儿未特指的颅内(非创伤性)出血

S06　颅内损伤

P00.5　胎儿和新生儿受母体损伤的影响

2. 编码注意事项

(1)临床上新生儿颅内出血分型主要按出血部位进行分类,但在 ICD 中新生儿颅内出血首先按病因分类,然后不同病因再按出血部位进行进一步细分,因此在编码过程中应注意查看病历,明确病因和出血部位。

(2)新生儿脑室内出血临床上根据头颅影像学可分为 4 级,而 ICD 中非创伤性脑室内出血仅分为 3 个等级,分级之间主要区别就在于脑室内出血是否伴有脑室内的扩散从而引起脑室扩大,因此临床上Ⅰ级对应 ICD 中Ⅰ度脑室内出血分类于 P52.0;临床上Ⅱ级为脑室内出血虽无脑室扩大但室管膜下出血已破裂进入脑室,因此应与Ⅲ级对应 ICD 中Ⅱ度脑室内出血分类于 P52.1;Ⅳ级则对应 ICD 中的Ⅲ度脑室内出血分类于 P52.2(表 16-4)。

表 16-4　新生儿颅内出血 ICD 编码一览表

病因	出血部位	ICD 编码	ICD 名称
产伤	硬膜下出血	P10.0	产伤引起的硬膜下出血
	大脑出血	P10.1	产伤引起的大脑出血
	脑室内出血	P10.2	产伤引起的脑室内出血
	蛛网膜下出血	P10.3	产伤引起的蛛网膜下腔出血
	脑幕撕裂	P10.4	产伤引起的脑幕撕裂
早产、缺氧窒息	室管膜下出血,Ⅰ级	P52.0	胎儿和新生儿脑室内(非创伤性)出血,Ⅰ度
	脑室内出血,Ⅱ级	P52.1	胎儿和新生儿脑室内(非创伤性)出血,Ⅱ度
	脑室内出血,Ⅲ级	P52.1	胎儿和新生儿脑室内(非创伤性)出血,Ⅱ度
	脑室内出血,Ⅳ级	P52.2	胎儿和新生儿脑室内(非创伤性)出血,Ⅲ度
	大脑内出血	P52.4	胎儿和新生儿大脑内(非创伤性)出血
	蛛网膜下出血	P52.5	胎儿和新生儿蛛网膜下(非创伤性)出血
	小脑和后颅窝出血	P52.6	胎儿和新生儿小脑(非创伤性)和后颅凹出血
非产伤性损伤		S06	颅内损伤
母体损伤影响新生儿		P00.5	胎儿和新生儿受母体损伤的影响

二、编码问题解析

该案例诊断颅内出血原编码 P10.9 为产伤引起的未特指的颅内撕裂和出血,查看病历。

查房记录(部分)

诊断及诊断依据:

颅内出血:患儿为 30^{+4} 周早产儿,有血小板水平低、感染重等基础,入院查头颅彩超提示双侧侧脑室出血伴扩张,故诊断。给予头颅制动,密切观察,随访 aEEG,头颅彩超等辅助检查。

诊断依据示:"患儿为 30^{+4} 周早产儿,有血小板水平低、感染重等基础,头颅彩超提示双侧侧脑室出血伴扩张",可以看出,该患儿颅内出血的病因并非产伤或外伤引起的颅脑损伤,而是早产以及感染因素,因此应分类于 P52 胎儿和新生儿颅内非创伤性出血。P52 的亚目分类轴心为出血部位,根据头颅彩超结果明确为双侧脑室出血同时还伴有脑室扩张。最终本案例颅内出血正确编码应为 P52.1 胎儿和新生儿脑室内(非创伤性)出血,Ⅱ度。

编码查找过程:

主导词:起源于围生期

　　—出血

　　——胎儿或新生儿

　　———脑室内(非创伤性)P52.3

　　————程度

　　—————二度 P52.1

核对第一卷:P52.1 胎儿和新生儿脑室内(非创伤性)出血,Ⅱ度

编码问题 3:肺动脉高压 I27.200

本章为强烈优先分类章,原编码 I27.2 为其他继发性肺动脉高压,查看第三卷,应编码至 P29.3 新生儿(持久的)肺动脉高压。

编码查找过程:

主导词:高血压

　　—肺动脉(动脉)(继发性)NEC I27.1

　　——新生儿(持续性)P29.3

核对第一卷:P29.3 持久的胎儿循环

　　　　　　新生儿(持久的)肺动脉高压

【案例最终编码】

诊断类别	诊断名称	原编码	修正编码	ICD 名称
出院主要诊断	新生儿呼吸窘迫综合征	P22.000	P22.0	新生儿呼吸窘迫综合征
出院其他诊断	30^{+4} 周早产儿	P07.300	P07.3	其他早产婴儿
	低出生体重儿	P07.100	P07.1	其他低出生体重
	新生儿呼吸衰竭	P28.500	P28.5	新生儿呼吸衰竭

续表

诊断类别	诊断名称	原编码	修正编码	ICD 名称
出院其他诊断	新生儿肺炎	P23.900	P23.9	未特指的先天性肺炎
	新生儿败血症	P36.901	P36.9	新生儿未特指的细菌性脓毒症
	肺动脉高压	I27.200	P29.3	新生儿肺动脉高压
	新生儿窒息	R09.000	P21.1	轻度和中度出生窒息
	颅内出血	P10.901	P52.1	胎儿和新生儿脑室内(非创伤性)出血,Ⅱ度

案例六

【基本信息】

性别:女	年龄:1 小时	住院天数:12 天
新生儿出生体重:1 950g		
新生儿入院体重:1 950g		
入院科室:新生儿科		出院科室:新生儿科

【诊断信息】

诊断类别	诊断名称	疾病编码
出院主要诊断	新生儿肺炎	P23.900
出院其他诊断	胎胎输血综合征(供血者)	P50.300
	新生儿贫血	P61.400
	低出生体重儿	P07.101
	足月小样儿	P05.102
	新生儿败血症	P36.901
	动脉导管未闭	Q25.000
	双胎之小	Z37.200

【编码问题】新生儿贫血 P61.400、胎胎输血综合征(供血者)P50.300、双胎之小 Z37.200
编码问题 1:新生儿贫血 P61.400、胎胎输血综合征(供血者)P50.300

一、知识点回顾

(一)编码相关临床知识点

1. **新生儿贫血** 胎儿以及新生儿血液系统的发育是一个动态连续的过程,在此过程中极易出现各种血液系统疾患,新生儿贫血就是其中最为常见的疾病,导致新生儿贫血的常见病因包括红细胞生成减少、红细胞破坏增加和血液丢失(表 16-5)。

表 16-5　新生儿贫血病因分类

1. 红细胞生成减少性贫血	3. 红细胞破坏性贫血
纯红细胞生成障碍	(1)免疫性溶血性贫血
感染:风疹和梅毒最常见	Rh、ABO 或少见血型不合
营养性缺陷	母亲自身免疫性溶血性贫血
先天性白血病	药物性溶血性贫血
2. 失血性贫血	(2)感染
(1)出生前失血	获得性:细菌性败血症
胎盘出血:胎盘剥脱、前置胎盘、羊膜穿刺损伤	先天性:TORCH 感染
脐带异常:脐带血管瘤	(3)维生素 E 缺乏
胎盘异常:帆状胎盘	(4)红细胞膜疾病
胎儿胎盘输血:脐带缠绕、剖宫产	遗传性球形红细胞增多症
双胎输血:发生于 13%~33% 的双胎	遗传性椭圆形红细胞增多症
胎儿母体输血	遗传性口形红细胞增多症
(2)出生时出血	(5)红细胞酶缺陷
胎儿母体失血:见于 30%~50% 妊娠	G-6-PD 缺陷
脐带创伤性破裂	丙酮酸激酶缺陷
产伤:颅内出血、头颅血肿、肝脾破裂等	己糖激酶缺陷
(3)新生儿出血	(6)血红蛋白病
先天性凝血因子缺陷:血友病 A 及 B	地中海贫血
消耗性凝血因子缺陷:DIC	α- 地中海贫血
维生素 K 缺乏:新生儿出血症、严重肝病	β- 地中海贫血
血小板减少:先天性、自身免疫性、同族免疫性	
医源性:采血过多所致	

　　2. 双胎输血综合征(twin to twin transfusion syndrome,TTTS)　是双胎妊娠的一种特殊病理状态,是单绒毛膜双羊膜囊双胎妊娠的严重并发症,由于胎盘血管吻合,两个胎儿的血液循环沟通,发生血液传输,且血液分流不均衡,导致一胎儿呈多血状态,另一胎儿呈贫血状态的一组综合征。供血儿容易发生贫血、血容量减少,可致肾灌注不足、羊水过少,甚至因为营养不良而死亡。受血儿容易造成血容量增多,可发生充血性心力衰竭、胎儿水肿、羊水过多。

(二) ICD-10 分类知识点

1. 胎胎输血涉及的主要分类结构

P02.3　胎儿和新生儿受胎盘输血综合征的影响

P50　胎儿失血

　　不包括：胎儿失血所致的先天性贫血（P61.3）

　　P50.2　胎盘所致的胎儿失血

　　P50.3　出血流入双胎之另一胎儿

　　P50.5　双胎之另一胎儿的脐带断端所致的胎儿失血

2. 新生儿贫血涉及的主要分类亚目

P61　其他围生期血液疾患

　　P61.2　早产性贫血

　　P61.3　胎儿失血所致的先天性贫血

　　P61.4　其他先天性贫血，不可归类在他处者

在 ICD-10 中新生儿贫血的分类轴心为病因，因此在分类新生儿贫血时需查看病历明确导致新生儿贫血的病因。

二、编码问题解析

本案例患儿出生 1 小时，诊断为胎胎输血综合征（供血者），结合临床知识点，直接查看第三卷应编码至 P02.3 胎儿和新生儿受胎盘输血综合征的影响。

编码查找过程：

主导词：起源于围生期

　　　　—综合征

　　　　——胎盘输血（对母体）

　　　　———输血，胎儿或新生儿 P02.3。

核对第一卷：P02.3 胎儿和新生儿受胎盘输血综合征的影响

查房记录（部分）

诊断及诊断依据：

1. 新生儿贫血　患儿为双胎之小，有胎胎输血综合征（供血者）基础，有面色苍白伴气促等贫血表现，查血常规提示 HGB 102g/L，故诊断。予异体同型红细胞悬液输注纠正贫血。

2. 胎胎输血综合征（供血者）　患儿系双胎之小，且为单绒双羊，产重 1 950g，双胎之大产重 2 610g，故诊断。

通过胎胎输血综合征诊断依据可知，该患者为双胎之小且为双胎输血综合征中的供血儿，表示患者有胎儿期失血。结合以上 ICD 分类知识，双胎输血所致胎儿失血应分类于 P50.3 出血流入双胎之另一胎儿，但从 P50 类目下"不包括：胎儿失血所致的先天性贫血 P61.3"可知当胎儿失血如果引起了贫血应分类于 P61.3。

再结合本案例查房记录中新生儿贫血的诊断依据，新生儿贫血考虑为胎胎输血综合征供血所致，也就是贫血病因为供血导致的失血性贫血，因此本案例新生儿贫血的正确编码应为 P61.3 胎儿失血所致的先天性贫血。

编码查找过程：

主导词：起源于围生期

  —贫血

  ——胎儿或新生儿

  ———胎儿失血后 P61.3

核对第一卷：P61.3 胎儿失血所致的先天性贫血

编码问题 2：双胎之小 Z37.200

本案例双胎儿编码于 Z37.2（双胎，均为活产）。Z37 编码为分娩的结局，是用于母亲病案标明分娩的结局，在产妇病历中为强制附加编码。但是本案例患者为新生儿，正确编码应为 P01.5 胎儿和新生儿受多胎妊娠的影响。

编码查找过程：

主导词：起源于围生期

  —分娩

  ——双胎，影响到胎儿或新生儿 P01.5

核对第一卷：P01.5 胎儿和新生儿受多胎妊娠的影响

【案例最终编码】

诊断类别	诊断名称	原编码	修正编码	ICD 名称
出院主要诊断	新生儿肺炎	P23.900	P23.9	未特指的先天性肺炎
出院其他诊断	胎胎输血综合征（供血者）	P50.300	P02.3	胎儿和新生儿受胎盘输血综合征的影响
	新生儿贫血	P61.400	P61.3	胎儿失血所致的先天性贫血
	低出生体重儿	P07.101	P07.1	其他低出生体重
	足月小样儿	P05.102	P05.1	小于胎龄
	新生儿败血症	P36.901	P36.9	新生儿未特指的细菌性脓毒症
	动脉导管未闭	Q25.000	Q25.0	动脉导管未闭
	双胎之小	Z37.200	P01.5	胎儿和新生儿受多胎妊娠的影响

（秦娅玲）

第十七章

先天性畸形、变形和染色体异常

第一节 概 述

本章主要分类先天性畸形、变形和染色体异常的疾患,主要分类轴心为解剖部位。编码分类于 Q00-Q99。

本章包括下列各节:

Q00-Q07　神经系统先天性畸形

Q10-Q18　眼、耳、面和颈部先天性畸形

Q20-Q28　循环系统先天性畸形

Q30-Q34　呼吸系统先天性畸形

Q35-Q37　唇裂及腭裂

Q38-Q45　消化系统的其他先天性畸形

Q50-Q56　生殖器官先天性畸形

Q60-Q64　泌尿系统先天性畸形

Q65-Q79　肌肉骨骼系统先天性畸形和变形

Q80-Q89　其他先天性畸形

Q90-J99　染色体异常,不可归类在他处者

不包括:

先天性代谢障碍(E70-E90)

第二节　疾病案例分析

案例一

【基本信息】

性别：男	年龄：1 天	住院天数：2 天
新生儿出生体重：2 850g		
新生儿入院体重：2 850g		
入院科室：新生儿科		出院科室：新生儿科

【诊断信息】

诊断类别	诊断名称	疾病编码
出院主要诊断	脊柱裂	Q05.900
出院其他诊断	新生儿肺炎	P23.900
	新生儿败血症	P36.901
	先天性脑积水	Q03.900
	先天性心脏病	Q24.900

【编码问题】脊柱裂 Q05.900、先天性脑积水 Q03.900

一、知识点回顾

（一）编码相关临床知识点

1. **先天性脑积水**　先天性脑积水（congenital hydrocephalus）又称婴幼儿脑积水（infantile hydrocephalus），是指发生于胚胎期或婴幼儿期，因脑脊液产生、吸收间的失衡和（或）脑脊液循环受阻所致的病理状态。

先天性脑积水分类：临床分为交通性脑积水和梗阻性脑积水两类：

（1）交通性脑积水（communicating hydrocephalus）：是指脑脊液循环通路畅通，但因脑脊液分泌过多或蛛网膜吸收障碍所致脑积水。

（2）梗阻性脑积水（obstructive hydrocephalus）：是指脑脊液循环通路上的某一部位受阻所致的脑积水，多伴有脑室扩张。大多数先天性脑积水为梗阻性脑积水。常见病因为先天性导水管狭窄畸形（中脑导水管狭窄、分叉、中隔形成或导水管周围胶质增生）、第四脑室侧孔闭锁综合征（Dandy-Walker 综合征）、小脑扁桃体下疝（Arnold-Chiari 畸形）和 Galen 大静脉畸形等。其他如脑膜脑膨出、脑穿通畸形、无脑回畸形等也可并发脑积水。

2. 脊柱裂 脊柱裂（spina bifida）属脊神经管闭合不全，是由胚胎发育异常所致，最常见的表现形式是棘突及椎板缺如，椎管向背侧开放，好发于腰骶部。根据病变程度不同，将有椎管内容物膨出者称显性或囊性脊柱裂，反之则称隐性脊柱裂。

（1）显性脊柱裂：①脊膜膨出，脊膜连同包裹的脑脊液，囊性突出于皮下，脊髓、脊神经的位置形态正常，此型症候最轻，预后良好；②脊髓脊膜膨出，此型临床最为常见，脊髓和/或脊神经伴随脊膜由骨质缺损处囊状膨出，并与邻近结构形成粘连；③脊髓膨出（myelocele），即脊髓外露，脊髓和脊膜通过椎板缺失处向椎管外膨出。

（2）隐性脊柱裂：病变区域皮肤多数伴有色素沉着、毛细血管瘤、皮肤凹陷、局部多毛、小皮赘、皮下脂肪瘤等隐性脊柱裂特征性表现。

（二）ICD-10 分类知识点

1. 脑积水及脊柱裂分类结构

Q03 先天性脑积水

不包括：阿-基氏综合征 Q07.0

后天性脑积水 G91

先天性弓形体病引起的 P37.1

脑积水伴有脊柱裂 Q05.0-Q05.4

Q03.0 西尔维于斯导水管［中脑导水管］畸形

Q03.1 第四脑室正中孔和第四脑室外侧孔闭锁

丹迪-沃克综合征

Q03.8 其他的先天性脑积水

Q03.9 未特指的先天性脑积水

Q05 脊柱裂

不包括：阿-基氏综合征 Q07.0

隐性脊柱裂 Q76.0

Q05.0 颈段脊柱裂伴有脑积水

Q05.1 胸段脊柱裂伴有脑积水

Q05.2 腰段脊柱裂伴有脑积水

Q05.3 骶段脊柱裂伴有脑积水

Q05.4 未特指的脊柱裂伴有脑积水

Q05.5 颈段脊柱裂不伴有脑积水

Q05.6 胸段脊柱裂不伴有脑积水

Q05.7 腰段脊柱裂不伴有脑积水

Q05.8 骶段脊柱裂不伴有脑积水

Q05.9 未特指的脊柱裂

2. 编码注意事项

（1）在 ICD 分类中先天性脑积水的分类轴心为引起脑积水的病因，包括：中脑导水管畸形 Q03.0、丹迪-沃克畸形 Q03.1，以及其他病因所致的先天性脑积水 Q03.8。临床上先天性脑积水常按流体动力学分为交通性脑积水和梗阻性脑积水,结合临床知识点,由中脑导水管畸形和丹迪-沃克畸形所致的脑积水均属于梗阻性脑积水,因此当临床笼统的诊断先天性梗阻性脑积水时,需要查看病历,明确是否由以上两种先天性畸形所致。

(2)先天性脑积水 Q03 不包括脑积水伴有脊柱裂的情况,当两者同时存在时,无论是何种类型的先天性脑积水,均应合并编码于脊柱裂伴有脑积水(Q05.0-Q05.4)。

(3)脊柱裂为双轴心分类,分类轴心为是否伴有脑积水和解剖部位。分类脊柱裂时,需查看病历,明确其是否伴有脑积水以及具体发生脊柱裂的解剖位置。

二、编码问题解析

本案例患者为日龄 1 天新生儿,主要诊断为脊柱裂,编码于 Q05.9 未特指的脊柱裂。其他诊断示患者伴有先天性脑积水,应合并编码于 Q05.0-Q05.4。根据脊柱裂的分类知识还需查看病历明确脊柱裂具体发生的部位。

查房记录(部分)

诊断及诊断依据:

1. 脊柱裂　患儿系第 4 胎,第 2 产,孕 39 周,单胎,剖宫产,产重 2 850g,出生后即发现患儿腰椎部位有一大小约 4cm×2cm 囊状膨出,查体:腰椎部位有一大小约 4cm×2cm 囊状膨出,表面潮红,壁薄,可透光,皮肤缺损,少许渗液,无渗血,故诊断。

2. 先天性脑积水　产前在当地 B 超检查提示先天性脑积水,故诊断。

结合查房记录诊断及依据,该患者产前 B 超提示先天性脑积水,出生后即发现在腰椎部有一囊状膨出,表明患者脊柱裂发生部位为腰段脊柱并伴有脑积水。因此,本案例应将脑积水与脊柱裂合并编码至 Q05.2 腰段脊柱裂伴有脑积水。

编码查找过程

主导词:脊柱裂

　　　　—腰(骶)

　　　　— —伴有脑积水 Q05.2

核对第一卷:Q05.2 腰段脊柱裂伴有脑积水

【案例最终编码】

诊断类别	诊断名称	原编码	正确编码	ICD 名称
出院主要诊断	脊柱裂	Q05.900	Q05.2	腰段脊柱裂伴有脑积水
出院其他诊断	新生儿肺炎	P23.900	P23.9	未特指的先天性肺炎
	新生儿败血症	P36.901	P36.9	新生儿未特指的细菌性脓毒症
	先天性脑积水	Q03.900	—	—
	先天性心脏病	Q24.900	Q24.9	未特指的先天性心脏畸形

案例二

【基本信息】

性别:男	年龄:3 个月	住院天数:27 天
入院科室:胸心外科		出院科室:胸心外科

【诊断信息】

诊断类别	诊断名称	疾病编码
出院主要诊断	先天性食管闭锁	Q39.000
出院其他诊断	气管食管瘘	J86.003
	支原体肺炎	J15.700
	呼吸衰竭	J96.900
	房间隔缺损	Q21.100
	重度营养不良	E43.x00

【编码问题】先天性食管闭锁 Q39.000、气管食管瘘 J86.003

一、知识点回顾

(一) 编码相关临床知识点

先天性食管闭锁(esophageal atresia)是胚胎发育 3~6 周在食管发育过程的空泡期发生障碍引起的严重消化道发育畸形,并可因食管、气管间的分隔不全而形成食管气管瘘,常分以下 5 型(图 17-1)。

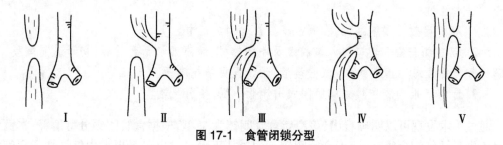

图 17-1　食管闭锁分型

Ⅰ型:单纯食管闭锁,食管上下两段不连接,各成盲端,而无食管气管瘘存在。上、下两盲端之间的距离一般较远。

Ⅱ型:食管闭锁的上段与气管后壁的中部下方交通形成瘘管,下端食管则成为盲端。

Ⅲ型:食管闭锁的上段终止成盲端,下段与气管相通,相通点一般在气管分叉处或其稍上处,两段间距离超过 2cm 者称 a 型,不到 2cm 称 b 型。

Ⅳ型:食管闭锁,食管上下段分别与气管相通。

Ⅴ型:单纯食管气管瘘,不合并食管闭锁,又称 H 型。瘘管一般位于食管和气管上端,高于第二胸椎水平。患儿发病常晚于新生儿期,以喂奶后呼吸困难和反复发生肺炎为特点,瘘管较大时可沿气管长径交通,称为喉气管食管裂。

(二) ICD-10 分类知识点

Q39 食管先天性畸形
  Q39.0 食管闭锁不伴有瘘
  Q39.1 食管闭锁伴有气管食管瘘
  Q39.2 先天性气管食管瘘不伴有闭锁
  先天性食管闭锁临床分型与编码对照,见表 17-1。

表 17-1 先天性食管闭锁临床分型与编码对照表

先天性食管闭锁分型		ICD-10 编码
Ⅰ型	Q39.0	食管闭锁不伴有瘘
Ⅱ型、Ⅲ型、Ⅳ型	Q39.1	食管闭锁伴有气管食管瘘
Ⅴ型	Q39.2	先天性气管食管瘘不伴有闭锁

二、编码问题解析

本案例为先天性食管闭锁患者,编码于 Q39.0 食管闭锁不伴有瘘,需查看病历明确本案例食管闭锁的准确分型。

手术记录(部分)

手术发现:
1. 食管闭锁为 Ⅴ型,食管气管瘘位于气管分叉上方 3cm 处,大小约 0.5cm。
手术经过:
1. 麻醉显效后取俯卧位,右侧抬高。常规消毒铺巾。
2. 取右侧胸壁 3 切口置入胸腔镜及手术器械,超声刀切断奇静脉,切开纵隔胸膜,解剖气管食管沟。显露食管 - 气管瘘管,丝线双重结扎瘘管。
3. 于第 5 肋间腋中线置胸腔闭式引流管一根,接引流瓶。

通过手术发现可以明确看出,该患者食管闭锁为 Ⅴ型,根据食管闭锁分型解释,本例患者属于先天性气管食管瘘,而无食管闭锁。同时从手术经过也可看出术中仅结扎了食管气管瘘。因此,本例患者主要诊断食管闭锁不应编码,其他诊断气管食管瘘应为先天性气管食管瘘不伴有食管闭锁,并作为主要诊断。查看第三卷,应编码于 Q39.2 先天性气管食管瘘不伴有闭锁。

编码查找过程
主导词:瘘
  —气管食管

　　——先天性 Q39.2

核对第一卷:Q39.2 先天性气管食管瘘不伴有闭锁

【案例最终编码】

诊断类别	诊断名称	原编码	正确编码	ICD 名称
出院主要诊断	先天性食管闭锁	Q39.000	Q39.2	先天性气管食管瘘不伴有闭锁
出院其他诊断	气管食管瘘	J86.003		
	支原体肺炎	J15.700	J15.7	肺炎支原体性肺炎
	呼吸衰竭	J96.900	J96.9	未特指的呼吸衰竭
	房间隔缺损	Q21.100	Q21.1	房间隔缺损
	重度营养不良	E43.x00	E43	未特指的重度蛋白质 - 能量营养不良

案例三

【基本信息】

性别:女	年龄:10 个月	住院天数:9 天
入院科室:口腔科		出院科室:口腔科

【诊断信息】

诊断类别	诊断名称	疾病编码
出院主要诊断	右侧Ⅲ°唇裂	Q36.906
出院其他诊断	右侧Ⅲ°腭裂	Q35.900

【编码问题】右侧Ⅲ°唇裂 Q36.906、右侧Ⅲ°腭裂 Q35.900

一、知识点回顾

(一)编码相关临床知识点

1. 唇裂分类:临床上唇裂分类根据裂开部位和裂开程度进行分类:

(1)根据裂开部位和程度的临床分类

1)单侧唇裂:分为不完全性唇裂和完全性唇裂。不完全性唇裂是指一侧上唇裂隙可隐裂或大部分裂开,但鼻唇(鼻底)部皮肤未裂开;完全性唇裂是指一侧上唇完全裂开,临床上常伴牙槽突裂。

2)双侧唇裂:分为不完全性唇裂、完全性唇裂和混合性唇裂。不完全性唇裂是指上唇不同程度的裂开,但未至鼻底;完全性唇裂是指双侧上唇完全裂至鼻底;混合性唇裂是指一侧上唇完全裂开,另一侧部分裂开(或隐裂)。

(2)根据裂开程度分类

Ⅰ度唇裂:裂隙仅局限于唇红,常见的有唇隐裂和轻度不完全性唇裂,有时两侧鼻孔不对称。

Ⅱ度唇裂：上唇部分裂开，鼻唇部皮肤可见裂隙，但完整，患侧鼻孔明显畸形。

Ⅲ度唇裂：上唇至鼻底完全裂开。

隐性唇裂：唇部皮肤和黏膜基本完整，且无裂开，但唇峰处唇线断裂，基层处断裂，两侧鼻孔不对称，动态时患侧畸形更严重。

2. 腭裂分类：临床上腭裂根据裂开部位和裂开程度进行分类：

（1）根据裂开部位和程度的临床分类（图 17-2）

1）软腭裂：仅软腭部分不同程度的裂开，有的裂隙仅局限于腭垂，无左右之分。

2）不完全性腭裂：自腭垂起完全裂开，包括软腭裂伴有部分硬腭裂，但牙槽嵴完整。

3）单侧完全性腭裂：常与单侧完全性唇裂相伴，裂隙自腭垂至上切牙区，同侧牙槽突完全裂开。

4）双侧完全性腭裂：裂隙在前颌骨处向左右两侧裂开直至双侧牙槽突完全裂开，鼻中隔、前颌骨及前唇部分孤立于中央。常常与双侧唇裂相伴。

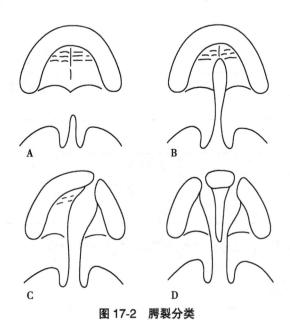

图 17-2 腭裂分类
A. 软腭裂；B. 不完全性腭裂；C. 双侧完全性腭裂；D. 双侧完全性腭裂

（2）根据裂开程度分类

Ⅰ度腭裂：指腭垂裂。

Ⅱ度腭裂：部分腭部裂开，但裂开未及切牙孔，根据裂开部位又分为浅Ⅱ度裂，仅限于软腭裂；深Ⅱ度裂，包括部分硬腭裂开（不完全性腭裂）。

Ⅲ度腭裂：一侧或双侧腭部完全裂开，从腭垂至切牙区，包括牙槽突裂，常常与唇裂伴发。

（二）ICD-10 分类知识点

1. 唇腭裂分类结构

Q35 腭裂

    Q35.1 硬腭裂

  Q35.3 软腭裂

  Q35.5 硬腭裂伴有软腭裂

  Q35.7 悬雍垂裂

  Q35.9 未特指的腭裂

Q36 唇裂

  Q36.0 双侧唇裂

  Q36.1 正中唇裂

  Q36.9 单侧唇裂

Q37 腭裂伴有唇裂

  Q37.0 硬腭裂伴有双侧唇裂

  Q37.1 硬腭裂伴有单侧唇裂

  Q37.2 软腭裂伴有双侧唇裂

  Q37.3 软腭裂伴有单侧唇裂

  Q37.4 硬腭和软腭裂伴有双侧唇裂

  Q37.5 硬腭和软腭裂伴有单侧唇裂

  Q37.8 未特指的腭裂伴有双侧唇裂

  Q37.9 未特指的腭裂伴有单侧唇裂

2. 编码注意事项

(1) 单纯腭裂 Q35 亚目分类轴心为裂开部位,与临床常按裂开程度分类存在一定差异,此编码过程中需根据临床分类定义进行相应转化(表 17-2)。

表 17-2 腭裂 ICD 编码与临床分类对照表

ICD 编码	ICD 名称	按裂开部位和程度分类	按程度分类
Q35.1	硬腭裂	局限于硬腭的不完全性腭裂	局限于硬腭的深Ⅱ度腭裂
Q35.3	软腭裂	软腭裂	浅Ⅱ度腭裂
Q35.5	硬腭裂伴有软腭裂	不完全性腭裂、完全性腭裂	深Ⅱ度腭裂、Ⅲ度腭裂
Q35.7	悬雍垂裂	局限于腭垂的软腭裂	Ⅰ度腭裂
Q35.9	未特指的腭裂		

(2) 唇裂在临床上有多种分类方法,但在 ICD 中单纯唇裂 Q36 分类仅区分单、双侧或正中,没有体现裂开程度。

(3) 当唇裂和腭裂同时发生时应采用合并编码 Q37,其分类轴心是腭裂的部位以及唇裂的单、双侧(表 17-3)。

表 17-3 唇腭裂合并编码表

腭裂 唇裂	硬腭裂	软腭裂	软腭裂伴有硬腭裂	未特指的腭裂
双侧唇裂	Q37.0	Q37.2	Q37.4	Q37.8
单侧唇裂(正中)	Q37.1	Q37.3	Q37.5	Q37.9

二、编码问题解析

由于临床上唇裂和腭裂的分型和分类标准不同，为明确的体现其程度和部位，医生通常会将其分别诊断。

查房记录（部分）

诊断及诊断依据：

1. 右侧Ⅲ°唇裂　患者出生时即发现右侧上唇及腭部裂开畸形，同时伴有明显的进食困难，吮吸无力，呛咳及鼻腔溢液等症状。查体：面部左右不对称，右侧上唇全部裂开，裂隙达到鼻底部，裂隙最宽处约1.5cm。

2. 右侧Ⅲ°腭裂　患者出生时即发现右侧上唇及腭部裂开畸形，同时伴有明显的进食困难，吮吸无力，呛咳及鼻腔溢液等症状。查体：张口正常，张口度约3.5横指，腭部自悬雍垂至右侧牙槽突全层裂开，裂隙与鼻腔相通，裂隙最宽处位于悬雍垂根部，约1.8cm。

本案例唇裂和腭裂也是分别诊断，结合诊断依据患者唇裂为右侧上唇全部裂开，于是在编码中应归类于单侧唇裂；而腭裂是从悬雍垂至牙槽突全层裂开，因此为软腭裂同时伴有硬腭裂，根据上述编码规则，正确编码应为Q37.5硬腭和软腭裂伴有单侧唇裂。

编码查找过程

主导词：裂

　　　　—腭

　　　　——软

　　　　———伴有裂

　　　　————硬腭

　　　　—————伴有唇裂（单侧）Q37.5

核对第一卷：Q37.5 硬腭和软腭裂伴有单侧唇裂

【案例最终编码】

诊断类别	诊断名称	原编码	修正编码	ICD名称
出院主要诊断	右侧Ⅲ°唇裂	Q36.906	Q37.5	硬腭和软腭裂伴有单侧唇裂
出院其他诊断	右侧Ⅲ°腭裂	Q35.900	-	-

案例四

【基本信息】

性别：男	年龄：2个月	住院天数：15天
入院科室：呼吸科		出院科室：呼吸科

【诊断信息】

诊断类别	诊断名称	疾病编码
出院主要诊断	肺炎链球菌性败血症	A40.300
出院其他诊断	急性呼吸衰竭	J96.000
	房间隔缺损	Q21.100
	硬腭裂	Q35.100
	染色体病	Q99.900

【编码问题】染色体病 Q99.900

一、知识点回顾

(一)编码相关临床知识点

1. 染色体核型分析

核型(karyotype)是一个体细胞中的全部染色体,按其大小、形态特征顺序排列所构成的图像。核型分析(karyotype analysis)是将待测细胞的核型进行染色体数目、形态特征的分析,确定其是否与正常核型完全一致的检测手段(表 17-4)。

人类正常体细胞共有 23 对(46 条)染色体,根据染色体的长度及着丝粒的位置,将体细胞染色体进行配对、顺序排列、编号,1~22 号为常染色体(euchromosome),是男女共有的 22 对染色体,第 23 号为性染色体(sex chromosome),女性为 XX,男性为 XY。一个正常染色体的核型的描述需包含两部分:染色体的总数和性染色体的组成,两者之间用","分隔开。每一条染色体以着丝粒为界,分为短臂(p)和长臂(q),染色体在经过荧光染色显带处理后,每条臂又根据规定的界标划分为若干区(region),每个区又包含若干条带,区和带的序号均从着丝粒为起点,沿着染色体臂分别向末端依次编号分为 1 区、2 区……以及 1 带、2 带……。当描述特定的染色体带时,需包含 4 个部分:①染色体的序号;②臂的符号;③区的序号;④带的序号。例如:2q21 表示 2 号染色体长臂 2 区 1 带。

表 17-4　核型分析中常用符号和术语

符号术语	意义	符号术语	意义
A-G	染色体组的名称	mat	母源的
1-22	常染色体序号	min	微小体
→	从……到……	mn	众数
/	表示嵌合体染色体	mos	嵌合体
ace	无着丝粒片段	p	短臂
?	分类或情况不明	pat	父源的
cen	着丝粒	ph	费城染色体

续表

符号术语	意义	符号术语	意义
chi	异源嵌合体	psu	假
:	断裂	q	长臂
: :	断裂与重接	qr	四射体
ct	染色单体	r	环状染色体
del	缺失	rcp	相互易位
der	衍生染色体	rea	重排
dic	双着丝粒	rac	重组染色体
dir	正位	rob	罗伯逊易位
dis	远侧	s	随体
dmin	双微体	tan	串联易位
dup	重复	ter	末端
e	交换	tr	三射体
end	(核)内复制	tri	三着丝粒
f	断片	var	可变区
fem	女性	mar	标记染色体
fra	脆性部位	+或-	在染色体和组号前面,表示染色体或组内染色体增加或减少;在臂或结构后面,表示这个臂或结构的增加或减少
g	裂隙		
h	副缢痕		
i	等臂染色体		
ins	插入		
inv	倒位		
mal	男性		

2. 常见染色体变异

(1)数目畸变

1)整倍性改变:人类正常体细胞为二倍体具有 46 条(2n)染色体,如果染色体的数目变化在二倍体的基础上以单倍体(n)的整数倍增加或减少,即为整倍性改变。超过二倍体即为多倍体,比如在 2n 的基础上增加一个染色体组,则为 3n,染色体数目为 69 条,称为三倍体(triploid)。如果在 2n 的基础上减少一个染色体组变为 n,则为单倍体(haploid)。

2)非整倍体改变:一个体细胞的染色体数目增加或减少了一条或多条,称非整倍体性改变。当染色体数目减少一条或多条时称亚二倍体(hypodiploid);若某对染色体少了一条,体细胞数目变为 45,则构成染色体单体型(monosomy)。临床常见的单体型有 21 号、22 号和 X 染色体单体,核型分别记为 45,XX(XY),-21、45,XX(XY),-22 和 45,X。当染色体的数目增加一条或多条时称为超二倍体(hyperdiploid),若某对染色体增加一条,体细胞数目变为 47,则构成染色体三体型(trisomy)。三体型以上称为多体型,比如性染色体四体型 48,XXXX、48,XXXY、48,XXYY。当染色体的数量有的增加,有的减少,而增加的数量与减少的数量相等时,还是 46 条(2n),为假二倍体。

3)嵌合体:一个个体体内同时存在两种或两种以上核型的细胞系称为嵌合体(mosaic)。例如 46,(XX)/47,(XXX)、45,(X)/46(XY)等。嵌合体可以是数目异常之间、结构异常之间也可以是数目异常以及结构异常之间。

(2)结构畸变

1)缺失(deletion):根据染色体断裂的位点可以分为末端缺失和中间缺失。①末端缺失(terminal deletion)是指染色体臂发生断裂后,未发生重接,无着丝粒片段丢失。例如:1 号染色体长臂 2 区 1 带发生断裂,无着丝粒片段至远端丢失,这种结构畸变记为:46,XX(XY),del(1)(q21);②中间缺失(intersititial deletion)是指一条染色体同一臂上发生两次断裂,两个断点之间片段丢失,其余两个断片重接。例如:3 号染色体长臂上 q21 和 q25 发生断裂和重接,两个断点之间片段丢失,这种结构畸变记为:46,XX(XY),del(3)(q21q25)。

2)重复(duplication):是指一个染色体上某一片段增加了一份或几份的现象。

3)倒位(inversion):是指某一染色体发生两次断裂后,两断点之间的片段旋转 180° 后重接。①臂内倒位(paracentric inversion):一条染色体的同一臂上同时发生两次断裂,两断点之间片段倒转后重接。例如:1 号染色体 p22 和 p34 同时发生断裂,两断点之间片段倒转重接形成一条臂内倒位染色体,记为:46,XX(XY),inv(1)(p22p34);②臂间倒位(pericentric inversion):是指一条染色体的长、短臂各发生一次断裂,中间断片颠倒后重接。例如:4 号染色体 p15 和 q21 同时发生断裂,两断点间片段倒转重接,形成一条臂间倒位染色体,记为:46,XX(XY),inv(4)(p15q21)。

4)易位(translocation):一条染色体的断片移接到另一条非同源染色体上。常见的异位包括相互易位、罗伯逊易位和插入异位等。①相互易位(reciprocal translocation):两条染色体同时发生断裂,断片交换位置后重接,形成两条衍生染色体(derivation chromosome)。当相互易位仅涉及位置改变而不造成染色体片段增减时,称为平衡易位。例如:2 号染色体 q21 和 5 号染色体 q31 同时发生断裂,两断片交换位置后重接,形成两条衍生染色体,记为:46,XX(XY),t(2;5)(q21;q31)。②罗伯逊易位(Robertsonian translocation):又称着丝粒融合(centric fusion)。是发生于近端着丝粒染色体的一种易位方式。当两个近端着丝粒染色体在着丝粒部位或着丝粒附近断裂后,二者的长臂在着丝粒处重接在一起,形成一条衍生染色体,两个短臂重构成一个小染色体,但小染色体往往会丢失,因此罗伯逊易位携带者只有 45 条染色体。例如:14 号染色体 q10 和 21 号染色体 p10 同时发生断裂,两条染色体带有长臂的片段重接,即在着丝粒部位融合,形成衍生染色体,其余部位丢失。③插入易位(insertional translocation):两条非同源染色体同时发生断裂,但只有其中一条染色体的片段插入到另一条染色体非末端部位。

5)环状染色体(ring chromosome):一条染色体的长、短臂同时发生断裂,含有着丝粒的片段两端发生重接,形成环状染色体。例如:2 号染色体 p21 和 q31 分别发生断裂,断点以远片段丢失,含有着丝粒的片段两端 p21 和 q31 相连接,形成环状染色体,记为:46,XX(XY),r(2)(p21q31)。

6)双着丝粒染色体(dicentric chromosome):两条染色体同时发生断裂,具有着丝粒片段的两个断端相连接,形成一条双着丝粒染色体。例如:6 号染色体 q22 和 11 号染色体的 p15分别发生断裂,两个具有着丝粒的片段相连接形成一条具有双着丝衍生粒染色体,记为:45,

XX,dic(6;11)(q22;p15)。

7)等臂染色体(isochromosome):一条染色体的两个臂在形态和遗传结构上完全相同,称为等臂染色体。①具有两个长臂的等臂染色体记为:46,X,i(Xq);②具有两个短臂的等臂染色体记为:46,X,i(Xp)。

(二) ICD-10 分类知识点

Q90-Q99 染色体异常,不可归类他处者

  Q90 唐氏综合征[先天愚型]

  Q91 爱德华兹综合征和帕套综合征

  Q92 常染色体其他三体性和部分三体型,不可归类在他处者

  Q93 常染色体的单体性和缺失,不可归类在他处者

  Q95 平衡重排和结构标记,不可归类在他处者

  Q96 特纳综合征[性腺发育障碍症][45,X综合征]

  Q97 其他的性染色体异常,女性表型,不可归类在他处者

  Q98 其他的性染色体异常,男性表型,不可归类在他处者

  Q99 其他染色体异常,不可归类在他处者

Q90-Q99 染色体的其他先天性畸形,主要分类轴心为染色体的变异类型,在编码过程中需要查看病历明确染色体核型,根据其核型区分异常染色体的序号以及其变异属于数目变异或结构变异,将其分类至更明确的亚目中。

二、编码问题解析

第一卷示本案例原编码 Q99.9 为未特指的染色体异常,属于典型的笼统诊断,需查看病历明确其具体核型。

查房记录(部分)

诊断及诊断依据:

  染色体病:患者为小婴儿,病情重,生长发育差、肌张力低,有腭裂等先天性畸形,遗传疾病高分辨率染色体分析示:增加一条长臂部分缺失的 14 号染色体;ISCN:47,XY,+del(14)(q31),故诊断。

结合病历中诊断依据,患者染色体异常核型为 47,XX,增加了一条长臂部分缺失的 14 号染色体,通过上述染色体核型解释及临床知识点"若某对染色体增加,体细胞数目变为 47 条,则构成染色体三体型",本例染色体变异类型为 14 号染色体三体性,原编码 Q99.9 未特指的染色体异常不正确,根据染色体变异类型应分类于 Q92。

Q92 常染色体其他三体性和部分三体型,不可归类在他处者

  Q92.0 全染色体三体性,减数分裂不分离

  Q92.1 全染色体三体性,(同源)嵌合体(有丝分裂不分离)

  Q92.2 大部分三体性

    全臂或更多重复

　　Q92.3　小部分三体性
　　　　　　少于全臂重复
　　Q92.4　仅出现于前中期的重复
　　Q92.5　伴有其他复杂性重排的重复
　　Q92.6　额外标记染色体
　　Q92.7　三倍体和多倍体
　　Q92.8　常染色体其他特指的三体性和部分三体型
　　Q92.9　常染色体未特指的三体性和部分三体型

　　从 Q92 分类结构可以看出，Q92.0 和 Q92.1 为全染色体三体性，为增加一条完整的染色体，根据其发生机制分为减数分裂不分离和有丝分裂不分离，因此其染色体总数为 47 条；Q92.2 和 Q92.3 大部分和小部分三体性为增加一条不完整染色体，其染色体总数也为 47 条；Q92.7 中的三倍体为 3n 染色体总数为 69 条。

　　本案例通过诊断依据中核型解释"增加一条长臂部分缺失的 14 号染色体"属于增加一条不完整的 14 号染色体，由于增加的染色体长臂部分缺失而短臂完整，故为全臂或更多的重复，正确编码应为 Q92.2 大部分三体性。

编码查找过程

主导词：三体性
　　　　—染色体特指的 NEC
　　　　——大（全臂或更多重复）Q92.2
核对第一卷：Q92.2 大部分三体性

【案例最终编码】

诊断类别	诊断名称	原编码	修正编码	ICD 名称
出院主要诊断	肺炎链球菌性败血症	A40.300	A40.3	肺炎链球菌性败血症
出院其他诊断	急性呼吸衰竭	J96.000	J96.0	急性呼吸衰竭
	房间隔缺损	Q21.100	Q21.1	房间隔缺损
	硬腭裂	Q35.100	Q35.1	硬腭裂
	染色体病	Q99.900	Q92.2	大部分三体性

案例五

【基本信息】

性别：男	年龄：3 岁	住院天数：6 天
入院科室：泌尿外科		出院科室：泌尿外科

【诊断信息】

诊断类别	诊断名称	疾病编码
出院主要诊断	性别发育异常	Q56.400
出院其他诊断	隐睾	Q53.902

【编码问题】性别发育异常 Q56.000、隐睾 Q53.902

编码问题 1：性别发育异常 Q56.400

一、知识点回顾

（一）编码相关临床知识点

个体的性腺或内、外生殖器、第二性征具有不同程度的两性特征称为两性畸形（hermaphroditism）。

1. **真两性畸形** 患者既有睾丸又有卵巢，内外生殖器、第二性征发育异常。核型：约57% 为 46,XX；12% 为 46,XY；5% 为 46,XX/46,XY；其余为其他类型的染色体异常。

2. **假两性畸形** 假两性畸形不是真正的两性畸形，其性腺与核型相符。患者体内只存在一种性腺，但外生殖器和第二性征兼有两性特征，或者倾向于相反的性别。根据性腺为睾丸或卵巢，可将其分为男性假两性畸形和女性假两性畸形。

（1）男性假两性畸形：核型为 46,XY。性腺为睾丸，内外生殖器具有两性特征，第二性征异常。部分有女性化表型。

1）雄激素不敏感综合征（androgen insensitivity syndrome，AIS）：又称睾丸女性化综合征（testicular feminization syndrome），为雄激素受体基因突变，患者外表可完全女性化或呈间性。有女性外阴，但无女性内生殖器，睾丸位于腹腔或腹股沟内，后者常被误认为是疝气。病因是 X 染色体上雄激素受体基因突变，致使靶细胞对雄激素不敏感。

2）特发性男性假两性畸形：为常染色体隐性遗传。患者体内雄激素合成不足而导致性发育异常。

3）Smith-Lemili-Opitz 综合征：为胆固醇合成酶缺陷，男性患者有隐睾、鼻短、鼻孔向前、腭裂、多指、骨骼异常、幽门狭窄等。

（2）女性假两性畸形：核型为 46,XX。性腺为卵巢，内外生殖器呈间性，第二性征发育有男性化倾向。常见有先天性肾上腺增生症（congenitaladrenal hyperplasia，CAH），以 21 羟化酶缺陷多见，其次为 11 羟化酶缺陷，部分患者还伴有水盐代谢紊乱。

3. **性别发育异常**（disorders/differences of sex development，DSD） 是一种先天性染色体、性腺和表型性别的发育异常或不匹配。为了尊重患儿的感受，原来"两性畸形"的称呼被摒弃，由"性别发育异常"所替代。目前临床上将 DSD 根据染色体检查结果分为 46,XY DSD、46,XX DSD 和性染色体异常 DSD。既往"两性畸形"和现在 DSD 分型与术语对照，见表 17-5。

表 17-5 既往"两性畸形"和现在 DSD 分型与术语对照表

现在	既往
DSD	间性 / 两性畸形
46,XY 型 DSD	男性假两性畸形
	XY 男性雄性化不足
	XY 男性男性化不足

续表

现在	既往
46,XX 型 DSD	女性假两性畸形
	XX 女性过度雄性化
	XX 女性男性化
卵睾型 DSD	真雌雄同体
46,XX 睾丸型 DSD	XX 男性或 XX 性逆转
46,XY 完全性腺发育不全 DSD	XY 性逆转

(二) ICD-10 分类知识点

1. 两性畸形分类结构

Q56　性别不清和假两性畸形

不包括:假两性畸形:

　　　　女性伴有肾上腺皮质疾患 E25.-

　　　　男性伴有雄激素抵抗 E34.5

　　　　伴有其他特指的染色体异常 Q96-Q99

　Q56.0　两性畸形,不可归类在他处者

　　　　卵睾体[两性生殖腺]

　Q56.1　男性假两性畸形,不可归类在他处者

　Q56.2　女性假两性畸形,不可归类在他处者

　Q56.3　未特指的假两性畸形

　Q56.4　未特指的性别不清

　　　　两性生殖器

Q99　其他染色体异常,不可归类在他处者

　Q99.0　异源嵌合体 46,XX/46,XY

　　　　异源嵌合体 46,XX/46,XY 真两性同体

　Q99.1　46,XX 真两性同体

　　　　46,XX 伴有条纹性腺

　　　　46,XY 伴有条纹性腺

　　　　单纯性性腺发育障碍症

　Q99.2　脆性 X 染色体

　Q99.8　其他特指的染色体异常

　Q99.9　未特指的染色体异常

　　2. 编码注意事项　为了尊重患者的感受,临床上逐渐摒弃"两性畸形"这一名称而选用"性发育异常"作为替代,但是在 ICD 中仍然保留了"两性畸形",因此在分类性别不清或性发育障碍时,不能仅根据诊断名称进行分类,而应结合染色体和性腺检查结果(表 17-6)。

表 17-6　DSD 分型及表现编码对照表

分型	表现	ICD 编码
染色体异常 DSD		
45,X	Turner 综合征及各种亚型	Q96
47,XXY	克氏综合征及各种亚型	Q98.0-Q98.5
45,X/46,XY	混合性腺发育不良,卵睾型 DSD	Q96.3
46,XX/46,XY	嵌合型,卵睾型 DSD	Q99.0
46,XY 型 DSD	性腺(睾丸)发育异常:	
	1. 完全性腺不发育(Swyer 综合征)	Q99.1
	2. 部分性腺发育不良	Q99.1
	3. 双侧性腺退化	Q99.1
	4. 卵睾型 DSD	Q56.0
46,XX 型 DSD	性腺(卵巢)发育异常:	
	1. 卵睾型 DSD	Q56.0
	2. 46,XX 男性(睾丸型 DSD)	Q98.3
	3. 单纯性腺发育不良	Q99.1

(1)对于性染色体异常 DSD 患者,应根据其染色体核型编码于 Q96-Q99。

(2)对于染色体核型正常的 46,XX 型 DSD 患者结合性腺检查结果:①若为卵睾体或同时存在睾丸和卵巢分类于 Q56.0(两性畸形,不可归类在他处者);②若双侧性腺仅为睾丸分类于 Q98.3(其他男性,伴有 46,XX 核型的);③若性腺发育不全或条索状性腺分类于 Q99.1(46,XX 真两性同体)。

(3)对于染色体核型正常的 46,XY 型 DSD 患者结合性腺检查结果:①若为卵睾体或同时存在睾丸和卵巢分类于 Q56.0(两性畸形,不可归类在他处者);②若双侧性腺仅为卵巢分类于 Q97.3(女性,伴有 46,XY 核型的);③若性腺发育不全或条索状性腺分类于 Q99.1(46,XX 真两性同体)。

(4)对于性腺与染色体核型相符也就是既往称为"假两性畸形"的患者,根据其病因:①女性假两性畸形若为肾上腺皮质增生引起应编码于 E25,其他或未特指病因则编码于 Q56.2;②男性假两性畸形若为睾丸女性化综合征编码于 E34.5,Smith-Lemili-Opitz 综合征编码于 Q87.1,其他或未特指病因则编码于 Q56.1;③未特指为男性或女性的假两性畸形编码至 Q56.3。

(5)未行染色体和性腺检查的患者,分类于 Q56.4 未特指的性别不清。

二、编码问题解析

本案例主要诊断性别发育异常编码于 Q56.4,为未特指的性别不清。结合知识点分类性别发育异常时需结合诊染色体核型及性腺检查结果。

查房记录（部分）

诊断及诊断依据：

性别发育异常：患者，男，因发现外阴性别模糊入院，查体：外阴性别模糊，倾向于男性，尿道开口位于会阴部，尿道开口无狭窄，可见阴道样开口，阴茎发育尚可，阴囊中缝有裂开，阴茎位于阴囊上方，双睾丸未降入阴囊，双侧腹股沟区可扪及睾丸样结构。染色体检查提示核型：46,XY［16］/46,XX［4］，故诊断。

结合病历中诊断依据，该患者外阴性别模糊，倾向于男性，社会性别为男性，在腹股沟区可扪及睾丸样结构，但是染色体核型为46,XY［16］/46,XX［4］，方括号中的内容为核型分析细胞数量，表明在此次分析的20个细胞中，16个细胞染色体核型为46,XY；4个细胞核型为46,XX，核型分析结果示该患者为嵌合体。因此本例患者的性别发育异常为染色体异常所致，按其核型异常结果，正确编码应为Q99.0异源嵌合体46,XX/46,XY。

编码查找过程

主导词：两性畸形［两性同体］Q56.0

　　　　—46,XX/46,XY Q99.0

核对第一卷：Q99.0异源嵌合体46,XX/46,XY

编码问题2：隐睾 Q53.900

隐睾是指睾丸下降异常，睾丸不能降至阴囊而停留在腹膜后、腹股沟管或阴囊入口处。在ICD中分类于Q53睾丸未降，其亚目分为.0异位睾丸、.1单侧睾丸未降、.2双侧睾丸未降以及.9未特指的睾丸未降。因此在编码隐睾时需明确其单双侧。

查房记录（部分）

诊断及诊断依据：

隐睾：患者，男，查体：阴茎位于阴囊上方，双睾丸未降入阴囊，双侧腹股沟区可扪及睾丸样结构，可推入阴囊停留，故诊断。

根据诊断依据，本例患者双侧睾丸均未降入阴囊，其正确编码应为Q53.2双侧睾丸未降。

编码查找过程

主导词：睾丸下降不全

　　　　—双侧 Q53.2

核对第一卷：Q53.2双侧睾丸未降

【案例最终编码】

诊断类别	诊断名称	原编码	修正编码	ICD名称
出院主要诊断	性别发育异常	Q56.400	Q99.0	异源嵌合体46,XX/46,XY。
出院其他诊断	隐睾	Q53.902	Q53.2	双侧睾丸未降

第三节　手术案例分析

案例一

【基本信息】

性别:女	年龄:3 岁	住院天数:7 天
入院科室:心血管科		出院科室:心血管科

【诊断信息】

诊断类别	诊断名称	疾病编码
出院主要诊断	室间隔缺损	Q21.000

【手术操作信息】

手术分类	手术及操作名称
手术	经皮室间隔缺损介入封堵术

一、知识点回顾

(一)编码相关临床知识点

先天性心血管病简称先心病,是指出生时即存在的心脏、血管结构和功能异常。其主要治疗方式分为外科开胸手术治疗和内科介入治疗,本案例主要介绍先天性心脏病介入治疗。

介入性心导管术是指通过非开胸途径将特种的导管及装置由外周血管插入,到达所需治疗的心血管腔内,以替代外科手术治疗,可分为左心导管和右心导管术。

1. **右心导管术**　经周围静脉把心导管依次送至腔静脉、右心房、右心室、肺动脉及其分支,进行血流动力学、血氧含量和心排血量测定,以辅助心血管疾病诊断。

(1)经皮球囊肺动脉瓣成形术:单纯性肺动脉瓣狭窄患者行经皮球囊成形术前需行右心导管检查及右室造影,以确定跨肺动脉瓣压差及瓣膜狭窄类型。

(2)房间隔缺损或卵圆孔未必介入封堵术:需常规行右心导管检查,测量上、下腔静脉至肺动脉水平的压力,及血氧分析。

(3)肺动静脉瘘介入封堵:常规行右心导管检查和肺动脉造影。

2. **左心导管术**　将心导管通过周围动脉逆行送至主动脉、左心室,测定压力,并注射造影剂作左心室或冠状动脉选择性造影。

主动脉缩窄经皮球囊扩张术:经股动脉穿刺置管后,行左心导管检查测量主动脉压力和主动脉造影显示缩窄部位、范围和程度。

3. 左右心联合导管术　某些复杂性先天性心脏病的患者单一的左心导管或右心导管检查已不能满足实际临床需求，因此需同时行左右心联合导管术。

(1)室间隔缺损介入封堵：先行右心导管检查，抽取各腔室血氧标本和测量压力。再行左心导管检查，左心室造影以清晰显示缺损的形态和大小，同时还应行升主动脉造影，观察有无主动脉窦脱垂及返流。

(2)先天性冠状动脉瘘封堵术：行左右心导管检查，测定上下腔静脉、右心房、右心室、肺动脉、主动脉和右心室压力及血氧含量，同时行升主动脉造影和选择性冠状动脉造影。

(3)动脉导管未闭介入封堵：常规行左右心导管检查，测定主动脉及肺动脉压力，同时行主动脉弓造影，怀疑合并心内畸形时可行左心室造影。

(4)肺动脉狭窄球囊成形术：右心导管检查，测量右心房、右心室及肺动脉压力以及右心室和肺动脉造影，然后行左心导管检查测量左心室和主动脉压力。

(5)主动脉瓣狭窄球囊成形术：先行右心导管检查，然后进行左心导管检查，行升主动脉测压和造影，进入左室后测量左室压力及跨瓣压差，再行左室造影。

4. 房间隔造口与房间隔穿刺术

(1)房间隔造口术：采用专用房间隔造口导管，经股静脉插入右心房，人为造成房间隔缺损，达到改善血流动力学的目的，主要用于完全性大动脉转位的姑息治疗以及重度肺动脉高压患者的姑息治疗。常用的方法包括：①拉什坎得法：应用头端带有可扩张性球囊的导管插入下肢血管，经下腔静脉、右心房、卵圆孔达左心房，然后扩张球囊，由左心房向右心房快速拽拉球囊，将卵圆孔瓣膜撕裂，形成足够的房间隔缺损；②微型刀房间隔切开术：对于卵圆孔瓣膜明显增厚或年龄较大的患者，球囊导管难以撕裂房间隔时，采用头端带有微型刀的房间隔切开导管做房间隔切开，然后再用球囊扩大房间隔缺损。

(2)房间隔穿刺术：采用房间隔穿刺针从右心房穿刺心房间隔后，通过穿刺孔将心导管送入左心房及左心室的技术。

(二) ICD-9-CM-3 分类知识点

常见先天性心脏病的介入治疗包括：球囊房间隔造口术、球囊瓣膜成形术、球囊血管成形术、血管异常交通封堵术以及缺损介入封堵，ICD 编码如下：

1. 房间隔造口术与房间隔穿刺

(1)房间隔造口术：通常是采用球囊导管经房间隔上未闭合的卵圆孔进入左心房，然后撕裂卵圆孔瓣形成房间隔缺损，即在已有缺损基础上进一步扩大。

编码查找过程

主导词：造瘘术

　　　　—心房间的 35.41

核对类目表：35.41 已存在的房间隔缺损扩大术

(2)房间隔穿刺术：是采用房间隔穿刺针在房间隔上合适的位置进行穿刺，人为造成缺损。

编码查找过程

主导词：创建

　　　　—心房间隔瘘 35.42

核对类目表：35.42 建造心脏间隔缺损

2. 瓣膜球囊成形术　心脏瓣膜包括二尖瓣、三尖瓣、主动脉瓣和肺动脉瓣，主导词选择瓣膜成形术，编码于 35.96 经皮球囊瓣膜成形术。

编码查找过程

主导词：瓣膜成形术

　　　　—心脏

　　　　——二尖瓣

　　　　———球囊，经皮修补 35.96

　　　　——肺动脉瓣

　　　　———经皮（球囊）35.96

　　　　——经皮（球囊）35.96

　　　　——主动脉瓣膜

　　　　———经皮（球囊）35.96

3. 球囊血管成形术　心脏大血管包括上、下腔静脉、主动脉以及肺动脉，其血管球囊成形术根据主导词血管成形术 - 球囊 39.50 均分类于其他非冠状血管成形术。

4. 介入封堵术　先天性心脏病介入封堵术主导词应选择修补术。

（1）房间隔缺损封堵

编码查找过程

主导词：修补术

　　　　—房间隔缺损

　　　　——伴

　　　　———假体（开放性心脏技术）

　　　　————闭合性心脏技术 35.52

核对类目表：35.52 心房间隔缺损假体修补术，闭合法

（2）室间隔缺损封堵

编码查找过程

主导词：修补术

　　　　—室间隔

　　　　——用

　　　　———假体（开放性心脏技术）

　　　　————闭合性心脏技术 35.55

核对类目表：35.55 假体心室间隔修补术，闭合法

（3）动脉导管未闭封堵术

编码查找过程

主导词：修补术

　　　　—动脉导管未闭 38.85

核对类目表：38.85 胸血管的其他手术闭合

5. 血管异常交通封堵术　主要包括先天性冠状动脉瘘和肺动静脉瘘。

（1）先天性冠状动脉瘘

编码查找过程

主导词：修补术

　　—动脉

　　——冠状 36.99

核对类目表：36.99 心脏血管的其他手术

（2）先天性肺动脉静瘘

编码查找过程

主导词：修补术

　　—动静脉瘘 39.53

核对类目表：39.53 动静脉瘘修补术

6. 心导管术在先天性心脏病介入治疗中的 ICD 编码

编码查找过程

主导词：导管插入术

　　—心的（右）

　　——右 37.21

　　——左 37.22

　　——左心和右心联合的 37.23

根据先天性心脏病介入治疗中国专家共识，先天性心脏病在行介入治疗前必须行心导管检查，以明确畸形的类型及采集各种生理生化资料。但是临床医师在手术名称填写时，往往会忽略这一重要的检查手段，仅填写介入手术的名称，从而造成编码的遗漏。因此，编码员在进行编码时需要仔细查看手术记录，当运用导管技术进行了心内血流动力学、血氧含量和心排血量测定时，需结合心导管植入的路径，区分左、右心导管检查或植入进行编码，若同时造影还应对造影进行编码。本书列举了常见先天性心脏病介入治疗常规手术编码（表 17-7），但在实际编码过程中若合并多种畸形或因疾病个体差异，具体心导管术及治疗方法应以实际进行的手术内容为准。

表 17-7　常见先天性心脏病介入治疗常规手术编码表

手术方式	手术编码	导管术	造影
肺动脉瓣狭窄球囊成形术	35.96	右心导管 37.21	右心室造影 88.52
主动脉瓣狭窄球囊成形术	35.96	左右心导管 37.23	左心室造影 88.53 升主动脉造影 88.42
肺动脉狭窄球囊扩张成形术	39.50	左右心导管 37.23	右心室造影 88.52 肺动脉造影 88.43
主动脉缩窄球囊扩张术	39.50	左心导管 37.22	主动脉造影 88.42
房间隔缺损介入封堵术	35.52	右心导管 37.21	
室间隔缺损介入封堵术	35.55	左右心导管 37.23	左心室造影 88.53 升主动脉造影 88.42

续表

手术方式	手术编码	导管术	造影
动脉导管未闭介入封堵术	38.85	左右心导管 37.23	主动脉弓造影 88.42 （左心室造影 88.53）
先天性冠状动脉瘘封堵术	36.99	左右心导管 37.23	升主动脉造影 88.42 冠状动脉造影 88.55-88.57
肺动静脉瘘介入封堵术	39.53	右心导管 37.21	肺动脉造影 88.43

二、手术编码实操

手术记录（部分）

手术名称：室间隔缺损介入封堵术。

手术发现：

血氧：右室血氧饱和度、肺总动脉血氧饱和度均有升高；压力：主动脉 103/38mmHg、左室 103/-9mmHg、主肺动脉压力 27/9mmHg、右室 30/0mmHg、右房 10/0mmHg；造影：左心室造影：室间隔膜周部见一缺损，宽约 4.9mm，可见造影剂左向右分流。

手术经过：

1. 在静脉复合加骶管阻滞麻醉下，常规消毒铺巾，经皮超声引导下穿刺右侧股动脉及股静脉，分别插入 5F/6F 动静脉短鞘，肝素注入抗凝。

2. 途径 1：股静脉—下腔静脉—右心房—右心室—主肺动脉—左肺动脉和右肺动脉；途径 2：右股动脉—降主动脉—升主动脉—左室测定血管内压力、血氧含量及左心室造影，检测结果见手术发现。

3. 导丝经升主动脉—左心室—室间隔缺损—右心室—右心房—上腔静脉，圈套器经股静脉—下腔静脉—右心房—上腔静脉套住导丝并拉出体外。从股静脉使用牵引导丝，建立股静脉—下腔静脉—右心房—右心室—室间隔缺损—左心室—升主动脉—降主动脉—股动脉输送轨道，安置输送系统。

4. 选取封堵器，沿右心导管递送至左室，并依次由左室—室间隔缺损—右室成功释放，封堵器位置好，无残余分流，且未影响左右室流出道畅通，主动脉瓣及二、三尖瓣无反流。

5. 拔出股动静脉鞘管，加压止血，无菌包扎后安返病房。

（一）手术主要操作步骤

步骤 1：途径 1：股静脉—下腔静脉—右房—右室—主肺动脉—左肺动脉和右肺动脉；途径 2：右股动脉—降主动脉—升主动脉—左室，测定血管内压力、血氧含量及左心室造影，检测结果见术中发现。

步骤 2：选取封堵器，沿右心导管递送至左室，并依次由左室—VSD—右室成功释放，封堵器位置好,无残余分流,且未影响左右室流出道畅通,主动脉瓣及二、三尖瓣无反流。

(二) 手术编码步骤

手术 1:联合的右心和左心导管置入(步骤 1)

手术中经股动脉置入一根导管到达左心室;经股静脉置入一根导管到达右心室、肺动脉,两根导管分别测定了左右两个心腔的血氧及压力,结合知识点中左、右心导管术定义可知该步骤为左心导管术和右心导管术,正确编码为 37.23 联合的右心和左心导管置入。

手术 2:左心室造影(步骤 1)

除同时行联合的右心和左心导管置入外,通过置入的左心导管还进行了左心室造影,应编码 88.53 左心室造影。

手术 3:假体心室间隔修补术,闭合法(步骤 2)

通过建立的输送轨道,沿左心室—室间隔缺损—右心室成功释放封堵器,进行了室间隔缺损封堵,应编码 35.55 假体心室间隔修补术,闭合法。

【案例最终编码】

手术类别	手术及操作名称	ICD 编码	ICD 名称
手术	经皮室间隔缺损介入封堵术	35.55	假体心室间隔修补术,闭合法
手术	-	37.23	联合的右心和左心导管置入
手术	-	88.53	左心室造影

案例二

【基本信息】

性别:女	年龄:3 月		住院天数:14 天
入院科室:肝胆外科			出院科室:肝胆外科

【诊断信息】

诊断类别	诊断名称	疾病编码
出院主要诊断	胆道闭锁	Q44.200
出院其他诊断	胆汁性肝硬化	K74.500

【手术操作信息】

手术分类	手术名称
手术	Kasai 手术

一、知识点回顾

(一) 编码相关临床知识点

胆道闭锁(biliary atresia)是一种病因不明的波及肝内、外胆管闭塞性病变,导致胆汁淤积及进行性肝纤维化直至肝硬化并危及患儿生命的疾病。

1. **临床分型**　根据肝脏、胆管的大体形态学表现和胆道造影发现可将胆道闭锁进行分类,主要分为三种类型:Ⅰ型(闭锁位于胆总管)、Ⅱ型(闭锁位于肝管)和Ⅲ型(肝门部以上胆管闭锁),其中Ⅲ型最常见。

2. **胆道闭锁手术检查**　①经内镜逆行胰胆管造影:在直视下纤维十二指肠镜通过十二指肠乳头插入胆管进行造影,显示肝外胆管系统则排除胆道闭锁,但一般不作为常规胆道闭锁确诊检查项目;②肝活组织检查:分为术前肝活组织检查和术中肝活组织检查,可作为胆道闭锁辅助诊断及鉴别诊断方法;③腹腔镜探查及术中胆道造影:手术探查可直接观察肝脏淤胆情况、肝被膜下血流及胆囊。可将胆囊置管造影,观察肝外胆管及肠内有无显影。若胆囊瘘小或仅胆囊痕迹,无法注入造影剂,解剖肝门直接观察有无肝管。通过手术探查及术中胆道造影可确诊胆道闭锁。

3. **外科治疗**　对于明确诊断胆道闭锁的患者,应尽早行 Kasai 手术,即肝门肠吻合术,有研究表明,手术年龄在 60 天左右预后效果较佳,其手术方式包括开腹 Kasai 手术和腹腔镜 Kasai 手术。手术步骤:①右肋缘下切口,经胆囊切开置管行术中胆管造影;②解剖并切除胆囊,结扎胆管残迹远端,横断后向近端游离,暴露门静脉及分支,必要时打开肝桥;③解剖肝门部纤维组织块,结扎自纤维组织块深面回流至门静脉的静脉分支(腔镜手术可电凝切断静脉分支),使肝门部纤维组织块的解剖平面达左右门静脉入肝处,且完全游离(见图 17-20);④剪除肝门部游离的纤维组织块;断面压迫止血;⑤距 Treitz 韧带远端 15～25cm 处将空肠切断,保留空肠胆支 30～45cm 处空肠行端侧吻合,结肠后隧道提至肝门处;⑥肝门 - 空肠吻合;⑦ 关闭横结肠系膜裂孔以及肠系膜裂孔;⑧ 酌情放置引流管于右侧肝肾隐窝。

4. **肝移植**　在临床上 Kasai 手术仍然是胆道闭锁患者的首选治疗方案,但对于 Kasai 手术后出现肝衰竭或者肝功能失代偿的患者,或是将 Kasai 手术和肝移植序贯结合,从而达到改善预后效果的患者,则需要进行肝移植手术治疗。

肝移植又称为同种异体肝移植术,包括异位或辅助性肝移植(heterotopic or auxiliary liver transplantation)和原位肝移植(orthotopic liver transplantation)两类。

(1)辅助性肝移植:保留原肝脏于原位,辅助性肝移植以补充原有肝脏的功能,用于治疗一些晚期肝脏疾病的患者。

(2)原位肝移植:手术步骤包括:①供肝获取、灌注、修正;②病肝全切除;③原位供肝移植。

1)减体积肝脏移植:将成人肝脏分割成若干份来进行移植,从而缓解小儿供肝的奇缺。包括:①劈离式原位肝移植:将一个全肝一般劈离成两部分,提供给两个体格较小的或小儿患者,以缓解供肝的严重不足;②亲属活体肝移植:采用患者亲属的部分肝脏做活体肝移植。

2）经典原位肝移植：连同肝脏切除肝后段下腔静脉，优点在于手术方式较简单，可免除游离尾状叶和分离众多肝短静脉的技术困难；缺点：钳夹下腔静脉时，常引起血流动力学的不稳定和因腹部的广泛剥离，增加移植后出血的风险。

3）背驮式原位肝移植：即保留下腔静脉的原位肝移植，是将受体肝的主要静脉开口整形后，与供体肝的下腔静脉吻合，重建肝血流流出道。优点：可免除解剖下腔静脉背面，阻断下腔静脉血流时间短；缺点：可能造成肝血流流出道梗阻。目前我国肝移植较多采用此种术式。

5. **供肝来源** 目前我国肝移植供肝来源主要来自心死亡器官捐献（donation after circulatory death，DCD）、脑死亡器官捐献（donation after brain death，DBD）和亲属活体捐献，而由于伦理的原因，亲属活体捐献限制在患者三代以内的亲属，或是法律上或社会上承认的配偶，正式结婚及同居 1 年以上，自愿捐献肝脏者。

（二）ICD-9-CM-3 分类知识点

1. 经内镜逆行胰胆管造影在 ICD-9-CM-3 中分类于：

    51.10   内镜逆行胰胆管造影术［ERCP］

    51.11   内镜逆行胆管造影术［ERC］

    52.13   内镜逆行胰管造影术［ERP］

编码查找过程：

主导词：ERC（内镜逆行胆管造影）51.11

          ERCP（内镜逆行胆管胰造影术）51.10

          ERP（内镜逆行胰造影术）52.13

2. **肝活组织检查** 在 ICD-9-CM-3 中分类于 50.1，分类轴心为术式。

    50.11   闭合性（经皮）［针吸］肝活组织检查

    50.12   开放性肝活组织检查

    50.13   经颈静脉肝活组织检查

    50.14   腹腔镜下肝或组织检查

编码查找过程：

主导词：活组织检查

    —肝 50.11

    ——闭合性 50.11

    ——腹腔镜 50.14

    ——经皮的（抽吸）（针吸）50.11

    ———经颈静脉的 50.13

    ———经静脉的 50.13

    ——开放 50.12

3. 胆道造影术在 ICD-9-CM-3 中分类于 87.5，其分类轴心为入路。

    87.51   经皮肝胆管造影图

    87.52   静脉胆管造影图

    87.53   手术中胆管造影

87.54　其他胆管造影图

编码查找过程：

主导词：胆管造影术 87.54

　　—经肝的 87.53

　　—静脉内 87.52

　　—经皮的肝的 87.51

　　—手术间 87.53

4. **胆道探查**　对于胆道闭锁患者行胆道探查可有多种方式：①单纯开腹探查术或腹腔镜探查术：某些胆道闭锁的患者开腹直视下或腹腔镜下胆囊细小或呈实心条索状，明确诊断为胆道闭锁等待后期肝移植时机，未行进一步检查即关腹，仅编码开腹探查术 54.11 或腹腔镜检查 54.21；②胆道探查术：对于无法通过直视观察肝脏硬化程度、胆囊及胆道形态明确诊断的患者，需进一步探查，即应编码胆道探查术 51.5，根据探查部位分为 51.51 胆总管探查术和 51.59 其他胆管的切开术。

5. Kasai 手术在 ICD-9-CM-3 中分类于 51.37 肝管胃肠道吻合术或卡塞肝门肠道吻合术。

编码查找过程：

主导词：Kasai 门静脉肠造口术 51.37

6. **肝移植**　在 ICD-9-CM-3 中分类于 50.5 肝移植，其分类轴心为异位（辅助）或原位。

50.51　辅助肝移植

50.59　肝的其他移植术

注：要报告提供的材料来源——见编码 00.91-00.93。

编码查找过程：

主导词：移植物，移植

—肝 50.59

— —辅助的（永久性）（暂时性）（受者的肝仍在原位）50.51

肝移植手术应编码：肝移植术 50.5 以及器官来源 00.91-00.93。对于移植器官组织来源，凡 DCD 或 DBD 原位肝移植以及劈离式原位肝移植均为 00.93 从尸体上的移植；而亲属活体肝移植则根据其来源为三代内的直系亲属编码于 00.91 与供者有血缘关系的活体移植和为配偶来源编码于 00.92 与供者无血缘关系的活体移植；而背驮式肝移植是相较于经典原位肝移植而言的一种术式，因此，其具体组织器官来源无法从手术名称中获得，需结合病历资料明确其具体来源。

二、手术编码实操

手术记录（部分）

手术名称：Kasai 手术。

手术发现：

1. 肝色黄褐，硬化较明显，未及腹腔积液。

2. 胆囊细小，内为白色胆汁。肝十二指肠韧带可及肿大淋巴结。

3. 术中胆道造影提示：肝总管及肝内胆管未见显示。

4. 肝门纤维块约 2cm×1cn×1cm 大小，切除肝门纤维块后可见少许胆汁流出。

手术经过：

1. 麻醉显效后，取体位：平卧位消毒：常规皮肤消毒铺巾。

2. 取右侧肋缘下切口，长约 4cm，逐层进腹，术中所见同前。

3. 扩大切口至 7cm，分离并双重结扎胆囊动脉切除胆囊，沿肝外胆道残迹向上分离至肝门，于门静脉前方切除肝门纤维组织块，纱布压迫止血。

4. 于距屈氏韧带 10cm 处横断空肠，远端封闭经横结肠系膜裂孔拉上与肝门吻合。

5. 封闭系膜裂孔，近端空拉下与距胆肠吻合口下方 40cm 处空肠端侧吻合。

6. 封闭系膜裂孔，"Y" 形肠袢近端浆肌层并行数针防反流。

7. 取肝活检约 0.5cm×1cm 大小，电凝及 5-0proline 缝合止血。

8. 充分冲洗腹腔，于肝肠吻合口下置硅胶引流管，清点手术器械及纱布无误，逐层关腹，术毕。

(一) 手术主要操作步骤

步骤 1：术中胆道造影。

步骤 2：切除胆囊。

步骤 3：横断空肠，远端封闭，经横结肠系膜裂孔拉上与肝门吻合。

步骤 4：封闭系膜裂孔，近端空拉下与距胆肠吻合口下方 40cm 处空肠端侧吻合。

步骤 5：取肝活检 0.5cm×1cm 大小。

(二) 手术编码步骤

手术 1：手术中胆管造影（步骤 1）

通过阅读术中发现，"术中胆道造影提示：肝总管及肝内胆管未见显示" 可知在行 Kasai 手术前行胆道造影，明确是否胆道闭锁，胆道造影应编码至 87.53 手术中胆管造影。

编码查找过程

主导词：胆管造影术

　　　—手术间 87.53

核对类目表：87.53 手术中胆管造影

手术 2：Kasai 手术（步骤 2~ 步骤 4）

根据 Kasai 手术的临床知识点，可知本案例中步骤 2、步骤 3 和步骤 4 均为 Kasai 手术的必经步骤，Kasai 手术作为一种定式手术，拥有着固定手术方式及步骤，不应被拆分编码，查询第三卷，编码至 51.37 卡塞肝门肠道吻合术。

编码查找过程

主导词：Kasai 门静脉肠造口术 51.37

核对类目表：51.37 卡塞肝门肠道吻合术

手术 3：肝活组织检查（步骤 5）

在手术最后，切取 0.5cm×1cm 大小肝组织块，其目的在于用于活组织检查，根据编码规则应编码肝活组织检查，结合手术入路，最终编码为 50.12。

编码查找过程

主导词：活组织检查

　　　　—肝

　　　　— —开放性 50.12

核对类目表：50.12 开放性肝活组织检查

【案例最终编码】

手术分类	手术名称	手术编码	ICD 名称
手术	Kasai 手术	51.37	卡塞肝门肠道吻合术
		87.53	手术中胆管造影
		50.12	开放性肝活组织检查

（秦娅玲）

第十八章

症状、体征和临床与实验室异常所见，不可归类在他处者

第一节　概　　述

本章编码分类于 R00-R99，包括症状、体征、临床或其他诊察操作的异常结果以及不明确的情况，对于这些内容均没有记录可分类于他处的诊断。

一、编码相关临床概述

症状：是指在疾病状态下，机体生理功能发生异常时患者的主观感受。

体征：是指医生利用自己的感官或者通过各种检查手段发现患者病理生理的改变。

实验室异常：是指通过设备仪器提供各种实验室检查信息，用于发现患者的异常改变。实际上实验室异常仅反映患者一瞬间个体的现象或状况，用来判断个体动态变化中复杂的生理、病理和病理生理过程，存在一定的局限性。

对个体症状、体征及实验室异常的判断，目的也是为了对疾病更好地诊断或预测、确诊或排除，或者了解疾病预后、指导患者治疗及监测治疗效果等。只有当确实不能作出临床诊断或者需要强调实验室异常所见时，才能作为替代或补充诊断。

二、ICD-10 分类概述

第一卷明确指出，本章的所有类目都可被标明为"在其他方面未特指的""病因不明的"或"短暂的"。相当肯定地表明为某一特定诊断的体征和症状，应被归类到其他章。

类目 R00-R99 中的情况及体征或症状包括：①即使在对病例中的所有事实研究之后仍不能做出更为明确诊断的病例；②在初诊时存在的体征或症状，而这些体征或者症状证实是暂时的，且其病因不能被确定；③对未返回做进一步诊察或治疗的患者的临时性诊断；④在做出诊断之前，为进一步诊察或治疗而转诊至他处的病例；⑤由于任何其他原因而不能得到更准确诊断的病例；⑥为某些症状提供补充信息，这些症状本身代表医疗中的重要问题。

本章包括下列各节:

R00-R09 累及循环和呼吸系统的症状和体征

R10-R19 累及消化系统和腹部的症状和体征

R20-R23 累及皮肤和皮下组织的症状和体征

R25-R29 累及神经和肌肉骨骼系统的症状和体征

R30-R39 累及泌尿系统的症状和体征

R40-R46 累及认知、知觉、情绪状态和行为的症状和体征

R47-R49 累及言语和语音的症状和体征

R50-R69 一般症状和体征

R70-R79 血液检查的异常所见,无诊断者

R80-R82 尿检查的异常所见,无诊断者

R83-R89 其他体液、体内物质和组织检查的异常所见,无诊断者

R90-R94 诊断性影像和功能检查的异常所见,无诊断者

R95-R99 原因不明确和原因不知的死亡

不包括:

母亲产前筛查的异常所见(O28.-)

起源于围生期的某些情况(P00-P96)

第二节 疾病案例分析

案例一

【基本信息】

性别:女	年龄:10 岁	住院天数:2 天
入院科室:耳鼻喉科		出院科室:耳鼻喉科

【诊断信息】

诊断类别	诊断名称	疾病编码
出院主要诊断	阻塞性睡眠呼吸暂停综合征	G47.302
出院其他诊断	双侧扁桃体肥大伴腺样体肥大	J35.300
	鼻炎	J31.000x001
	左下肢皮肤肿物	D23.700

【编码问题】左下肢皮肤肿物 D23.700

一、知识点回顾

(一) 编码相关临床知识点

肿物,临床上又可称为包块、占位性病变、隆起等,是人体组织异常增生最终形成的新生物,属于对临床上未进一步明确诊断的患者的临时性诊断,通常通过病理检查可以来确定其性质,一旦通过病理明确了肿物的性质,则应以明确的肿物性质诊断替代笼统的肿物诊断。

(二) ICD-10 分类知识点

ICD 分类中肿物和肿瘤分类于不同的章节。肿瘤分类于 C00-D48,只要做了病理检查确定了肿瘤的性质就应该分类于此。而肿物涉及的类目比较多,除了分类于各系统章的部分类目以外(如肾肿物 N28.8,乳房肿物 N63 等),主要集中分类于本章,具体涉及的类、亚目如下:

R19　累及消化系统和腹部的其他症状和体征
　　R19.0　腹腔内和盆腔的肿胀、肿物和肿块
R22　皮肤和皮下组织的局部肿胀、肿物和肿块
　　包括:皮下结节(局部的)(浅表的)
　　R22.0　头部的局部肿胀、肿物和肿块
　　R22.1　颈部的局部肿胀、肿物和肿块
　　R22.2　躯干的局部肿胀、肿物和肿块
　　R22.3　上肢的局部肿胀、肿物和肿块
　　R22.4　下肢的局部肿胀、肿物和肿块
　　R22.7　多部位的局部肿胀、肿物和肿块
　　R22.9　未特指的局部肿胀、肿物和肿块
R90　中枢神经系统诊断性影像检查的异常所见
　　R90.0　颅内占位性病变
　　R90.8　中枢神经系统诊断性影像检查的其他异常所见
R91　肺诊断性影像检查的异常所见
　　肺肿物 NOS
R92　乳房诊断性影像检查的异常所见
R93　其他身体结构诊断性影像检查的异常所见
　　R93.0　颅骨和头诊断性影像检查的异常所见,不可归类在他处者
　　R93.1　心脏和冠状循环诊断性影像检查的异常所见异常的:
　　　　● 心脏阴影
　　R93.2　肝和胆道诊断性影像检查的异常所见
　　　　胆囊无显影
　　R93.3　消化道其他部位诊断性影像检查的异常所见
　　R93.4　泌尿器官诊断性影像检查的异常所见

R93.5 其他腹部(包括腹膜后腔)区域诊断性影像检查的异常所见

R93.6 肢体诊断性影像检查的异常所见

R93.7 肌肉骨骼系统其他部位诊断性影像检查的异常所见

R93.8 其他特指身体结构诊断性影像检查的异常所见

　　　　皮肤和皮下组织的异常放射学所见

二、编码问题解析

本案例左下肢皮肤肿物，编码于 D23.7 下肢(包括髋)皮肤良性肿瘤，诊断名称显示为肿物，但编码表达的是良性肿瘤，诊断与编码表达不符，需查看病历明确。

查房记录(部分)

诊断及诊断依据：

1. 阻塞性睡眠呼吸暂停综合征　患者打鼾，张口呼吸，查体左扁桃体Ⅱ～Ⅲ度，右扁桃体Ⅱ～Ⅲ度，咽腔有狭窄，电子鼻咽镜见腺样体肥大。多导睡眠监测符合睡眠呼吸暂停综合征。故诊断。

2. 鼻炎　患者有反复鼻阻、流涕史，查体见双鼻黏膜稍充血，鼻甲稍肿大，中鼻道可见浆液性分泌物，故诊断。

3. 左下肢肿物　查体可见患者左下肢皮肤片状肿物，拟出院就诊皮肤科，进一步诊治。

本案例患者因无明显诱因夜间打鼾入院，主要诊断为阻塞性睡眠呼吸暂停综合征入住耳鼻喉科，查体发现患者左下肢皮肤片状肿物，拟出院后皮肤科就诊，并未明确肿物的性质，属于对未做进一步诊察而转诊至他处的病例进行的临时性诊断。因此不能编码于 D23.7 下肢皮肤良性肿瘤，应编码至 R22.4 下肢的局部肿胀、肿物和肿块。

编码查找过程：

主导词：肿物

　　　　—局部(皮肤)R22.9

　　　　——肢

　　　　———下 R22.4

核对第一卷：R22.4 下肢的局部肿胀、肿块和肿物

【案例最终编码】

诊断类别	诊断名称	原编码	修正编码	ICD 名称
出院主要诊断	阻塞性睡眠呼吸暂停综合征	G47.302	G47.3	睡眠呼吸暂停
出院其他诊断	双侧扁桃体肥大伴腺样体肥大	J35.100	J35.3	扁桃体肥大伴有腺样体肥大
	鼻炎	J31.000x001	J31.0	慢性鼻炎
	左下肢皮肤肿物	D23.700	R22.4	下肢的局部肿胀、肿块和肿物

案例二

【基本信息】

性别:女	年龄:21岁	住院天数:10天
入院科室:肝胆外科		出院科室:肝胆外科

【诊断信息】

诊断类别	诊断名称	疾病编码
出院主要诊断	胆囊结石	K80.200x003
出院其他诊断	β型地中海贫血	D56.100
	左肺结节	D86.000

【编码问题】左肺结节 D86.000

一、知识点回顾

(一)编码相关临床知识点

肺结节和肿块一般通过影像学发现,通常当肺部病灶直径≤3cm者称为结节(nodule),而>3cm者称为肿块(mass)。无论结节还是肿块,都属于临床上未进一步明确诊断的患者的临时性诊断,通过病理检查可以确定其性质。肺结节及肿块均可单发,也可多发。单发者常见于肺癌、结核球和炎性假瘤等;多发者最常见于肺转移瘤,还可见于坏死性肉芽肿,多发性含液肺囊肿等。

结节病是一种原因不明的多系统累及的肉芽肿性疾病,主要侵犯肺和淋巴系统,其次是眼部和皮肤。结节病的特征性病理改变是非干酪样上皮样细胞性肉芽肿,主要由高分化的单核吞噬细胞(上皮样细胞和巨噬细胞)和淋巴细胞组成。90%以上的结节病累及肺脏。肺结节病除了通过影像学辅助检查,还可通过肺功能试验、纤维支气管镜与支气管肺泡灌洗、血液检查和结核菌素试验等助诊,其中纤维支气管镜与支气管肺泡灌洗中的支气管黏膜活检、经支气管镜肺活检术(TBLB)、经支气管淋巴结针吸(TBNA)和支气管内超声引导(EBUS)活检诊断率较高,风险低,是目前肺结节病的重要诊断手段。肺结节病虽然在影像学上也表现为肺部结节,但属于临床上已经有明确诊断的疾病,不属于临时性诊断。

(二)ICD-10分类知识点

肺结节和肺结节病分类完全不同,肺结节分类于R91肺诊断性影像检查的异常所见,肺结节病分类于D86.0肺结节病和D86.2肺结节病伴有淋巴结结节病。

R91 肺诊断性影像检查的异常所见

肺肿物NOS

D86 结节病

D86.0　　肺结节病

D86.2　　肺结节病伴有淋巴结结节病

二、编码问题解析

本案例患者以"胆囊结石"1个月入院，拟行胆囊切除术，为明确结石行CT检查，发现肺部结节这一影像学异常。

查房记录（部分）

诊断及诊断依据：

1. 胆囊结石　患者因诊断"胆囊结石"1个月，拟行胆囊切除术入院，查体腹软，无膨隆，全腹无压痛，无肌紧张，无反跳痛，Murphy征阴性，全腹未扪及包块。某院MRI示脾脏未见确切显示，胆囊及颈内低信号，考虑结石可能，胆囊管迂曲。故诊断。

2. β型地中海贫血　既往诊断明确。

3. 左肺结节待查　胸部CT平扫，左肺上叶结节影，性质不明。

CT检查报告单

姓名：×××　　　性别：女　　　年龄：21岁　　　影像号：×××

科室：肝胆病房　病床：×××　住院号：×××　ID号：×××

检查方法：CT胸部平扫＋加强

影像表现：

左肺上叶见类圆形结节影，大小约13mm×13mm，边界清楚，其内密度较均匀，CT值约45Hu，增强后病变可见较均匀强化，CT值约10Hu。余双肺未见明显实质性病变影。增强后双侧肺门及纵隔内未见明显淋巴结肿大征象。心影未见明显异常。双侧胸膜未见明显异常。扫描层面胆囊区域见点状高密度影。

影像诊断：

1. 左肺上叶结节影，请随访。

2. 扫描层面胆囊区域点状高密度影，考虑胆囊结石可能。

本案例住院治疗目的是胆囊结石，左肺上叶结节是从CT检查发现，但从影像学表现上，无法明确结节的性质，也未进行病理等明确病变性质的检查，不应编码于D86.0肺结节病。应编码至R91肺诊断性影像检查的异常所见。

编码查找过程：

主导词：异常的

　　　　—诊断性影像

　　　　——肺（区）R91

核对第一卷：R91肺诊断性影像检查的异常所见

【案例最终编码】

诊断类别	诊断名称	原编码	修正编码	ICD 名称
出院主要诊断	胆囊结石	K80.200x003	K80.2	胆囊石病
出院其他诊断	β 型地中海贫血	D56.100	D56.1	β 型地中海贫血
	左肺结节	D86.000	R91	肺诊断性影像检查的异常所见

（曾　姝）

第十九章

损伤、中毒和外因的某些其他后果

第一节　概　　述

本章为一般优先分类章,编码分类于 S00-T98。其中,S 编码用于分类身体单一部位不同类型的损伤,T 编码用于分类身体多部位或未特指部位的损伤以及中毒和外因的某些其他后果。本章为强制双编码章节,即损伤编码和第二十章损伤外部原因编码一起使用,其中本章编码为主要编码,第二十章编码为附加编码。

本章包括下列各节:

S00-S99　单一身体部位的同一类型的损伤

T00-T07　累及身体多个部位的损伤

T08-T14　躯干、四肢或身体未特指部位的损伤

T15-T19　通过自然腔口进入异物的效应

T20-T32　烧伤和腐蚀伤

T33-T35　冻伤

T36-T50　药物、药剂和生物制品中毒

T51-T65　主要为非药用物质的毒性效应

T66-T78　外因的其他和未特指的效应

T79　创伤的某些早期并发症

T80-T88　手术和医疗的并发症,不可归类在他处者

T90-T98　损伤、中毒和外因其他后果的后遗症

不包括:

产伤(新生儿的)(P10-P15)

产科创伤(O70-O71)

损伤类型:

1. **浅表损伤**　包括擦伤、水疱(非热伤性)、挫伤(包括青肿和血肿)、浅表异物(裂片)所致的损伤不伴有大的开放性伤口、昆虫咬伤(无毒的)等。

2. **开放性伤口**　包括动物咬伤、切割伤、撕裂伤和穿刺伤(伴有贯通性异物)等。

3. **骨折**　包括闭合性、脱位的、移位的和开放性骨折。

4. **脱位、扭伤和劳损**　包括软骨的、关节(囊)的或韧带的撕脱、撕裂伤、扭伤、劳损和创

伤性关节积血、破裂等。

5. 神经和脊髓损伤 包括脊髓的完全性或不完全性损害、神经和脊髓连续性(连接)的损害,以及创伤性神经切断、创伤性脊髓出血、创伤性麻痹(短暂性)和创伤性截瘫等。

6. 血管损伤 包括血管的撕脱、切割伤、撕裂伤,以及创伤性的动脉瘤或瘘、创伤性动脉血肿和创伤性血管破裂等。

7. 肌肉、筋膜和肌腱损伤 包括肌肉、筋膜和肌腱的撕脱、切割伤、撕裂伤以及创伤性破裂。

8. 挤压伤

9. 创伤性切断

10. 内部器官损伤 包括内部器官的冲击损伤、青肿、震荡损伤、挤压、撕裂伤、创伤性血肿等。

11. 其他和未特指的损伤

编码查找方法:

1. 损伤编码的查找方法

(1)指出了具体损伤类型,如擦伤、撕裂伤、骨折和烧伤等,用损伤类型查找。

(2)开放性损伤,如砍伤、穿刺伤等,直接查找"伤口"。

(3)没有指出具体类型的损伤,直接查找"损伤"。

2. 中毒编码的查找方法

(1)动植物、食物中毒:在第三卷第一索引里查找"中毒"或在第三索引药物和化学制剂表里查找动植物或食物的名称。

(2)药品或非药物制剂:在第三卷第三索引药物和化学制剂表里查找具体的药物或化学制剂名称。

(3)中毒的外因编码:在第三卷第三索引里查"物质"名称(意外、自害、意图不确定和有害效应)

3. 医疗并发症直接查找"并发症"。

第二节 疾病案例分析

案例一

【基本信息】

性别:男	年龄:35 岁	住院天数:9 天
入院科室:骨科		出院科室:骨科

【诊断信息】

诊断类别	诊断名称	疾病编码
出院主要诊断	右侧开放性粉碎性胫骨骨折	S82.211
出院其他诊断	右下肢神经损伤	T13.300
	右小腿皮肤挫裂伤	T00.901
损伤中毒外因	行人被小汽车撞伤	V03.x00

【编码问题】右下肢神经损伤 T13.300、右小腿皮肤挫裂伤 T00.901

一、知识点回顾

(一) 单一部位损伤排列结构

S00-S09　头部损伤

S10-S19　颈部损伤

S20-S29　胸部损伤

S30-S39　腹部、下背、腰椎和骨盆损伤

S40-S49　肩和上臂损伤

S50-S59　肘和前臂损伤

S60-S69　腕和手损伤

S70-S79　髋和大腿损伤

S80-S89　膝和小腿损伤

S90-S99　踝和足损伤

单一部位的损伤分成 10 个小节。小节分类轴心是解剖部位,从上到下依次是头→颈→胸→腹→肩和上臂→肘和前臂→腕和手→髋和大腿→膝和小腿→踝和足;同一小节内(比如 S00-S09)的分类轴心为损伤类型:0 浅表损伤、1 开放性伤口、2 骨折、3 脱位、扭伤和劳损、4 神经和脊髓损伤、5 血管损伤、6 肌肉和肌腱损伤、7 挤压伤、8 创伤性切断和 9 未特指的损伤。除外个别特殊类目(S05、S06、S26、S27、S36、S37)。

(二) 多个部位损伤排列结构

T00-T07　累及身体多个部位的损伤

T08-T14　躯干、四肢或身体未特指部位的损伤

注:T00-T07 类目的分类轴心为损伤类型;T08-T14 为未特指部位的多处损伤,此小节应尽量不去使用,如明确了具体损伤部位,应分类到前面更特异的类目。

(三) 综合编码规则

1. 同一身体区域同种类型损伤,综合编码至该类目的第 4 位数亚目 .7。

2. 同一身体区域不同类型的损伤,综合编码至各节最后类目的第四位数亚目 .7。

3. 不同身体区域同种类型的损伤,综合编码至 T00-T06。

4. 多处损伤未特指损伤部位和类型的编码于 T07。

以上为损伤的综合编码规则，判定是否为同一身体区域以及同种类型损伤，简单来讲，即是当类目的第二位数相同时，即为同一身体区域；类目的第三位数相同时，即为同种类型的损伤。

只要可能，就应遵循对损伤的多编码原则，每个损伤都应分别编码，以体现损伤的详情。综合编码是为了：①当个别情况的性质不够详细时使用；②多处损伤不能确定哪一处更为严重时作为主要编码使用；③多处损伤不能确定哪一处更为严重的情况作为主要编码以外，在其他诊断时也应优选综合编码，所列情况逐个作为附加编码详细补充。

(四) 多处损伤的编码规则

1. 不同损伤类型的多处损伤　应选择那种明显比其他情况更严重而且需求更多医疗资源的情况，即最严重的、对生命威胁最大的或主要治疗的情况作为主要编码，再根据多编码原则对其他损伤逐一进行编码。在第二卷中对于损伤主要编码的假定判断：①记录为内部损伤并仅伴有浅表性损伤和 / 或开放性伤口者，把内部损伤作为主要编码；②颅骨和面骨骨折并伴有有关颅内损伤者，把颅内损伤作为主要编码；③记录为颅内出血并仅伴有头部其他损伤者，把颅内出血作为主要编码；④记录为骨折并仅伴有同一部位的开放性伤口者，把骨折作为主要编码。

2. 同种损伤类型的多处损伤

(1) 同种损伤类型的多处损伤能确定哪一处更为严重时，选择最严重的、对生命威胁最大的或主要治疗的情况作为主要编码，再根据多编码原则逐一进行编码，附加综合编码。

(2) 同种损伤类型的多处损伤不能确定哪一处更为严重时，综合编码作为主要编码，再根据多编码原则逐一进行编码；多处损伤不能确定哪一处更为严重的情况作为主要编码以外，在其他诊断也应优选综合编码，所列情况逐个作为附加编码详细补充。

(3) 第十九章部分类目含有选择性使用的第 5 位数细目，用以表明伤口的闭合性或开放性 (0 代表闭合性，1 代表开放性)。如本案例中右侧开放性粉碎性胫骨骨折，编码 S82.21，第五位数 "1" 就代表是胫骨的开放性骨折。未指明闭合性还是开放性的骨折应假定归类于闭合性。

二、编码问题解析

编码问题 1：右下肢神经损伤 T13.300

T13.3 (下肢未特指神经的损伤，水平未特指) 是一个笼统的编码，结合前述知识点，损伤分类时应尽量明确损伤的性质和部位，需查阅病历。

手术记录 (部分)

手术发现：

右小腿内侧可见约 3cm×2cm 创口，深及骨折断端，污染重，创口不规则；右胫骨中段粉碎性骨折，右胫神经及腓神经挫伤水肿。

手术记录示:该患者右胫神经及腓神经挫伤水肿,显示患者胫神经、腓神经均有损伤,根据同种损伤类型的多处损伤编码规则,多处损伤不能确定哪一处更为严重的情况在其他诊断时应优选综合编码,所列情况逐个作为附加编码详细补充。因此,正确编码为 S84.7 在小腿水平的多神经损伤,再分别编码具体损伤的神经 S84.0 在小腿水平的胫神经损伤和 S84.1 在小腿水平的腓神经损伤。

编码查找过程:

主导词:损伤

　　　　—神经

　　　　——腓侧(小腿水平)S84.1

　　　　——胫(小腿水平)S84.0

　　　　——腿

　　　　———小

　　　　————多处 S84.7

核对第一卷:S84.7 在小腿水平的多神经损伤

　　　　　　S84.0 在小腿水平的胫神经损伤

　　　　　　S84.1 在小腿水平的腓神经损伤

编码问题 2:右小腿皮肤挫裂伤 T00.901

T00.9 为未特指的多处浅表损伤。上述手术记录示,右小腿内侧可见约 3cm×2cm 创口,深及骨折断端,创口不规则,即该患者的损伤类型明确为开放性裂伤而非浅表性损伤,且并非多处,因此正确编码应为 S81.8 小腿其他部位的开放性伤口。

编码查找过程:

主导词:伤口,开放性

　　　　—小腿 S81.8

核对第一卷:S81.8 小腿其他部位的开放性伤口

同时,手术记录示,此开放性伤口深及骨折断端,即开放性伤口位于骨折处。因此 S82.21 开放性胫骨骨干骨折已表达了开放性伤口的情况,S81.8 可以不予编码。

【案例最终编码】

诊断类别	诊断名称	原编码	修正编码	ICD 名称
出院主要诊断	右侧开放性粉碎性胫骨骨折	S82.211	S82.21	开放性胫骨骨干骨折
出院其他诊断	右下肢神经损伤	T13.300	S84.7	在小腿水平的多神经损伤
			S84.1	在小腿水平的腓神经损伤
			S84.0	在小腿水平的胫神经损伤
出院其他诊断	右小腿皮肤挫裂伤	T00.901		
损伤中毒外因	行人被小汽车撞伤	V03.x00	V03	行人在与小汽车、轻型货车或篷车碰撞中的损伤

案例二

【基本信息】

性别:男	年龄:2 天	住院天数:9 天
入院科室:神经外科		出院科室:神经外科

【诊断信息】

诊断类别	诊断名称	疾病编码
出院主要诊断	蛛网膜下腔出血	I60.900
出院其他诊断	新生儿生理性黄疸	P59.902

【编码问题】蛛网膜下腔出血 I60.900、损伤中毒外因编码遗漏

一、知识点回顾

(一)编码相关临床知识点

新生儿颅内出血(intracranial hemorrhage of the newborn)是新生儿,尤其是早产儿的常见疾病,也是严重脑损伤的常见形式。根据颅内出血部位不同,临床上分为脑室周围 - 脑室内出血、原发性蛛网膜下腔出血、脑实质出血、硬膜下出血和小脑出血。其病因和发病机制主要为早产、缺血缺氧、损伤、新生儿肝功能不成熟、凝血因子不足和患其他出血性疾病。

(二)ICD-10 分类知识点

ICD-10 中新生儿颅内出血主要分类结构:
(1)产伤引起颅内出血→ P10 产伤引起的颅内撕裂和出血
(2)非创伤性颅内出血→ P52 胎儿和新生儿颅内非创伤性出血
(3)非产伤的外伤性颅内出血→ S06 颅内损伤
(4)胎儿或新生儿受母体损伤的影响→ P00.5

二、编码问题解析

本案例患者出生 2 天,住院 9 天,出院主要诊断为蛛网膜下腔出血,编码于 I60.9 未特指的蛛网膜下出血,由以上知识点对新生儿颅内出血的分类,不应编码至 I 编码。查阅病历记录,明确出血原因。

入院记录(部分)

患者于入院前 4 小时,在出生医院因折叠梯倒下撞击怀抱患者父亲的头部后,顺势撞击患者头部,伤后患儿哭闹。至某医院急诊,行头颅 CT 提示蛛网膜下腔出血。

入院记录显示,本案例患者蛛网膜下腔出血是在出生医院因折叠梯倒下撞击怀抱患者父亲的头部后,顺势撞击患者头部导致,属于外伤引起,正确编码应为 S06 颅内损伤。损伤类诊断必须有外部原因编码,本案例损伤原因明确,应增加损伤中毒外因编码 W22 撞在其他物体上或被其他物体击中。

编码查找过程:

主导词:出血

　　　　—蛛网膜下(非创伤性)

　　　　— —创伤性 S06.6

核对第一卷:S06.6 创伤性蛛网膜下出血

损伤中毒外因编码查找过程: 第三卷第二索引(损伤的外部原因索引)

主导词:碰撞,与(意外地)(另见接触,与)

　　　　—物体(静止)NEC W22.-

核对第一卷:W22 撞在其他物体上或被其他物体击中

【案例最终编码】

诊断类别	诊断名称	原疾病编码	修正编码	ICD 名称
出院主要诊断	蛛网膜下腔出血	I60.900	S06.6	创伤性蛛网膜下出血
出院其他诊断	新生儿生理性黄疸	P59.902	P59.9	未特指的新生儿黄疸
损伤中毒外因			W22	撞在其他物体上或被其他物体击中

案例三

【基本信息】

性别:男	年龄:18 岁	住院天数:21 天
入院科室:烧伤整形科		出院科室:烧伤整形科

【诊断信息】

诊断类别	诊断名称	疾病编码
出院主要诊断	全身多处热液重度烫伤Ⅱ°18%TSA	T30.000
出院其他诊断	低血容量性休克	R57.100
损伤中毒外因	接触其他的热和烫的物质	X19.x00

【编码问题】 全身多处热液重度烫伤Ⅱ度 18%TSA T30.000、低血容量性休克 R57.100、接触其他热和烫的物质 X19.x00

一、知识点回顾

(一) 编码相关临床知识点

1. 烧伤和腐蚀伤

热力烧伤是指由电流、火焰、摩擦、闪电、热液、高温气体、激光、炽热金属液体或固体等引起的组织损害,为通常所称的或狭义的烧伤(临床上也有将热液、蒸气所致的烧伤称之为烫伤)。腐蚀伤是指酸、碱等腐蚀性物质引起的化学性烧伤。判断伤情最基本的要素是烧伤面积和深度,同时还应考虑全身情况,如休克、重度吸入性损伤和较重的复合伤。

2. 烧伤面积的估算

是指皮肤烧伤区域占全身体表面积的百分数。为便于记忆,将体表面积划分为 11 个 9% 的等份,另加 1%,构成 100% 的总体表面积,即头颈部 =1×9%;躯干 =3×9%;双上肢 =2×9%;双下肢 =5×9%+1%(会阴部)。

3. 烧伤深度的判定

目前常用三度四分法,即将烧伤深度分为Ⅰ度、浅Ⅱ度、深Ⅱ度、Ⅲ度。一般将Ⅰ度和浅Ⅱ度烧伤称浅度烧伤,深Ⅱ度和Ⅲ度称深度烧伤。烧伤深度的鉴别如下(表 19-1)。

表 19-1 烧伤深度的鉴别

烧伤深度		损伤深度	局部特征	愈合过程
Ⅰ度(红斑)		表皮浅层	红斑、干燥	3~7 天脱屑,无瘢痕
Ⅱ度(水疱)	浅Ⅱ度	真皮浅层	创面红肿、渗液多、水疱饱满易剥脱	若无感染,1~2 周愈合,不留瘢痕,但多数有色素沉着
	深Ⅱ度	真皮深层(有皮肤附件残留)	渗液少、水肿、创面红白相间、水疱小不易剥脱	无感染 3~4 周可融合修复,但常有瘢痕增生
Ⅲ度(焦痂)		皮肤全层,可深达肌肉、骨骼和内脏器官等	创面蜡白或焦黄,甚至碳化,硬如皮革,干燥,无渗液,可见树枝状血管栓塞	3~4 周焦痂脱落,创面难愈合,愈合后多形成瘢痕

1. 烧伤严重程度分度

(1) 轻度烧伤:Ⅱ度烧伤面积 10% 以下。

(2) 中度烧伤:Ⅱ度烧伤面积 11%~30%,或有Ⅲ度烧伤但面积不足 10%。

(3) 重度烧伤:烧伤总面积 31%~50%;或Ⅲ度烧伤面积 11%~20%;或Ⅱ度、Ⅲ度烧伤面积虽不到上述百分比,但已发生休克等并发症,或存在较重的吸入性损伤、复合伤等。

(4) 特重烧伤:烧伤总面积 50% 以上;或Ⅲ度烧伤 20% 以上。

2. 烧伤的临床分期

根据烧伤病理生理特点,一般将烧伤临床发展过程分为四期,体液渗出期、急性感染期、创面修复期和康复期。其中体液渗出期对于较小面积的浅度烧伤,主要表现为局部的组织水肿;当烧伤面积较大(一般指Ⅱ度、Ⅲ度烧伤面积成人在 15%,小儿在 5% 以上者),尤其是抢救不及时或不当,人体不足以代偿迅速发生的体液丧失时,则循环血量明显下降,导致血流动力与流变学改变,进而发生休克,因此对于较大面积烧伤,此期又称休克期。

3. 低血容量性休克　低血容量性休克常因大量出血或体液丢失，或液体积存于第三间隙，导致有效循环量降低引起。其中由大血管破裂或脏器出血引起的称失血性休克；严重的外伤引起血液或血浆丧失，损伤处炎性肿胀和体液渗出，可导致创伤性休克。失血性休克和创伤性休克都属于低血容量性休克。

（二）ICD-10 分类知识点

1. 根据烧伤部位和烧伤面积分类

（1）根据烧伤部位分为

T20：头和颈烧伤和腐蚀伤

T21：躯干烧伤和腐蚀伤（包括：腹壁、肛门、背、乳房、臀等）

T22：肩和上肢烧伤和腐蚀伤，除外腕和手［包括：臂（任何部分，除外仅腕和手）、腋、肩胛区］

T23：腕和手烧伤和腐蚀伤

T24：髋和下肢烧伤和腐蚀伤，除外踝和足［包括：小腿（任何部分，除外仅踝和足）］

T25：踝和足烧伤和腐蚀伤

（2）根据烧伤面积分为

T31：根据体表累及范围分类的烧伤

T32：根据体表累及范围分类的腐蚀伤

2. 限于眼和内部器官的烧伤和腐蚀伤

T26　限于眼和附器的烧伤和腐蚀伤

　　　亚目 .0-.4 分类烧伤，亚目 .5-.9 分类腐蚀伤

T27　呼吸道烧伤和腐蚀伤

　　　亚目 .0-.3 分类烧伤，亚目 .4-.7 分类腐蚀伤

T28　其他内部器官的烧伤和腐蚀伤

　　　亚目 .0-.4 分类烧伤，亚目 .5-.9 分类腐蚀伤

3. 身体多个部位和未特指部位的烧伤和腐蚀伤

T29　身体多个部位的烧伤和腐蚀伤

　　　亚目 .0-.3 分类烧伤，亚目 .4-.7 分类腐蚀伤

T30　烧伤和腐蚀伤，身体部位未特指

　　　亚目 .0-.3 分类烧伤，亚目 .4-.7 分类腐蚀伤

4. 编码注意事项

（1）关于臀部的划分在临床和在 ICD 分类中是不同的，临床上躯干不包括臀部，臀部烧伤属于下肢烧伤；在 ICD 分类中，臀部的烧伤分类于躯干。需要在编码时注意甄别。

（2）烧伤面积编码一般作为附加编码，T31 和 T32 只在没有部位说明的情况下才能作为主要编码。

（3）身体外表面烧伤和腐蚀伤一般包括三个部分的编码：部位编码、面积编码和外因编码。

（4）当烧伤部位涉及两个及以上时，即为多处烧伤，其编码规则与同种损伤类型的多处

损伤相同。

(5)烧伤病例主要诊断选择原则：①烧伤程度不同时，选择烧伤最严重的部位诊断为出院主要诊断；②当烧伤程度相同时，选择烧伤面积最大的部位为出院主要诊断。

(6)T30(烧伤和腐蚀伤，身体部位未特指)为笼统编码，一般不应使用。

二、编码问题解析

编码问题1：全身多处热液重度烫伤Ⅱ度18%TSA　T30.000

本案例主要诊断全身多处热液重度烫伤Ⅱ度18%TSA，编码于T30.0(身体未特指部位的烧伤，程度未特指)，编码未表达具体烧伤部位及程度，与诊断不符。查看病历明确烧伤的具体身体部位。

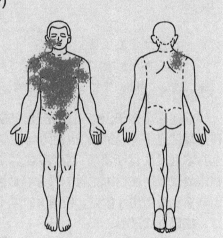

查房记录(部分)

诊断及诊断依据：

胸部、腹部、会阴部、右面部、右颈肩部、双上臂热液重度烫伤Ⅱ度18%TBSA：患者，男，因不慎打翻桌上盛热水的容器，全身多处热水烫伤后肿痛、水疱1小时，查体：胸部、腹部、会阴部、右面部、右颈部、肩部、双上臂等处创面，创面较清洁，颈部创面红肿伴小水疱，泡液张力中，胸部腹部水疱破溃，基底红润，部分基底红白相间，渗液多，湿润。包皮红肿可见水疱，总面积18%。故诊断。

从诊断依据及烧伤区域图可见，该患者烧伤程度均为Ⅱ度，烧伤面积最大的是躯干部。按烧伤主要诊断选择原则，烧伤程度相同，则应选择面积最大的躯干部烧伤为主要诊断。因此本案例主要编码应为T21.2躯干Ⅱ度烧伤(包括腹部、胸部和会阴)，再根据多编码原则对面部、颈部、肩和上臂逐一进行编码，编码分别为T20.2头和颈部Ⅱ度烧伤、T22.2(肩和上肢Ⅱ度烧伤，除外腕和手)。本案例涉及多部位烧伤，根据同种损伤类型的多处损伤编码规则，在能确定哪一处损伤更严重时，除选择最严重的的损伤为主要编码，为了方便统计和管理，可附加综合编码T29.2(多个部位烧伤，述及的烧伤不超过Ⅱ度)。患者烧伤面积为18%，应附加编码T31.1累及体表10%~19%的烧伤。

编码查找过程：

主导词：烧伤(电流)(火焰)(热气体、液体或物体)(辐射)(蒸气)(热的)

　　　　—肩，肩胛区 T22.-

　　　　—颈 T20.-

　　　　—面部 T20.-

　　　　—躯干 T21.-

　　　　—全身 T29.-

　　—未特指部位伴有累及特指体表范围

　　——10%~19%T31.1

　　—肢

　　——上(除外仅腕和手)T22.-

核对第一卷:T21.2 躯干Ⅱ度烧伤

　　　　　　T20.2 头和颈Ⅱ度烧伤

　　　　　　T22.2 肩和上肢Ⅱ度烧伤,除外腕和手

　　　　　　T29.2 多个部位烧伤,述及的烧伤不超过Ⅱ度

　　　　　　T31.1 累及体表 10%~19% 的烧伤

编码问题 2:低血容量性休克 R57.100

　　第一卷示 R57 为休克,不可归类在他处者,而此类目下明确不包括:创伤性(T79.4),本案例为严重多处烧伤患者,需查看病历。

查房记录(部分)

诊断及诊断依据:

低血容量性休克:患者全身多处烫伤诊断明确,创面渗液多,伤后患者精神欠佳,尿量少,心率快,查体见轻度脱水貌,哭吵少,故诊断。

　　前述临床知识点指出,烧伤面积较大时,人体不足以代偿迅速发生的体液丧失时,则循环血量明显下降,导致血流动力与流变学改变,进而发生休克。从查房记录可以看出,患者全身多处烫伤诊断明确,创面渗液多、尿量少、心率快、有脱水貌,为烫伤引起的休克的主要临床表现。创伤性休克属于低血容量性休克,本案例诊断为低血容量性休克,编码为 R57.1,而其实质为创伤性休克。根据 R57 类目下的不包括,应编码为 T79.4 创伤性休克。

编码查找过程:

主导词:休克

　　—血容量不足性

　　——创伤性 T79.4

核对第一卷:T79.4 创伤性休克

编码问题 3:接触其他热和烫的物质 X19.x00

　　第一卷示 X19 为接触其他和未特指的热和烫的物质,本案例查房记录中明确记录:患者因不慎打翻桌上盛热水的容器,引起全身多处热水烫伤。明确患者是被热水烫伤,不应分类于 X19 为接触其他和未特指的热和烫的物质,正确编码应为 X11 接触热自来水。

编码查找过程:第三卷第二索引(损伤的外部原因索引)

主导词:接触

　　—与

　　——热

　　———水(水龙头),在浴池、桶或浴盆中(来自水管)X11.-

核对第一卷:X11 接触热自来水

　　　　　　包括:在……中的热水

　　　　　　　　●浴室

- 水桶
- 木盆

【案例最终编码】

诊断类别	诊断名称	原编码	修正编码	ICD 名称
出院主要诊断	全身多处热液重度烫伤Ⅱ度 18%TSA	T30.000	T21.2	躯干Ⅱ度烧伤
出院其他诊断			T20.2	头和颈Ⅱ度烧伤
			T22.2	肩和上肢Ⅱ度烧伤,除外腕和手
			T29.2	多个部位烧伤,述及的烧伤不超过Ⅱ度
			T31.1	累及体表 10%~19% 的烧伤
	低血容量性休克	R57.100	T79.4	创伤性休克
损伤中毒外因	接触其他的热和烫的物质	X19.x00	X11	接触热自来水

案例四

【基本信息】

性别:男	年龄:17 岁	住院天数:5 天
入院科室:急诊科		出院科室:急诊科

【诊断信息】

诊断类别	诊断名称	疾病编码
出院主要诊断	急性药物中毒	T50.900
出院其他诊断	药物性肝损害	K71.901
	中毒性脑病	G92.x00
损伤中毒外因	药物中毒	X44.x00

【编码问题】急性药物中毒 T50.900、损伤中毒外因 X44.x00

一、知识点回顾

(一) 编码相关临床知识点

进入人体的化学物质达到中毒量产生组织和器官损害引起的全身性疾病称为中毒。引起中毒的化学物质称毒物。根据毒物来源和用途分为:工业性毒物、药物、农药、有毒动植物。

(二) ICD-10 分类知识点

1. **药物、药剂和生物制品中毒分类于 T36-T50**
   包括:此类物质过量

给错或用错此类物质

不包括：非致依赖性物质的滥用（F55）

合理使用正确物质的有害效应［"过敏""反应"等］，这种情况应按照有害效应的性质分类，如：

- 阿司匹林性胃炎（K29.-）
- 血液疾患（D50-D76）
- 皮炎：
  - 接触性（L23-L25）
  - 内用物质引起的（L27.-）
- 肾病（N14.0-N14.2）
- 药物未特指的有害效应（T88.7）

醉酒造成的中毒（F10-F19）

影响胎儿和新生儿的药物反应和中毒（P00-P96）

病理性药物中毒（F10-F19）

2. 非药用物质的毒性效应分类于 T51-T65

不包括：腐蚀伤（T20-T32）

分类于他处的局限性毒性效应（A00-R99）

外部物质引起的呼吸情况（J60-J70）

3. 编码注意事项

（1）药物引起的毒性效应，首先应注意区分是有害效应还是中毒。

（2）有害效应是指恰当地使用治疗量或预防剂量的正确药物引起的过敏等不良反应。①对于有临床表现的有害效应，可用 A00-R99 对其临床表现编码，并用第二十章的 Y 编码（Y40-Y59）说明引起有害效应的物质；②对于药物和药剂未特指其临床表现的有害效应编码于 T88.7 药物和药剂未特指的有害效应；③对于不明原因的有害效应编码于 T78.-（有害效应，不可归类在他处者）。

（3）中毒是指给错药物或用错方法，或过量服用药物对机体引起的有害反应。中毒编码包括：中毒本身情况编码（T36-T65）；中毒临床表现编码（A00-R99）；损伤中毒外因编码（X40-X49），其中中毒编码为主要编码。

（4）若病历中未说明引起中毒的性质，则假定为"意外"中毒编码；若病历中未说明是给错药或服错药物，则假定为正确使用药物的有害效应进行编码；对于非医源性物质引起的毒性效应，按中毒进行编码。

二、编码问题解析

编码问题 1：急性药物中毒 T50.900

第一卷示 T50.9 为药物、药剂和生物制品中毒，其他和未特指的。查阅病历记录明确具体的药物。

入院记录（部分）

现病史：患者于入院前 3 天，与父母发生争吵后自行口服异烟肼和利福平约 50 片，量约 5g。

过去史：去年 5 月患者同学诊断肺结核，因其有接触史，于疾控中心筛查并确诊为肺结核，予以规律抗结核药物（利福平＋异烟肼＋乙胺丁醇）疗程约 11 个月。

入院记录显示，患者入院前 3 天，因与父母发生争吵自行口服异烟肼和利福平 50 片。属于大量服用抗结核药物引发的中毒，有明确的中毒具体药物，不应编码至 T50.9（药物、药剂和生物制品中毒，其他和未特指的）。正确编码应为 T36.6 利福霉素类中毒。

编码查找过程：第三卷第三索引（药物和化学制剂表索引）

主导词：异烟肼［雷米封］

　　—伴有

　　——利福平　　第 19 章 T36.6

核对第一卷：T36.6 利福霉素类中毒

编码问题 2：药物中毒 X44.x00

X44 为其他和未特指的药物、药剂和生物制品的意外中毒及暴露于该类物质，现病史中明确表明患者是与父母争吵后自行服用过量药物，属故意自害，应编码至 X64（其他和未特指的药物、药剂和生物制剂的故意自害及暴露于该类药物）。

编码查找过程：第三卷第三索引（药物和化学制剂表索引）

主导词：异烟肼［雷米封］

　　—伴有

　　——利福平　　故意自害 X64

核对第一卷：X64 其他和未特指的药物、药剂和生物制剂的故意自毒及暴露于该类药物。

【案例最终编码】

诊断类别	诊断名称	原编码	修正编码	ICD 名称
出院主要诊断	急性药物中毒	T50.900	T36.6	利福霉素类中毒
出院其他诊断	药物性肝损害	K71.901	K71.9	未特指的中毒性肝病
	中毒性脑病	G92.X00	G92	中毒性脑病
损伤中毒外因	药物中毒	X44.x00	X64	其他和未特指的药物、药剂和生物制品的故意自毒及暴露于该类药物

案例五

【基本信息】

性别：女	年龄：4 岁		住院天数：8 天
入院科室：肝胆外科		出院科室：肝胆外科	

【诊断信息】

出院主要诊断	空肠穿孔	K63.101
出院其他诊断	空肠坏死	K55.004
	胃穿孔	K31.814
	多发性消化道异物	T18.801
损伤中毒外因	异物进入或穿入眼或自然腔口	W44.x00

【手术操作信息】

手术类别	手术及操作名称
手术	胃切开异物取出术
手术	空肠切除术
手术	空肠空肠吻合术
手术	开腹探查术
手术	腹腔切开引流术

【编码问题】 空肠穿孔 K63.101、胃穿孔 K31.814、主要诊断选择错误

一、知识点回顾

通过自然腔口进入异物的效应主要分类结构：

T15 外眼异物

T16 耳内异物

T17 呼吸道内异物

T18 消化道内异物

T19 泌尿生殖道内异物

　　不包括：异物：

　　　　● 意外地留在手术伤口内（T81.5）

　　　　● 在穿刺伤口内 - 见按身体部位的开放性伤口

　　　　● 在软组织内残留的（M79.5）

　　碎片不伴有打的开放性伤口 - 见按身体部位的浅表损伤

二、编码问题解析

　　本案例损伤中毒外因诊断"异物进入或穿入眼或自然腔口"，手术操作信息示"胃切开异物取出术"，表明患者有异物情况，但主要编码为消化系统 K 编码，疾病编码与手术实际情况明显不符。查看病历。

出院记录（部分）

入院情况：患者因阵发性腹痛 2 天入院，查体：发育正常、营养中等、精神好、安静、面色红润、无脱水貌。腹部无膨隆，腹软。左上腹轻度压痛，无反跳痛及肌紧张，全腹叩呈鼓音，肠鸣音 5 次 /min，无气过水声及高调肠鸣音。

辅助检查：腹部平片示消化道异物，胃镜检查示消化道异物，十二指肠溃疡。

主要治疗：全麻＋气管插管下行胃切开异物取出术、空肠切除伴吻合和腹腔引流术。

手术记录（部分）

手术发现：

异物位于十二指肠及距离屈氏韧带 10cm 处空肠内，为 8 枚形状各异磁性异物。距离屈氏韧带 10cm 处空肠及胃大弯吸引形成穿孔，内瘘。空肠坏死，周围组织粘连明显。手术经胃大弯处切开取出异物，分离空肠和胃内瘘，切除坏死空肠并连续全层缝合，置腹腔引流管一根，可吸收线逐层关腹。

编码问题 1：空肠穿孔 K63.101

出院记录示：患者阵发性腹痛 2 天入院，腹部平片和胃镜检查均提示消化道异物，入院后行胃切开异物取出术、空肠切除伴吻合和腹腔引流术。手术发现描述：异物位于十二指肠及距离屈氏韧带 10cm 处空肠内，为 8 枚形状各异磁性异物。距离屈氏韧带 10cm 处空肠及胃大弯吸引形成穿孔，表明空肠穿孔是因为磁性异物相吸引起的穿孔，不应分类于 K63.1 空肠穿孔，正确编码应为 T18.3 小肠内异物。

编码查找过程：

主导词：穿孔（非创伤性）（另见破裂）

　　　　—被

　　　—　—异物（外部）- 另见伤口，开放性，按部位

　　　—　—　—内部 - 见异物

　　　—空肠　K63.1

以穿孔为主导词在第三卷进行编码查找发现，空肠穿孔有三种分类的可能：①外部异物引发的穿孔；②内部异物引发的穿孔；③没有异物发生的穿孔，分别有不同的编码指引。本案例属于内部异物引发的穿孔，通过指引"内部 - 见异物"（见为必须参照执行），即表示身体内部异物造成的穿孔，应按异物为主导词重新查找。

主导词：异物

　　　　—经腔口进入

　　　—　—小肠 T18.3

核对第一卷：T18.3 小肠内异物

编码问题 2：胃穿孔 K31.814

胃穿孔也是由于内部异物引起的穿孔，同样不应编码至 K31.8 胃穿孔，正确编码应为 T18.2 胃内异物。编码查找过程同空肠穿孔，需转换主导词为异物。

编码查找过程:

主导词:异物

  —经腔口进入

  ——胃 T18.2

核对第一卷:T18.2 胃内异物

编码问题 3:主要诊断选择错误

从手术记录可以看出,患者是由于误服磁性异物,引起了空肠和胃的穿孔,无法区分哪个部位更严重,因此应调整综合编码多发性消化道异物为主要诊断,编码至 T18.8 消化道其他和多处部位内异物。小肠内异物和胃异物作为附加编码详细补充异物发生的具体部位。

编码查找过程:

主导词:异物

  —经腔口进入

  ——胃肠道

  ———多处 T18.8

核对第一卷:T18.8 消化道其他和多处部位内异物

【案例最终编码】

诊断类别	诊断名称	原编码	修正编码	ICD 名称
出院主要诊断	空肠穿孔	K63.101	T18.8	消化道其他和多处部位内异物
出院其他诊断	空肠坏死	K55.004	T18.3	小肠内异物
	胃穿孔	K31.814	T18.2	胃内异物
	多发性消化道异物	T18.801	K55.0	肠急性血管疾患
损伤中毒外因	异物进入或穿入眼或自然腔口	W44.x00	W44	异物进入或穿入眼或自然腔口

案例六

【基本信息】

性别:男	年龄:34 岁		住院天数:37 天
入院科室:骨科		出院科室:烧伤整形科	

【诊断信息】

诊断类别	诊断名称	疾病编码
出院主要诊断	右下肢截肢术后	Z98.800
	双侧桡骨骨折	S52.801
	全身多处皮肤擦伤	T00.800
	泌尿系统感染	N39.900
损伤外部原因	行人损伤,与重型运输车或公共汽车碰撞	V04.x00

【编码问题】右下肢截肢术后 Z98.800、行人损伤,与重型运输车或公共汽车碰撞 V04.x00

一、知识点回顾

医疗并发症的相关分类：

1. 不被认为是操作的特有情况的迟发并发症，按临床表现归入身体系统章中的某一个疾病编码（可以用 Y83-Y84 作为附加编码说明此情况与医疗操作有关）。

例：手术后食管炎，编码 K20

2. 不能归入某一个具体疾病编码的迟发性并发症，归入身体系统章中专设的手术操作后类目（表 19-2）。

表 19-2　身体系统章中专设的手术操作后类目

编码	内容
E89	操作后内分泌和代谢紊乱，不可归类在他处者
G97	神经系统的操作后疾患，不可归类在他处者
H59	眼和附器的操作后疾患，不可归类在他处者
H95	耳和乳突的操作后疾患，不可归类在他处者
I97	循环系统的操作后疾患，不可归类在他处者
J95	操作后的呼吸性疾患，不可归类在他处者
K91	消化系统的操作后疾患，不可归类在他处者
M96	操作后肌肉骨骼疾患，不可归类在他处者
N99	泌尿生殖系统的操作后疾患，不可归类在他处者

3. 一些早期的医疗并发症和不能归类到系统章的并发症，归类于 T80-T88（手术和医疗的并发症，不可归类在他处者）。其中部分是属于医疗事故、医疗意外、操作不当引起的，因此，T80-T88 是医院管理中需要加倍重视的内容。

分类结构：

T80　输注、输血和治疗性注射后的并发症

T81　操作并发症，不可归类在他处者

T82　心脏和血管假体装置、植入物和移植物的并发症

T83　泌尿生殖系假体装置、植入物和移植物的并发症

T84　内部矫形外科假体装置、植入物和移植物的并发症

T85　其他内部假体装置、植入物和移植物的并发症

T86　移植器官和组织的失败和排斥

T87　再植和截断术所特有的并发症

T88　手术和医疗的其他并发症，不可归类在他处者

二、编码问题解析

编码问题 1：右下肢截肢术后 Z98.800

本案例主要诊断右下肢截肢术后，编码于 Z98.8 其他特指的手术后状态，状态编码不能作为主要编码。查看病历，明确具体来院的目的及诊疗情况。

> **出院记录（部分）**
>
> 主诉：车祸伤致右下肢毁损伤 6 天。
>
> 入院诊断：1. 右下肢截肢术后；2. 右手、会阴区清创缝合术后；3. 全身多处皮肤擦伤；4 双侧桡骨骨折；5. 泌尿道感染。
>
> 出院诊断：1. 右下肢截肢术后；2. 右手、会阴区清创缝合术后；3. 全身多处皮肤擦伤；4. 双侧桡骨骨折；5. 泌尿系感染。
>
> 入院时情况：因"车祸伤致右下肢毁损伤 6 天"入院。外科情况：已于外院行右下肢截肢手术，右下肢大腿中段以下缺如，敷料湿润，为淡红色血性渗液，右大腿肿胀明显，张力稍高，有波动感，橡皮引流条固定可，有少许暗红色血流流出，皮肤稍发黑。右手敷料清洁、干燥，伤口对合可无渗液，右手肿胀明显，桡动脉搏动可触及，拒动，甲床稍苍白，皮温可。左下肢供皮区敷料清洁、干燥，在小腿稍肿胀，足背动脉可扪及，感觉及活动欠佳。会阴区皮肤软组织裂伤已行清创缝合，现水肿明显。左手、额面部有散在皮肤擦挫伤。
>
> 诊治经过：入院后予以"新泰林"预防感染、"鼠神经因子"营养神经、补液支持治疗，创面积极换药，因皮肤坏死伴感染于 20×× 年 × 月 × 日和 20×× 年 × 月 × 日在气管插管全麻下行右下肢残端坏死皮肤切除清创、VSD 引流（4%TBSA），术后予以哌拉西林抗感染治疗，伤口每日予以微波、激光治疗，创面可见新鲜肉芽生长，于 20×× 年 × 月 × 日在气管插管全麻下行右下肢残端清创、头皮取皮刃厚植皮术（面积 4%），术后予以头孢曲松抗感染治疗，伤口每日予以微波、激光治疗。

通过出院记录可以看出，患者是因为右下肢截肢术后残端坏死伴感染入院，入院后立即予抗感染治疗，对下肢残端分别做了 3 次手术（包括 20×× 年 × 月 × 日和 20×× 年 × 月 × 日分别两次做了右下肢残端坏死皮肤切除清创术和 VSD 引流，以及 20×× 年 × 月 × 日右下肢残端清创和头皮取皮刃厚植皮术），术后继续抗感染治疗。因此，本次住院主要是针对下肢残端进行了清创植皮手术，编码至 Z98.8 其他特指的手术后状态不正确。正确编码应为 T87.4 截断术后残端的感染及 T87.5 截断术后残端的坏死。

编码查找过程：

主导词：并发症
　　　　—外科操作
　　　　——截肢残端（晚期）
　　　　———感染或炎症 T87.4
　　　　———坏死 T87.5
核对第一卷：T87.4 截断术残端的感染
　　　　　　T87.5 截断术残端的坏死

编码问题 2：行人损伤，与重型运输车或公共汽车碰撞 V04.x00

本案例患者因车祸伤致右下肢毁损伤 6 天，在院外行截肢术，本次因为截肢端感染坏死而入院。即导致患者本次入院的原因不是车祸伤，而是截肢术后残端的感染坏死。因此，应将损伤中毒外因编码由 V04 行人在与重型运输车或公共汽车碰撞中的损伤修正为 Y83.5（肢体截肢术作为患者异常反应或以后并发症的原因，而在操作当时并未提及意外事故）。

编码查找过程：第三卷第二索引（损伤的外部原因索引）

主导词：并发症

　　　—肢体截肢术 Y83.5

核对第一卷：Y83.5 肢体截肢术作为患者异常反应或以后并发症的原因，而在操作当时并未提及意外事故

【案例最终编码】

诊断类别	诊断名称	原编码	修正编码	ICD 名称
出院主要诊断	右下肢截肢术后	Z98.800	T87.5	截断术残端的坏死
出院其他诊断			T87.4	截断术残端的感染
	双侧桡骨骨折	S52.801	S52.8	前臂其他部位的骨折
	全身多处皮肤擦伤	T00.800	T00.8	累及身体其他复合部位的浅表损伤
	泌尿系统感染	N39.900	N39.9	泌尿系统未特指的疾患
损伤中毒外因	行人损伤，与重型运输车或公共汽车碰撞	V04.x00	Y83.5	肢体截肢术作为患者异常反应或以后并发症的原因，而在操作当时并未提及意外事故

第三节　手术案例分析

案例一

【基本信息】

性别：男	年龄：27 岁	住院天数：12 天
入院科室：神经外科		出院科室：神经外科

【诊断信息】

诊断类别	诊断名称	疾病编码
出院主要诊断	右额硬脑膜外血肿	S06.400x001
出院其他诊断	创伤性脑室出血	S06.802
	脑软化	G93.806
损伤外部原因	从楼梯上跌落	W10.x00

【手术操作信息】

手术类别	手术及操作名称
手术	右额硬脑膜外血肿引流术

一、知识点回顾

(一)编码相关临床知识点

颅骨与脑实质之间有三层膜,由外向内分为硬脑膜、蛛网膜和软脑膜,合称脑膜。

颅内血肿是颅脑损伤中最常见最严重的继发性病变,发生率约占闭合性颅脑损伤的10%和重型颅脑损伤的40%~50%。如不能及时诊断和处理,多因进行性颅内压增高,形成脑疝而危及生命。

颅内血肿按出血来源和部位由外向内可分为硬脑膜外血肿、硬脑膜下血肿、蛛网膜下腔血肿和脑内血肿(表19-3)。

表 19-3　颅内血肿的分类

类别		出血位置	CT 表现
硬脑膜外血肿		血液积聚于颅骨与硬脑膜之间	颅骨内板与硬脑膜之间有双凸镜形或弓形高密度影
硬脑膜下血肿	急性(3日内)	血液积聚于硬脑膜下腔,介于硬脑膜和蛛网膜之间	急性、亚急性硬脑膜下血肿表现为脑表面有新月形高密度、混杂密度或等密度影 慢性硬脑膜下血肿表现为脑表面有新月形或半月形低密度或等密度影
	亚急性(3日以后到3周内)		
	慢性(超过3周)		
蛛网膜下腔血肿		血液积聚于蛛网膜和软脑膜之间的蛛网膜下腔	脑沟、脑裂及脑池内高密度影可呈铸形
脑内血肿		血液积聚于伤灶附近或脑白质深部	伤灶附近或脑深部白质内类圆形或不规则高密度影

目前常见的清除颅内血肿手术术式主要有三种:颅内血肿穿刺引流术、颅骨钻孔引流术以及传统开颅术。颅内血肿穿刺引流术的颅骨锥孔小,脑膜仅仅刺破;颅骨钻孔引流术的颅骨锥孔大,伴有脑膜的切开;而传统开颅术是铣骨瓣开颅。

立体定向颅内血肿引流术是介于内科保守和外科开颅的一项脑内血肿治疗技术。利用立体定向仪在颅外建立稳定的三维参照系统,结合神经影像学资料(如 X 线、CT、MRI、DSA)测量颅内血肿的三维坐标参数,以达到精确定位抽吸血肿的目的,属于计算机辅助下的外科手术。

(二) ICD-9-CM-3 分类知识点

颅内血肿引流术临床上通常按照术式或者入路来命名,而 ICD 中分类轴心是术式和出血部位。穿刺抽吸引流术均编码于 01.09,经切开的血肿引流术分类轴心是解剖部位,仅颅骨切开的硬脑膜外血肿引流术编码于 01.24,切开硬脑膜的硬脑膜下血肿和蛛网膜下血肿引流术编码于 01.31,脑内血肿引流术编码于 01.39(表 19-4)。

表 19-4　颅内血肿不同的手术术式及编码

类别	穿刺引流	钻孔引流	开颅引流
硬脑膜外血肿	01.09	01.24	01.24
硬脑膜下血肿	01.09	01.31	01.31
蛛网膜下腔血肿	01.09	01.31	01.31
脑内血肿	01.09	01.39	01.39

1. 穿刺引流术通常采用颅骨穿刺针经骨缝或囟门刺入,此种穿刺抽吸引流术均编码于 01.09。

编码查找过程:

主导词:引流
　　　　—颅内腔(硬膜外的)(硬膜外)(切开)(环钻术)
　　　　——经抽吸 01.09
　　　　—蛛网膜下或硬膜下的(切开)(环钻术)
　　　　———经抽吸 01.09
　　　　—脑,脑的(脑膜)(脑室)(切开)(环钻术)
　　　　——经
　　　　———抽吸 01.09
　　　　—脑室(脑的)(切开)
　　　　——经
　　　　———抽吸 01.09

核对类目表:01.09 其他颅的穿刺
　　　　　　抽吸:
　　　　　　　蛛网膜下腔
　　　　　　　硬脑膜下腔
　　　　　　　颅抽吸 NOS
　　　　　　　前囟门穿刺
　　　　　　　硬脑膜下穿刺(放液)(经囟门)

2. **钻孔引流术和传统开颅术**　在 ICD-9-CM-3 分类中,钻孔引流术和传统开颅术的编码没有区别,主要是根据出血的部位进行区分:

(1)硬脑膜外的血肿引流术编码于颅骨的切开术。

编码查找过程:

主导词:切开(和引流)
　　　　—脑的(脑膜)
　　　　——硬膜外的或硬膜外间隙 01.24

核对类目表:01.24 其他颅骨切开术

        颅骨切开术伴去除:

          硬脑膜外血肿

(2)硬脑膜下或蛛网膜下血肿引流术编码于脑膜切开术。

编码查找过程:

主导词:切开(和引流)

    —脑的(脑膜)

    — —蛛网膜下或硬膜下腔 01.31

    —脑膜(脑的)01.31

核对类目表:01.31 脑膜切开术

(3)脑内血肿引流术编码于01.39 脑的其他切开术。

编码查找过程:

主导词:切开(和引流)

    —脑 01.39

核对类目表:01.39 脑的其他切开术

        脑内血肿引流术

3. **立体定向颅内血肿引流术** 在对立体定向颅内血肿引流术进行编码时,除编码 01.39 颅内血肿引流以外,还需附加编码 00.3 计算机辅助外科,例如 CT 立体定向脑内血肿引流术,应编码 01.39 脑其他切开术和 00.31 CT 或 CTA 的计算机辅助外科。

编码查找过程:

主导词:切开(和引流)

    —脑 01.39

核对类目表:01.39 脑的其他切开术

        脑内血肿引流术

主导词:扫描

    —C.A.T.(计算机轴向 X 线断层摄影术)

    — —伴计算机辅助手术(CAS)00.31

核对类目表:00.31 CT 或 CTA 的计算机辅助外科手术

二、手术编码实操

手术记录(部分)

手术名称:右额硬脑膜外血肿引流术。

手术发现:

1. 右额部有头皮肿胀皮下瘀血,无皮下血肿。

2. 右额部未见骨折。

3. 硬膜外褐色不凝血量约 30ml。

手术经过:

1. 患者平卧位,麻醉满意后头偏向左侧,常规消毒铺巾。

2. 作右额部马蹄形切口长约 15cm,切开头皮各层,电凝止血、头皮夹止血满意,翻开皮瓣、皮肤拉钩固定。

3. 颅骨钻钻孔见褐色不凝血流出,引出硬膜外腔积血;并予生理盐水缓慢冲洗,未见活动性出血。

4. 硬膜外留置引流管 1 根;缝合头皮各层切口,固定引流管。

5. 手术顺利,麻醉满意,术中出血约 20ml,无输血,术毕带气管插管转入 ICU。

(一) 手术主要操作步骤

作右额部马蹄形切口长约 15cm,切开头皮各层。颅骨钻孔见褐色不凝血流出,引出硬膜外腔积血,硬膜外留置引流管 1 根。

(二) 手术编码步骤

本案例手术切开头皮后通过颅骨钻孔,引出硬脑膜外腔积血。患者颅骨钻孔为引流硬脑膜外的血肿,应编码于 01.24 颅骨切开术伴去除硬脑膜外血肿。

编码查找过程:

主导词:切开(和引流)

　　—脑的(脑膜)

　　——硬膜外的或硬膜外间隙 01.24

核对类目表:01.24 其他颅骨切开术

　　　　　　颅骨切开术伴去除:

　　　　　　硬脑膜外血肿

【案例最终编码】

手术类别	手术及操作名称	ICD 编码	ICD 名称
手术	右额硬脑膜外血肿引流术	01.24	颅骨切开术伴去除硬脑膜外血肿

案例二

【基本信息】

性别:男	年龄:39 岁	住院天数:17 天
入院科室:骨科		出院科室:骨科

【诊断信息】

诊断类别	诊断名称	疾病编码
出院主要诊断	左侧胫骨骨折畸形愈合	M84.000
出院其他诊断	地中海贫血	D56.900

【手术操作信息】

手术类别	手术及操作名称
手术	自体骨人工骨混合植骨
手术	左侧胫骨病灶清除术
手术	髂骨取骨术
手术	Ilizarov 外支架固定术

一、知识点回顾

(一) 编码相关临床知识点

骨折不愈合多由于骨折端间嵌夹较多软组织、开放性骨折清创时去除的骨片较多而造成骨缺损、多次手术对骨的血液供应破坏较大及固定失败等因素所致。骨折不愈合,不可能再通过延长治疗时间而达到愈合。而需切除硬化骨,打通骨髓腔,修复骨缺损,一般需行植骨、固定等治疗。

骨移植术是将健康的骨组织移植到患处以填充缺损、加强固定和促进愈合的一种手术。常运用于填充骨缺损、骨折不愈合或迟缓愈合、四肢关节或脊椎融合和髋关节脱位髋臼加盖。移植骨分为自体骨、同种异体骨、异种骨和人工骨(表 19-5)。

表 19-5　移植骨来源

移植骨类别	来源	优缺点
自体骨	患者本身,常取患者髂骨或腓骨	来源有限,无排斥反应
同种异体骨	其他患者的截肢或尸体骨等	来源较多,有排斥反应
异种骨	动物骨,主要有猪骨、牛骨、羊骨等 常用于实验的异种骨移植材料主要有异种脱蛋白骨、异种脱钙骨等	来源广,排斥反应大
人工骨	金属合金材料、人工纳米材料、生物陶瓷材料等	目前主要用于骨缺损、骨感染、骨肿瘤等骨骼疾病的治疗

骨移植方法包括上盖植骨法、嵌入植骨法、滑动植骨法、松质骨植骨法、带肌蒂骨瓣植骨法、带血管蒂骨瓣植骨法。一般手术步骤为:受骨区的清理和处理(病灶清除、截骨等)→取骨→植骨→固定。植骨法的最后一步骨固定术是迄今为止治疗骨折最有效的方法,它能维持骨折在复位的位置,有利于骨折的牢固愈合。骨固定分为内固定术和外固定术(表 19-6)。

表 19-6　骨内固定术和外固定术

类别	用途	固定物	
内固定术	用于闭合或切开复位后	金属内固定物（接骨板、螺钉、髓内钉或加压钢板）	
外固定术	用于开放性骨折或切开复位经内固定后需加用外固定	小夹板	
		石膏绷带	
		头颈及外展支具固定	
		持续牵引	皮肤牵引
			枕颌带牵引
			骨牵引
		外固定装置	环形系统（Ilizarov 型、Sheffield 型）
			单相系统
			混合外固定装置

（二）ICD-9-CM-3 分类知识点

1. 骨移植术相关手术编码

02.04　颅骨骨移植（术）
　　　　颅骨膜移植（术）（自体的）（异体的）

76.91　面骨骨移植
　　　　面骨自体移植
　　　　面骨骨库移植术
　　　　面骨异种移植术

76.92　合成物面骨植入
　　　　异质成形物植入面骨

77.7　骨切除术用作移植物
　　　　［0-9］

78.0　骨移植术
　　　　［0-9］
　　　　骨：
　　　　　库移植术
　　　　　移植术（自体的）（异种的）
　　　　　骨移植术伴骨移植术部位清创术（去除硬结的、纤维化的或坏死的骨或组织）
　　　　　骨移植术
　　　　　另编码：任何为了移植术的骨切除（77.70-77.79）
　　　　　不包括：用于骨延伸术（78.30-78.39）

2. 骨固定术相关手术编码

（1）内固定术

78.5　骨内固定不伴骨折复位术
　　　　［0-9］

　　　　骨内固定（预防性）

79.1　骨折闭合性复位术伴内固定

　　　　［0-9］

79.3　骨折开放性复位术伴内固定

　　　　［0-9］

（2）外固定术

78.1　使用外固定器装置

　　　　［0-9］

　　　　固定支架伴骨内轴钉、钢丝和螺钉的植入

　　　　另编码：任何类型的固定装置（84.71-84.73）

　　　　不包括：其他对伤口的固定，加压和照料（93.51-93.59）

93.54　夹板应用

　　　　石膏夹板

　　　　盘状夹板

93.59　其他制动术、压迫和伤口维护

（3）外固定的附加编码

84.7　外部固定装置的附加编码

　　　　另编码：其他主要执行的操作：

　　　　　外部固定装置应用（78.10,78.12-78.13,78.15,78.17-78.19）

　　　　　骨折和股位复位（79.00-79.89）

84.71　外部固定装置的应用，单相系统

84.72　外部固定装置的应用，环形系统

　　　　Ilizarov 型

　　　　Sheffield 型

84.73　混合外部固定装置的应用

　　　　计算机（辅助的）（依赖的）外部固定装置

　　　　使用环型和单相装置两者的混合系统

二、手术编码实操

手术记录（部分）

　　手术名称：左侧胫骨病灶清除术，自体骨人工骨混合植骨术，髂骨取骨术，Ilizarov 外支架固定术。

　　手术发现：

　　左侧膝外翻，胫骨外旋，呈弓形。左侧胫骨近端局部骨膜增厚，骨质硬化、脆性增加，髓腔封团。

　　手术经过：

　　1. 麻醉显效后，取体位：平卧位，消毒：常规皮肤消毒铺巾。

2. 取左侧胫骨结节下方弧形切口,避开血管神经,暴露病变部位,同时行同侧髂骨取骨术。

3. 经骨膜下剥离,充分显露病灶周围骨质,用骨刀行病灶切除,两侧髓腔扩髓,取下病灶留作病检,断端用两枚克氏针临时固定。

4. 用 Ilizarov 外支架固定断端,取下克氏针后植入髂骨和人工骨,填满原病灶处间隙;术中透视见胫骨位线关系好,植入骨位置理想,Ilizarov 外支架固定理想。

5. 术区冲洗后逐层缝合骨膜、皮下组织、皮肤。

6. 术毕,安返病房。

(一) 手术主要操作步骤

步骤 1 : 取胫骨结节下方弧形切口,暴露病变部位,同时行髂骨取骨术。

步骤 2 : 经骨膜下剥离,充分显露病灶周围骨质,用骨刀行病灶切除,两侧髓腔扩髓,取下病灶留作病检,断端用两枚克氏针临时固定。

步骤 3 : 用 Ilizarov 外支架固定断端,取下克氏针后植入髂骨和人工骨,填满原病灶处间隙。

步骤 4 : 术区冲洗后缝合骨膜、皮肤及皮下组织。

(二) 手术编码步骤

本案例患者左侧胫骨骨折畸形愈合,做了左侧胫骨病灶清除术、髂骨取骨术、自体骨人工骨混合植骨术、Ilizarov 外支架固定术。手术主要操作步骤显示,本案例手术是按照植骨法的一般手术步骤进行的,即受骨区的准备(左侧胫骨病灶清除术)→取骨(髂骨取骨术)→植骨(自体骨人工骨混合植骨术)→固定(Ilizarov 外支架固定术)。

1. 受骨区的清理和处理

手术 1 : 左侧胫骨病灶清除术(步骤 2)

编码查找过程:

主导词:切除术

  —病损(局部的)

  ——骨 77.60

  ———胫骨 77.67

核对类目表:77.67 胫骨和腓骨病损或组织的局部切除术

2. 取骨

手术 2 : 髂骨取骨术(步骤 1)

编码查找过程:

主导词:骨切除术(部分),除外面骨

  —用于移植(自体移植)(自体移植) - 另见亚目 77.7

核对类目表:77.79 其他骨切除术用作移植物

3. 植骨(骨移植术的主要手术编码应为植骨术)

手术 3 : 自体骨人工骨混合植骨术(步骤 3)

编码查找过程：

主导词：移植物，移植术

　　—骨（自体的）（骨库）（双重高嵌体）（异种的）（嵌体）（大块高）（多数的）（骨骨膜的）（钉）（骨膜下的）（伴金属固定）

　　——胫骨 78.07

核对类目表：78.07 胫骨和腓骨移植术

　　　　骨移植术伴骨移植术部位清创术（去除硬结的、纤维化的或坏死的骨或组织）

通过核对类目表，78.0 包括骨移植术伴骨移植术部位清创术，而手术 1 左侧胫骨病灶清除术即为骨移植术部位的清创术，因此可省略手术 1 编码。

4. 固定

手术 4：Ilizarov 外支架固定术（步骤 3）

编码查找过程：

主导词：固定器，外部的

　　—Ilizarov 型 84.72

核对类目表：84.7 外部固定装置的附加编码

　　　　另编码：其他主要执行的操作：

　　　　外部固定装置应用（78.10，78.12-78.13，78.15，78.17-78.19）

　　　　骨折和股位复位（79.00-79.89）

　　　　84.72 外部固定装置的应用，环形系统 Ilizarov 型

通过 84.7 亚目下的另编码提示，手术 4 应包括两个编码 84.72（外部固定装置的应用，环形系统 Ilizarov 型）和 78.17（胫骨和腓骨使用固定支架伴骨内轴钉、钢丝和螺钉的置入）。

【案例最终编码】

手术类别	手术名称	ICD 编码	ICD 名称
手术	自体骨人工骨混合植骨	78.07	胫骨和腓骨移植术
手术	左侧胫骨病灶清除术	77.79	其他骨切除术用作移植物
手术	髂骨取骨术	78.17	胫骨和腓骨使用固定支架伴骨内轴钉、钢丝和螺钉的置入
手术	Ilizarov 外支架固定术	84.72	外部固定装置的应用，环形系统（Ilizarov 型）

案例三

【基本信息】

性别：男	年龄：28 岁	住院天数：7 天
入院科室：烧伤整形科		出院科室：烧伤整形科

【诊断信息】

诊断类别	诊断名称	疾病编码
出院主要诊断	左耳郭皮肤软组织裂伤伴耳软骨断裂外露	S01.300
出院其他诊断	左面部皮肤软组织裂伤	S01.802
	左手第2指浅屈肌肌腱断裂	S66.100x003
	下颌皮肤软组织挫伤	S00.500x052
	颈部皮肤软组织挫伤	S10.901
	双手多处皮肤软组织挫伤	S60.701
损伤外部原因	高处重物砸伤	W22.x00

【手术操作信息】

手术类别	手术及操作名称
手术	左耳郭裂伤缝合术
手术	左面部清创缝合术
手术	左手第2指清创缝合术
手术	手部肌腱止点复位术

一、知识点回顾

（一）编码相关临床知识点

清创术是一种外科基本手术操作,是由外科医生或伤口专科护士操作,去除腐肉、失活和坏死组织、异物及细菌生物膜等阻碍伤口收缩的因素,从而提高细胞活性、促进组织修复的伤口处理技术。当伤口过大时,清创之后会进行伤口的缝合。主要的清创类型包括外科手术清创、机械清创、保守性锐器清创、自溶清创、酶清创、生物清创(幼虫清创)、中医药外治法清创、超声波清创、电刺激清创等。

1. **外科手术清创** 是指在无菌环境下,医生对符合外科清创指征的伤口行手术清创,多采用刀片、刮匙等器械,刮除坏死组织或钙沉积或清除无效腔等,来促进伤口床中表皮边缘的移行和肉芽组织的生长。手术清创能在较短时间内清除大量的坏死组织,但会引起出血和剧烈疼痛,不适合凝血障碍或正在接受抗凝治疗、组织灌注不足,以及疼痛阈值较低的患者。

2. **机械清创** 又称物理清创,是指一种通过机械力快速去除伤口中坏死组织的简便易行、成本低且历史悠久的清创方法。传统的机械清创主要包括敷料法、外科刷法、刮匙搔刮法、伤口冲洗法、脉冲式灌洗法、涡流法等。敷料法是将湿润的纱布覆盖在创面上直至变干,坏死碎片随纱布的移除而被清除,能有效去除表浅的坏死组织、脓性分泌物及不健康的肉芽组织,但会损伤正常组织或新鲜的肉芽组织及新生上皮细胞、可能引起出血感染等。外科刷法、刮匙搔刮法和伤口冲洗法操作简单快速、不会引起出血且创伤小,不需要复杂的器械设备和无菌环境,但清创效果有限。

3. **保守锐器清创** 指在不引起疼痛和出血的情况下,利用手术器械(手术剪、组织剪、刀、血管钳等)分次阶梯式剪除坏死组织,促进创面肉芽生长和伤口愈合的高级护理技能。

4. 自溶性清创 又称自体清创,是指创面床利用自身分泌的伤口渗液内的有效成分,包括各种内源性酶、炎性细胞、生长因子、巨噬细胞等将坏死组织降解消除以加速肉芽组织生长的方法。

5. 酶清创 是指采用来源于细菌及动、植物的某些具有蛋白水解作用的外源性酶类,达到消化坏死组织、破坏生物膜形成的清创方法。

6. 生物清创 又称幼虫清创或蛆疗,是指利用无菌幼虫或蛆虫吞食坏死组织碎片和腐肉,其分泌物对纤维母细胞活动的影响,其排泄物的杀菌及抑菌作用,其蠕动刺激渗液产生而保持伤口湿度等机制,最终促进肉芽生长的清创方法。

7. 中医药外治法清创 指利用中医药行熏洗、外敷等外治法,通过收湿敛疼、活血生肌等作用来清创。其作用机制类似于自溶性清创。

8. 超声波清创 是指利用超声空化效应破坏生物膜、清除坏死组织、促进成纤维细胞内胶原蛋白的释放和创面局部微循环的一种无痛的物理清创法。

9. 电刺激清创 是一种对环境和设备要求低、安全无痛的清创法。适合伤口延迟愈合的患者。

(二) ICD-9-CM-3 分类知识点

在 ICD 分类中,86.22 为皮肤及皮下组织的切除性清创;86.28 为皮肤及皮下组织的非切除性清创;指 / 趾甲、指 / 趾甲床或指 / 趾甲褶清创术分类于 86.27;而深筋膜、肌、腱的清创术分类于 82 和 83;骨的清创分类于 77.6 和 79.6;其他各解剖系统皮肤及皮下组织的清创,不管是切除性清创还是非切除性清创都分类在各系统章的病损或组织切除术或破坏术。清创术的主要分类结构:

1. 特定解剖部位的皮肤及皮下组织的清创术

08.20 去除眼睑病损 NOS

18.29 外耳其他病损切除术或破坏术

21.32 鼻其他病损局部切除术或破坏术

27.43 唇病损或组织的其他切除术

49.39 肛门病损或肛门组织的其他局部切除术或破坏术

54.3 腹壁或脐病损或组织的切除术或破坏术
腹壁清创术

61.3 阴囊病损或阴囊组织切除术或破坏术

64.2 阴茎病损的局部切除术或破坏术

71.3 外阴和会阴的其他局部切除术或破坏术

85.20 乳房组织切除术或破坏术 NOS

2. 除特定解剖部位以外的皮肤及皮下组织清创术

86.22 伤口、感染或烧伤的切除性清创术

86.27 指 / 趾甲、指 / 趾甲床或指 / 趾甲褶清创术

86.28 伤口、感染或烧伤的非切除性清创术
清创术 NOS

蛆清创疗法

坏死组织、坏死物和腐肉去除，用下列方法：

刷洗

冲洗术（高压下）

擦洗

洗涤

水刀（喷射）

3. 筋膜、肌和腱的清创术

82.0　手部肌、腱、筋膜和黏液囊切开术

82.3　手软组织的其他切除术

83.0　肌、腱、筋膜和黏液囊切开术

83.39　其他软组织病损的切除术

83.44　其他筋膜切除术

83.45　其他肌肉切除术

　　　肌清创术 NOS

4. 骨的清创术

77.6　骨病损或骨组织的局部切除术

79.6　开放性骨折部位的清创术

根据清创术式的不同，在 ICD 分类中，清创术分为切除性清创和非切除性清创；根据清创深度的不同，分为皮肤及皮下组织的清创，筋膜、肌和腱的清创以及骨的清创；某些特定部位的清创，被分类到了特定的解剖系统细目中（图 19-1）。

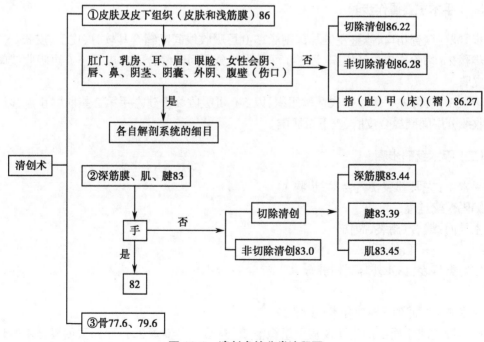

图 19-1　清创术的分类流程图

二、手术编码实操

手术记录(部分)

手术名称:1.左耳郭裂伤缝合术;2.左面部清创缝合术;3.左手第2指清创术、肌腱止点复位术。

手术发现:左侧颞部平外眦见一倒L形皮肤软组织裂伤,横径长约2.5cm,纵径长约2cm,哆开约1cm。左侧耳郭上部耳轮皮肤横行裂开,裂伤重,创口不整齐。撕裂耳软骨复合组织皮瓣长约3cm,蒂部约2cm,三角窝侧皮肤与蒂部断开,血供稍差。左手第2指近节指间关节皮肤软组织裂开,见指屈肌腱外露,指浅屈肌腱桡侧断裂。双侧手部及颈部多发皮肤挫裂痕。

手术经过:

1. 麻醉显效后,取平卧位,生理盐水、3%双氧水、1%聚维酮碘反复冲洗伤口。

2. 局部消毒铺巾,探查伤口所见同"手术发现",局部止血。

3. 修整左侧耳部创缘,5-0可吸收线间断缝合耳软骨、皮下、皮肤。

4. 切除伤口失活组织,以5-0可吸收线分层间断缝合面部皮下,6-0可吸收线间断缝合皮肤。

5. 切除左手第二指失活软组织,以5-0可吸收线重建左手第2指肌腱止点,以5-0可吸收线分层间断缝合皮肤、皮下及肌腱。

6. 术毕,以无菌敷料包扎伤口,面部留置4根引流管。

(一) 手术主要操作步骤

步骤1:探查伤口,修整左侧耳部创缘,5-0可吸收线间断缝合耳软骨、皮下、皮肤。

步骤2:切除伤口失活组织,以5-0可吸收线分层间断缝合面部皮下,6-0可吸收线间断缝合皮肤。

步骤3:切除左手第二指失活软组织,以5-0可吸收线重建左手第2指肌腱止点,以5-0可吸收线分层间断缝合皮肤、皮下及肌腱。

(二) 手术编码步骤

手术1:左耳郭裂伤缝合术(步骤1)

编码查找过程:

主导词:缝合(撕裂,裂伤)

      —耳,外部18.4

核对类目表:18.4外耳裂伤缝合术

手术2:左面部清创缝合术(步骤2)

面部清创属于面部的皮肤及皮下组织清创,根据手术步骤2,行面部清创缝合术时切除了面部失活组织,因此为皮肤及皮下组织的切除性清创,应编码为86.22(伤口、感染或烧伤的切除性清创术)。

编码查找过程:

主导词:清创术 NOS 86.28

　　　　—切除的,NOS 86.22

　　　　——感染(皮肤)86.22

核对类目表:86.22 伤口、感染或烧伤的切除性清创术

手术 3:左手第 2 指清创缝合术(步骤 3)

手的清创术分类于 82,手术记录示,左手第 2 指近节指间关节皮肤软组织裂开,手术步骤 3 示切除左手第 2 指失活软组织,以 5-0 可吸收线分层间断缝合皮肤及皮下,应编码为 82.39 手软组织的其他切除术。

编码查找过程:

主导词:切除术(部分)

　　　　—软组织 NEC

　　　　——手 82.39

核对类目表:82.39 手软组织的其他切除术

手术 4:手部肌腱止点复位术(步骤 3)

手部肌腱的复位术,即手肌腱再附着,应编码为 82.53 手肌腱再附着。

编码查找过程:

主导词:再附着

　　　　—腱(至腱)

　　　　——手 82.53

核对类目表:82.53 手肌腱再附着

如手术记录所示,耳郭裂伤重,应为主要手术。

【案例最终编码】

手术类别	手术及操作名称	ICD 编码	ICD 编码名称
手术	左耳郭裂伤缝合术	18.4	外耳裂伤缝合术
手术	左面部清创缝合术	82.53	手肌腱再附着
手术	左手第 2 指清创缝合术	82.39	手软组织的其他切除术
手术	手部肌腱止点复位术	86.22	伤口、感染或烧伤的切除性清创术

(曾　姝)

第二十章

疾病和死亡的外因

第一节 概　　述

本章为附加编码章,不能作为主要编码,主要与第十九章损伤中毒和外因的某些其他后果的 S 和 T 编码强制一起使用,对于第十九章以外各章疾病的外因情况,本章编码可以作为选择性附加编码使用。

本章编码包括 V、W、X、Y 四个字母,编码段为 V01-Y98。编码应在第三卷第二索引(损伤的外部原因索引)和第三索引(药物和生物制剂表索引)查找。

本章包括下列各节:

V01-V99　运输事故

W00-X59　意外损伤的其他外因

X60-X84　故意自害

X85-Y09　加害

Y10-Y34　意图不确定的事件

Y35-Y36　依法处置和作战行动

Y40-Y84　医疗和手术的并发症

Y85-Y89　外因的后遗症导致的疾病和死亡

> 主要分类轴心为"意图"。意图不确定仅用于信息不足,无法区分意外、自害还是加害,而且也不用于中毒

Y90-Y98　与分类于他处的疾病和死亡原因有关的补充因素

其中 W00-Y34 有发生场所的共用亚目,V01-Y34 有选择性使用的共用细目。

第二节　疾病案例分析

案例一

【基本信息】

性别:男	年龄:7 岁	住院天数:9 天
入院科室:骨科		出院科室:骨科

【诊断信息】

诊断类别	诊断名称	疾病编码
出院主要诊断	车祸伤	V03.x00
出院其他诊断	右胫腓骨下段粉碎性骨折	S82.301
	右小腿软组织损伤	S80.101
	右小腿骨筋膜室综合征	T79.601
	右足挫擦伤	S90.301
损伤中毒外因	小汽车乘员在小汽车与行人或牲畜碰撞的损伤	V40.x00

【编码问题】车祸伤 V03.x00、小汽车乘员在小汽车与行人或牲畜碰撞的损伤 V40.x00

一、知识点回顾

1. 运输事故（V01-V99）

分类结构：

  V01-V09 行人在运输事故中的损伤

  V10-V19 骑脚踏车人员在运输事故中的损伤

  V20-V29 骑摩托车人员在运输事故中的损伤

  V30-V39 三轮机动车乘员在运输事故中的损伤

  V40-V49 小汽车乘员在运输事故中的损伤

  V50-V59 轻型货车或篷车乘员在运输事故中的损伤

  V60-V69 重型运输车乘员在运输事故中的损伤

  V70-V79 公共汽车乘员在运输事故中的损伤

  V80-V89 其他陆地运输事故

  V90-V94 水上运输事故

  V95-V97 航空和航天运输事故

  V98-V99 其他和未特指的运输事故

  不包括：发生在从事保养或维修（未运行）运输设备或车辆人员身上的意外事故，

    除非是被运行中的另一车辆撞伤（W00-X59）

    涉及车辆的意外事故，但与运输方式无关的危险［例如：在船甲板上遭

    到打斗所致的损伤、自然灾害涉及运输车辆、在关车门时手指被挤伤］

    （W00-X59）

    机动车碰撞的加害（Y03.-）

    意图不确定的事件（Y32-Y33）

    故意自害（X82-X83）

    自然灾害引起的运输事故（X34-X38）

2. 编码注意事项

（1）V01-V99 的主要分类轴心是行人和交通工具的类型，在分类时应先区分受伤人员为

行人还是交通工具上的乘员,后者需进一步明确具体的交通工具类型。

(2)如果事件未被特指为交通事故或非交通事故,则当事件可归类于V10-V82或V87类目时,它被假定为交通事故。当事件可归类于V83-V86类目时,它被假定为非交通事故。在V83-V86这些类目中,受害者可能是行人,也可能是越野车辆的乘员。

(3)当报告的事故涉及一种以上的运输方式时,就按下列优先顺序编码:飞行器和宇宙飞船(V95-V97)→船舶(V90-94)→其他运输方式(V01-V89,V98-V99)

(4)在运输事故中,如果车辆因为某种原因造成了碰撞,要按碰撞事故分类。如果事故并未造成碰撞,那么应根据所涉及的车辆类型分类于非碰撞事故。

(5)陆地运输事故中,要注意车辆碰撞的对象(与……碰撞)。

二、编码问题解析

编码问题1:出院主要诊断车祸伤V03.x00

V03是损伤中毒外因编码,不能作为诊断编码书写在出院诊断编码内,更不应为主要编码。因此需要重新选择主要诊断。

> ### 出院记录(部分)
>
> 入院诊断:1.车祸伤;2.右胫腓骨下段粉碎性骨折;3.右小腿软组织损伤;4.右小腿骨筋膜室综合征;5.右足挫擦伤。
>
> 出院诊断:1.车祸伤;2.右胫腓骨下段粉碎性骨折;3.右小腿软组织损伤;4.右小腿骨筋膜室综合征;5.右足挫擦伤。
>
> 入院情况:因"车祸伤致右下肢肿痛、功能障碍2+小时"入院。入院前2+小时患儿于小区内玩耍时不慎被小轿车撞倒致右下肢肿痛、不敢活动。入院查体:体温36.5℃,呼吸22次/min,心率115次/min,血压92/68mmHg,体重20kg,心、肺、腹未见异常。右小腿肿胀明显,触痛,有成角畸形、骨擦音。骨盆挤压、分离实验(−),足背动脉搏动可扪及,足趾血液循环、活动尚可。右足背局部皮肤挫擦伤,未见明显创口。X线片示:右胫腓骨下段粉碎性骨折,B超肝胆胰脾肾未见明显异常,胸片示"心肺未见明显异常",凝血四项正常。
>
> 诊疗经过:入院后完善各项术前准备,在静脉复合+坐骨神经麻醉下行右胫腓骨下段粉碎性骨折切开复位,外支架固定术,术后止血等对症治疗,引流管引流通畅,术后2天拔引流管,创口换药、理疗。今日为术后第7天,患儿未述不适,精神、食欲好,无发热、咳嗽,二便正常。查体:面色可,双肺呼吸音清,心音有力,律齐,腹平软无压痛。皮肤无压伤,支具固定好,干净无异味。切口无感染,甲级愈合。肢端血液循环好,感觉活动正常。复查X线片示手术成功。

出院记录显示,患者是因为车祸伤导致的右下肢肿痛入院,X线片示右胫腓骨下段粉碎性骨折,入院后做了右胫腓骨下段粉碎性骨折切开复位和外支架固定术。因此本案例的主要诊断应选择右胫腓骨下段粉碎性骨折,编码至S82.3胫骨下端骨折提及或未提及腓骨骨折。

编码查找过程:

主导词: 骨折

　　—胫骨(干)(伴有腓骨)

　　— —远端 S82.3

核对第一卷: S82.3 胫骨下端骨折提及或未提及腓骨骨折

编码问题 2: 小汽车乘员在小汽车与行人或牲畜碰撞的损伤 V40.x00

从出院记录中的描述可以看出,患者是在小区内玩耍时不慎被小轿车撞倒所致的右胫腓骨下段粉碎性骨折,本案例是行人在运输事故中的损伤,并非 V40 小汽车乘员在小汽车与行人或牲畜碰撞中的损伤,正确编码应为 V03(行人在与小汽车、轻型货车或篷车碰撞中的损伤)。

【案例最终编码】

诊断类别	诊断名称	原编码	修正编码	ICD 名称
出院主要诊断	车祸伤	V03.x00	S82.3	胫骨下端骨折(提及或未提及腓骨骨折)
出院其他诊断	右胫腓骨下段粉碎性骨折	S82.301		
	右小腿软组织损伤	S80.101	S80.1	小腿其他和未特指部位的挫伤
	右小腿骨筋膜室综合征	T79.601	T79.6	创伤性肌肉缺血
	右足挫擦伤	S90.301	S90.3	足的其他和未特指部位的挫伤
损伤中毒外因	小汽车乘员在小汽车与行人或牲畜碰撞的损伤	V40.x00	V03	行人在与小汽车、轻型货车或篷车碰撞中的损伤

案例二

【基本信息】

性别:女	年龄:1 岁		住院天数:4 天
入院科室:重症医学科		出院科室:重症医学科	

【诊断信息】

诊断类别	诊断名称	疾病编码
出院主要诊断	异物吸入性窒息	T17.901
	重症肺炎	J15.903
	缺氧缺血性脑病	G93.102
	呼吸衰竭	J96.900
	心肺复苏后	I46.000
	心肌损害	I50.906
损伤中毒外因	异物进入或穿入眼或自然腔口	W44.x00

【编码问题】重症肺炎 J18.903、异物进入或穿入眼或自然腔口 W44.x00

一、知识点回顾

1. 涉及异物进入体内的主要外因编码包括

W44　异物进入或穿入眼或自然腔口

　　　不包括：腐蚀性液体（X49.-）

　　　　　　　异物吸入或咽下伴有呼吸道梗阻（W78-W80）

W45　异物或物体经皮肤进入

　　　包括：硬纸边、钉、裂片、白铁罐头盖

　　　不包括：与……接触：

　　　　　　　●（无动力的）（动力的）手工工具（W27-W29）

　　　　　　　● 皮下注射器针头（W46.-）

　　　　　　　● 刀、剑或匕首（W26.-）

　　　　　　　● 锋利的玻璃（W25.-）

　　　　　　　被物体击中（W20-W22）

W78　吸入胃内容物

　　　包括：窒息，由于

　　　　　哽噎　　　呕吐物［反流的食物］

　　　　　气闷，由于

　　　　　呕吐物的吮吸和吸入（进入呼吸道）NOS

　　　　　气管受压

　　　　　呼吸中断　被食管内呕吐物

　　　　　呼吸梗阻

　　　不包括：呕吐物引起的损伤，除外窒息或呼吸道梗阻（W44.-）

　　　　　　　呕吐物引起的食管梗阻，未提及窒息或呼吸道梗阻（W44.-）

W79　吸入或咽下食物引起的呼吸道梗阻

　　　包括：窒息，由于

　　　　　哽噎　　　食物［包括骨或籽种］

　　　　　气闷，由于

　　　　　［任何］食物的吮吸和吸入（进入呼吸道）NOS

　　　　　气管受压

　　　　　呼吸中断　被食管内食物

　　　　　呼吸梗阻

　　　　　食物（团）引起的咽梗阻

　　　不包括：吸入呕吐物（W78.-）

　　　　　　　食物引起的损伤，除外窒息或呼吸道梗阻（W44.-）

　　　　　　　食物引起的食管梗阻，未提及窒息或呼吸道梗阻（W44.-）

W80　吸入和咽下其他物体引起的呼吸道梗阻

包括：窒息，由于⎫
　　　哽噎　　⎬任何由鼻或口进入物体，除食物或呕吐物外
　　　气闷，由于⎭
　　　异物吮吸和吸入（进入呼吸道）NOS，除食物或呕吐物外
　　　气管受压⎫
　　　呼吸中断⎬被食管内异物
　　　呼吸梗阻⎭
　　　鼻内异物
　　　异物引起的咽梗阻
不包括：吸入呕吐物或食物（W78-W79）
　　　　异物引起的损伤，除外窒息或呼吸道梗阻（W44.-）
　　　　异物引起的食管梗阻，未提及窒息或呼吸道梗阻（W44.-）

　　Y61　在手术和医疗中异物意外地遗留在体内

　　2. **编码注意事项**　对吸入呼吸道异物类诊断进行分类时，应首先区分是否伴有梗阻，未伴梗阻分类于W44，伴有梗阻时需再区分吸入物为食物还是其他物体，前者分类于W79，其他物体分类于W80。

二、编码问题解析

　　编码问题1：重症肺炎 J18.903

　　第一卷示，J18.9为未特指的肺炎，按第十章呼吸系统疾病J编码部分有关肺炎的知识点描述可知，肺炎的分类轴心为病因，需进一步查看病历，明确其病因。

查房记录（部分）

　　诊断及诊断依据：

　　重症肺炎：患者有哮喘、气喘表现，因吸入桂圆引起吸入性窒息，经过心肺复苏后呼吸暂停，抢救后自主呼吸浅慢，双肺呼吸音粗，双肺有中细湿啰音，故诊断。

　　从查房记录可以看出，患者因异物吸入引起了窒息，抢救后双肺呼吸音粗，有中细湿啰音，故诊断为重症肺炎。即本案例的重症肺炎是因异物吸入导致，吸入物为桂圆，病因和吸入物均明确，查看第三卷，正确编码应为J69.0食物和呕吐物引起的肺炎。

　　编码查找过程：

　　主导词：肺炎

　　　　　　—吸入性，误吸

　　　　　　——由于

　　　　　　————食物（反流）、乳汁，呕吐 J69.0

　　核对第一卷：J69.0 食物和呕吐物引起的肺炎

　　编码问题2：异物进入或穿入眼或自然腔口 W44.x00

　　从上述ICD知识点可知，W44类目下明确描述"不包括异物吸入或咽下伴有呼吸道梗阻（W78-W80）"即表明，如果吸入或咽下的异物同时伴有呼吸道梗阻，应编码至W78-W80。

查看入院记录明确本案例的具体情况。

> **入院记录（部分）**
>
> 现病史：11:00左右患儿进食一颗桂圆时咳嗽后随即呛咳、憋气，给予拍背5分钟，患儿仍未咳出桂圆，急前往我院，在途中即出现呼之不应，面色青紫，双眼紧闭，20分钟后到达我院给予急救处理5分钟桂圆被吸出，不久出现呼吸、心搏骤停，立即给予心肺复苏，持续20分钟左右患儿呼吸、心跳恢复。现患儿仍意识不清，呼吸缓慢，反复发热，最高体温39℃，急诊科以"1. 吸入性窒息；2. 心肺复苏术后；3. 缺氧缺血性脑病？"收住院。

入院记录示患者因为吸入桂圆引起了呛咳、憋气，急前往医院，在途中即出现呼之不应，面色青紫，双眼紧闭，即表明出现了窒息的情况。20分钟后到达医院给予急救处理5分钟桂圆被吸出，后出现呼吸、心搏骤停。从病历描述可知，本案例属于食物被吸入自然腔口，同时引起了窒息。根据分类规则不应编码于W44异物进入或穿入眼或自然腔口，正确外因编码应为W79吸入或咽下食物引起的呼吸道梗阻。

编码查找过程： 第三卷的第二索引（损伤的外部原因索引）

主导词：异物（意外进入的）

　　　　—进入［吸吮］（不伴有窒息，呼吸道梗阻）W44.-

　　　　— —伴有呼吸道梗阻，窒息W80.-

　　　　— — —食物W79.-

核对第一卷：W79吸入或咽下食物引起的呼吸道梗阻

【案例最终编码】

诊断类别	诊断名称	原编码	修正编码	ICD名称
出院主要诊断	异物吸入性窒息	T17.901	T17.9	呼吸道未特指部位内异物
出院其他诊断	重症肺炎	J15.903	J69.0	食物和呕吐物引起的肺炎
	缺氧缺血性脑病	G93.102	G93.1	缺氧性脑损害，不可归类在他处者
	呼吸衰竭	J96.900	J96.9	未特指的呼吸衰竭
	心肺复苏后	I46.000	I46.0	心脏停搏复苏成功
	心肌损害	I50.906	I50.9	未特指的心力衰竭
损伤中毒外因	异物进入或穿入眼或自然腔口	W44.x00	W79	吸入或咽下食物引起的呼吸道梗阻

案例三

【基本信息】

性别：男	年龄：18岁	住院天数：21天
入院科室：心胸外科		出院科室：心胸外科

【诊断信息】

诊断类别	诊断名称	疾病编码
出院主要诊断	漏斗胸术后钢板排斥反应	T81.406
损伤中毒外因	其他医疗操作作为患者异常反应或以后并发症的原因,而在操作当时并未提及意外事故	Y84.800

【编码问题】漏斗胸术后钢板排斥反应 T81.406、其他医疗操作作为患者异常反应或以后并发症的原因,而在操作当时并未提及意外事故 Y84.800

一、知识点回顾

1. T80-T88(手术和医疗的并发症,不可归类在他处者)的分类结构

T80　输注、输血和治疗性注射后的并发症

T81　操作并发症,不可归类在他处者

T82　心脏和血管假体装置、植入物和移植物的并发症

T83　泌尿生殖系假体装置、植入物和移植物的并发症

T84　内部矫形外科假体装置、植入物和移植物的并发症

T85　其他内部假体装置、植入物和移植物的并发症

T86　移植器官和组织的失败和排斥

T87　再植和截断术所特有的并发症

T88　手术和医疗的其他并发症,不可归类在他处者

2. 内科和外科医疗并发症的外因分类结构

Y40-Y59　在治疗中使用的药物、药剂和生物制品引起的有害效应

Y60-Y69　在手术和医疗中对患者的意外事故

Y70-Y82　在诊断和治疗中使用与有害事件有关的医疗装置

Y83-Y84　手术和其他医疗操作作为患者异常反应或以后并发症的原因,而在操作当时并未提及意外事故

Y88　手术和医疗作为外因的后遗症

不包括:

　　意外的过量用药、给错和意外服用药物的情况(X40-X44)

二、编码问题解析

编码问题 1:漏斗胸术后钢板排斥反应 T81.406

T81.4(操作后的感染,不可归类在他处者)亚目下明确提示"不包括:由于假体装置、植入物和移植物(T82.6-T82.7,T83.5-T83.6,T84.5-T84.7,T85.7)引起的感染"。从诊断"漏斗胸术后钢板排斥反应"来看,应该与植入物有关,查看病历记录进一步明确。

查房记录（部分）

诊断及诊断依据：

漏斗胸术后钢板排斥反应：患者"漏斗胸术后反复渗液2个月"入院，手术切口红肿、破溃，有较多分泌物，右侧钢板外露，反复长时间换药效果欠佳，故诊断。

出院记录（部分）

诊疗经过：患者在全身麻醉下行胸廓矫形钢板拆除、清创缝合、左侧胸腔闭式引流术。术中见：胸廓外形胸较好，欠对称，右侧肋软骨凹陷较左侧深，两侧胸壁见陈旧性手术切口，瘢痕增生明显，胸壁原切口皮肤破溃，有渗液，右侧切口下方可见矫形钢板尖端裸露。拆除胸廓矫形钢板后，胸廓外形较好。术后予止血、对症、支持、抗感染等治疗。

出院情况：术后恢复好，胸壁软组织肿胀明显减轻，治疗有效，今日出院。

根据查房记录和诊疗经过描述可知，患者有手术切口的感染，反复长时间换药效果不佳入院。后经胸廓矫形钢板拆除、清创缝合、胸腔闭式引流术，术后止血、对症、支持和抗感染治疗，术后恢复好，胸壁软组织肿胀明显减轻。由此可知，本案例的手术切口红肿、破溃和有较多分泌物与钢板排斥反应有关，因此分类至 T81.4（操作后的感染，不可归类在他处者）太过笼统。正确编码应为 T84.6 内部固定装置［任何部位］引起的感染和炎症性反应。

编码查找过程：

主导词：并发症

　　　　—固定装置，内（矫形外科）

　　　　——感染或炎症 T84.6

核对第一卷：T84.6 内部固定装置［任何部位］引起的感染和炎症性反应。

编码问题2：其他医疗操作作为患者异常反应或以后并发症的原因，而在操作当时并未提及意外事故 Y84.800

Y83 和 Y84 的区别在于，Y83 为外科手术和其他外科操作作为患者异常反应或以后并发症的原因，而在操作当时并未提及意外事故，Y84 为其他医疗操作作为患者异常反应或以后并发症的原因，而在操作当时并未提及意外事故。本案例是因为患者做漏斗胸手术植入钢板引起了排斥反应，损伤中毒外因编码应选择 Y83（外科手术和其他外科操作作为患者异常反应或以后并发症的原因，而在操作当时并未提及意外事故）。

编码查找过程：第三卷第二索引（损伤的外部原因索引）

主导词：并发症

　　　　—植入手术，植入

　　　　——人工

　　　　———内部装置（心脏起搏器）（脑电极）（心脏瓣膜假体）（矫形外科）Y83.1

核对第一卷：Y83.1 人工内部装置植入手术作为患者异常反应或以后并发症的原因，而在操作当时并未提及意外事故

【案例最终编码】

诊断类别	诊断名称	原编码	修正编码	ICD 名称
出院主要诊断	漏斗胸术后钢板排斥反应	T81.406	T84.6	内部固定装置［任何部位］引起的感染和炎症性反应
损伤中毒外因	其他医疗操作作为患者异常反应或以后并发症的原因,而在操作当时并未提及意外事故	Y84.800	Y83.1	人工内部装置植入手术作为患者异常反应或以后并发症的原因,而在操作当时并未提及意外事故

案例四

【基本信息】

性别:男	年龄:8 岁	住院天数:10 天
入院科室:肾脏内科		出院科室:肾脏内科

【诊断信息】

诊断类别	诊断名称	疾病编码
出院主要诊断	药物中毒	T50.900x001
出院其他诊断	中毒性脑病	G92.x00
	中毒性心肌损害	I50.906
	急性支气管炎	J20.900
损伤中毒外因	化学制品和有害物质的意外中毒及暴露于该类物质,其他的	X49.x00

【编码问题】药物中毒 T50.900x001、其他和未特指的化学制品和有害物质的意外中毒及暴露于该类物质 X49.x00

一、知识点回顾

1. 中毒和有害效应

(1)中毒的主要分类轴心为"意图",包括意外中毒、故意自害、加害。其中:①意外中毒:当没有指出中毒的具体原因时,假定为意外中毒;②故意自害:以自我中毒或损伤为目的的自杀(企图);③加害:他杀以及被他人以任何手段蓄意伤害所引起的损伤或杀害。

(2)在治疗中使用的有害效应:恰当地使用治疗量或预防剂量的正确药物引起的过敏等不良反应。

2. 编码查找 中毒和有害效应损伤性质的编码和外因编码一般都在第三卷第三索引(药物和化学制剂表索引)中查找。但是当外因为加害时,外因编码需在第三卷第二索引(损伤的外部原因索引)中以"加害"为主导词进行查找。

二、编码问题解析

本案例 T50.9 是其他和未特指的药物、药剂和生物制品中毒,外因编码 X49 是其他和未特指的化学制品和有害物质的意外中毒及暴露于该类物质,两编码均为笼统编码,查看病历记录。

入院记录(部分)

现病史:入院前 8 小时,患者家属发现患者误服抗精神病药物(氯氮平),具体剂量不详,并发现患者意识障碍,表现为突然倒地、呼之不应,无明显面色改变,家属将患者抱至床上休息,未予重视。持续约 1 小时 40 分钟后,患者自行下床行走,步态不稳、呼之不应,行走几步后再次倒地、面色苍白,并出现阵阵四肢肌张力增高伴不自主运动。患者病程中有口吐白沫 2~3 次,有小便失禁,无睁眼,无呕吐,无面色发青,无喉间发声,无发热,无皮肤瘀斑瘀点等出血倾向,无面色进行性苍白。病后曾到当地医院就诊,予生理盐水静滴处理后,120 送入我院,急诊未予特殊处理,以"药物中毒"收入我科。

从现病史描述可以看出,本案例患者误服了抗精神病药物(氯氮平),属于药物的意外中毒,具体药物和意图都是明确的,因此,不应使用 T50.9(其他和未特指的药物、药剂和生物制品中毒)和外因编码 X49 其他和未特指的化学制品和有害物质的意外中毒及暴露于该类物质。正确编码应为 T42.4 苯并二氮杂类中毒,第二十章外因编码应为 X41(镇癫痫药、镇静催眠药、抗帕金森病药和对精神有影响的药物的意外中毒及暴露于该类物质,不可归类在他处者)。

编码查找过程: 第三卷第三索引(药物和化学制剂索引)

主导词:氯氮平[氯扎平](抗精神病药)第 19 章 T42.4　意外中毒 X41.-

核对第一卷:T42.4 苯并二氮杂类中毒

　　　　　　　X41 镇癫痫药、镇静催眠药、抗帕金森病药和对精神有影响的药物的意外中毒及暴露于该类物质,不可归类在他处者

【案例最终编码】

诊断类别	诊断名称	原编码	修正编码	ICD 名称
出院主要诊断	药物中毒	T50.900x001	T42.4	苯并二氮杂类中毒
出院其他诊断	中毒性脑病	G92.x00	G92	中毒性脑病
	中毒性心肌损害	I50.906	I50.9	未特指的心力衰竭
	急性支气管炎	J20.900	J20.9	未特指的急性支气管炎
损伤中毒外因	化学制品和有害物质的意外中毒及暴露于该类物质,其他的	X49.x00	X41	镇癫痫药、镇静催眠药、抗帕金森病药和对精神有影响的药物的意外中毒及暴露于该类物质,不可归类在他处者

(曾　姝)

第二十一章

影响健康状态和与保健机构接触的因素

第一节 概 述

本章编码分类于 Z00-Z99,是为那些被记录为"诊断"或"问题"但又不可分类于 A00-Y89 的疾病、损伤或外因的情况所提供的。本章编码不能用于国际间比较或作为主要死亡原因的编码。主要包括:

- 当一个可能有病、也可能无病的人,因某种特殊目的而与保健机构接触时,如:捐献器官或组织、接受预防接种等。
- 当存在某种影响人的健康状况,但本身并不是一个现有疾病或损伤的情况或问题时,如:人工造口维护等。

本章包括下列各节:

Z00-Z13 为检查和调查而与保健机构接触的人

Z20-Z29 具有与传染病有关的潜在健康危害的人

Z30-Z39 与生殖有关的情况而与保健机构接触的人

Z40-Z54 为特殊操作和卫生保健而与保健机构接触的人

Z55-Z65 具有与社会经济和心理社会情况有关的潜在健康危害的人

Z70-Z76 因其他情况而与保健机构接触的人

Z80-Z99 具有与家族和个人史以及影响健康状态的某些情况有关的潜在健康危害的人

第二节 疾病案例分析

案例一

【基本信息】

性别:女	年龄:25 岁	住院天数:11 天
入院科室:血液科		出院科室:血液科

【诊断信息】

诊断类别	诊断名称	疾病编码
出院主要诊断	同胞造血干细胞移植供者	Z52.300

【编码问题】 同胞造血干细胞移植供者 Z52.300

一、知识点回顾

(一) 编码相关临床知识点

造血干细胞移植（hematopoietic stem cell transplantation，HSCT）是利用造血干细胞能重建造血及免疫的特点，将供者来源的造血干细胞重新置于受者体内用以治疗疾病的一种方法，造血干细胞移植不仅可以用于治疗血液系统疾病，还广泛应用于治疗许多免疫系统疾病及非恶性血液病，重建正常造血及免疫。

接受异基因造血干细胞移植需要具备移植适应证、没有明确的禁忌证和有合适的供者。在确定作为供者之前，需对潜在供者进行造血干细胞采集前禁忌证评估，包括：脏器功能检查、合并疾病、先天性或遗传性疾病、某些传染性疾病、心理或精神疾病等筛查及评估。

(二) ICD-10 分类知识点

1. 器官和组织的供者主要分类结构

Z00　无主诉或诊断报告的人接受的一般性检查和调查

　　Z00.5　器官和组织的可能供者接受的检查

Z52　器官和组织的供者

　　Z52.0　供血者

　　Z52.1　供皮者

　　Z52.2　供骨者

　　Z52.3　供骨髓者

　　Z52.4　供肾者

　　Z52.5　供角膜者

　　Z52.6　供肝者

　　Z52.7　供心者

　　Z52.8　其他器官和组织的供者

　　Z52.9　未特指的器官或组织的供者

2. 器官和组织移植后情况主要分类结构

T86　移植器官和组织的失败和排斥

　　T86.0　骨髓移植排斥

　　T86.1　肾移植失败和排斥

　　T86.2　心脏移植失败和排斥

　　T86.3　心 - 肺移植失败和排斥

T86.4 肝脏移植失败和排斥

T86.8 其他移植器官和组织的失败和排斥

T86.9 未特指的移植器官和组织的失败和排斥

Z94 器官和组织移植状态

包括：用异质或同质移植物置换的器官或组织

Z94.0 肾移植状态

Z94.1 心脏移植状态

Z94.2 肺移植状态

Z94.3 心和肺移植状态

Z94.4 肝移植状态

Z94.5 皮肤移植状态

Z94.6 骨移植状态

Z94.7 角膜移植状态

Z94.8 其他器官和组织的移植状态

Z94.9 未特指的器官和组织移植状态

3. 编码注意事项

- 在进行器官和组织的供者分类时，应注意区分入院是为接受移植前检查 Z00.5，还是为了采集器官和组织 Z52。
- 在进行器官和组织移植状态分类时，应注意区分是移植失败和排斥 T86，还是仅表达移植后状态 Z94。
- Z94 一般用于表达不会参与相关治疗的移植后状态，不能作为主要编码。

二、编码问题解析

本案例主要诊断为同胞造血干细胞移植供者，编码于 Z52.3 供骨髓者。需要查阅病历明确患者本次入院的目的以及住院情况。

查房记录（部分）

诊断及诊断依据：

同胞造血干细胞移植供者：患者于 7$^+$ 个月前与其妹（患有"β 型地中海贫血（重度）"）HLA 配型相合，现无感染征象，此次为完善移植前相关检查入院。

诊疗方案：完善血型、血凝五项、淋巴细胞分类、免疫全套、生化全套、病毒抗体、胸片、肺功能、骨髓细胞学等移植前供者相关检查。

查房记录中诊断依据示：患者来院行造血干细胞采集前相关检查，诊疗方案为进行移植前的相关检查。

出院记录（部分）

主任医师查房后认为患者已完成造血干细胞采集前相关检查，无造血干细胞采集禁忌证，办理出院后立即于某医院行造血干细胞采集。

出院记录示：患者已完成造血干细胞采集前相关检查，无采集禁忌证，出院后外院行造血干细胞采集。因此，本案例患者住院过程中并没有行干细胞采集，住院目的是为完善造血干细采集前相关检查，因此不应编码 Z52.3 供骨髓者。查看第三卷，正确编码应为 Z00.5 器官和组织的可能供者接受的检查。

编码查找过程：

主导词：检查

　　—医学（为）

　　——供者（可能的）Z00.5

核对第一卷：Z00.5 器官和组织的可能供者接受的检查

【案例最终编码】

诊断类别	诊断名称	原编码	修正编码	ICD 名称
出院主要诊断	同胞造血干细胞移植供者	Z52.300	Z00.5	器官和组织的可能供者接受的检查

案例二

【基本信息】

性别：男		年龄：10 岁 5 月	住院天数：5 天
入院科室：心血管内科			出院科室：心血管内科

【诊断信息】

诊断类别	诊断名称	疾病编码
出院主要诊断	左侧冠状动脉细小分支 - 肺动脉瘘（排除）	Q24.507

【编码问题】左侧冠状动脉细小分支 - 肺动脉瘘（排除）Q24.507

一、ICD-10 分类知识点

Z03　为可疑疾病和情况接受的医疗观察和评价

　　包括：存在需要研究的某些症状或异常情况迹象的人，但在进行检查和观察之后，表明无须作进一步的处理或医疗。

Z03.0　可疑结核病的观察

Z03.1　可疑恶性肿瘤的观察

Z03.2　可疑精神和行为障碍的观察

Z03.3　可疑神经系统疾患的观察

Z03.4　可疑心肌梗死的观察

Z03.5　其他可疑心血管病的观察

Z03.6　摄入物质引起可疑毒性效应的观察

Z03.8　其他可疑疾病和情况的观察

Z03.9　未特指的可疑疾病和情况的观察

二、编码问题解析

本案例诊断名称左侧冠状动脉细小分支 - 肺动脉瘘(排除),该疾病名称后面标明"排除",因此,编码于 Q24.5 冠状血管畸形,与临床情况不符。需要查阅病历资料,明确患者来院诊疗情况。

> **出院记录(部分)**
>
> 　入院情况:患者 2 个月前因"心脏彩超发现冠状动脉细小分支 - 肺动脉瘘"入院。病程中有活动量下降,门诊多次心脏彩超均提示异常,此次为进一步治疗入院。
>
> 　诊疗经过:入院后综合评估患者临床表现,结合影像学及实验室检查结果,于20×× 年 × 月 20 日行心导管造影术,术中造影并未发现左侧冠状动脉细小分支 - 肺动脉瘘。××× 主任医师查看患者后指示,患者心导管造影未提示左侧冠状动脉细小分支 - 肺动脉瘘,可排除该诊断,手术顺利,注意观察患者穿刺处情况,准予出院。

心导管造影是诊断心血管畸形的金标准,患者 2 个月前心脏彩超发现左侧冠状动脉细小分支 - 肺动脉瘘,本次入院后完善心导管造影,明确排除了左侧冠状动脉细小分支 - 肺动脉瘘,考虑既往检查误差或冠脉瘘自行关闭可能,无论何种原因,目前患者明确不存在左侧冠状动脉细小分支 - 肺动脉瘘。因此患者出院诊断不能编码 Q24.5 冠状动脉 - 肺动脉瘘,正确编码应为 Z03.5 其他可疑心血管病的观察。

编码查找过程:

主导词:观察(对)

　　—疾病

　　——心血管 NEC Z03.5

核对第一卷:Z03.5 其他可疑心血管病的观察

【案例最终编码】

诊断类别	诊断名称	原编码	修正编码	ICD 名称
出院主要诊断	左侧冠状动脉细小分支 - 肺动脉瘘(排除)	Q24.507	Z03.5	其他可疑心血管病的观察

案例三

【基本信息】

性别:女	年龄:3 岁	住院天数:2 天
入院科室:心血管内科		出院科室:心血管内科

【诊断信息】

诊断类别	诊断名称	疾病编码
出院主要诊断	动脉导管未闭	Q25.000

一、ICD-10 分类知识点

Z53 为特殊操作而与保健机构接触的人,但操作未进行
　　不包括:免疫未进行(Z28.-)
　　Z53.0　由于禁忌证而未进行操作
　　Z53.1　由于信仰或群体压力而使患者决定不进行操作
　　Z53.2　由于其他和未特指的原因而使患者决定不进行操作
　　Z53.8　由于其他原因而未进行操作
　　Z53.9　由于未特指原因而未进行操作

二、编码问题解析

本案例诊断为动脉导管未闭,住院时间仅 1 天,需要查阅病历,明确患者住院目的以及治疗情况。

> **出院记录(部分)**
>
> 　入院情况:患者因"发现心脏杂音 1⁺ 年"入院。患者以心脏杂音为主要表现,门诊心脏彩超提示先天性心脏病 - 动脉导管未闭,此次为行介入治疗入院。查体:生命体征平稳,双肺呼吸音清,未闻及干湿啰音,心音有力,律齐,心前区可闻及 Ⅱ~Ⅲ/Ⅳ 度连续性心脏杂音。
>
> 　诊疗经过:患者入院后完善血常规、肝肾功、电解质、血凝五项、术前免疫全套、血型、合血等辅助检查,无手术禁忌,拟择期行经皮动脉导管未闭介入封堵术治疗。因术前患者进入月经期,考虑全身凝血状态变化影响手术可能,拟先出院,待经期结束,再返院接受手术。

出院记录显示,患者动脉导管未闭诊断明确,有手术指征入院,后因患者进入月经期,考虑全身凝血状态变化会影响手术而出院。本次患者来院目的是进行动脉导管未闭手术治疗,但因存在手术禁忌证而未进行手术。因此需要增加编码 Z53(为特殊操作而与保健机构接触的人,但操作未进行),以此准确表达患者本次住院的实际情况。

编码查找过程:

主导词:操作
　　—未做
　　——由于
　　———禁忌证 Z53.0

核对第一卷:Z53.0 由于禁忌证而未进行操作

【案例最终编码】

诊断类别	诊断名称	原编码	修正编码	ICD 名称
出院主要诊断	动脉导管未闭	Q25.000	Q25.000	动脉导管未闭
出院其他诊断			Z53.0	由于禁忌证而未进行操作

案例四

【基本信息】

性别：男	年龄：29 岁	住院天数：35 天
入院科室：呼吸科		出院科室：呼吸科

【诊断信息】

诊断类别	诊断名称	疾病编码
出院主要诊断	Ⅲ度喉梗阻	J38.601
出院其他诊断	气管切开术后	J95.000
	肺炎	J18.900

【编码问题】气管切开术后 J95.000

一、知识点回顾

（一）编码相关临床知识点

气管切开术（tracheotomy）是一种切开颈段气管前壁、插入气管套管，并通过气管套管呼吸的急救手术。其适应证有喉阻塞、下呼吸道分泌物潴留（阻塞）、某些手术的前置手术、需长时间使用呼吸机辅助呼吸者。

机械通气包括无创通气（non-invasive ventilation，NIV）和有创通气（invasive mechanical ventilation，IMV）。无创通气是指无须建立人工气道（气管插管等）的机械通气方法，包括气道内正压通气和胸外负压通气等。有创机械通气是临床最为常用的呼吸支持手段，主要用于具有严重通气和／或氧合功能障碍的呼吸衰竭患者，为诊治原发病争取时间。

气管切开常见并发症包括术后出血、气胸及纵隔气肿、皮下气肿、拔管困难、切口感染、套管脱出、呼吸骤停、气管食管瘘、喉气管狭窄等。

（二）ICD-10 分类知识点

1. 气管切开术后编码主要分类结构及适用情况

Z43.0 气管造口维护

　　　一般用于关闭气管造口或对气管造口导管的冲洗

Z93.0 气管造口状态

　　　仅表示患者处于一种造口状态，对造口本身未做任何处理

Z99.1 依赖呼吸机

　　　长期需呼吸机辅助通气，不能脱机，需行气管切开

J95.0 气管造口术功能不全

　　　气管切开后并发症

2. 编码注意事项　同一住院期间进行的气管切开术,不应编码至特指手术术后。

二、编码问题解析

本案例出院其他诊断气管切开术后,编码于 J95.0 气管造口术功能不全,主要诊断为Ⅲ度喉梗阻,为气管切开术的主要适应证。需要查阅病历,明确气管切开术是本次住院的手术还是既往手术,以及进行气管切开术的目的。

查房记录（部分）

患者病情危重,断开呼吸机,尝试予以人工鼻通气,患者自诉呼吸困难,血气分析提示二氧化碳分压偏高,故调整呼吸机参数,无创血氧饱和度维持在 95% 左右,继续予以呼吸机辅助治疗。

患者患病至今已使用呼吸机辅助治疗约 3 周,且目前脱离呼吸机困难,考虑与患者原发疾病有关,请耳鼻喉科医师会诊,并与患者家属沟通后,遂行气管切开治疗。

本案例查房记录提示患者气管切开是本次住院过程中所行的手术操作,因此气管切开术后不应编码。从查房记录中发现气管切开的原因是由于患者无法脱离呼吸机,即患者存在依赖呼吸机情况,符合气管切开术适应证。查看第三卷,应将 J95.0 气管造口术功能不全修正编码至 Z99.1 依赖呼吸机,表达患者行气管切开术目的及疾病状态。

编码查找过程:

主导词:依赖

　　　　—于

　　　　——呼吸机 Z99.1

核对第一卷:Z99.1 依赖呼吸机

【案例最终编码】

诊断类别	诊断名称	原编码	修正编码	ICD 名称
出院主要诊断	Ⅲ度喉梗阻	J38.601	J38.6	喉狭窄
出院其他诊断	气管切开术后	J95.000	Z99.1	依赖呼吸机
	肺炎	J18.900	J18.9	未特指的肺炎

案例五

【知识点回顾】

在实际编码工作中常会遇到"×××术后"诊断,对于"×××术后"的诊断名称,它既可以表示对原来手术的再手术、术后并发症的治疗、肿瘤类手术的放化疗,又可以表示术后恢复期、外科术后各种固定装置的去除,又或者仅仅表达术后的状态等(表 21-1)。根据住院目的和治疗过程不同,编码差异极大,因此对此类诊断进行编码时,应仔细查阅病历,明确患者住院目的以及针对该诊断的主要治疗情况,以分类至准确的编码。

表 21-1 "×××术后"诊断的住院目的及对应的 ICD 编码

诊断名称	住院目的	ICD-10 编码
×××术后	疾病本身的再手术	编码在各系统章节
	术后并发症的治疗	编码在各系统章节
	治疗后随诊检查	Z09
	预防性手术	Z40
	术后造口的维护	Z43
	术后固定装置的调试、更换、取出	Z47
	术后的随诊医疗	Z48
	术后的放疗、化疗	Z51
	术后的缺失	Z89、Z90
	术后造口状态	Z93
	术后器官移植状态	Z94
	具有心脏和血管植入物和移植物	Z95
	具有其他功能性植入物	Z96
	具有其他装置	Z97
	术后的状态	Z98

案例 5-1

【基本信息】

性别:女	年龄:42 岁	住院天数:19 天
入院科室:肿瘤外科		出院科室:肿瘤外科

【诊断信息】

诊断类别	诊断名称	疾病编码
出院主要诊断	右乳癌术后	C50.900
出院其他诊断	肺、肝、骨转移化疗后	Z51.100
	盆腔重度粘连	N73.602

【编码问题】右乳癌术后 C50.900,肺、肝、骨转移化疗后 Z51.100

一、知识点回顾

(一)编码相关临床知识点

乳腺癌治疗主要包括药物治疗和手术治疗。药物治疗包括化学药物治疗、内分泌治疗及靶向治疗。乳腺癌内分泌治疗是通过去除或阻断激素的作用,以阻止癌细胞生长,特别适用于激素受体(ER/PR)阳性的各期乳腺癌患者。内分泌治疗可简单分为药物治疗和非药物治疗:药物治疗包括竞争性治疗(雌激素受体拮抗药)、添加性治疗(雌激素、雄激素、孕激素、皮质激素)、抑制性治疗(芳香化酶抑制药)、LHRH类似物治疗;非药物治疗主要包括手术切除卵巢、双侧卵巢放射治疗。

卵巢切除术:即手术直接切除双侧卵巢,是乳腺癌全身治疗中最古老的去势方法。手术去势可迅速改变患者的内分泌状态,减低内源性雌激素水平,近年来手术去势多采用腹腔镜技术,以减轻患者痛苦,同时减少并发症。

(二) ICD-10分类知识点

Z40-Z54为特殊操作和卫生保健而与保健机构接触的人

这一小节用于表明医疗的原因(即疾病或损伤)已经得到了治疗,但是正在接受随诊或预防性医疗、恢复期医疗,或为巩固疗效、处理残留状态、确保病情不再复发或防止复发而进行的医疗。

二、编码问题解析

本案例主要诊断右乳癌术后,编码于C50.9未特指的乳房恶性肿瘤,诊断为术后,编码至原发疾病,需要进一步查看病历,明确本次住院目的以及肿瘤治疗情况。

手术类别	手术及操作名称	手术编码
手术	腹腔镜双侧卵巢和输卵管切除术	65.6300

手术信息示:患者入院进行了腹腔镜双侧卵巢和输卵管切除术,而首页出院诊断处未见卵巢及输卵管相关诊断,需继续查看入院记录,明确住院目的。

入院记录(部分)

主诉:右乳癌术后 5$^+$ 年,要求内分泌治疗。

现病史:5$^+$ 年前患者在全麻下行右乳癌改良根治术+前哨淋巴结清扫+术中冰冻,术后病检:右乳浸润性导管癌,Ⅱ级7分,乳头未见癌转移,腋窝淋巴结未见转移,前哨淋巴结见癌转移,术后行TEC化疗方案化疗。9个月前,患者完善脊柱MRI提示多发骨转移,胸腹部CT提示肺、肝、骨多发转移,已按规定疗程化疗。既往检查激素受体(ER/PR)阳性,为行内分泌治疗预防肿瘤复发及卵巢转移入院。

编码问题1:右乳癌术后C50.900

患者入院前 5$^+$ 年行乳癌手术治疗,9个月前发现肺、肝、骨多发转移,既往检查激素受体(ER/PR)阳性,此次入院为行内分泌治疗-卵巢切除术。入院后经评估后行双侧卵巢及输卵管切除术,目的是预防肿瘤复发及卵巢转移。结合编码相关临床知识点,本案例手术目的是进行内分泌治疗,因此主要编码应为Z51.8肿瘤内分泌治疗。

编码查找过程：

主导词：内分泌的 - 见情况

治疗 - 见疗法

疗法 Z51.9

核对第一卷：Z51.9 未特指的医疗照顾

本案例明确为肿瘤内分泌治疗，不属于未特指的情况，应调整编码至 Z51.8 其他特指的医疗照顾。

编码问题 2：肺、肝、骨转移化疗后 Z51.100

其他诊断中的肺、肝、骨转移化疗后，患者本次入院未行手术及化学治疗，既往也未对其进行治疗，因此应使用继发性肿瘤编码，不应编码 Z51.1 为肿瘤化学治疗疗程。

编码查找过程：

主导词：肿瘤

—肺　继发 C78.0

—肝　继发 C78.7

—骨（骨膜）　继发 C79.5

核对第一卷：C78.0 肺部继发性恶性肿瘤

C78.7 肝部继发性恶性肿瘤

C79.5 骨和骨髓继发性恶性肿瘤

编码问题 3：附加编码

患者 5[+] 年前进行乳癌切除术，乳癌已经不存在，应附加编码 Z85 恶性肿瘤个人史。

编码查找过程：

主导词：个人史

—恶性肿瘤

——乳房 Z85.3

核对第一卷：Z85.3 乳房恶性肿瘤个人史

【案例最终编码】

诊断类别	诊断名称	原编码	修正编码	ICD 名称
出院主要诊断	右乳癌术后	C50.900	Z51.8	其他特指的医疗照顾
出院其他诊断	肺、肝、骨转移化疗后	Z51.100	C78.0	肺部继发性恶性肿瘤
			C78.7	肝部继发性恶性肿瘤
			C79.5	骨和骨髓继发性恶性肿瘤
			Z85.3	乳房恶性肿瘤个人史
	盆腔重度粘连	N73.602	N73.602	女性盆腔粘连

案例 5-2

【基本信息】

性别:男	年龄:7 月	住院天数:9 天
入院科室:胃肠外科		出院科室:胃肠外科

【诊断信息】

诊断类别	诊断名称	疾病编码
出院主要诊断	先天性肛门闭锁伴直肠尿道球部瘘术后	Q42.200
出院其他诊断	肠粘连	K66.002

【编码问题】先天性肛门闭锁伴直肠尿道球部瘘术后 Q42.200、肠粘连 K66.002

一、知识点回顾

(一)编码相关临床知识点

先天性直肠肛管畸形(congenital anorectal malformation)是胚胎时期后肠发育障碍所致的消化道畸形,是小儿肛肠外科的常见病,占先天性消化道畸形的首位。约有 50% 以上的先天性直肠肛管畸形伴有直肠与泌尿生殖系之间的瘘管形成。可根据畸形类型选择手术方案(表 21-2)。

表 21-2 肛门直肠畸形治疗方法及其适应证

术式	适应证
肛门扩张	适用于肛门狭窄
会阴肛门成形术	用于会阴瘘、肛门闭锁(低位无瘘)和直肠前庭瘘。一般须在生后 1~2 天内完成手术
后矢状入路肛门直肠成形术(PSARP)	适合于直肠尿道瘘、阴道瘘、一穴肛和较高位置无瘘的肛门闭锁
腹腔镜辅助下骶会阴直肠肛门成形术	适应证与 PSARP 相同
其他术式	骶会阴、骶腹会阴肛门成形术,目前已被 PSARP 术式取代

(二)ICD-10 分类知识点

人工造口维护主要分类结构:

Z43 对人工造口的维护

　　包括:闭合

　　　　去除导管

　　不包括:仅为人工造口状态,不需要医疗者(Z93.-)

Z43.0 气管造口维护

Z43.1　胃造口维护

Z43.2　回肠造口维护

Z43.3　结肠造口维护

Z43.4　消化道其他人工造口的维护

Z43.5　膀胱造口维护

Z43.6　泌尿道其他人工造口的维护

Z43.7　人工阴道维护

Z43.8　其他人工造口的维护

Z43.9　未特指的人工造口的维护

二、编码问题解析

编码问题 1：先天性肛门闭锁伴直肠尿道球部瘘术后 Q42.200

本案例诊断先天性肛门闭锁伴直肠尿道球部瘘术后，编码至 Q42（大肠先天性缺如、闭锁和狭窄），诊断为术后，编码原发疾病情况。需查看病历明确本次住院目的及主要治疗情况。

入院记录（部分）

入院情况：6 个月前患者因肛隐窝处无肛门开口来院就诊，完善相关检查后行结肠造瘘术，手术顺利，术后恢复好。3 个月前患者再次来院行后矢状路经骶会阴肛门成形术，手术顺利、术后恢复好，扩肛顺利。近日患者无发热，无咳嗽，为行结肠造瘘关闭术，再次到医院门诊就诊，门诊以"横结肠造瘘术后、先天性肛门闭锁术后"收入院。

入院记录示，6 个月前患儿因肛隐窝无肛门开口到医院求治，完善检查后行结肠造口术，3 个月前患儿再次入院行后矢状路经骶会阴肛门成形术，术后恢复好。今日患儿为行结肠造瘘关闭术再次到医院就诊，需查看手术记录。

手术记录（部分）

手术名称：横结肠造瘘口关闭术、肠粘连松解术。

手术发现：

1. 造瘘口位于左上腹，大小约 3cm×3cm，造瘘口周围皮肤无红肿及糜烂。

2. 造瘘口下肠管与大网膜、小肠膜粘连，但未形成梗阻，造瘘口近远端肠管直径差别大，近段直径 4cm，远端直径 2cm。

手术经过：

1. 沿造瘘口周围逐层切开皮肤、皮下、腹直肌前鞘，钝性分离腹直肌，打开腹直肌后鞘和腹膜，游离结肠断端，松解横结肠与大网膜及小肠间的粘连，切除造瘘口处结肠壁，修整结肠两断端直径。

2. 间断缝合结肠全层及浆肌层，检查无出血及吻合口瘘，放回横结肠。

3. 冲洗腹腔，检查腹腔内无活动性出血，逐层缝合关闭切口，常规辅料包扎。

　　手术记录示,患者行横结肠造瘘口关闭术、肠粘连松解术,主要手术为关闭结肠造口,而原疾病先天性肛门闭锁伴直肠尿道球部瘘已经不存在,因此编码 Q42.2 不正确,查看第三卷,应将先天性肛门闭锁伴直肠尿道球部瘘术后编码至 Z43.3 关闭结肠造口。

编码查找过程:

主导词:维护(对)

　　　　—结肠造口 Z43.3

核对第一卷:Z43.3 结肠造口维护

编码问题 2:肠粘连 K66.002

查房记录(部分)

　　诊断及诊断依据:

　　肠粘连:患者既往有肠切除伴吻合术,系污染手术,有感染风险。此次关闭结肠造口术中探查发现造瘘口肠管与大网膜、小肠膜粘连,但并未形成梗阻,术中行肠粘连松解术,并注入防粘连液,考虑手术并发症,故诊断。

　　查房记录示,探查腹腔发现造瘘口肠管与大网膜、小肠膜状粘连,且明确肠粘连的部位为造瘘口,考虑肠粘连为既往手术操作后引起,系手术并发症,因此原编码 K66.0 肠粘连不正确,查看第三卷,应编码至 K91.8 消化系统的其他操作后疾患。

编码查找过程:

主导词:并发症

　　　　—医疗操作

　　　　——消化系统

　　　　———特指的 NEC K91.8

核对第一卷:K91.8 消化系统的其他操作后疾患,不可归类在他处者

【案例最终编码】

诊断类别	诊断名称	原编码	修正编码	ICD 名称
出院主要诊断	先天性肛门闭锁伴直肠尿道球部瘘术后	Q42.200	Z43.3	结肠造口维护
出院其他诊断	肠粘连	K66.002	K91.8	消化系统的其他操作后疾患

案例 5-3

【基本信息】

性别:男	年龄:25 岁	住院天数:3 天
入院科室:泌尿外科		出院科室:泌尿外科

【诊断信息】

诊断类别	诊断名称	疾病编码
出院主要诊断	左肾积水术后	N13.300
出院其他诊断	左侧肾盂输尿管连接处狭窄术后	N13.501

【编码问题】左肾积水术后 N13.300、左侧肾盂输尿管连接处狭窄术后 N13.501

一、知识点回顾

(一) 编码相关临床知识点

肾积水又称肾盂积水,指肾盂和肾盏异常扩张的状态,可以与梗阻有关,也可以独立存在。由于原发病因、梗阻部位、梗阻程度和持续时间不同,肾积水的临床表现也不一样。

肾积水有两种治疗方案:①保守治疗,定期观察;②手术治疗。包括开放性手术、腹腔镜肾盂成形术、机器人腹腔镜肾盂成形术、内镜下肾盂输尿管连接部切开术。为尽快解除尿路梗阻,缓解肾积水及功能损害,最常见的治疗手段是输尿管内 D-J 管置入术以及肾造瘘术。

D-J 管:输尿管支架管(双猪尾导管或称双 J 管)在泌尿外科手术中应用极为广泛,适用于肾积水、输尿管结石、肾结石等上尿路手术以及碎石机碎石、输尿管狭窄的扩张等治疗过程中,植入输尿管后能起到引流尿液、防止输尿管狭窄和粘连堵塞的重要作用。为了减少双 J 管置入术的并发症,一般在术后 8~10 周行膀胱镜下拔出双 J 管,治疗成功的标准是症状消失,肾积水情况减轻,肾功能好转或稳定,影像学显示排空功能正常。

(二) ICD-10 分类知识点

1. 与输尿管去除有关主要分类结构

Z43 对人工造口的维护

包括:去除导管

Z43.6 泌尿道其他人工造口的维护

Z46 其他装置的安装和调整

Z46.6 泌尿装置的安装和调整

2. 编码注意事项 Z43.6 是分类有泌尿道人工造口的情况下去除置入泌尿道的导管,Z46.6 是分类对泌尿道置入装置的安装和调整。因此,在分类时应注意区分有无存在人工造口情况。

二、编码问题解析

本案例诊断为左肾积水术后,左侧肾盂输尿管连接处狭窄术后,均编码于原发疾病 N13.3 和 N13.5,对于 ××× 术后类的诊断,需要明确来院目的,才能正确分类,查看病历。

入院记录(部分)

主诉:左肾积水术后 1 个月。

现病史:入院前 1 个月,患者确诊为"左肾积水,肾盂输尿管交界处梗阻",行腹腔镜离断式肾盂输尿管成形术 + 膀胱镜下双 J 管置入,术后给予患者抗感染、补液、止血、止痛等对症支持治疗,出院后患者恢复好,症状好转,近期患者无发热、咳嗽,因体内留置双 J 管,要求取管,门诊以"左侧肾积水术后"收入院。

入院记录示,患者输尿管支架为前次住院行腹腔镜离断式输尿管成形术并置入支架以治疗肾积水和肾盂输尿管连接处狭窄。此次因症状好转,需去除体内留置双J管而入院。

手术记录（部分）

手术名称:膀胱镜下左侧双J管取出术。

手术发现:膀胱各壁光滑完整,左侧输尿管开口见双J管。

手术经过:

1. 置入膀胱镜,手术发现如上述。

2. 异物钳完整取出双J管,重新置入膀胱镜见膀胱尿道无明显损伤出血,结束手术。

上述记录表明,本案例既往有肾积水和肾盂输尿管连接处狭窄,已行腹腔镜离断式输尿管成形术并置入支架治疗,出院后患者恢复好,经泌尿外科评估可以去除原置管。首先,原疾病已治愈,不应编码N13.0和N13.5;其次,双J管置入是引流尿液、防止输尿管狭窄和粘连堵塞,不是人工造口的引流管,且手术记录明确指出输尿管支架经由膀胱取出,未提及人工造口。查看第三卷,应修正编码至Z46.6泌尿装置的安装和调整。

编码查找过程:

主导词:取出

  —留置导管 Z46.6

核对第一卷:Z46.6 泌尿装置的安装和调整

【案例最终编码】

诊断类别	诊断名称	原编码	修正编码	ICD 名称
出院主要诊断	左肾积水术后	N13.300	Z46.6	泌尿装置的安装和调整
出院其他诊断	左侧肾盂输尿管连接处狭窄术后	N13.501		

案例 5-4

【基本信息】

性别:男	年龄:32 岁	住院天数:4 天
入院科室:骨科		出院科室:骨科

【诊断信息】

诊断类别	诊断名称	疾病编码
出院主要诊断	右侧尺桡骨干骨折术后	S52.900

【编码问题】 右侧尺桡骨干骨折术后 S52.900

一、知识点回顾

(一)编码相关临床知识点

骨折(fracture)可由创伤和骨骼疾病(即为病理性骨折)所致,引起骨的完整性和连续性中断。骨折愈合是一个复杂而连续的过程,从组织学和细胞学的变化,临床通常将其分为三个阶段:血肿炎症机化期、原始骨痂形成期、骨痂改造塑形期。临床愈合是骨折愈合的重要阶段,此时患者可拆除外固定装置,通过功能锻炼,逐渐恢复患肢功能。

临床上骨折的治疗包括复位、固定和康复治疗。复位分为手法复位和切开复位;固定分为外固定和内固定;康复治疗分为早、中、晚三期。其中康复晚期是指骨折已达临床愈合标准,固定装置已拆除。

(二)ICD-10 分类知识点

1. 骨折后的后续治疗,主要分类结构

Z09　除恶性肿瘤外,为其他情况治疗后的随诊检查

　　Z09.4　骨折治疗后的随诊检查

Z47　其他矫形外科的随诊医疗

　　Z47.0　涉及骨折板和其他内固定装置的随诊医疗

　　　　　去除:钉、板、棒、杆、螺丝钉

　　Z47.8　其他特指的矫形外科的随诊医疗

　　　　　更换、检查或去除:外部固定或牵引装置、石膏绷带

　　Z47.9　未特指矫形外科的随诊医疗

Z54　恢复期

　　Z54.4　骨折治疗后恢复期

2. 编码注意事项

- Z09.4　骨折后的随诊检查,指术后定期检查,更多的是治疗后的医学监督;
- Z47　矫形外科的随诊医疗,即继续治疗;
- Z54　恢复期,即术后恢复的过程。

二、编码问题解析

本案例患者住院 4 天,仅有尺桡骨骨折术后一个诊断,需查看病历明确患者住院目的及治疗情况。

入院记录(部分)

现病史:3 个月前,患者因外伤致右前臂骨折行骨折切开复位弹性钢钉内固定术,现患者患肢日常及负重活动未见明显受限,定期门诊随访,骨折愈合顺利。门诊复查 X 线片提示骨折已经愈合,拟行内固定装置去除,门诊以"右侧尺桡骨干骨折术后"收入骨科。

手术记录(部分)

手术名称:右尺桡骨骨折术后弹性钢针取出术。

手术发现:右侧尺桡骨弹性钢针各1枚,内固定材料完整、无断针。

手术经过:

1. 沿右侧尺桡骨远端皮肤原针道瘢痕处做一1.5cm左右切口,逐层解剖皮肤皮下组织,暴露钢针尾部。

2. 顺利取出弹性钢针一枚。

3. 同前,在另一针道瘢痕处取出弹性钢针一枚。

4. C型臂X线机证实内固定物取出完整。

入院记录示:3月前患者因外伤致前臂骨折行骨折切开复位弹性钉内固定术,现骨折愈合顺利,复查提示骨折已经愈合,入院取内固定装置。手术记录示,行桡骨骨折术后两枚弹性钢针取出术。本次住院目的及主要治疗情况明确为行内固定装置的取出术,故右侧尺桡骨干骨折术后应编码至Z47.0涉及骨折板和其他内固定装置的随诊医疗。

编码查找过程:

主导词:取出

    —固定装置(内)Z47.0

核对第一卷:Z47.0 涉及骨折板和其他内固定装置的随诊医疗

【案例最终编码】

诊断类别	诊断名称	原编码	修正编码	ICD名称
出院主要诊断	右侧尺桡骨干骨折术后	S52.900	Z47.0	涉及骨折板和其他内固定装置的随诊医疗

案例 5-5

【基本信息】

性别:男	年龄:20岁	住院天数:6天
入院科室:肿瘤科		出院科室:肿瘤科

【诊断信息】

诊断类别	诊断名称	疾病编码
出院主要诊断	恶性肿瘤放射治疗	C40.202
出院其他诊断	恶性肿瘤化学治疗	Z51.101
	左胫骨上段骨肉瘤活检术后	Z98.800
病理诊断	骨肉瘤	M9180/3

【编码问题】 恶性肿瘤放射治疗 C40.202、左胫骨上段骨肉瘤术后 Z98.800

一、ICD-10 分类知识点

肿瘤放射治疗和化学治疗的主要分类结构：

Z51.0　放射治疗疗程

Z51.1　为肿瘤化学治疗疗程

Z54.1　放疗后恢复期

Z54.2　化疗后恢复期

二、编码问题解析

患者本次住院 6 天，主要诊断为恶性肿瘤放射治疗，编码于 C40.2 胫骨恶性肿瘤，诊断与编码表达不符，需查阅病历，明确患者住院目的及治疗情况。

入院记录（部分）

主诉：确诊左胫骨上段骨肉瘤 1 个月，拟入院行活检术后第 2 次化疗。

现病史：患者入院前 1 个月，行左胫骨上段肿瘤活检术，术后活检提示软骨母细胞样肉瘤，术后放化疗治疗，术后恢复好，今日按疗程入院继续治疗。

出院记录（部分）

诊疗经过：患者入院后完善相关辅助检查，无明显禁忌，遂按疗程化疗，化疗过程顺利，患者有轻微胃肠道反应，考虑化疗副反应，予以止吐、护胃对症支持治疗。后又行放射治疗，放疗过程顺利，患者无特殊不适。放疗结束后血常规未见明显异常，过程顺利，患者症状好转，患者及其家属要求出院休养，请示上级医师后准予出院，嘱其按时返院行下一周期化疗。

编码问题 1：恶性肿瘤放射治疗 C40.202

入院记录及出院记录诊疗经过示，患者入院前 1 个月，行左胫骨上段肿瘤活检术，术后行放化疗治疗，本次入院拟行第 2 次化疗，入院后行了 1 次化疗，1 次放疗后出院。主要诊断恶性肿瘤放射治疗应编码至 Z51.0 放射治疗疗程。

编码查找过程：

主导词：放射治疗期间 Z51.0

核对第一卷：Z51.0 放射治疗疗程

编码问题 2：左胫骨上段骨肉瘤术后 Z98.800

入院记录描述患者胫骨骨肉瘤，仅行活检确诊，未行手术治疗，故左胫骨上段骨肉瘤术后作为其他诊断，表达原发肿瘤。从现病史可知，既往术后活检提示为为软骨母细胞型骨肉瘤，形态学不应编码 M9180/3，应修正至 M9181/3 成软骨细胞性骨肉瘤，部位编码应为 C40.2 胫骨恶性肿瘤。

编码查找过程：

主导词：骨肉瘤（M9180/3）- 另见肿瘤，骨，恶性

　　——成软骨细胞性（M9181/3）

核对第一卷：M9181/3 成软骨细胞性骨肉瘤

主导词：肿瘤

　　——骨（骨膜）◇

　　——　——胫骨（任何部分）原发 C40.2

核对第一卷：C40.2 下肢长骨恶性肿瘤

注意：◇在第三卷索引的肿瘤表中出现，表明当部位标有菱形号时，任何类型的癌或腺癌，均需阅读病理报告及病历，明确是否为骨和牙源性的原发肿瘤，通常骨源性和牙源性肿瘤的形态学编码在 M8812/3 和 M918~M934 之间，如果是转移而来，则应编码至 C79.5。本案例病理检查报告提示为软骨母细胞型骨肉瘤 M9181/3，且病历记录未见其他部位发生恶性肿瘤的描述，因此属于原发肿瘤。

【案例最终编码】

诊断类别	诊断名称	原编码	修正编码	ICD 名称
出院主要诊断	恶性肿瘤放射治疗	C40.202	Z51.0	放射治疗疗程
出院其他诊断	恶性肿瘤化学治疗	Z51.101	Z51.1	为肿瘤化学治疗疗程
	左胫骨上段骨肉瘤活检术后	Z98.800	C40.2	下肢长骨恶性肿瘤
病理诊断	骨肉瘤	M9180/3	M9181/3	成软骨细胞性骨肉瘤

案例 5-6

【基本信息】

性别：男		年龄：1 岁 5 月	住院天数：5 天
入院科室：胃肠外科			出院科室：胃肠外科

【诊断信息】

诊断类别	诊断名称	疾病编码
出院主要诊断	短肠综合征	K91.201
出院其他诊断	上呼吸道感染	J06.900
	先天性巨结肠术后	Q43.102

【编码问题】先天性巨结肠术后 Q43.102

一、知识点回顾

（一）编码相关临床知识点

先天性巨结肠又称希尔施普龙病（Hirschsprung disease，HD），或肠道无神经节细胞症，是由于肠道内源性神经系统发育障碍引发的综合征，其特点为肌间和黏膜下神经节细胞缺如，由于病变肠段的节细胞缺如，使得该肠管失去正常的蠕动功能而产生梗阻，近端结肠被动性扩张肥厚。该病居先天性消化道畸形第二位,病因复杂。

HD 外科治疗要求尽可能彻底根治便秘,解除因病变肠管痉挛引起的排便功能障碍。手术根治方法视具体情况选择,主要手术治疗方法有:

1. 拖出型直肠、乙状结肠切除术
2. 结肠切除、直肠后结肠脱出术
3. 直肠黏膜剥除、结肠于直肠肌内拖出术
4. 经腹结肠切除、结肠直肠吻合术
5. 腹腔镜辅助经会阴巨结肠根治术
6. 单纯经肛门结肠脱出术

(二) ICD-10 分类知识点

器官后天性缺失的主要分类结构:

Z90 器官后天性缺失,不可归类在他处者

  包括:身体的一部分 NEC 在手术后或创伤后的缺失

  不包括:先天性缺如;

     手术后缺失:内分泌腺(E89.)、脾(D73.0)

Z90.0 头和颈部分后天性缺失

   眼、鼻、喉;

   不包括:牙(K08.1)

Z90.1 乳房后天性缺失

Z90.2 肺[部分]后天性缺失

Z90.3 胃部分后天性缺失

Z90.4 消化道其他部分后天性缺失

Z90.5 肾后天性缺失

Z90.6 泌尿道其他部分后天性缺失

Z90.7 生殖器官后天性缺失

Z90.8 其他器官后天性缺失

二、编码问题解析

本案例诊断先天性巨结肠术后,表明患者已经行手术治疗,编码 Q43.102 先天性长段型巨结肠,诊断与编码表达不相符,需查看病历明确患者住院目的及治疗情况。

查房记录(部分)

诊断及诊断依据:

先天性巨结肠术后:患者确诊先天性巨结肠(长段型)1⁺年,回肠造瘘术后5个月,后完善术前准备,于全身麻醉下行经腹巨结肠根治术、全结肠切除术、肠粘连松解术、结肠造瘘关闭术、腹腔引流术,术后病检:(结肠)先天性巨结肠,故诊断。

诊断依据示,患者既往已行巨结肠根治术、全结肠切除术等,首页诊断中的先天性巨结

肠术后,反映的是患者巨结肠根治术后全结肠已被切除的状态,故应编码至 Z90.4 消化道其他部分后天性缺失。

编码查找过程:

主导词:缺失[缺如](器官或部位)(完全或部分)

　　　—肠(后天性)(小)Z90.4

核对第一卷:Z90.4 消化道其他部分后天性缺失

【案例最终编码】

诊断类别	诊断名称	原编码	修正编码	ICD 名称
出院主要诊断	短肠综合征	K91.201	K91.2	手术后吸收不良
出院其他诊断	上呼吸道感染	J06.900	J06.9	未特指的急性上呼吸道感染
	先天性巨结肠术后	Q43.102	Z90.4	结肠部分切除术后状态

（田素明）

第二十二章

主要诊断的选择

第一节 概 述

出院诊断是指患者出院时,临床医师根据患者所做的各项检查、治疗、转归以及门(急)诊诊断、手术情况、病理诊断等综合分析得出的最终诊断。疾病分类统计采用"单一原因"分析,即"一人一病"的原则,即当就诊者存在着一种以上的疾病、损伤或情况时,需选择其中的一个主要诊断进行分类统计。

主要诊断是与一次医疗事件有关的主要情况,一般是患者住院的理由。主要诊断选择总原则是指选择住院过程中对患者身体健康危害最大,花费医疗资源最多,住院时间最长的疾病诊断。一般情况下编码员需尊重临床医生对主要诊断的指定,若发现指定不当,编码员应根据主要诊断选择原则予以修正。

1. **主要诊断选择的一般原则**

(1)病因诊断能包括疾病的临床表现,则选择病因诊断作为主要诊断。

(2)以手术治疗为住院目的的,则选择与手术治疗相一致的疾病作为主要诊断。

(3)以疑似诊断入院,出院时仍未确诊,则选择临床高度怀疑、倾向性最大的疾病诊断作为主要诊断。

(4)因某种症状、体征或检查结果异常入院,出院时诊断仍不明确,则以该症状、体征或异常的检查结果作为主要诊断。

(5)疾病在发生发展过程中出现不同危害程度的临床表现,且本次住院以某种临床表现为诊治目的,则选择该临床表现作为主要诊断。疾病的临终状态原则上不能作为主要诊断。

(6)本次住院仅针对某种疾病的并发症进行治疗时,则该并发症作为主要诊断。

2. **住院过程中出现比入院诊断更为严重的并发症或疾病时,按以下原则选择主要诊断。**

(1)手术导致的并发症,选择原发病作为主要诊断。

(2)非手术治疗或出现与手术无直接相关性的疾病,参照主要诊断选择总原则。

3. **肿瘤类疾病按以下原则选择主要诊断**

(1)本次住院针对肿瘤进行手术治疗或进行确诊的,选择肿瘤为主要诊断。

(2)本次住院针对继发肿瘤进行手术治疗或进行确诊的,即使原发肿瘤依然存在,选择继发肿瘤为主要诊断。

（3）本次住院仅对恶性肿瘤进行放疗或化疗时,选择恶性肿瘤放疗或化疗为主要诊断。

（4）本次住院针对肿瘤并发症或肿瘤以外的疾病进行治疗的,选择并发症或该疾病为主要诊断。

4. 产科的主要诊断应当选择产科的主要并发症或合并症。没有并发症或合并症的,主要诊断可以由妊娠、分娩情况构成,包括宫内妊娠周数、胎数（G）、产次（P）、胎方位、胎儿和分娩情况等。

5. 多部位损伤,以对健康危害最大的损伤或主要治疗的损伤作为主要诊断。

6. 多部位灼伤,以灼伤程度最严重部位的诊断为主要诊断。在同等程度灼伤时,以面积最大部位的诊断为主要诊断。

7. 以治疗中毒为主要目的的,选择中毒为主要诊断,临床表现为其他诊断。

本章主要针对主要诊断选择错误案例进行分析。

第二节　主要诊断选择案例分析

案例一

【基本信息】

性别:女	年龄:43 岁	住院天数:20 天
入院科室:感染科		出院科室:重症医学科

【诊断信息】

诊断类别	诊断名称	疾病编码
出院主要诊断	心肺复苏后	I46.000
出院其他诊断	结核性脑膜炎	A17.000†G01*
	结核性脑积水	A17.807†G94.0*
	心肌损害	I50.906
	中枢性呼吸衰竭	G93.812
	高乳酸血症	E74.800x006

【问题解析】

本案例主要诊断为心肺复苏后,表示患者因某种疾病发生发展到生命体征的终末状态,经历过心肺复苏,并且恢复了自主循环,其本身并不是疾病病因及主要治疗的疾病,故作为主要诊断不正确。进一步查看病历资料,明确患者本次住院的病因诊断及主要治疗的疾病。

查房记录（部分）（感染科）

主诉:确诊"结核性脑膜炎"6 个月,头痛、发热、呕吐 5 天。

诊断及诊断依据：

1. 结核性脑膜炎　患者有头痛、发热、呕吐，外院确诊结核性脑膜炎6个月，外院γ干扰素试验阳性，外院头颅CT提示结核性脑膜炎，故诊断。

2. 结核性脑积水　患者有结核性脑膜炎基础。查体：脑膜刺激征(+)，双侧巴氏征(+)，入院后急诊头颅CT提示脑积水，脑脊液涂片检测出抗酸杆菌，故诊断。

转科记录（部分）（感染科）

诊疗经过：入院后予以HRZE抗结核治疗，甲强龙抗炎减轻脑积水，甘露醇、甘油果糖、白蛋白脱水降颅内压等对症支持治疗。

目前情况：患者今日午间出现烦躁、喷射性呕吐，12:23左右出现意识障碍，查体：深昏迷，双侧瞳孔等大等圆2mm，光反射迟钝，面色差，心率155次/min，心音欠佳，呼吸30次/min；12:31出现自主心率、呼吸不能维持，心率下降至30次/min，面色发绀，立即行胸外按压、皮囊加压给氧，予生理盐水扩容、肾上腺素静推2次；12:38行气管内插管，12:45患者心率恢复至152次/min，呼吸25次/min（机控），氧饱和度95%，双侧瞳孔不等大，左侧5mm，右侧6mm，对光反射消失，呼吸音粗，心音欠有力、律齐。经重症医学科会诊后认为：患者有结核性脑膜炎、结核性脑积水基础，发生了中枢性呼吸循环衰竭，病情危重，有转入指征，建议转入重症医学科进一步诊治。

查房记录（部分）（重症医学科）

补充诊断：心肺复苏后：患者有结核性脑膜炎、结核性脑积水基础，有呼吸循环衰竭表现，予以胸外按压、皮囊加压给氧、呼吸机辅助通气及强心药等呼吸循环支持后，呼吸循环好转，故诊断。

出院记录（部分）

诊疗经过：入院后先于感染科予以HRZE抗结核治疗，甲强龙抗炎减轻脑积水，甘露醇、甘油果糖、白蛋白脱水降颅内压等对症支持治疗。于3月21日午间出现烦躁、喷射性呕吐，12:23左右出现意识障碍，12:31出现自主心率、呼吸不能维持，心率下降至30次/min面色，发绀，立即行胸外按压、皮囊加压给氧，予生理盐水扩容、肾上腺素静推2次；12:38行气管内插管，12:45患者心率恢复至152次/min，呼吸25次/min（机控），氧饱和度95%，后带管转入重症医学科继续治疗，入科后予呼吸机辅助通气，抗结核、抗感染、补液、降颅压等对症支持治疗。

病历资料示：患者因"确诊结核性脑膜炎6个月，头痛、发热、呕吐5天"入院，入感染科后诊断为结核性脑膜炎、结核性脑积水，即此两疾病为患者住院的理由。转科记录示患者在结核性脑膜炎、结核性脑积水基础上，发生了呼吸循环衰竭，进而进行了心肺复苏；诊断依据示患者结核性脑积水是在结核性脑膜炎基础上发生的。由此可见结核性脑膜炎是病因，结核性脑积水和呼吸循环衰竭都是其发展恶化的表现，同时出院记录示患者住院期间也主要针对上述疾病进行了抗结核、减轻脑积水、降颅压等治疗。根据主要诊断选择原则，本案例应选择结核性脑膜炎作主要诊断，编码A17.0†G01*结核性脑膜炎。心肺复苏后调整至其他诊断。

【案例最终主要诊断及编码】

原主要诊断	疾病编码	调整后主要诊断	疾病编码
心肺复苏后	I46.000	结核性脑膜炎	A17.0†G01*

案例二

知识点回顾

Z 编码作为主要编码的常见情况：

1. **因特定的非疾病理由入院者**

    Z00.5　器官和组织的可能供者接受的检查

    Z52　器官和组织的供者

2. **为可疑情况的观察入院者**

    Z03　为可疑疾病和情况接受的医疗观察和评价

3. **因某种特殊目的入院者**

    Z35　高危妊娠监督

    Z40　预防性手术

    Z41　非以改善健康状况为目的的操作

    Z42　涉及整形手术的随诊医疗

    Z43　对人工造口的维护

    Z44　外部假体装置的安装和调整

    Z45　植入装置的调整和管理

    Z46　其他装置的安装和调整

    Z47　其他矫形外科的随诊医疗

    Z48　其他手术的随诊医疗

    Z49　涉及透析的医疗

    Z50　涉及使用康复操作的医疗

    Z51　其他医疗照顾

4. **某些疾患的随诊检查**

    Z08　恶性肿瘤治疗后的随诊检查

    Z09　除恶性肿瘤外，为其他情况治疗后的随诊检查

5. **某些疾患的特殊筛查**

    Z11　传染病和寄生虫病的特殊筛查

    Z12　肿瘤的特殊筛查

    Z13　其他疾病和疾患的特殊筛查

案例 2-1

【基本信息】

性别:男	年龄:10 岁	住院天数:6 天
入院科室:骨科		出院科室:骨科

【诊断信息】

诊断类别	诊断名称	疾病编码
出院主要诊断	右尺骨远端骨软骨瘤	D16.004 ;M92100/0
出院其他诊断	取尺骨外支架	Z47.803

【手术操作信息】

手术类别	手术及操作名称
手术	右尺骨外固定装置去除术

【问题解析】

本案例主要诊断为右尺骨远端骨软骨瘤,主要手术为右尺骨外固定装置去除术,主要手术与治疗的主要疾病不一致,需查看病历明确主要诊断。

出院记录(部分)

主诉:尺骨延长术后 6 个月,拟入院行外支架取出。

入院情况:因尺骨延长术后 6 个月,拟入院行外支架取出。入院前 6 个月,患者因右尺骨远端骨软骨瘤行右尺骨截骨矫形、骨延长术。现患者患肢截骨处愈合良好,入院行外支架取出。

主要治疗:入院后完善各项术前准备,于 20×× 年 3 月 2 日在全身麻醉＋局部浸润麻醉下行右侧尺骨延长术后外支架取出术。

出院记录示,患者本次因右尺骨远端骨软骨瘤行右尺骨截骨矫形、骨延长术 6 个月,入院行外支架取出。主要治疗情况示,本次住院主要治疗措施为外支架取出术。由此可见患者 6 个月前进行了尺骨骨软骨瘤治疗,本次住院不是治疗软骨瘤,而是行外支架取出,故主要诊断不应为骨软骨瘤。根据主要诊断选择原则,以手术治疗为主要目的的,应选择与手术治疗相一致的疾病作为主要诊断,故本案例主要诊断应调整为取尺骨外支架,编码 Z47.8 其他特指的矫形外科的随诊医疗。

【案例最终主要诊断及编码】

原主要诊断	原编码	调整后主要诊断	疾病编码
右尺骨远端骨软骨瘤	D16.004	取尺骨外支架	Z47.8

案例 2-2

【基本信息】

性别:男	年龄:56 岁	住院天数:8 天
入院科室:骨科		出院科室:骨科

【诊断信息】

诊断类别	诊断名称	疾病编码
出院主要诊断	右小腿截肢术后	Z89.500
出院其他诊断	右小腿截肢残端溃疡	T78.601

【手术操作信息】

手术分类	手术名称
手术	右下肢截肢术后残端修整

【问题解析】

本案例主要诊断为右小腿截肢术后,编码 Z89.5 膝或膝以下小腿后天性缺失,表达的仅是患者的肢体缺失状态,未能表达出患者此次住院的目的,且状态编码一般不能作为主要编码。查看病历资料,明确患者本次住院目的。

查房记录(部分)

主诉:右小腿截肢术后 9 个月,残端疼痛、红肿 10 天。

诊断及诊断依据:

1. 右小腿截肢术后　患者 9 个月前因足坏疽行右下肢截肢术,查体见右小腿远端缺如,故诊断。

2. 右小腿截肢残端溃疡　查体患者右小腿远端缺如,周围软组织肿胀,残端见一约 4cm×4cm 的浅表溃疡,局部红肿,故诊断。

治疗措施:

患者右小腿截肢残端溃疡诊断明确,择期行右下肢截肢术后残端修整术。

病历资料示:患者因"右小腿截肢术后 9 个月,残端疼痛、红肿 10 天"入院,明确右小腿截肢残端溃疡诊断后行右下肢截肢术后残端修整术。由此可见患者此次入院的目的是治疗右小腿截肢残端溃疡,此疾病属于截肢术后肢体残端的并发症,故选择右小腿截肢术后作主要诊断不正确。本案例主要诊断应调整为右小腿截肢残端溃疡 T78.6 截断术残端的其他和未特指的并发症,同时需增加损伤外因编码 Y83.5(肢体截肢术作为患者异常反应或以后并发症的原因,而在操作当时并未提及意外事故)。右小腿截肢术后调整至其他诊断。

【案例最终主要诊断及编码】

原主要诊断	原编码	调整后主要诊断	疾病编码
右小腿截肢术后	Z89.500	右小腿截肢残端溃疡	T78.6

案例三

【基本信息】

性别：男	年龄：24 岁	住院天数：3 天
入院科室：消化科		出院科室：消化科

【诊断信息】

诊断类别	诊断名称	疾病编码
出院主要诊断	急性胃肠炎	K52.905
出院其他诊断	毒蕈中毒	T62.000x001

【问题解析】

　　本案例主要诊断为急性胃肠炎，其他诊断为毒蕈中毒。根据主要诊断选择原则，以治疗中毒为主要目的的，应选择中毒为主要诊断。查看病历资料，明确患者本次住院目的。

查房记录（部分）

　　病史特点：

　　患者腹痛、腹泻 2 小时，以"腹痛"为主要表现入院。患者进食蘑菇半小时后出现腹痛、腹泻，以上腹、脐周及左下腹明显，呈阵发性，疼痛较剧烈，每次持续约 10 分钟，可自行缓解；腹泻伴大便性状改变，呈黄色稀便，解大便后腹痛稍缓解。进食蘑菇的 3 名家庭成员均有腹痛表现。

　　诊断及诊断依据：

　　1. 急性胃肠炎　患者以腹痛、腹泻为主要表现，起病急，病前有进食蘑菇史，入院查体：全腹压痛，故诊断。

　　2. 毒蕈中毒　患者以腹痛、腹泻为主要表现，病前有进食蘑菇史，家人有类似表现，症状相似，故诊断。

　　治疗措施：

　　1. 患者毒蕈中毒诊断明确，立即进行洗胃治疗。

　　2. 护胃、止泻、补充电解质等对症治疗。

　　病历资料示：患者因进食蘑菇后腹痛入院，且患者毒蕈中毒的临床表现为急性胃肠炎，入院后针对毒蕈中毒进行了洗胃治疗和对症治疗。根据主要诊断选择原则：以治疗中毒为主要目的的，选择中毒为主要诊断，临床表现为其他诊断。故本案例主要诊断应调整为毒蕈中毒 T62.09 摄入蘑菇类的毒性效应，同时需增加损伤外因编码 X49 有毒食物意外中毒。急性胃肠炎调整至其他诊断。

【案例最终主要诊断及编码】

原主要诊断	原编码	调整后主要诊断	疾病编码
急性胃肠炎	K52.905	毒蕈中毒	T62.0

案例四

【基本信息】

性别:男	年龄:6 岁	住院天数:20 天
入院科室:康复科		出院科室:康复科

【诊断信息】

诊断类别	诊断名称	疾病编码
出院主要诊断	流行性乙型脑炎后遗症	B94.101
出院其他诊断	左下肢单瘫	G83.100

【问题解析】

后遗症类目是用来指出不复存在的情况是当前正在治疗疾病的原因,主要编码要选择这个正在治疗的疾病,后遗症编码可作为附加编码。

本案例主要诊断为流行性乙型脑炎后遗症,其他诊断为左下肢单瘫,按主要诊断选择原则,后遗症一般不作主要诊断,查看病历资料,明确患者本次住院目的及主要治疗情况。

查房记录(部分)

病史特点:

患者 3 年前确诊"流行性乙型脑炎",给予抗感染、降颅压、营养神经等治疗后好转,遗留左下肢单瘫,表现为左侧肢体运动功能障碍,步行时左下肢跛行,左下肢尖足。

诊断及诊断依据:

1. 流行性乙型脑炎后遗症 患者有明确的流行性乙型脑炎病史,病后遗留左下肢单瘫,故诊断。

2. 左下肢单瘫 患者主要表现为左下肢运动功能障碍,步行时左下肢跛行,左下肢尖足。查体左下肢肌力降低,肌张力增高,故诊断。病因考虑与流行性乙型脑炎所致脑损伤有关。

出院记录(部分)

主要治疗:

入院后予 PT 降低肌张力,纠正异常姿势,促进运动功能进步,SET、四肢联动助主动控制、协调性训练;减重步态训练加强步行训练,改善下肢负重;电针舒经活络;通过肌电生物反馈刺激后被动肌收缩增强肌力,CPM 持续牵拉,改善痉挛,促进关节功能改善;水中步态加强步行训练,改善下肢负重;于 20×× 年 2 月 7 日行肉毒素注射双侧髂腰肌、左侧比目鱼肌、左侧腓肠肌。

病历资料示:患者左下肢单瘫为流行性乙型脑炎治愈后的遗留症状,本次住院目的为治疗左下肢单瘫,且主要治疗措施(PT 降低肌张力、电针舒经活络、肉毒素注射等)也是针对此疾病。由此可见,流行性乙型脑炎已是不复存在的疾病,本次住院主要治疗措施也是针对左下肢单瘫进行的康复治疗。

本案例已明确后遗症的具体表现为左下肢单瘫,且为主要治疗的情况,故不应选择流行性乙型脑炎后遗症作主要诊断。本案例主要诊断应调整为左下肢单瘫 G83.1 单侧下肢单瘫,流行性乙型脑炎后遗症调整至其他诊断。

【案例最终主要诊断及编码】

原主要诊断	原编码	调整后主要诊断	疾病编码
流行性乙型脑炎后遗症	B94.101	左下肢单瘫	G83.1

案例五

【基本信息】

性别:男	年龄:50 岁	住院天数:6 天
入院科室:消化科	出院科室:消化科	离院方式:死亡

【诊断信息】

诊断类别	诊断名称	疾病编码
出院主要诊断	呼吸循环衰竭	R09.201
出院其他诊断	失血性休克	R57.101
	急性十二指肠球部巨大溃疡伴出血	K26.001
	急性失血性贫血	D62.x00
	低蛋白血症	E77.801

【问题解析】

本案例为死亡病例,出院主要诊断为呼吸循环衰竭,此为疾病的终末状态,按主要诊断选择原则,疾病终末状态一般不作主要诊断,且本案例还存在数个其他诊断,包括失血性休克、急性十二指肠球部巨大溃疡伴出血等疾病,故需查看病历资料,明确患者死亡原因。

死亡记录(部分)

入院诊断:1.消化道出血原因待查;2.急性失血性贫血;3.低蛋白血症。

死亡诊断:1.呼吸循环衰竭;2.失血性休克;3.急性十二指肠球部巨大溃疡伴出血;4.急性失血性贫血;5.低蛋白血症。

入院情况:患者因"腹泻 10 天,血便 5 天"入院。

辅助检查:电子胃镜检查示:十二指肠球部巨大溃疡伴出血。

主要治疗:输注红细胞悬液纠正贫血,输注白蛋白纠正低蛋白血症,止血、抑酸护胃、补液等对症处理后,患者贫血纠正,消化道出血好转。

简要死亡情况:患者于 20×× 年 7 月 1 日 05:10 解大量血便,量约 400ml,于 05:31 突然出现意识丧失,呼吸心搏骤停,血压未测出,血氧饱和度未测出,面色苍白,自主呼吸消失。心音低钝,心律不齐,双侧颈动脉未扪及。立即予以皮囊面罩加压给氧、胸外心脏按压,肾上腺素多次静推,紧急气管插管建立人工气道后继续皮囊加压给氧,抢救 1 小时后,患者仍无自主呼吸,无自主心跳,颈动脉搏动消失,瞳孔散大固定,心电图呈等电线,抢救无效,06:35 宣布患者临床死亡。死亡原因考虑为:患者十二指肠球部巨大溃疡,溃疡面较深,高度考虑溃疡可能侵犯动脉,导致出血量巨大且难以控制,进而发展为失血性休克,最终呼吸循环衰竭。

病历资料示:患者死亡原因考虑为十二指肠球部巨大溃疡侵犯动脉,导致出血量巨大且难以控制,进而发展为失血性休克,最终出现呼吸循环衰竭。本例患者死亡原因明确为十二指肠球部巨大溃疡引起的上消化道大出血,故主要诊断不应选择呼吸循环衰竭,应选择明确的病因诊断。本案例主要诊断应调整为急性十二指肠球部巨大溃疡伴出血 K26.0 急性十二指肠溃疡伴有出血,呼吸循环衰竭调整至其他诊断。

【案例最终主要诊断及编码】

原主要诊断	原编码	调整后主要诊断	疾病编码
呼吸循环衰竭	R09.201	急性十二指肠球部巨大溃疡伴出血	K26.0

案例六

【基本信息】

性别:女	年龄:2 个月	住院天数:15 天
入院科室:肝胆外科		出院科室:肝胆外科

【诊断信息】

诊断类别	诊断名称	疾病编码
出院主要诊断	败血症	A41.900
出院其他诊断	胆管闭锁	Q44.200
	胆汁性肝硬化	K74.500
	中度贫血	D64.902
	低蛋白血症	E77.801

【手术操作信息】

手术类别	手术及操作名称
手术	肝门 - 空肠吻合术(卡塞术)
手术	胆道探查

【问题解析】

本案例主要诊断为败血症,主要手术为肝门 - 空肠吻合术(卡塞术),主要诊断与主要手术不符合,需查看病历资料,明确患者主要治疗疾病。

出院记录（部分）

主诉：黄疸2个月。

入院诊断：1. 黄疸待查：胆道闭锁？胆总管囊肿？；2. 中度贫血。

出院诊断：1. 败血症；2. 胆管闭锁；3. 胆汁性肝硬化；4. 中度贫血；5. 低蛋白血症。

主要治疗：积极完善术前检查，于20××年9月17日在全身麻醉＋气管插管下行"肝门-空肠吻合术（卡塞术）、胆道探查术"。术后予密切监护、预防感染等支持、对症治疗。术后于9月19日患者出现发热，结合血常规及病原学结果，考虑为败血症，予以泰能抗感染，9月25日患者未再发热，停泰能，予以头孢替安抗感染治疗2天。

病历资料示，患者入院后因胆管闭锁行"肝门-空肠吻合术（卡塞术）、胆道探查术"，术后2天出现了败血症，并进行了抗感染治疗。由此可见，败血症是患者术后出现的并发症，而患者本次住院主要治疗的是胆管闭锁。根据主要诊断选择原则：①以手术治疗为住院目的的，选择与手术治疗相一致的疾病作为主要诊断；②手术导致的并发症，选择原发病作为主要诊断。故不应选择败血症作为主要诊断，本案例主要诊断应调整为胆道闭锁Q44.2胆管闭锁。

【案例最终主要诊断及编码】

原主要诊断	疾病编码	调整后主要诊断	疾病编码
败血症	A41.900	胆道闭锁	Q44.2

案例七

知识点回顾

多处损伤的主要诊断选择原则：

1. 多处损伤如果能够确定哪一处最严重，则以最严重或主要治疗的损伤作主要诊断，否则要以综合编码为主要编码。

2. 多处损伤主要诊断的假定选择原则

- 内部损伤伴有浅表性损伤或开放性伤口时，以内部损伤作为主要诊断。
- 颅骨和面骨骨折伴随有颅内损伤，以颅内损伤作为主要诊断。
- 颅内出血伴随有头部其他损伤，以颅内出血为主要诊断。
- 骨折伴随有同一部位的开放性伤口，以骨折为主要诊断。

案例7-1

【基本信息】

性别：女	年龄：43岁	住院天数：12天
入院科室：神经外科		出院科室：神经外科

【诊断信息】

诊断类别	诊断名称	疾病编码
出院主要诊断	额骨骨折	S02.000x005
出院其他诊断	硬脑膜下血肿	S06.500x002
	颅内压增高	G93.200x001
损伤中毒外因	小汽车乘员在小汽车与小汽车、轻型货车或篷车碰撞中的损伤	V43.x00

【手术操作信息】

手术类别	手术及操作名称
手术	硬脑膜下血肿清除术
手术	硬脑膜修补术
手术	额骨骨折复位术

【问题解析】

本案例主要诊断为额骨骨折,其他诊断包括硬脑膜下血肿,并行"硬脑膜下血肿清除术 + 硬脑膜修补术 + 额骨骨折复位术",对额骨骨折和硬脑膜下血肿均进行了治疗。根据多处损伤的主要诊断选择假定分类原则:颅内出血伴随有头部其他损伤,以颅内出血为主要编码。故本案例主要诊断应调整为硬脑膜下血肿 S06.5 创伤性硬脑膜下出血,额骨骨折调整至其他诊断。

【案例最终主要诊断及编码】

原主要诊断	疾病编码	调整后主要诊断	疾病编码
额骨骨折	S02.000x005	硬脑膜下血肿	S06.5

案例 7-2

【基本信息】

性别:男	年龄:59 岁	住院天数:8 天
入院科室:骨科		出院科室:骨科

【诊断信息】

诊断类别	诊断名称	疾病编码
出院主要诊断	车祸伤	V43.x00
出院其他诊断	肺挫伤	S27.301
	右侧肱骨干骨折	S42.301
	肘部挫伤	S50.000

【手术操作信息】

手术类别	手术及操作名称
手术	肱骨骨折切开复位钢钉内固定

【问题解析】

车祸伤或高坠伤类诊断不是疾病诊断,属于损伤外部原因诊断,应填写至病案首页损伤与中毒外部原因栏内,不能填写至出院诊断,更不能作主要诊断。

本案例车祸伤作主要诊断不正确,车祸伤应调整至损伤中毒外部原因诊断。本案例其他诊断包括肺挫伤、右侧肱骨骨折、肘部挫伤,表明患者存在多处损伤,需进一步查看病历,以最严重或主要治疗的损伤作主要诊断。

出院记录(部分)

主要治疗:

入院后立即心电监护、氧气吸入、血压监测,积极完善术前检查,于20××年7月24日行"肱骨骨折切开复位钢钉内固定术",术后予抗感染、补液等对症治疗。莫匹罗星治疗肘部挫伤。

病历资料示患者入院后主要针对右侧肱骨干骨折行"肱骨骨折切开复位钢钉内固定术",并未对肺挫伤进行特殊治疗。由此可见患者住院期间主要治疗的损伤是右侧肱骨干骨折,故本案例主要诊断应调整为右侧肱骨干骨折 S42.3 肱骨干骨折。

【案例最终主要诊断及编码】

原主要诊断	疾病编码	调整后主要诊断	疾病编码
车祸伤	V43.x00	右侧肱骨干骨折	S42.3

案例八

【基本信息】

性别:男	年龄:62 岁	住院天数:16 天
入院科室:呼吸科		出院科室:心胸外科

【诊断信息】

诊断类别	诊断名称	疾病编码
出院主要诊断	右侧胸腔积液	J94.804
出院其他诊断	重症肺炎	J13.x00
	呼吸衰竭	J96.900
	右肺节段性肺不张	J98.101
	非结核性胸膜炎	R09.100

【手术操作信息】

手术类别	手术及操作名称
操作	胸腔闭式引流

【问题解析】

本案例患者因"咳嗽10天,发热5天,加重伴气促2天"入院,入院诊断为重症肺炎、呼吸衰竭,即是导致患者住院的疾病。病例主要诊断一般是指患者住院的理由,但本案例首页主要诊断为右侧胸腔积液,此诊断与患者住院理由有差异,需查看病历,明确相关情况。

查房记录(部分)(呼吸科)

主诉:咳嗽10天,发热5天,加重伴气促2天。

诊断及诊断依据:

1. 重症肺炎 患者急性起病,有发热、咳嗽、气促、发绀。查体:双肺呼吸音粗。右肺呼吸音稍低,可闻及中量的中细湿啰音。血常规示白细胞、CRP及降钙素原升高,结合胸片及胸部CT提示肺实质性改变,病原学检查结果为肺炎链球菌+,考虑肺炎链球菌感染。故诊断。

2. 呼吸衰竭 患者有肺炎基础,且伴有气促、鼻扇、三凹征等呼吸困难表现,故诊断。

3. 右肺节段性肺不张 患者有肺炎基础,右肺叩诊浊音,右肺呼吸音低,结合胸片及胸部CT提示右肺受压节段性实变不张,故诊断。

4. 非结核性胸膜炎 患者有肺炎基础,右肺叩诊浊音,右肺呼吸音低,结合胸片及胸部CT提示胸腔积液明确,故诊断。

5. 右侧胸腔积液 患者有肺炎、胸膜炎,右肺叩诊浊音,右肺呼吸音低,结合胸片及胸部CT提示胸腔积液明确,故诊断。

转科记录(部分)(呼吸科)

诊疗经过:入院后予CPAP辅助通气(2.1-2.6),予以头孢哌酮舒巴坦(2.1-2.12)抗感染,予以普米克雾化,5g丙种球蛋白支持治疗,沐舒坦化痰、补液、吸痰保持呼吸道畅通等对症治疗。

目前情况:患者昨日夜间仍有间断发热,最高体温39℃,咳嗽无明显加重,伴流涕、喷嚏,右侧胸痛、咳嗽时胸痛加重。无呼吸困难及面色发绀,精神饮食可,大小便未见明显异常。查体:体温37℃,呼吸20次/min,心率90次/min,血氧饱和度95%,精神反应可,神志清楚,面色红润。右肺呼吸音较左肺降低,右肺叩诊浊音,心音有力,律齐,腹软,全腹无压痛,肢端暖。

××医师查看患者后指示:患者目前有右侧胸腔积液,胸部CT提示:右侧中量积液,右肺受压节段性实变不张,需请心胸外科会诊。心胸外科医师会诊后考虑:患者胸腔积液较前增多,需治疗,建议转入心胸外科进一步治疗。

转科目的:治疗胸腔积液。

转科诊断:1.重症肺炎;2.呼吸衰竭;3.右肺节段性肺不张;4.非结核性胸膜炎;5.右侧胸腔积液。

出院记录（部分）

主要治疗：

入呼吸科后予 CPAP 辅助通气(2.1-2.6)，予以头孢哌酮舒巴坦(2.1-2.12)抗感染，予以普米克雾化，5g 丙种球蛋白支持治疗，沐舒坦化痰、补液、吸痰保持呼吸道畅通等对症治疗。2.12 转入心胸外科后，继续予头孢哌酮舒巴坦抗感染，针对右侧胸腔积液行右侧胸腔闭式引流，术后情况可，引流通畅，引流量逐渐减少，已拔管。

出院时情况：

患者恢复可，目前未诉不适，大小便正常，查体:T36.8℃,P86 次 /min,面色可,双肺呼吸音稍粗,无啰音。心音有力,律齐,肢暖。出院时复查胸片:右肺渗出性病变较前明显吸收,右侧少许胸膜病变。患者目前诊断明确,治疗有效,准予出院,门诊随访。

本案例主要诊断为右侧胸腔积液，其他诊断包括重症肺炎、呼吸衰竭、右肺节段性肺不张、非结核性胸膜炎、右侧胸腔积液。诊断依据示重症肺炎是由肺炎链球菌感染所致，即为肺炎链球菌肺炎，而本案例其他诊断都是在肺炎链球菌肺炎基础上发生的。实际上患者疾病发展过程是肺炎链球菌感染引起肺实质病变，累及胸膜后导致渗出性胸膜炎及胸腔积液，从而压迫患侧肺组织并发肺不张，最终由于患侧肺组织受压及肺部感染严重出现了呼吸衰竭表现。由此可见肺炎是基础疾病，呼吸衰竭、右肺节段性肺不张、非结核性胸膜炎、右侧胸腔积液都是肺炎的并发症。

本案例患者住院科室为呼吸科和心胸外科，上述病历资料示患者在呼吸科住院期间，主要针对肺炎进行了抗感染治疗，以及 CPAP 辅助通气、平喘、化痰等对症治疗；在呼吸科治疗 11 天后，由于右侧胸腔积液持续增多，转入心胸外科治疗。患者在心胸外科住院 5 天，针对右侧胸腔积液行胸腔闭式引流，并继续予以抗感染治疗。患者入院理由为重症肺炎，且抗感染治疗及呼吸道管理(如 CPAP、雾化、吸痰等)贯穿整个住院治疗过程，并为主要治疗手段；而胸腔闭式引流是针对肺炎并发症胸腔积液所作的处理，为辅助治疗手段。故选择右侧胸腔积液作主要诊断不正确，本案例主要诊断应调整为重症肺炎，且感染病原体明确为肺炎链球菌，因此编码应为 J13 链球菌性肺炎。

对于转科病例，临床上常出现将本科室相关专业疾病或进行手术、操作的疾病选作主要诊断，从而忽略患者此次住院期间主要治疗疾病，导致主要诊断选择不正确。尤需注意的是主要诊断的选择与患者出院科别无关，因此，对于转科患者病例也应按照主要诊断选择原则，根据患者住院全过程中的情况进行主要诊断的选择判断。

同时，主要诊断一般原则第 2 条"以手术治疗为住院目的的，则选择与手术治疗相一致的疾病作为主要诊断"，即入院目的就是为手术治疗则适用于此条原则；如果不是以手术治疗为目的，而是在住院过程中发生了相关情况需要进行手术，则按主要诊断选择总原则选择主要诊断。

【案例最终主要诊断及编码】

原主要诊断	疾病编码	调整后主要诊断	疾病编码
右侧胸腔积液	J94.804	重症肺炎	J13.x00

（谢冰珏）

参 考 文 献

1. 刘爱民 . 病案信息学 .2 版 . 北京：人民卫生出版社,2014
2. 北京协和医院世界卫生组织国际分类家族合作中心 . 疾病和有关健康问题的国际统计分类第十次修订本(ICD-10).2 版 . 北京：人民卫生出版社,2008
3. 李兰娟,任红 . 传染病学 .9 版 . 北京：人民卫生出版社,2018
4. 陈灏珠,钟南山,陆再英 . 内科学 .9 版 . 北京：人民卫生出版社,2018
5. 步宏,李一雷 . 病理学 .9 版 . 北京：人民卫生出版社,2018
6. 丁文龙,刘学政 . 系统解剖学 .9 版 . 北京：人民卫生出版社,2018
7. 万学红,卢雪峰 . 诊断学 .9 版 . 北京：人民卫生出版社,2018
8. 魏于全,郝捷 . 肿瘤学 .2 版 . 北京：人民卫生出版社,2015
9. 孔维佳,周梁 . 耳鼻咽喉头颈外科学 .3 版 . 北京：人民卫生出版社,2015
10. 王辰,王建安 . 内科学 .3 版 . 北京：人民卫生出版社,2015
11. 曹雪涛,何维 . 医学免疫学 .3 版 . 北京：人民卫生出版社,2015
12. 黄晓军,吴德沛 . 实用造血干细胞移植 .2 版 . 北京：人民卫生出版社,2019
13. 童南伟,邢小平 . 内科学 . 内分泌科分册 . 北京：人民卫生出版社,2015
14. 葛均波,徐永健 . 内科学分册 . 北京：人民卫生出版社,2015
15. 李凌江,陆林 . 精神病学 .3 版 . 北京：人民卫生出版社,2015
16. 柏树令,丁文 . 系统解剖学 .9 版 . 北京：人民卫生出版社,2018
17. 吴江,贾建平 . 神经病学 .3 版 . 北京：人民卫生出版社,2015
18. 贾建平,陈生弟 . 神经病学 .8 版 . 北京：人民卫生出版社,2015
19. 李新钢,王任直 . 外科学 . 神经外科分册 . 北京：人民卫生出版社,2015
20. 陈孝平,汪建平,赵继宗 . 外科学 .9 版 . 北京：人民卫生出版社,2018
21. 林果为,王吉耀,葛均波 . 实用内科学 .15 版 . 北京：人民卫生出版社,2017
22. 李兰娟,王宇明 . 传染病学 .3 版 . 北京：人民卫生出版社,2015
23. 黄志强,金锡御等 . 外科手术学 .3 版 . 北京：人民卫生出版社,2005
24. 杨培增,范先群 . 眼科学 .9 版 . 北京：人民卫生出版社,2018
25. 葛坚,刘奕志 . 眼科手术学 .3 版 . 北京：人民卫生出版社,2015
26. 葛坚,王宁利 . 眼科学 .3 版 . 北京：人民卫生出版社,2015
27. 孙红,张罗 . 耳鼻咽喉头颈外科学 .9 版 . 北京：人民卫生出版社,2018
28. 葛均波,徐永健,王辰 . 内科学 .9 版 . 北京：人民卫生出版社,2018
29. 霍勇,方唯一 . 冠心病介入治疗培训教程 2018 版 . 北京：人民卫生出版社,2018
30. 华伟 . 临床实用心脏起搏技术 . 北京：人民卫生出版社 .2012
31. 马长生 . 介入心脏病学 .2 版 . 北京：人民卫生出版社,2012
32. 田勇泉 . 耳鼻咽喉 - 头颈外科学 .8 版 . 北京：人民卫生出版社,2013
33. 顾盛寿 . 心胸外科学高级教程 . 北京：人民卫生出版社,2014
34. 刘玉村,朱正纲 . 外科学 . 普通外科分册 . 北京：人民卫生出版社,2015
35. 陈孝平,汪建平 . 外科学 .8 版 . 北京：人民卫生出版社,2013

36. 孙宁,郑珊.小儿外科学.北京:人民卫生出版社,2015

37. 葛均波,徐永建.内科学.8版.北京:人民卫生出版社,2013

38. 黄志强,金锡御.外科手术学.3版.北京:人民卫生出版社,2005

39. 张学军,郑捷.皮肤性病学.9版.北京:人民卫生出版社,2019

40. 陈孝平.外科学.2版.北京:人民卫生出版社,2010

41. 曹雪涛.医学免疫学.9版.北京:人民卫生出版社,2018

42. 毛宾尧,庞清江,吕厚山.人工髋关节外科学.北京:人民卫生出版社,2010

43. 张奉春,栗占国.内科学.风湿免疫科分册.北京:人民卫生出版社,2015

44. 梅长林,余学清.内科学.肾脏内科分册.北京:人民卫生出版社,2015

45. 陈杰,步宏.临床病理学.北京:人民卫生出版社,2015

46. 谢幸,孔北华,段涛.妇产科学.9版.北京:人民卫生出版社,2018

47. 刘新民.妇产科手术学.3版.北京:人民卫生出版社,2003

48. 叶章群,周利群.外科学.泌尿外科分册.北京:人民卫生出版社,2015

49. 邵肖梅,叶鸿瑁,邱小汕.实用新生儿学.4版.北京:人民卫生出版社,2011

50. 马长生.介入心脏病学.2版.北京:人民卫生出版社,2012

51. 黄洁夫.肝胆胰外科学.4版.北京:人民卫生出版社,2010

52. 徐克,龚启勇,韩萍.医学影像学.8版.北京:人民卫生出版社,2018

53. 万学红,陈红.临床诊断学.3版.北京:人民卫生出版社,2015

54. 陈孝平.外科学.2版.北京:人民卫生出版社,2010

55. 陈竺.医学遗传学.3版.北京:人民卫生出版社,2015

56. 刘爱民.国际疾病分类手术与操作第九版临床修订本 ICD-9-CM-3.北京:人民军医出版社,2013

57. 徐克.管腔内支架治疗学.北京:科学出版社,2004

58. 姜泗长,顾瑞,杨伟炎.耳鼻咽喉头颈外科手术学.2版.北京:人民军医出版社,2005

59. 解基严.心胸外科学精要.2版.天津:天津科技翻译出版公司,2010

60. 黎介寿,吴孟超.手术学全集:胸外科手术学.2版.北京:人民军医出版社,2009

61. 赵辨.临床皮肤病学.3版.南京:江苏科学技术出版社,2001

62. 张涤生.张涤生整复外科学.上海:上海科学技术出版社,2002

63. 张长青.Wiesel 骨科手术学.上海:上海科学技术出版社,2013

64. 陈仲文.AO 脊柱手册——临床应用(第2卷).济南:山东科学技术出版社,2010

65. 吕厚山.人工关节外科学.北京:科学出版社.1998

66. 邱蔚六.口腔颌面外科学.上海:上海科学技术出版社,2008

67. 周爱卿.先天性心脏病心导管术.上海:上海科学技术出版社,2009

68. 黄志强,黄晓强.肝脏外科手术学.2版.北京:人民军医出版社,2007

69. 刘锦纷,孙彦隽.小儿心脏外科学.4版.上海:世界图书出版社,2014

70. 张志泉,金润铭.蚕豆病的诊疗现状.中国小儿血液与肿瘤杂志,2010,15(01):3-4,17

71. 陈金淑,王艳平,赵晓东.PI3Kδ 过度活化综合征诊治进展.中华儿科杂志,2017,55(12):964-966

72. 安晋婷,马梁明,王涛,等.单倍体相合造血干细胞移植治疗 35 例重型再生障碍性贫血的临床研究.临床血液学杂志,2020,33(02):200-204

73. 赵元其,冯四洲.自体造血干细胞移植治疗急性髓系白血病研究进展.中华血液学杂志,2019,(03):247-251

74. 张德杰,黄世林,杨佩满.自体造血干细胞的体外净化.中国组织工程研究与临床康复,2007,(03):542-545

75. 孙自敏.脐血造血干细胞移植研究进展.中国实用内科杂志,2014,34(02):127-131

76. 王昱,黄晓军.造血干细胞移植在血液疾病中的应用进展.中华血液学杂志,2019,(08):704-708

77. 田英平,石汉文.急性酒精中毒诊治共识.中华急诊医学杂志,2014,23(2):135-138

78. 吴祖成,陈美笑,李霞,等.饮酒中毒及并发症 ICD-10 编码的探讨.中国病案,2017,18(05):48-51

79. 张睿.急性酒精中毒 ICD-10 编码探讨.中国病案,2017,18(04):49-51

80. 刘萍,邓丽影.类脊髓灰质炎综合征 1 例报告.中国神经精神疾病杂志,2012,038(010):581-592

81. 王爽,蔡立新,刘庆祝,等.术中神经电生理监测在儿童癫痫外科中的应用.中华神经外科杂志,2018,34(9):883

82. 马芙蓉,柯嘉.慢性化脓性中耳炎的分型与诊断治疗进展.临床耳鼻咽喉头颈外科杂志,2017,31(16):1225-1227

83. 中华医学会耳鼻咽喉头颈外科学分会耳科学组,中华耳鼻咽喉头颈外科杂志编辑委员会耳科组.中耳炎临床分类和手术分型指南(2012).中华耳鼻咽喉头颈外科杂志,2013,48(1):5

84. 袁群芳,王为,周明.Mondini 畸形伴脑脊液耳漏 2 例临床分析.武汉大学学报(医学版),2014,35(01):152-154.

85. 孙建军,刘阳.中耳炎临床分类和手术分型指南(2012)解读.中华耳鼻咽喉头颈外科杂志,2013,48(1):6-10

86. 迟放鲁.中耳炎临床分类的再认识.临床耳鼻咽喉科杂志,2005,(15):716-720

87. Jan Helms,余力生,孔维佳.人工耳蜗植入的手术技术.中华耳鼻咽喉科杂志,2004,(10):63-68

88. 王锡温,刘斐斐.内耳共同腔畸形脑脊液耳漏修补术一例报告.中华耳科学杂志,2014,12(03):520+515

89. 梁德坚.5F TIG 多功能导管在经桡动脉径路冠状动脉造影中的应用.中国实用医药,2019,14(22):31-33

90. 徐泽升,王炳勋,宋志远,等.经桡动脉应用一根指引导管完成急诊左右冠状动脉造影及介入治疗的可行性.中国介入心脏病学杂志,2009,17(03):171-172

91. 薛欣.经皮腔内血管成形术＋支架置入术编码规则的研究.中国病案,2010,11(06):24-26

92. 顾建平,徐克,滕皋军.下肢深静脉血栓形成介入治疗规范的专家共识(第 2 版).介入放射学杂志,2019,28(01):1-10

93. 杜保波,高媛,张昊乐,等.经导管介入溶栓联合抗凝治疗下肢深静脉血栓的临床疗效观察.实用医学影像杂志,2019,20(04):412-413

94. 张福先,李晓强,刘建龙,等.腔静脉滤器临床应用指南解读.中国血管外科杂志(电子版),2019,11(03):168-175

95. 印建国,刘晓红,石新霞,等.下肢深静脉血栓综合性介入治疗.介入放射学杂志,2011,20(10):788-791

96. 孙耕耘.关注吸入性肺炎的防治.临床肺科杂志,2008,(07):819-820

97. 郭光华,朱峰,黄跃生,等.吸入性损伤临床诊疗全国专家共识(2018 版).中华损伤与修复杂志(电子版),2018,13(06):410-415

98. 黄和民,罗贵月.小儿严重烧伤并发肺水肿的临床治疗方法与效果.中外医疗,2015,34(05):45-46

99. 刘洪业.大面积烧伤并吸入性损伤患者 28 例临床分析.中华实用诊断与治疗杂志,2016,30(07):725-726

100. 隗和红,鲁杨.慢性阻塞性肺疾病 ICD-10 编码探讨.中国病案,2012,13(11):27-28

101. 马恩明,宋金兰.过敏性鼻炎与慢性鼻－鼻窦炎的关系及治疗.中国医刊,2011,46(09):17-20

102. 李晓明.喉癌外科手术及综合治疗专家共识.中华耳鼻咽喉头颈外科杂志,2014,49(08):620-626

103. 刘凡理,何晓光,李玉晓,等.环状软骨舌骨吻合术和喉水平垂直部分切除术治疗中晚期喉癌术后嗓音及吞咽功能评估.临床耳鼻咽喉头颈外科杂志,2012,26(15):673-677

104. 彭小伟,喻建军,陈杰,等.水平垂直部分喉切除术的临床观察.中国耳鼻咽喉颅底外科杂志,2012,18(06):469-471

105. 刘红兵,刘月辉,罗英,等.喉癌的手术方式选择及远期疗效的分析.中国癌症杂志,2015,25(02):145-149

106. 石鑫,刘宏斌,李洪涛,等.腹腔镜"淋巴引流区"清扫联合胃局部切除术治疗早期胃癌的再认识.肿瘤防治研究,2018,45(02):101-105

107. 陈建,申屠阳.早期肺癌肺叶特异性淋巴结清扫的研究进展.中国肺癌杂志,2011,14(01):63-68

108. 陆运,马腾,王雷,等.早期非小细胞肺癌淋巴结转移规律及清扫方式研究进展.中国肺癌杂志,2019,22(08):520-525

109. 郑朝旭,袁兴华.标准胃癌根治术(D2)及区域性淋巴结分组清扫临床价值.实用肿瘤杂志,2011,26(03):229-232

110. 李子祥.胆道支架的选择与临床应用.中华介入放射学电子杂志,2019,7(01):16

111. 王江,刘凯.国内外胰管支架材料发展状况及临床应用.中国组织工程研究,2017,21(18):2934-2939

112. 李防璇,张汝鹏,赵敬柱,等.非离断式 Roux-en-Y 吻合在远端胃癌根治术后消化道重建中的应用.中华胃肠外科杂志,2011,14(6):411-414

113. 赵辨.谈芒果皮炎.临床皮肤科杂志,1995,24,(2):116-117

114. 徐辉.人工髋关节假体的分类和应用.中华损伤与修复杂志(电子版),2009,4(02):129-133

115. 王梅芳,丛丽娜.医疗性终止妊娠编码分类规则的探讨.中国病案,2017,18(05):53-56

116. 刘新民,张亦文.输卵管妊娠的手术治疗.中国实用妇科与产科杂志,2000,(04):11-12

117. 王玉东,陆琦.输卵管妊娠诊治的中国专家共识.中国实用妇科与产科杂志,2019,35(07):780-787

118. 林燕,熊员焕,郑芳.腹腔镜手术治疗输卵管间质部或峡部妊娠的临床研究.中国当代医药,2019,26(28):11-14

119. 中国医师协会神经外科医师分会小儿神经外科专家委员会.先天性脊柱裂的常见类型及手术对策专家共识.中华神经外科杂志,2016,32(4):331-335

120. 楚天舒,周旭.塑型 Judkins R 造影导管在经桡动脉径路冠状动脉造影中的应用.岭南心血管病杂志,2008,(04):255-258

121. 陆锐,姚民,乔树宾,等.不同类型 5F 共用型造影导管在经桡动脉径路冠状动脉造影中的应用.中华心血管病杂志,2005,(01):66-69

122. 张晓春,管丽华,潘文志,等.房间隔造口术治疗重度肺动脉高压:附 2 例报告.中国临床医学,2014,21(04):484-486

123. 金磊.DCD 肝移植的研究进展.医药界,2019,000(002):1-2

124. 杜敏,郑珊.胆道闭锁手术治疗进展.中华小儿外科杂志,2020,41(03):276-280

125. 梁奚,吕逸清,谢华,等.83 例性发育异常患儿的性腺探查结果分析.临床泌尿外科杂志,2020,35(01):17-20+25

126. 中华医学会小儿外科学分会泌尿外科学组.性别发育异常中国专家诊疗共识.中华小儿外科杂志,2019,40(4):289-297

127. 张杰琼,赵淑媛.利用临床实例分析清创术的编码思路.中国病案,2019,20(04):31-33

128. 翁小瑜,徐玉梅,杨洁,等.人工骨植骨术 ICD-9-CM-3 编码的探讨.中国病案,2019,20(01):19-21

129. 田冰洁,王璐,王红红.慢性伤口清创术的研究进展护理学杂志,2016,31(16):101-104

130. 程丽佳,张星宇,史轴,等.人工骨的研究现状.解剖学研究,2016,38(04):309-310+331

131. 辛雷,苏佳灿.人工骨修复材料的现状与展望.创伤外科杂志,2011,13(03):272-275+284

132. 蒋琪霞,李晓华.清创方法及其关键技术的研究进展.中华护理杂志,2009,44(11):1045-1047

133. 张娜,马志晖.外伤性颅内血肿的编码分析.中国病案,2019,20(06):21-23

134. 裴明和,孙捷.锥颅引流术与小骨窗开颅术治疗高血压脑出血的疗效对比.中国现代医生,2015,53(16):30-32

135. FELKER GM,ALLEN LA,POCOCK SJ,et al.Red cell distribution width asa novel prognostic marker in heart failure:data from the CHARM Pro-gram and the Duke Databank.J Am Coll Cardiol,2007,50(1):40-47

136. TONELLI M,SACKS F,ARNOLD M,et al.For the Cholesterol and Recur-rent Events(CARE)Trial Investigators.Relation Between Red BloodCell Distribution Width and Cardiovascular Event Rate in People WithCoronary Disease.Circulation,2008,117(2):163-168

137. KILLIP T,KIMBALL JT.Treatment of myocardial infarction in a coronary care unit.A two year experience

with 250 patients.Am J Cardiol,1967,20(4):457

138. BOUTHILLIER A,von LOVEREN HR,Keller JT.Segments of the Internal carotid artery:A new classification.Neurosurgery,1996,38(3):425433

139. SMALBERG JH,SPAANDER MV,JIE KS,et al.Risks and benefits oftranscatheter thrombolytic therapy in patients with splanchnicvenous thrombosis.Thromb Haemost,2008,100:1084-1088

140. TANIZAKI S.Assessing inhalation injury in the emergency room.Open Access Emerg Med,2015,7:31-37

141. BOUSQUET J.Correction to:MASK 2017:ARIA digitally-enabled,integrated,person-centred care for rhinitis and asthma multimorbidity using real-world-evidence.Clin Transl Allergy,2019,9:51

142. NDUKWE KC,AREGBESOLA SB,IKEM IC,et al.Reconstruction of mandibular defects using nonvascularized autogenous bone graft in nigerians.Niger J Surg,2014,20(2):87-91

143. WU J,DING Y,BI Y,et al.Staphylococcus aureus induces TGF-β1 and bFGF expression through the activation of AP-1 and NF-κB transcription factors in bovine mammary gland fibroblasts.Microb Pathog,2016,95:7-14

144. VALENTINI P,ABENSUR D.Maxillary sinus floor elevation for implant placement with demineralized freeze-dried bone and bovine bone(Bio-Oss):a clinical study of 20 patients. Int J Periodontics Restorative Dent,1997,17(3):232-241